Eletrofisiologia Auditiva

Guia Clínico

Thieme Revinter

Eletrofisiologia Auditiva

Guia Clínico

Segunda Edição

Samuel R. Atcherson, PhD, FNAP
Professor
Department of Audiology and Speech Pathology;
Department of Otolaryngology – Head & Neck Surgery
University of Arkansas for Medical Sciences
Little Rock, Arkansas, USA

Tina M. Stoody, PhD
Clinical Audiologist
The Hearing Place
Loveland, Colorado, USA

162 Ilustrações

Thieme
Rio de Janeiro • Stuttgart • New York • Delhi

Dados Internacionais de Catalogação na Publicação (CIP)
(eDOC BRASIL, Belo Horizonte/MG)

A863e

Atcherson, Samuel R.

Eletrofisiologia auditiva: guia clínico/Samuel R. Atcherson, Tina M. Stoody. – 2.ed. – Rio de Janeiro, RJ: Thieme Revinter, 2026.

21 x 28 cm

Inclui bibliografia.
Título Original: Auditory Electrophysiology

ISBN 978-65-5572-354-0
eISBN 978-65-5572-355-7

1. Otorrinolaringologia. 2. Fonoaudiologia. I. Stoody, Tina M. II. Título.

CDD 617.8

Elaborado por Maurício Amormino Júnior – CRB6/2422

Nota: O conhecimento médico está em constante evolução. À medida que a pesquisa e a experiência clínica ampliam o nosso saber, pode ser necessário alterar os métodos de tratamento e medicação. Os autores e editores deste material consultaram fontes tidas como confiáveis, a fim de fornecer informações completas e de acordo com os padrões aceitos no momento da publicação. No entanto, em vista da possibilidade de erro humano por parte dos autores, dos editores ou da casa editorial que traz à luz este trabalho, ou ainda de alterações no conhecimento médico, nem os autores, nem os editores, nem a casa editorial, nem qualquer outra parte que se tenha envolvido na elaboração deste material garantem que as informações aqui contidas sejam totalmente precisas ou completas; tampouco se responsabilizam por quaisquer erros ou omissões ou pelos resultados obtidos em consequência do uso de tais informações. É aconselhável que os leitores confirmem em outras fontes as informações aqui contidas. Sugere-se, por exemplo, que verifiquem a bula de cada medicamento que pretendam administrar, a fim de certificar-se de que as informações contidas nesta publicação são precisas e de que não houve mudanças na dose recomendada ou nas contraindicações. Esta recomendação é especialmente importante no caso de medicamentos novos ou pouco utilizados. Alguns dos nomes de produtos, patentes e design a que nos referimos neste livro são, na verdade, marcas registradas ou nomes protegidos pela legislação referente à propriedade intelectual, ainda que nem sempre o texto faça menção específica a esse fato. Portanto, a ocorrência de um nome sem a designação de sua propriedade não deve ser interpretada como uma indicação, por parte da editora, de que ele se encontra em domínio público.

Tradução:
THIEME REVINTER

Revisão Técnica:
RICARDO RODRIGUES FIGUEIREDO
Médico Otorrinolaringologista
Mestre em Cirurgia Geral/Otorrinolaringologia pela Universidade Federal do Rio de Janeiro
Doutor em Ciências/Otorrinolaringologia pela Universidade Federal de São Paulo
Pós-Doutorando em Otorrinolaringologia pela Universidade Federal de São Paulo
Professor Adjunto de Otorrinolaringologia da Faculdade de Medicina de Valença / RJ

Título original:
Auditory Electrofisiologia: A Clinical Guide

ISBN 978-1-68420-116-7

Thieme Revinter Publicações Ltda.
Rua do Matoso, 170
Rio de Janeiro, RJ
CEP 20270-135, Brasil
http://www.thieme.com.br

Thieme USA
http://www.thieme.com

Design de Capa: © Thieme
Créditos Imagem da Capa: Imagem gerada por ChatGPT.

Impresso no Brasil por Forma Certa Gráfica Digital Ltda.
5 4 3 2 1
ISBN 978-65-5572-354-0

Também disponível como eBook:
eISBN 978-65-5572-355-7

A todos os meus mentores acadêmicos e clínicos de audiologia e patologia da fala e linguagem que acreditaram em mim, incentivaram-me e ajudaram-me a realizar todo o meu potencial como indivíduo com perda auditiva ao longo da vida; aos meus alunos, do passado e do presente, por fazerem perguntas difíceis e manterem-me alerta como professor; aos meus pais e avós pelo imenso amor e por me ensinarem habilidades importantes para a vida; e à minha família e aos amigos imediatos e extensos por entenderem e apoiarem as paixões pessoais e profissionais que busco todos os dias.

Samuel R. Atcherson, PhD, FNAP

A todos os meus alunos, que me deram a oportunidade de educar e motivar o futuro da profissão e inspiraram-me, ano após ano, com sua paixão e entusiasmo por tudo relacionado com a audiologia; ao meu marido, por sempre me amar e manter-me firme; e aos meus atuais colegas de consultório particular, que têm sido tão encorajadores, positivos e solidários, e que me mostraram que, se uma flor não está desabrochando, não é preciso mudar a flor, basta mudar o ambiente em que ela cresce.

Tina M. Stoody, PhD

Sumário

21 Calibração e Geração de Estímulos 235

Samuel R. Atcherson ▪ Naveen K. Nagaraj

Prefácio da Primeira Edição

É com orgulho que nos colocamos sobre os ombros de vários gigantes com este livro-texto, *Eletrofisiologia Auditiva: Guia Clínico*. Nossa linhagem acadêmica em eletrofisiologia auditiva pode ser rastreada até Hallowell Davis, pai dos potenciais evocados auditivos. Nosso primeiro traçado começa com nosso orientador acadêmico e de pesquisa na Universidade de Memphis, Herbert Jay Gould, que foi treinado por Albert Derbyshire na Universidade de Illinois em Urbana-Champaign. Derbyshire, quando era estudante em 1929, chamou a atenção de Davis para um artigo de Hans Berger sobre o registro da onda alfa usando uma invenção que ele chamou de eletroencefalograma. Após vários anos de trabalho, em 1934, Davis, Derbyshire, Pauline Davis e H.N. Simpson registraram o primeiro ritmo alfa humano nos Estados Unidos. Usando essa tecnologia, Pauline Davis é creditada pela descoberta do potencial evocado auditivo, em 1939, de origem cortical. Hallowell Davis e vários colegas trabalharam incansavelmente durante a década de 1960 para determinar se o potencial cortical poderia ser usado como uma ferramenta audiométrica objetiva para bebês e crianças e, em grande parte, não foram bem-sucedidos porque os registros dependiam de longos períodos de gravação, movimento físico mínimo e um paciente acordado/alerta. Com a descoberta, a descrição e a nomenclatura das ondas do potencial evocado auditivo de tronco encefálico (ABR) por duas equipes diferentes nas décadas de 1960 e 1970 (H. Sohmer e M. Feinmesser, e D. Jewett, M. Romano e J. Williston), o cenário do potencial evocado auditivo mudou drasticamente (pelo menos por um tempo). Gould frequentemente brinca com seus alunos dizendo que, em 1975 (ano em que concluiu seu doutorado), leu todos os artigos publicados sobre ABR - todos os 12.

Nossa linhagem acadêmica pode ser rastreada por uma segunda via, por meio de Maurice Mendel, que atualmente é reitor da School of Communication Sciences and Disorders da University of Memphis e participou de nossos respectivos comitês de dissertação. Mendel foi treinado por Robert Goldstein na Universidade de Wisconsin-Madison, e Goldstein trabalhou em colaboração com Davis. Mendel tem prazer em compartilhar histórias com os alunos sobre seu envolvimento com o estudo histórico e clássico da resposta de latência média (MLR), publicado em 1977, que resolveu o debate sobre se a MLR tinha origem miogênica nos músculos ao redor da orelha ou se tinha origem neurogênica, ou seja, uma resposta verdadeira do sistema auditivo. O paciente desse estudo (um dos coautores) permitiu que lhe injetassem succinilcolina (um relaxante muscular) e, embora não conseguisse mover um único músculo do corpo, a MLR foi registrada. Essa linhagem é composta por uma mistura interessante de médicos clínicos, acadêmicos e audiologistas.

Quanto nossa literatura cresceu desde então? Por quanto mais conhecimento somos responsáveis nos dias de hoje e na era da prática baseada em evidências? Quanto mais ainda há para ser aprendido? A boa notícia é que o uso dos potenciais evocados auditivos na clínica está, em geral, bem estabelecido e, por meio de pesquisas contínuas (básicas, translacionais e aplicadas), esperamos que ele permaneça conosco por muito tempo. Não só estamos usando os potenciais evocados para estudar o sistema auditivo, mas também para avaliar o sistema vestibular. Esperamos que este livro sirva bem ao seu propósito como um guia educacional e prático para estudantes e médicos que tenham interesse e oportunidade de adicionar essas várias técnicas à sua prática clínica. Ao ler este texto, você aprenderá com várias pessoas que contribuíram ao longo dos anos para o nosso entendimento atual dos potenciais evocados auditivos (algumas com linhagem semelhante ou nem tanto). Estamos em dívida com o trabalho de muitos.

Samuel R. Atcherson, PhD, FNAP
Tina M. Stoody, PhD

Prefácio da Segunda Edição

Após a publicação da primeira edição em 2012, tivemos a satisfação de saber que este livro foi adotado por programas de graduação em audiologia e por estudantes de todo o mundo. Desde aquela época, o campo da eletrofisiologia auditiva continuou a crescer, o que exigiu uma edição revisada. Nesta segunda edição, temos vários colaboradores que retornaram e alguns novos, que trazem sua experiência para o livro. A organização geral do livro é semelhante à da primeira edição, mas também fizemos algumas alterações e adições de capítulos. Desde a primeira edição, testemunhamos a rápida adoção de estímulos CE-*Chirp* de banda larga e banda estreita, mudanças nos potenciais miogênicos evocados vestibulares (VEMPs), que agora incluem os tipos cervical e ocular, e um interesse crescente na audiologia animal objetiva. Estamos confiantes de que as atualizações feitas neste livro serão úteis para aqueles que estão na prática clínica e para a próxima geração de clínicos.

Samuel R. Atcherson, PhD, FNAP
Tina M. Stoody, PhD

Agradecimentos

A conclusão deste livro foi afetada, nos últimos anos, em parte devido a circunstâncias da vida e em parte devido ao impacto global do vírus SAR-CoV-2 e da pandemia de Covid-19. Temos uma enorme dívida de gratidão para com os autores de cada capítulo, alguns dos quais passaram por seus próprios desafios nos últimos anos. Gostaríamos também de agradecer a Abby Hayes, Madison Bacca e Jamey Rae, que nos ajudaram muito com a formatação, referências e pequenas edições. Mais importante ainda, agradecemos à Thieme Medical Publishers, Inc., por sua paciência, flexibilidade e apoio.

Samuel R. Atcherson, PhD, FNAP
Tina M. Stoody, PhD

Colaboradores

SAMUEL R. ATCHERSON, PhD, FNAP
Professor
Department of Audiology and Speech Pathology;
Department of Otolaryngology – Head & Neck Surgery
University of Arkansas for Medical Sciences
Little Rock, Arkansas, USA

MARLENE BAGATTO, AuD, PhD
Assistant Professor
School of Communication Sciences and Disorders and National Centre for Audiology
Western University
London, Ontario, Canada

TERI JAMES BELLIS, PhD
Professor Emerita
Department of Communication Sciences and Disorders
University of South Dakota
Vermillion, South Dakota, USA

SHAUM P. BHAGAT, PhD, CCC-A
Professor (Retired)
Department of Communicative Disorders and Sciences
San Jose State University
San Jose, California, USA

CURTIS BILLINGS, PhD
Assistant Professor
Department of Communication Sciences & Disorders
Idaho State University
Pocatello, Idaho, USA

JAMIE M. BOGLE, AuD, PhD
Assistant Professor
Department of Otorhinolaryngology/Audiology
Mayo Clinic Arizona
Scottsdale, Arizona, USA

KATHRYN BRIGHT, PhD
Professor Emerita
Department of Communication Sciences and Disorders/FETCHLAB UNC
University of Northern Colorado
Greeley, Colorado, USA

JACKIE M. DAVIE, PhD
Professor
Department of Audiology
Nova Southeastern University
Fort Lauderdale, Florida, USA

HAYDEN ENGSTROM, AuD
Pediatric Audiologist and Ambulatory
Supervisor-Audiology
Department of Audiology
Children's Wisconsin
Milwaukee, Wisconsin, USA

HILARY GAZELEY, AuD
Clinical Audiologist
Department of Otolaryngology and Communication Sciences
Medical College of Wisconsin
Milwaukee, Wisconsin, USA

ROSARIO LA GUMINA, MD
Doctor
ENT Department
Ospedale Giovanni Paolo II
Sciacca (AG), Italy

ASHLEY W. HARKRIDER, PhD
UTAA Distinguished Service Professor and Chair
Department of Audiology and Speech Pathology
University of Tennessee Health Science Center
Knoxville, Tennessee, USA

LEIGH BIAGIO-DE JAGER, BCommPath, MCommPath, PhD
Associate Professor
Department of Speech-Language Pathology and Audiology
University of Pretoria
Pretoria, South Africa

SARAH KLAJBOR, AuD
Clinical Audiologist
Department of Otolaryngology and Communication Sciences
Medical College of Wisconsin
Milwaukee, Wisconsin, USA

ELIZABETH D. LEIGH, PhD
CEO & Founder
Auditory Processing Center for Adults
Madison, Wisconsin, USA

KRISTINE E. SONSTROM MALOWSKI, AuD, PhD
Owner, FETCHLAB of New England LLC Norwich, Connecticut;
Affiliate Faculty
Department of Communication Sciences and Disorders
University of Cincinnati
Cincinnati, Ohio, USA

GREGORY R. MANNARELLI II, AuD, CCC-A, BCS-IOM
Audiologist
Division of Audiology;
Department of Otolaryngology – Head and Neck Surgery
University of Michigan Health System
Ann Arbor, Michigan, USA

ALFARGHAL MOHAMAD, MD, AuD
Chief of Audiology Services
Department of Otolaryngology
King Abdulaziz Medical City
Jeddah, Saudi Arabia

BRE MYERS, AUD, PHD
Associate Professor
Salus University
Elkins Park, Pennsylvania, USA

NAVEEN K. NAGARAJ, PhD, CCC-A
Associate Professor
Department of Communicative Disorders & Deaf Education
Utah State University
Logan, Utah, USA

DEREK PETTI, AuD, MPHIL
Audiologist
HearUSA
New York, New York, USA

CHRISTINA L. RUNGE, PhD
Professor
Department of Otolaryngology and Communication Sciences
Medical College of Wisconsin
Milwaukee, Wisconsin, USA

PETER M. SKIP SCHEIFELE, BS, MS, PhD, MDR
Professor
Department of Communication Sciences & Disorders/Medical Education
University of Cincinnati
Cincinnati, Ohio, USA

SHERYL S. SHOEMAKER, BA, MA, AuD, PhD
Associate Vice President
Institutional Effectiveness, Research, and Planning
Louisiana Tech University
Ruston, Louisiana, USA

TINA M. STOODY, PhD
Clinical Audiologist
The Hearing Place
Loveland, Colorado, USA

ANDREW STUART, PhD, CCC-A, Aud(C)†
Professor
Department of Communication Sciences and Disorders
East Carolina University
Greenville, North Carolina, USA

DE WET SWANEPOEL, PhD
Professor
Department of Speech-Language Pathology and Audiology
University of Pretoria
Pretoria, South Africa

JENNIFER E.WEBER, AuD
Professor Emerita
Department of Communication Sciences and Disorders
University of Northern Colorado
Greeley, Colorado, USA

LETITIAWHITE-MINNIS, PhD
Professor
McQueary College of Health and Human Services
Missouri State University
Springfield, Missouri, USA

JACEWOLFE, PhD
Audiologist/Senior Vice President of Innovation
Oberkotter Foundation
Philadelphia, Pennsylvania, USA

Seção I
Ciência Fundamental e Instrumentação de Potenciais Evocados Auditivos

I

1 Introdução aos Potenciais Evocados Auditivos

Samuel R. Atcherson ▪ Tina M. Stoody

Resumo

Este capítulo prepara o terreno para todo o livro sobre potenciais evocados auditivos (AEPs), que são respostas eletrofisiológicas das estruturas do sistema auditivo ou vestibular a estímulos acústicos. Descrevemos como o livro é dividido em quatro seções que se concentram em diferentes tratamentos desse amplo tópico. Entremeados ao longo do capítulo, reconhecemos os trabalhos dos primeiros estudos clássicos, ao mesmo tempo em que destacamos algumas das direções mais recentes usando AEPs. Por fim, enfocamos as competências clínicas dos AEPs.

Palavras-chave: potenciais evocados auditivos, vestibular, estudos clássicos, competências

1.1 Introdução

O estudo dos potenciais evocados auditivos (AEPs) tem uma longa e rica história, e a exploração científica e clínica do sistema auditivo continuará nos próximos anos. Com algum conhecimento básico e treinamento clínico, o registro dos AEPs pode ser relativamente simples, e o objetivo deste texto é fornecer informações clínicas rápidas sobre uma variedade de AEPs comumente usados em clínicas, bem como aqueles que têm grande potencial para uso clínico futuro. Portanto, o objetivo deste capítulo é fornecer uma orientação para este livro-texto, uma visão geral e classificação dos AEPs, um pouco de história e uma discussão sobre as competências clínicas. Esses tópicos devem ajudar a preparar o terreno para todo o livro-texto. Devido às limitações óbvias de espaço e ao objetivo subjacente deste texto, nem todos os tópicos são revisados. Os médicos que desejarem mais detalhes ou assistência com o projeto e desenvolvimento de protocolos devem consultar outros textos excelentes e são altamente encorajados a fazê-lo. Muitas informações são apresentadas neste livro-texto, divididas em seções de fácil digestão.

1.2 O que Há Nesse Texto?

Para os clínicos iniciantes em AEP (e nesta segunda edição do livro), a **Seção I** fornece um resumo rápido das informações associadas a instrumentação, parâmetros de estímulo e registro, neuroanatomia e neurofisiologia relacionados com os AEPs. Presume-se que o leitor tenha algum conhecimento prévio em anatomia e fisiologia, ciência da audição, psicoacústica e diagnóstico básico.

A **Seção II** é um compêndio de revisões da literatura das principais classes (ou tipos) de AEPs. Os leitores são incentivados a explorar esses capítulos para entender melhor a descrição de vários AEPs, sua origem neurológica ou miogênica e algumas de suas considerações de registro e análise. Os médicos que precisarem de um curso intensivo podem ignorar esta seção por enquanto e concentraram-se na **Seção III**.

A **Seção III** leva o leitor diretamente às trincheiras clínicas com informações específicas sobre protocolos clínicos atuais, configuração de equipamentos, fatores relacionados com o paciente, interpretações clínicas comuns e estudos de caso, que devem ajudar tanto os clínicos novos quanto os que estão retornando. Os AEPs que foram incluídos na Seção III representam aqueles que parecem estar em uso clínico regular quando este artigo foi escrito. Os AEPs, como a resposta de acompanhamento de frequência (FFR) e o complexo P1/N1/P2 e o *mismatch negativity* (MMN) dos potenciais relacionados com eventos (ERPs), têm grandes possibilidades de aplicação clínica; no entanto, eles ainda estão, em grande parte, no domínio da pesquisa para o estudo do sistema nervoso auditivo central (CANS) com relação ao processamento espectrotemporal, maturação e envelhecimento.

A Seção IV contém informações que não se alinham perfeitamente bem com os temas das outras seções ou capítulos, mas são consideradas clinicamente úteis e práticas para aplicações e conceitos relevantes para os AEPs.

1.3 Visão Geral dos Potenciais Evocados Auditivos

De um ponto de vista simplista, os AEPs são respostas eletrofisiológicas que surgem de uma ou mais fontes dentro das estruturas do sistema auditivo periférico e/ou central em resposta à apresentação de estímulos acústicos. Essas respostas, registradas em locais específicos no couro cabeludo, nos pavilhões auriculares ou no interior das orelhas, aparecem como formas de onda com deflexões de voltagem positivas e negativas em pontos de tempo sucessivos após a apresentação de estímulos. Essas deflexões são geralmente chamadas de ondas, picos ou componentes. A altura ou a profundidade de um pico fornece informações sobre a amplitude, enquanto o tempo de aparecimento de um pico fornece informações sobre a latência. Uma ou ambas as medidas gerais podem ser de interesse para o clínico. Outros AEPs, no entanto, são analisados no domínio da frequência, principalmente se o AEP tiver a capacidade de seguir ou de se ligar em fase a um padrão repetitivo em um estímulo.

Em um cérebro com funcionamento normal, há uma atividade neurofisiológica espontânea que está presente independentemente de haver ou não estimulação externa direta; isso fica evidente em um eletroencefalograma (EEG). O EEG mede a atividade cerebral; ele pode representar um dos vários estados de alerta, como um cérebro sonolento oscilando em torno de 10 Hz, um cérebro adormecido oscilando em torno de 3 Hz ou um cérebro alerta oscilando em 20 Hz ou mais. A partir de eletrodos colocados no couro cabeludo, a atividade do EEG é registrada junto com os AEPs. Em comparação com os AEPs típicos, os EEgs são da ordem de várias vezes maiores em amplitude. Como resultado, não é possível "ver" de fato os AEPs, a menos que o EEG seja submetido a um processo de cálculo da média do sinal, possível graças ao uso do processamento digital de sinais (DSP). Por meio do processo de cálculo da média do sinal, o sinal de EEG, que de outra forma seria quase aleatório, começa a se cancelar, enquanto os AEPs se "somam". Embora o cálculo da média do sinal seja claramente uma peça importante para o registro dos AEPs, várias outras considerações técnicas também devem ser seguidas, como filtragem e amplificação.

Outro sinal que pode ser registrado é a atividade miogênica (muscular) de grande amplitude que pode ocorrer com ou sem estimulação externa direta. A atividade miogênica geralmente não é desejada porque pode contaminar os registros de AEPs. O piscar dos olhos, o cerramento da mandíbula, a deglutição e a tensão no pescoço são algumas das formas mais comuns de atividade miogênica indesejada, mas, muitas vezes, podem ser reduzidas ou eliminadas com a colocação adequada do eletrodo e/ou instruções ao paciente. Outra atividade miogênica indesejada pode ser, na verdade, uma resposta sensível à estimulação acústica alta, como a observada no músculo auricular posterior (PAM) atrás da orelha ou no músculo temporal logo acima da orelha. Nas últimas duas décadas, o interesse clínico e de pesquisa no potencial miogênico evocado vestibular (VEMP) cresceu substancialmente. O teste VEMP avalia as funções do sáculo e do utrículo e os reflexos correspondentes, que se mostraram anormais em uma variedade de distúrbios vestibulares e alguns distúrbios cocleares. Nesse caso, o interesse está na resposta vestibular e não na resposta relacionada à audição. Incluímos o VEMP neste texto porque ele é evocado por estímulos auditivos, e sua avaliação está dentro do escopo da prática dos audiologistas.

Como vivemos no mundo da eletricidade, sempre haverá sinais eletromagnéticos sutis que também podem ser captados nos registros de AEP ou VEMP. Um exemplo comum é o ruído de linha de 60 Hz (50 Hz em alguns países) de tomadas elétricas na parede ou de fontes de luz na sala. Por meio do cálculo da média do sinal, do bom controle do paciente e de protocolos firmes, é possível iniciar gravações de qualidade com o objetivo principal de reduzir ou eliminar o ruído de fundo e capturar o AEP de pequena amplitude desejado. Como efeito, haveria um aumento na relação sinal-ruído (SNR).

1.4 Classificação dos Potenciais Evocados Auditivos

Os AEPs podem ser classificados de várias maneiras diferentes. Normalmente, as classificações são feitas por latência, local anatômico de geração e relação com o estímulo (▸ Tabela 1.1). O meio mais popular de classificação dos AEPs é por latência, que inclui potenciais de latência curta (< 15 milissegundos), potenciais de latência média (15-80 milissegundos) e potenciais de latência tardia, longa ou lenta (> 80 milissegundos). Outra classificação dos AEPs é se eles são exógenos, endógenos ou ambos. Os potenciais exógenos são obrigatórios, os potenciais evocados sensoriais são em grande parte provocados e subsequentemente afetados pelos parâmetros físicos do estímulo,1 como a intensidade, o tempo de elevação, a frequência e a duração do estímulo. Esses potenciais geralmente compreendem todos os AEPs até os AEPs tardios ou de longa latência (também chamados de AEPs corticais). O potencial evocado auditivo de tronco encefálico (ABR) é um exemplo clássico de um potencial exógeno para um paciente em repouso ou sedado.

Os potenciais endógenos, por outro lado, dependem menos das características do estímulo e mais dos fatores contextuais relacionados com o estímulo.[1] Esses potenciais têm latências muito longas. Os potenciais endógenos surgem das demandas impostas aos processos psicológicos (ou seja, atenção e memória) para um evento específico, como ouvir um estímulo raro (ou desviante) em uma sequência de estímulos repetitivos.[2,3] Devido à natureza contextual e não obrigatória desses potenciais, os potenciais endógenos são mais frequentemente chamados de ERPs do que de potenciais evocados. O P300 é um exemplo clássico de um ERP. A cognição de ordem superior pode influenciar os ERPs. Por exemplo, a amplitude do P300 pode-se tornar maior se os estímulos forem ativamente observados, ao passo que ignorá-los pode torná-los menores. Além disso, o grau de dificuldade da tarefa de escuta pode alterar a forma do P300 para uma pessoa, mas não para outra. É por esse motivo que Jacobson[4] se refere ao P300 como um potencial perceptual. Em geral, quanto maior a latência do AEP, maior a probabilidade de influências endógenas.

Uma distinção importante é que alguns AEPs são potenciais transientes ou de início, e outros são potenciais de estado estável

Tabela 1.1 Classificação dos potenciais evocados auditivos

Nome comum	Faixa de latência (ms)	Método de análise	Descrição fisiológica	Gerador anatômico	Resposta ao estímulo	Exógeno ou endógeno
ECochG (CM, SP, CAP)	0-2	Tempo	Coclear, neurogênica	Células ciliadas, nervo auditivo	Estado estável, transitório	Exógeno
ABR (I, III, V)	1-10	Tempo	Neurogênico	Nervo auditivo, tronco encefálico	Transitório	Exógeno
FFR	N/A	Tempo, frequência	Neurogênico	Tronco encefálico	Estado estável	Exógeno
MLR (Na, Pa)	15-35	Tempo	Neurogênico	Subcortical, cortical	Transitório	Exógeno
LLR (P1, N1, P2)	50-250	Tempo	Neurogênico	Cortical	Transitório	Exógeno,[a] endógeno
MMN	150-300	Tempo, subtração	Neurogênico	Cortical	Transitório	Exógeno, endógeno[a]
P300	250-400	Tempo	Neurogênico	Cortical	Transitório	Exógeno, endógeno[a]
N400	350-500	Tempo	Neurogênico	Cortical	Transitório	Endógeno
ASSR (< 20, 40, > 60 Hz)	10-30	Frequência, fase	Neurogênico	Tronco encefálico, subcortical, cortical	Estado estável	Exógeno,[a] endógeno
VEMP (P1, N1)	10-30	Tempo	Miogênico	Músculo esternocleidomastóideo, músculo oblíquo inferior	Transitório	Exógeno

Abreviações: ABR, resposta potencial evocado auditivo de tronco encefálico; ASSR, resposta auditiva de estado estável; CAP, potencial de ação composto; CM, microfonia coclear; FFR, resposta de acompanhamento de frequência; LAEP, potencial evocado auditivo tardio; LLR, resposta de latência tardia; MLR, resposta de latência média; MMN, *mismatch negativity*; SP, potencial de somação; VEMP, potencial miogênico evocado vestibular.
[a] Classificação predominante das duas descrições.

ou sustentados. Os potenciais transientes são aqueles que ocorrem no início do estímulo, e geralmente não há correlação de um para um entre a forma de onda do estímulo e a forma de onda do AEP. Exemplos clássicos de AEPs transientes são o potencial de ação composto (CAP) do eletrococleograma (ECochG), ABR, a resposta de latência média (MLR) decorrente de estruturas subcorticais e corticais, potenciais corticais (p. ex., complexos P1/N1/P2) e o potencial cognitivo P300. Os potenciais de estado estável geralmente surgem de estímulos repetitivos ou contínuos, e a forma de onda do AEP segue a forma de onda ou o envelope do estímulo, ou a forma de onda do AEP assume um deslocamento de voltagem e o mantém durante toda a duração do estímulo. Exemplos de potenciais de estado estável incluem o potencial de somação (SP) do ECochG, o FFR que surge principalmente no tronco encefálico e o potencial auditivo de estado estável (ASSR) que surge potencialmente de áreas múltiplas, mas segregadas, do CANS. O microfonismo coclear (CM) pode ser considerado um potencial de estado estável se for registrado muito próximo à cóclea, ou pode ser revelado em alguns casos de transtorno do espectro da neuropatia auditiva (ANSD), caso em que o CM parece "tocar" mesmo em resposta a um estímulo de clique. A seguir, uma seleção limitada de AEPs é descrita brevemente para que o leitor desenvolva uma apreciação de algumas das principais diferenças entre as classes.

1.5 Breve Histórico dos Potenciais Evocados Auditivos

O ponto de partida dos AEPs no campo da audiologia começa com Hallowell Davis, MD (1896-1992), que é frequentemente chamado de pai das respostas evocadas auditivas. Muitos creditam a ele a introdução do EEG nos Estados Unidos. Por mais de 50 anos, o Dr. Davis publicou extensivamente sobre potenciais corticais e a fisiologia da cóclea. No entanto, a primeira esposa de Davis, Pauline Davis, também merece reconhecimento. Foi ela quem descreveu (e apenas publicou) alterações transitórias em um EEG em andamento em resposta a estímulos externos.[5] Essa alteração observável ficou conhecida posteriormente como potencial de vértice e resposta auditiva tardia de origem cortical. Vários anos antes, Wever e Bray[6] depararam-se com o que mais tarde ficou conhecido como CM ao inserirem um eletrodo no nervo auditivo próximo à medula de um gato e outro fio do gato para um receptor telefônico amplificado. Em vez de registrar os AEPs, eles registraram indiretamente os potenciais de estado estável da orelha do gato, apresentando estímulos acústicos às orelhas do gato. Quando eles falavam próximos à orelha do gato e apresentavam estímulos tonais com diapasões, a orelha interna do gato reproduzia os sinais com notável fidelidade por meio do receptor telefônico. Um neurofisiologista chamado George Duncan Dawson[7,8] é o grande responsável pelo desenvolvimento do computador de média de sinal que possibilitou a extração do AEP do EEG em andamento. A partir do trabalho de Dawson, outros pesquisadores trabalharam diligentemente para desenvolver seus próprios computadores de média de sinal, como Jerome Cox, Maynard Engebretson e Hallowell Davis, do Central Institute of the Deaf, que criaram o *histogram average ogive calculator* (HAVOC), e Wesley Clark, do Massachusetts Institute of Technology, que desenvolveu o *average response computer* (ARC). Davis e seus colegas realizaram vários estudos com potenciais corticais nas décadas de 1960 e 1970, inclusive tentando determinar a viabilidade do uso de potenciais corticais para estimar os limiares de audiograma em crianças cooperativas jovens. Esse método de diagnóstico foi popularizado como audiometria de resposta evocada (ou ERA).

Usando o sistema ARC de Clark, Dan Geisler concluiu sua dissertação e ganhou fama ao publicar o primeiro estudo sobre a MLR usando média de sinal.[9] O ECochG com seus três subcomponentes (CM, SP e CAPs) foi descrito em animais e humanos. O relato mais antigo do registro do CM foi provavelmente descrito por Fromm *et al.*[10] quando procuraram entender o efeito Wever e Bray. O SP foi descrito por Davis *et al.*[11] em animais; um SP claramente visível no meato acústico externo humano foi descrito por Coats;[12] e o CAP em animais foi descrito por Tasaki[13] e em humanos por Ruben *et al.*[14,15,16]

Atualmente, estamos vendo um amplo uso de vários AEPs que foram descobertos e descritos há muitos anos. Jewett *et al.*[17,18] foram os primeiros a descrever o ABR que é usado atualmente para estimar os limiares auditivos em bebês e crianças pequenas, bem como para identificar lesões neurológicas no nervo auditivo e no tronco encefálico. Nas últimas décadas, testemunhamos variações do ABR para incluir o Stacked ABR (usado para triagem de tumores acústicos < 1 cm), o procedimento de mascaramento de análise de hidropisia coclear (CHAMP, usado para acessar a doença de Ménière) e o ABR complexo (cABR, anteriormente BioMARK e BioMAP, investiga a resposta do tronco encefálico a experiências de linguagem e música usando um estímulo/da/sintético). Don *et al.*[19,20,21] são creditados pelo trabalho relacionado com o Stacked ABR e ao CHAMP, enquanto o cABR é creditado a Kraus *et al.*[22,23,24,25] Posteriormente, o Stacked ABR deu origem a um amplo interesse clínico e à adoção de estímulos de *chirp* de banda larga e banda estreita (especificamente o Claus Elberling *chirp*, ou CE-*chirp*) usados de várias maneiras para estimativa de limiar (ABR e ASSR) e detecção de tumor acústico (ABR).[26,27] O *chirp* de banda larga emula espectralmente o clique de 10 µs, mas aproveita a onda viajante coclear para estimular ao máximo a cóclea das extremidades basal a apical. Os *chirps* de banda estreita oferecem amplitudes de resposta benéficas em relação a estímulos mais simples, como cliques, rajadas de tons e estímulos modulados. A resposta de 40 Hz, uma variação técnica acidental da MLR usando estímulos de clique, foi descrita por Galambos *et al.*[28] como provavelmente a primeira ASSR. A resposta de 40 Hz não é usada clinicamente, mas estímulos mais recentes de amplitude, frequência ou modulação mista estão sendo usados atualmente para provocar ASSR. Diversos pesquisadores de vários países devem ser creditados por nossa atual compreensão e aplicação de ASSR, mas os primeiros relatos apontam para Geisler[29] e Campbell *et al.*[30] Diferentemente da maioria dos outros AEPs, as formas de onda de ASSR não são lidas, mas sim submetidas a técnicas de análise de frequência ou fase para determinar se há ou não uma resposta. Enquanto Davis[5] descreveu, pela primeira vez, o potencial cortical, Ostroff *et al.*[31] descreveram uma variante chamada de complexo de mudança acústica (ACC) que se mostrou sensível a mudanças no meio do caminho em estímulos auditivos, e Sharma *et al.*[32] descreveram o uso da resposta imatura de P1 como um biomarcador sensível para o desenvolvimento auditivo cortical em crianças. Cada uma dessas respostas pode ajudar a orientar o tratamento e o gerenciamento relacionados com aparelhos auditivos e implantes cocleares.[32,33] Alguns pesquisadores e clínicos descreveram o uso do P300 e do MMN, que são respostas únicas que surgem a uma diferença acústica entre dois estímulos em que há alguma incerteza sobre quando um dos dois estímulos será apresentado. O P300 foi inicialmente descrito por Davis[34] e Sutton *et al.*[35] enquanto o MMN foi descoberto por Näätänen *et al.*[36]

Como se pode perceber, os AEPs existem há muito tempo. Alguns AEPs já são amplamente utilizados na clínica, enquanto outros ainda precisam de mais estudos e refinamentos para serem usados clinicamente com validade e confiabilidade razoáveis.

Alguns AEPs foram abandonados (permanente ou temporariamente), enquanto outros parecem estar ressurgindo com o desenvolvimento de programas de *software* sofisticados e/ou melhorias no *hardware*, oferecendo oportunidades para novos usos. Em resumo, a história ainda está sendo escrita.

1.6 Competências em Medição de Potencial Evocado Auditivo

Um comitê *ad hoc* sobre AEPs reunido pela American Speech-Language-Hearing Association[37] elaborou e publicou um conjunto de diretrizes para o que eles consideravam ser as competências de conhecimento e habilidades necessárias para o uso clínico bem-sucedido dos AEPs. Dividido em quatro áreas principais, esse documento lista as competências para a identificação de pacientes para os quais as avaliações de AEP são apropriadas, identificação e administração de procedimentos e estratégias de teste apropriados, análise e interpretação dos achados dos AEP e relato dos achados e recomendações. O leitor é incentivado a navegar rapidamente por este documento, pois esses temas aparecerão em todo o livro-texto, com determinados tópicos apresentados em seções ou capítulos específicos.

Referências

[1] Donchin E, Ritter W, McCallum WC. The endogenous components of the ERP. In: Callaway E, Tueting P, Koslow S, eds. Event-Related Brain Potentials in Man. New York, NY: Academic Press; 1978:349–411

[2] Duncan-Johnson CC, Donchin E. On quantifying surprise: the variation of event-related potentials with subjective probability. Psychophysiology. 1977;14(5):456–467

[3] Swick D, Kutas M, Neville H. Localizing the neural generators of event-related brain potentials. In: Kertesz A, ed. Localization and Neuroimaging in Neuropsychology. San Diego, CA: Academic Press; 1994:73–121

[4] Jacobson JT. Principles and Applications in Auditory Evoked Potentials. Boston, MA: Allyn & Bacon; 1994

[5] Davis PA. Effects of acoustic stimuli on the waking human brain. J Neurophysiol. 1939; 2(6):494–499

[6] Wever EG, Bray CW. The nature of the acoustic response: The relations between sound frequency and frequency of impulses in the auditory nerve. J Exp Psychol. 1930; 13:373–387

[7] Dawson GD. A summation technique for detecting small signals in a large irregular background. J Physiol. 1951; 115(1):2p–3p

[8] Dawson GD. A summation technique for the detection of small evoked potentials. Electroencephalogr Clin Neurophysiol. 1954; 6(1):65–84

[9] Geisler CD, Frishkopf LS, Rosenblith WA. Extracranial responses to acoustic clicks in man. Science. 1958; 128(3333):1210–1211

[10] Fromm B, Nylen CO, Zotterman Y. Studies in the mechanism of the Wever and Bray effect. Acta Oto Laryngol. 1935; 22:477–486

[11] Davis H, Fernández C, McAULIFFE DR. The excitatory process in the cochlea. Proc Natl Acad Sci U S A. 1950; 36(10):580–587

[12] Coats AC. On electrocochleographic electrode design. J Acoust Soc Am. 1974;56(2):708–711

[13] Tasaki I. Nerve impulses in individual auditory nerve fibers of guinea pig. J Neurophysiol. 1954; 17(2):97–122

[14] Ruben RJ, Bordley JE, Nager GT, Sekula J, Knickerbocker GG, Fisch U. Human cochlea responses to sound stimuli. Ann Otol Rhinol Laryngol. 1960; 69:459–479

[15] Ruben RJ, Knickerbocker GG, Sekula J, Nager GT, Bordley JE. Cochlear microphonics in man; a preliminary report. Laryngoscope. 1959; 69(6):665–671

[16] Ruben RJ, Walker AE. The VIIIth nerve action potential in Ménière's disease. Laryngoscope. 1963; 73:1456–1464

[17] Jewett DL, Romano MN, Williston JS. Human auditory evoked potentials: possible brain stem components detected on the scalp. Science. 1970; 167(3924):1517–1518

[18] Jewett DL, Williston JS. Auditory-evoked far fields averaged from the scalp of humans. Brain. 1971; 94(4):681–696

[19] Don M, Kwong B, Tanaka C. A diagnostic test for Meniere's disease and cochlear hydrops: impaired high-pass noise masking auditory brainstem responses. Otol Neurotol. 2005; 26(5):711–722

[20] Don M, Kwong B, Tanaka C, Brackmann D, Nelson R. The stacked ABR: a sensitive and specific screening tool for detecting small acoustic tumors. Audiol Neurotol. 2005; 10(5):274–290

[21] Don M, Masuda A, Nelson RA, Brackmann DE. Successful detection of small acoustic tumors using the stacked derived-band auditory brain stem response amplitude. Am J Otol. 1997; 18(6):608–621

[22] Johnson KL, Nicol TG, Kraus N. Brain stem response to speech: a biological marker of auditory processing. Ear Hear. 2005; 26(5):424–434

[23] Russo N, Nicol T, Musacchia G, Kraus N. Brainstem responses to speech syllables. Clin Neurophysiol. 2004; 115(9):2021–2030

[24] Song JH, Banai K, Russo NM, Kraus N. On the relationship between speechand nonspeech-evoked auditory brainstem responses. Audiol Neurotol. 2006;11(4):233–241

[25] Kraus N. Listening in on the listening brain. Phys Today. 2011; 64(6):40–45

[26] Elberling C, Don M. A direct approach for the design of chirp stimuli used for the recording of auditory brainstem responses. J Acoust Soc Am. 2010;128(5):2955–2964

[27] Elberling C, Don M, Cebulla M, Stürzebecher E. Auditory steady-state responses to chirp stimuli based on cochlear traveling wave delay. J Acoust Soc Am. 2007; 122(5):2772–2785

[28] Galambos R, Makeig S, Talmachoff PJA. A 40-Hz auditory potential recorded from the human scalp. Proc Natl Acad Sci U S A. 1981; 78(4):2643–2647

[29] Geisler CD. Average responses to clicks in man recorded by scalp electrodes. Technical Report No. 380. Cambridge, MA: MIT Research Laboratory of Electronics; 1960

[30] Campbell FW, Atkinson J, Francis MR, Green DM. Estimation of auditory thresholds using evoked potentials: a clinical screening test. Prog Clin Neurophysiol. 1977; 2:68–78

[31] Ostroff JM, Martin BA, Boothroyd A. Cortical evoked response to acoustic change within a syllable. Ear Hear. 1998; 19(4):290–297

[32] Sharma A, Martin K, Roland P, et al. P1 latency as a biomarker for central auditory development in children with hearing impairment. J Am Acad Audiol. 2005; 16(8):564–573

[33] Munro KJ, Purdy SC, Ahmed S, Begum R, Dillon H. Obligatory cortical auditory evoked potential waveform detection and differentiation using a commercially available clinical system: HEARLab™. Ear Hear. 2011; 32(6):782–786

[34] Davis H. Enhancement of evoked cortical potentials in humans related to a task requiring a decision. Science. 1964; 145(3628):182–183

[35] Sutton S, Braren M, Zubin J, John ER. Evoked-potential correlates of stimulus uncertainty. Science. 1965; 150(3700):1187–1188

[36] Näätänen R, Gaillard AW, Mäntysalo S. Early selective-attention effect on evoked potential reinterpreted. Acta Psychol (Amst). 1978; 42(4):313–329

[37] American Speech-Language-Hearing Association. Guidelines for competencies in auditory evoked potential measurement and clinical applications. http://www.asha.org/docs/pdf/KS2003-00020.pdf. Published 2003. Accessed June 7, 2023

2 Considerações Básicas sobre Instrumentação, Aquisição e Registro

Tina M. Stoody ▪ Samuel R. Atcherson

Resumo

Este capítulo fornece mais informações sobre a ciência básica por trás da geração e apresentação de estímulos, instrumentação de potencial evocado auditivo (AEP) e vários estímulos e fatores com base no paciente a serem considerados para a aquisição de AEPs. Com uma maior familiaridade sobre o funcionamento do equipamento de AEP e conhecimento básico sobre os parâmetros de registro, é possível configurar protocolos e registrar com confiança todos os AEPs discutidos neste texto.

Palavras-chave: instrumentação, processamento de sinal digital, amplificador diferencial, filtragem, média de sinal, eletrodos

2.1 Introdução

A instrumentação envolvida no registro dos potenciais evocados auditivos (AEPs) pode ter evoluído muito nos últimos 70 anos devido ao advento do cálculo da média do sinal e do processamento digital de sinais (DSP), mas os conceitos centrais relacionados ao registro dos AEPs em geral não evoluíram. A instrumentação atual geralmente inclui um computador de mesa ou *laptop*, uma caixa amplificadora, uma caixa de eletrodos, eletrodos e um ou mais transdutores (p. ex., fones de ouvido de inserção, fones de ouvido supra-aurais, osciladores ósseos e alto-falantes). Os transdutores são usados para apresentar uma variedade de estímulos a uma ou ambas as orelhas, enquanto os eletrodos agem como antenas, captando alterações de voltagem sob a superfície da pele. O amplificador é necessário para trazer o eletroencefalograma (EEG) de pequena amplitude e, posteriormente, o AEP, para a faixa de voltagem do computador. O computador está inicialmente envolvido na conversão analógico-digital do EEG de entrada, mas depois também filtrará as frequências de sinal indesejadas e fará a média do sinal para que o AEP possa ser extraído. Entretanto, não pode haver AEP a menos que o computador também apresente estímulos com características físicas específicas nos níveis de intensidade necessários, taxas de estimulação e assim por diante.

2.2 Sinal *Versus* Ruído

Quando não há estímulo sensorial direto (p. ex., estímulos acústicos nas orelhas), a atividade neuronal do córtex é bastante dominante em comparação com os neurônios não corticais e pode ser facilmente registrada com eletrodos colocados no couro cabeludo. Essa atividade cortical é chamada de eletroencefalograma (EEG). Como qualquer sinal que possa ser representado por ondas simples ou complexas, o EEG em andamento é uma onda biológica com aparência semelhante a ruído e que pode apresentar voltagens de 50 a 100 µV. Em uma pessoa relaxada, o EEG pode ser tão baixo quanto 10 a 20 µV. Uma análise espectral do EEG em uma pessoa que está acordada mostraria frequências de ~ 20 Hz ou mais. No entanto, quando uma pessoa fica sonolenta e depois adormece, o EEG cai para ~10 e 3 Hz, respectivamente. Por outro lado, quando um sistema sensorial (p. ex., o sistema auditivo) é estimulado, há uma propagação da atividade neuronal pelos sistemas nervosos periférico e central (PNS e CNS). A estimulação sensorial produz o que é chamado de potencial evocado (EP) ou resposta evocada (ER). Em contraste com o EEG, os sinais do EP são muito menores em amplitude (ou seja, geralmente não mais do que alguns microvolts). De fato, qualquer EP seria praticamente perdido em relação ao EEG maior sem técnicas sofisticadas para extrair o EP (sinal desejado) do EEG (ruído ou sinal indesejado). O sinal de interesse é registrado usando um computador digital para posterior processamento, análise e interpretação. Os princípios básicos do DSP são descritos na próxima seção.

2.3 Processamento de Sinais Digitais

Para entender como os computadores digitais ajudam no registro dos AEPs, é útil compreender a dicotomia entre sinais contínuos (analógicos) e discretos (digitais). Sinais contínuos são aqueles que podem ser representados por um valor em todos os pontos no tempo, independentemente do tamanho ou do número de casas decimais.[1] Tanto os EEGs quanto os AEPs provenientes da superfície da cabeça e todos os estímulos apresentados acusticamente são, por natureza, sinais contínuos. Os sinais discretos têm um número limitado de casas decimais;[1] como resultado, algumas informações sobre um sinal contínuo podem ser perdidas quando convertidas em um sinal discreto. Os sinais discretos podem ser submetidos ao DSP. Os estímulos apresentados por um computador por meio de fones de ouvido e todas as exibições visuais do AEP e/ou EEG na tela de um monitor de computador terão a forma de um sinal discreto; portanto, a conversão de analógico para digital (A-D) e de digital para analógico (D-A) pode ser apreciada durante o teste de rotina do AEP.

A conversão A-D é um processo de duas etapas que envolve amostragem e quantização.[1,2,3] A amostragem envolve a divisão de um sinal contínuo em um número limitado de unidades gerenciáveis, chamadas amostras, cada uma com a mesma duração de tempo. Como exemplo, o potencial auditivo evocado de tronco encefálico (ABR) é normalmente registrado usando uma janela de tempo de 10 milissegundos e um número fixo de pontos de amostragem (geralmente 256). Isso significa que o ABR será dividido em 256 partes, com cada parte (amostra) tendo uma duração de 0,0390625 milissegundos. A quantização envolve a divisão de um sinal contínuo em unidades de amplitude gerenciáveis, chamadas de etapas. Do ponto de vista dos sinais eletrônicos ou biológicos, os valores de amplitude são, na verdade, valores de tensão. Os computadores processam informações em dígitos binários (ou *bits*) com cadeias de 0 s e 1 s, e um computador de 16 *bits* tem a capacidade de quantizar valores de amplitude em 65.536 etapas discretas de amplitude.

Talvez o aspecto mais importante do DSP para testes de AEP seja a taxa de amostragem (também chamada de frequência de amostragem). A taxa de amostragem é importante porque determina a frequência máxima do sinal que pode ser digitalizada.[3] O teorema de Nyquist afirma que a taxa de amostragem deve ser, pelo menos, duas vezes a frequência mais alta do sinal de interesse.[2,3,4,5] A frequência mais alta de interesse no sinal é chamada de frequência de Nyquist. Se esse requisito não for atendido, ocorrerá uma situação chamada *aliasing* no processo A-D, e a forma de onda digital representará incorretamente o sinal analógico.[1,3] Uma distorção é criada pelo dobramento de componentes de frequências acima da frequência de interesse em componentes de frequência mais baixa.[3] Por exemplo, uma onda senoidal de 75 Hz amostrada a uma taxa de 100 amostras por segundo será erroneamente digitalizada como uma onda senoidal de 25 Hz. No entanto, para obter uma representação razoavelmente fiel de um sinal contínuo, podem ser necessárias taxas de amostragem superiores a um fator de 2.[3,4,6] Essa discussão volta à tona mais adiante neste capítulo com relação à filtragem e ao cálculo da média do sinal.

2.4 Domínio de Tempo e Frequência

Os estímulos auditivos e os AEPs ocorrem no tempo como formas de onda, e ambos podem ser analisados nos domínios do tempo e da frequência. Pode ser útil entender que tanto os estímulos auditivos quanto os AEPs são frequentemente chamados de sinais para diferenciá-los do ruído. Uma análise no domínio do tempo avalia a amplitude de um sinal ao longo do tempo, e o sinal aparece como uma forma de onda com valores positivos e negativos alternados. Por outro lado, uma análise de domínio de frequência (p. ex., um espectro) remove o elemento tempo para revelar as energias espectrais do sinal à medida que a forma de onda é traduzida para seus respectivos valores de amplitude entre as frequências. Um AEP nada mais é do que uma forma de onda complexa (ou seja, uma combinação de muitas frequências ou componentes de onda senoidal). Pensar em um AEP em termos de sua energia espectral é um conceito que nem sempre é intuitivo para os clínicos que estão acostumados a visualizar um AEP representado como uma forma de onda no domínio do tempo. No entanto, é importante entender esse conceito, que se tornará particularmente evidente nas seções posteriores que discutem as configurações do filtro. A ▶ Fig. 2.1 ilustra um exemplo de um AEP em seus respectivos domínios de tempo e frequência.

2.5 Instrumentação

2.5.1 Gerador de Estímulos

A maioria dos sistemas de AEP é capaz de gerar uma variedade de estímulos, e o examinador pode ter algum controle e flexibilidade na definição de determinados parâmetros físicos de um estímulo. Clinicamente, os estímulos mais comumente usados incluem cliques de 100 microssegundos e *tone bursts* de curta duração. Mais recentemente, também foram disponibilizados *chirps* (de banda larga e frequência-específicos). Nos potenciais evocados auditivos de estado estável (ASSRs), os sinais geralmente são tons modulados em amplitude ou frequência, ou podem ser utilizadas combinações de ambas, o que é chamado de modulação mista. Outros AEPs podem ser evocados por estímulos simples de fala (p. ex. /da/). Em geral, o equipamento permite que o clínico importe arquivos de estímulo (p. ex., arquivos WAV) que não são seleções padrão do *software*, como costuma acontecer quando se deseja um estímulo de fala. O tipo de estímulo usado e suas características têm efeitos importantes sobre os AEP; esses efeitos de estímulo variam de acordo com o sinal de interesse e, portanto, são discutidos ao longo do texto para cada AEP individual.

2.5.2 Transdutores

Embora a escolha do transdutor fique a critério do clínico, os fones de ouvido de inserção tubulares (p. ex., ER-3A; Etymotic Research Inc., Elk Grove Park, IL) são mais comumente usados para AEPs em comparação com os fones de ouvido supra-aurais (p. ex., TDH-49; Telephonics Corporation, Huntington, NY). No entanto, ambos são comumente relatados na literatura e usados por clínicas em todo o mundo. Assim como na audiometria, as mesmas vantagens do uso de fones de inserção com AEPs geralmente se aplicam (p. ex., higiênicos e confortáveis), mas a vantagem mais importante é a separação física e temporal da caixa do transdutor da orelha e dos eletrodos. O tubo produz um pequeno retardo de tempo de aproximadamente 0,8 milissegundos e permite a separação de qualquer artefato relacionado com o estímulo de contaminar o AEP enquanto ele está sendo registrado. Na maioria dos casos, o artefato de estímulo não afetará as gravações quando forem usados fones de ouvido de inserção; no entanto, um artefato de estímulo tipo zumbido de um fone de ouvido supra-aural TDH-49 pode obscurecer ou até mesmo aumentar artificialmente a onda I. Para o ABR, em particular, deve-se tomar cuidado para separar fisicamente a caixa do transdutor do fone de ouvido de inserção dos fios do eletrodo, tanto quanto possível. Em alguns casos, é possível que o artefato do estímulo seja tão grande que faça com que a rejeição do artefato reaja de forma exagerada, afetando assim o processo de cálculo da média.

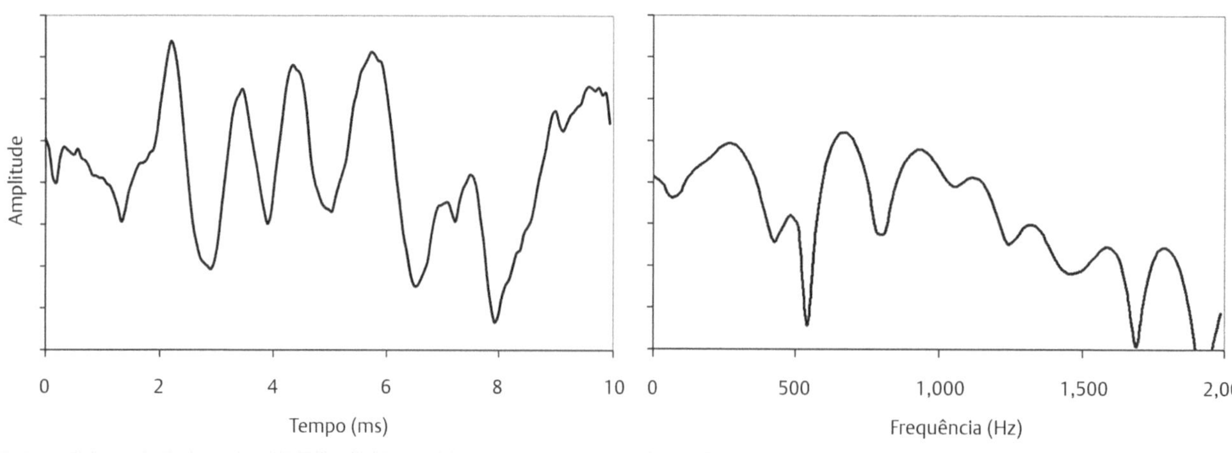

Fig. 2.1 O potencial auditivo de tronco encefálico (ABR) nos domínios do tempo (esquerda) e da frequência (direita). O domínio do tempo mostra o ABR como tendo uma série de várias ondas em uma janela de tempo de 10 milissegundos. O domínio da frequência mostra as energias espectrais dentro do ABR com o elemento de tempo removido. Observe que a energia espectral é maior entre ~200 e 1.000 Hz, com os principais picos espectrais em torno de 250, 600 e 900 Hz.

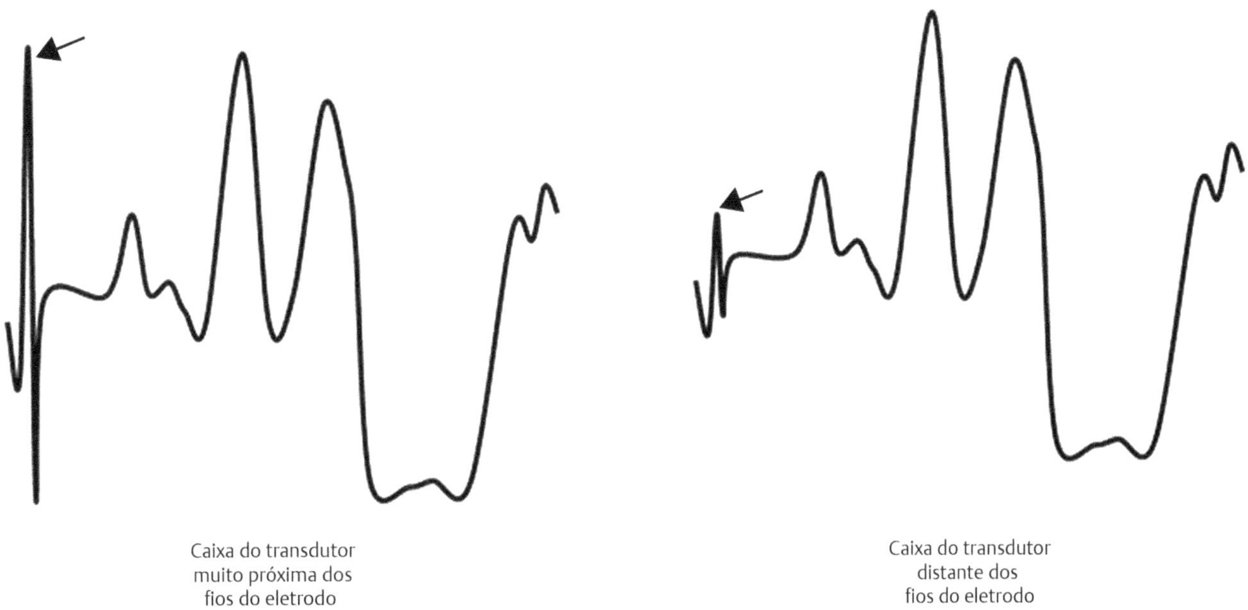

Fig. 2.2 A relação física entre a caixa do transdutor do fone de ouvido e os eletrodos na magnitude do artefato de estímulo (setas) observado em um registro de potencial auditivo de tronco encefálico (ABR).

A ▶ Fig. 2.2 mostra um exemplo de artefato de estímulo quando o transdutor do fone de ouvido inserido está próximo aos fios do eletrodo e quando é colocado a uma certa distância.

2.5.3 *Trigger*

O *trigger* é fundamental para o registro de todos os AEPs e funciona em conjunto com o cálculo da média do sinal. Em geral, o *trigger* é um pulso ou palavra digital que permite que o computador de cálculo da média saiba exatamente quando cada estímulo está sendo apresentado. Depois que a janela de tempo de gravação é definida, o *trigger* e o início do estímulo são essencialmente sinônimos de tempo zero na janela de tempo de análise. Embora todos os sistemas de EP disponíveis comercialmente tenham seus próprios *triggers* independentes à medida que cada estímulo é apresentado, alguns sistemas de EP podem aceitar um *trigger* de outro sistema de computador (ou gerador de estímulo) que não esteja associado ao sistema de registro. Dessa forma, novos estímulos e/ou paradigmas de estímulo frequentemente vistos em pesquisas podem ser usados para evocar o AEP sem a necessidade de adquirir equipamentos de nível de pesquisa.

2.6 Parâmetros de Aquisição

O principal problema técnico do registro da atividade elétrica cerebral no couro cabeludo é que o EEG em andamento contém tanto o AEP de interesse (ou seja, o sinal) quanto várias fontes de ruído, tanto fisiológicas quanto não fisiológicas. As fontes de ruído fisiológico incluem atividade cerebral espontânea, potenciais eletromiogênicos, potenciais corneorretinianos e potenciais eletrodérmicos. Algumas fontes de ruído não fisiológicas são os potenciais induzidos eletromagneticamente (p. ex., ruído de linha de 60 Hz), ruído interno de instrumentos elétricos e polarização de eletrodos. Com poucas exceções, os AEPs são menores em amplitude do que o EEG de fundo e, portanto, têm uma relação sinal-ruído (SNR) ruim. Para extrair o sinal menor do AEP e atenuar o ruído (ou seja, melhorar a SNR), são necessárias várias técnicas para condicionar o sinal do AEP para análise posterior: amplificação, filtragem e cálculo da média. O uso de eletrodos metálicos colocados no couro cabeludo permite a coleta de tensões elétricas cerebrais no equipamento de registro. Detalhes específicos sobre os parâmetros de aquisição de AEPs individuais estão localizados ao longo deste texto; informações gerais sobre técnicas de SNR e aplicação de eletrodos são abordadas nesta seção.

Tabela 2.1 Terminologia usada de forma intercambiável para locais de eletrodos

Não inversor	Inversor	Aterramento
Ativo	Referência	Comum/terra
Positivo (+)	Negativo (-)	Comum/terra
Entrada 1	Entrada 2	Comum/terra

2.6.1 Amplificação Diferencial

A amplificação dos AEPs tem duas finalidades: reduzir o ruído de fundo por meio do registro diferencial e trazer o sinal de interesse para a faixa do conversor A-D.[7,8,9] Para um registro diferencial básico, é necessário um mínimo de três eletrodos: eletrodos não inversores, inversores e terra.[4] A terminologia dos eletrodos pode ser confusa, pois vários termos são usados de forma intercambiável para descrever os diferentes locais dos eletrodos (consulte a ▶ Tabela 2.1 para obter um resumo). Durante a amplificação, qualquer sinal (e ruído) que seja comum no escalpo para as entradas positiva e negativa será reduzido, enquanto os sinais que diferem entre essas entradas são amplificados.[6,7,9,10] O processo de cancelamento de sinais comuns a ambas as entradas é chamado de rejeição de modo comum (CMR; ▶ Fig. 2.3).

O modo como o processo CMR funciona dentro da operação do amplificador diferencial é frequentemente confundido. Especi-

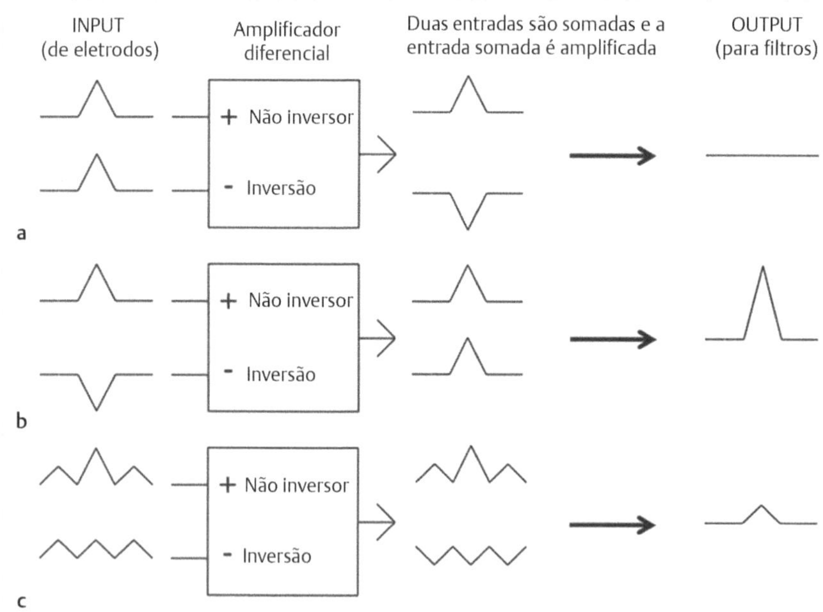

Fig. 2.3 Função do amplificador diferencial e rejeição de modo comum. Os traços no lado esquerdo da figura são as entradas dos eletrodos. A entrada positiva (+) é não inversora e a entrada negativa (-) é inversora. Os traços no lado direito da figura são as saídas do amplificador diferencial para os filtros: (**a**) Os sinais comuns a ambas as entradas (+ e -) cancelam-se na saída. (**b**) Os sinais incomuns a ambas as entradas são amplificados na saída. (**c**) Os sinais comuns a ambas as entradas (picos de baixa amplitude) foram cancelados na saída, enquanto o pico ligeiramente maior na entrada não inversora é preservado e amplificado.

ficamente, por que a entrada negativa do amplificador diferencial é chamada de entrada inversora? Além disso, como os sinais são combinados dentro do amplificador diferencial? A primeira pergunta pode ser respondida com a compreensão do projeto físico do amplificador diferencial. Dentro do amplificador diferencial há dois amplificadores de terminação única que são imagens espelhadas um do outro, cada um compartilhando um aterramento comum.[10] Um dos amplificadores força o sinal recebido na entrada a se tornar invertido. Assim, qualquer eletrodo conectado a essa entrada será chamado de eletrodo de inversão. A segunda pergunta pode ser respondida pela maneira como o processo de CMR funciona dentro do amplificador diferencial. Embora o objetivo seja obter a diferença entre as duas entradas, o amplificador diferencial não realiza nenhuma subtração; ele só pode adicionar sinais. Com a configuração de "imagem espelhada" dos amplificadores de terminação única, o amplificador diferencial adicionará a entrada invertida à entrada não invertida, "amplificando então a diferença" entre as tensões presentes simultaneamente nas duas entradas.[10] Assim, a saída de tensão do amplificador será zero sempre que as tensões nos dois acessos ao entrarem no amplificador diferencial forem idênticas (portanto, modo comum).

Embora a amplificação diferencial melhore muito a SNR, ela não é suficiente para aprimorar os AEPs e atenuar o ruído. Há, pelo menos, dois motivos principais para esse dilema. Primeiro, o ruído tem apenas uma correlação moderada entre as duas entradas do amplificador, o que implica que o ruído não será totalmente cancelado.[4] Segundo o registro dos AEPs reflete uma diferença de potencial (ou seja, tensão) entre dois locais, e não em um único local. Por esse motivo, a CMR funciona melhor quando as entradas registram a atividade em eletrodos colocados em locais de polaridade bioelétrica oposta[4] ou no plano apropriado em relação ao dipolo neuroanatômico do sinal (consulte o Capítulo 4 sobre dipolos). A ▶ Fig. 2.4 ilustra o efeito da colocação adequada do eletrodo em relação ao amplificador diferencial e aos dipolos neuroanatômicos do ABR.

Além da amplificação diferencial, há uma amplificação adicional, chamada de ganho, que pode ser aplicada à resposta registrada. O *software* AEP incluirá o ganho como um parâmetro que pode ser modificado dentro dos parâmetros de aquisição. Lembre-se de que os AEPs são bem pequenos (p. ex., não mais do que alguns microvolts); portanto, as configurações de ganho são definidas para ampliar a resposta para valores de 50.000, 75.000 ou 100.000 vezes. As configurações de amplificação dependem não apenas do AEP de interesse, mas também de outros parâmetros do protocolo (p. ex., colocação do eletrodo). Por exemplo, o ganho não precisa ser tão alto para a colocação do eletrodo da membrana timpânica (p. ex., ganho = 50.000) quanto para a colocação do eletrodo do canal auditivo (p. ex., ganho = 75.000) com eletrococleografia (ECochG; consulte o Capítulo 12).

2.6.2 Filtragem

A filtragem é a próxima técnica usada para melhorar a SNR. Assim como ocorre com as ondas sonoras complexas, todos os sinais biológicos podem ser divididos em frequências componentes, sendo que cada frequência tem sua própria amplitude.[8] Como o sinal de interesse pode ocorrer junto com ruídos indesejados,[4,5,11] a filtragem fornece um meio de suprimir o ruído que não está na banda de frequência associada ao AEP. Os filtros, por definição, tentam deixar passar sinais de interesse enquanto rejeitam o ruído. O ruído pode ser definido como qualquer parte de um sinal detectado pelos eletrodos que não seja de interesse.[6,9] O que é preservado e o que é suprimido durante o registro do AEP depende das configurações do filtro. A composição espectral (frequência) do AEP de interesse ajudará a determinar as configurações de filtro adequadas. A composição espectral de um AEP e, portanto, sua maior energia espectral, pode ser determinada pela realização de uma transformada rápida de Fourier (FFT) para dividir o AEP em frequências componentes. A ▶ Fig. 2.5 ilustra uma FFT em uma forma de onda de potencial cortical relacionado com eventos (CERP) com energia entre 1 e 50 Hz.

Filtros Analógicos *Versus* Filtros Digitais

Os filtros analógicos e digitais são usados, com frequência, em registros de AEP, cada um com diferenças importantes. Os filtros analógicos são dispositivos físicos que assumem qualquer valor numérico real (mais e menos infinito) de um sinal elétrico que varia continuamente em tensão e tempo.[4] Os

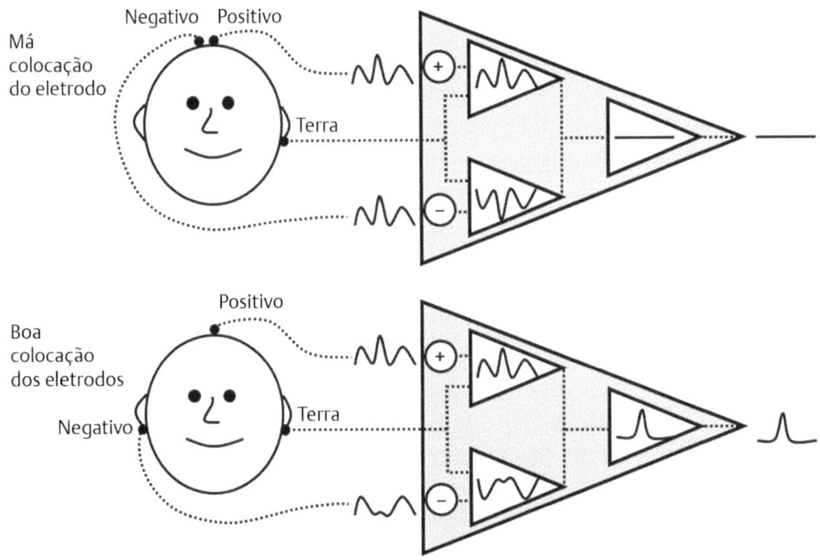

Fig. 2.4 Efeito da colocação do eletrodo na rejeição de modo comum/amplificação diferencial para o potencial auditivo de tronco encefálico (ABR). Na metade superior da figura, os eletrodos são colocados próximos uns dos outros no couro cabeludo, resultando em atividade semelhante sendo recebida por ambos. Ao inverter a entrada do eletrodo negativo e adicioná-la à entrada do eletrodo positivo, basicamente tudo é cancelado, e a saída do amplificador é zero. Na parte inferior da figura, o eletrodo positivo está no vértice, enquanto o eletrodo negativo está na orelha ipsilateral. Esse posicionamento do eletrodo garantirá o registro de uma atividade diferente em relação à resposta evocada, pois os eletrodos estão em extremidades opostas da via de sinal; no entanto, o ruído deve ser semelhante. Quando as entradas são somadas, o ruído (atividade comum entre os eletrodos) é cancelado, enquanto o sinal é amplificado.

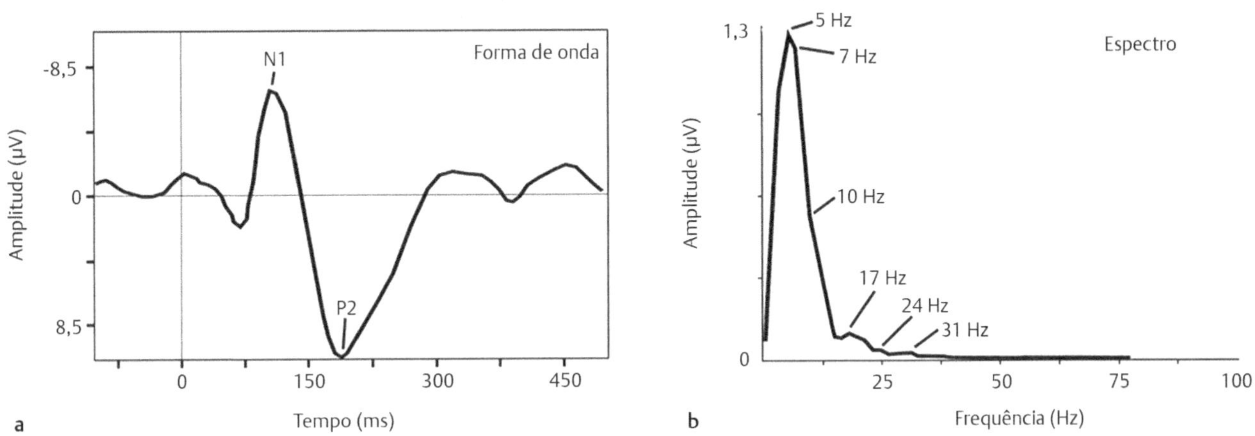

Fig. 2.5 Ilustração da transformada rápida de Fourier (FFT) em uma forma de onda de potencial cortical relacionado com eventos (CERP). (**a**) Forma de onda média representada no domínio do tempo (milissegundos). (**b**) Aplicando a FFT na forma de onda, a energia espectral é representada no domínio da frequência (Hz) com energia de até ~50 Hz. A maior energia espectral ocorre a ~5 Hz. Portanto, o filtro passa-banda durante a aquisição deve ter cortes tão baixos quanto 0,01 Hz e tão altos quanto 100 Hz (ou seja, duas vezes a frequência de Nyquist).

filtros analógicos são usados em amplificadores diferenciais porque o sinal elétrico do cérebro é contínuo. Os filtros digitais, por outro lado, são algoritmos numéricos executados por um computador. A filtragem digital é particularmente útil depois que a conversão A-D é realizada e os valores numéricos discretos são armazenados na memória. A conversão A-D é mais relevante no processo de cálculo da média estatística, que é discutido na seção sobre cálculo da média do sinal.

Projetos de Filtros

Os filtros são caracterizados pela faixa de frequências que permitem a passagem e pelas que rejeitam ou interrompem. Há quatro projetos básicos de filtros especificados por frequências de corte: filtros passa-alto, passa-baixo, passa-banda e *notch* (rejeição de banda). Os filtros passa-alto atenuam os sinais de baixa frequência, como sinais de corrente contínua (DC), enquanto os filtros passa-baixo atenuam os sinais de alta frequência, como artefatos miogênicos e transmissões de rádio.[10] O uso em conjunto de filtros passa-alto e passa-baixos pode, da maneira apropriada, criar um filtro passa-banda ou um filtro *notch*.

Pérola

Em geral, as configurações de filtro para vários AEPs já foram bem estabelecidas. Os *cutoffs* do filtro baseiam-se em energias espectrais conhecidas do AEP e são suficientemente amplos para não causar distorção desnecessária da forma de onda e *aliasing*, principalmente se o filtro passa-baixos for muito baixo. Para evitar o *aliasing* com segurança, recomenda-se que o *cutoff* do filtro passa-baixo seja definido como, no mínimo, quatro vezes a frequência de Nyquist, mas pode ser muito mais alto devido ao número de pontos de amostragem disponíveis.

Armadilha

As gravações de AEP são suscetíveis ao ruído da linha elétrica de 60 Hz. A ativação do entalhe de ruído de 60 Hz pode ser adequada para alguns AEPs, mas não para todos. O ruído de linha de 60 Hz pode emanar de outras fontes que não a tomada elétrica e pode surgir de outros equipamentos eletrônicos em uma sala. Recomenda-se que os examinadores primeiro identifiquem a fonte e determinem se o artefato de 60 Hz pode ser minimizado ou reduzido desligando os equipamentos desnecessários ou afastando-os do sistema de AEP. Em alguns casos, a simples mudança do sistema de AEP para um local diferente na mesma sala ou para outra sala já resolve o problema.

2.6.3 Média de Sinal

Após a amplificação e a filtragem diferencial, a terceira maneira de melhorar a SNR é calcular a média do sinal dos sinais de AEP com tempo bloqueado para os estímulos apresentados. A base para o aprimoramento da SNR por meio do cálculo da média do sinal deve-se ao fato de o ruído (ou seja, o EEG) não estar vinculado ao estímulo externo.[4,5,7] Presume-se que o EEG seja aleatório e estatisticamente estacionário (p. ex., valores normalmente distribuídos em torno da média) em todos os intervalos de tempo durante o processo de cálculo da média. Assim, o ruído se cancelará, ao passo que os sinais com tempo bloqueado se somarão. A ▶ Fig. 2.6 mostra um exemplo simplificado de como o cálculo da média do sinal funciona para minimizar o ruído.

Quando o sinal de entrada é amostrado a partir da superfície da cabeça, apenas uma quantidade definida do sinal é amostrada por um período fixo. Geralmente, o EEG inteiro não é registrado. Em vez disso, o EEG é dividido em janelas de tempo limitadas ou épocas durante as quais se espera que o AEP apareça após a apresentação do estímulo. A duração da época deve ser, pelo menos, tão longa quanto o período da frequência mais baixa de interesse para que a forma de onda do AEP de interesse seja vista claramente. O início de cada época deve coincidir com a apresentação do estímulo de forma predeterminada, de modo que as respostas não calculadas (ou seja, o sinal incorporado no EEG) provocadas pelo estímulo sejam sincronizadas entre si no processo de cálculo da média.[10] Lembre-se de que o EEG contém o AEP de interesse, mas ele está enterrado no ruído e toda a época foi digitalizada.

Durante o cálculo da média do sinal, as épocas digitalizadas são matematicamente calculadas na forma de onda de resposta singular vista na tela do monitor do computador.

A taxa de melhoria da SNR é proporcional à raiz quadrada do número de épocas ou à raiz quadrada do número de apresentações de estímulos.[4,5] A quantidade de SNR depende do tipo de sinal cuja média está sendo calculada e da quantidade de ruído simultâneo.[5] Por exemplo, o ABR pode exigir vários milhares de apresentações de estímulos devido às amplitudes de sinal < 0,5 µV, que são da ordem de 50 a 100 vezes menores do que a amplitude do ruído (~50 µV). Os potenciais de longa latência (p. ex., N1/P2), por outro lado, requerem apenas centenas de varreduras ou menos, pois suas amplitudes são maiores (~5 µV). A ▶ Fig. 2.7 ilustra um exemplo de melhoria da SNR para o ABR com 50, 500 e 1.500 apresentações de estímulo.

Pérola

Termos como *apresentações de estímulos, repetições de estímulos e varreduras* são geralmente sinônimos. Cada um deles implica o número de épocas contabilizadas no AEP médio. O clínico geralmente define o número de vezes que o estímulo deve ser apresentado ou repetido antes do início do registro. Atualmente, muitos sistemas de AEP podem apresentar mais do que o número predeterminado de estímulos se algumas das épocas forem rejeitadas (consulte a seção "Rejeição de Artefatos").

2.7 Eletrodos

Os eletrodos formam a conexão primária entre o paciente e o equipamento de registro de AEP. A mera aplicação de um eletrodo na pele ou no couro cabeludo não é adequada para o registro da atividade bioelétrica porque a camada mais externa da pele (ou seja, o estrato córneo) atua como um isolante elétrico.[7,12] Para melhorar a condutividade elétrica, a pele é raspada para remover as células mortas e um gel ou pasta eletrolítica (geralmente uma solução de cloreto de sódio) é aplicada. Entretanto, essa interface entre o eletrodo e a pele continuará a ter algum grau de oposição elétrica, conhecida como impedância do eletrodo.[7,8,12]

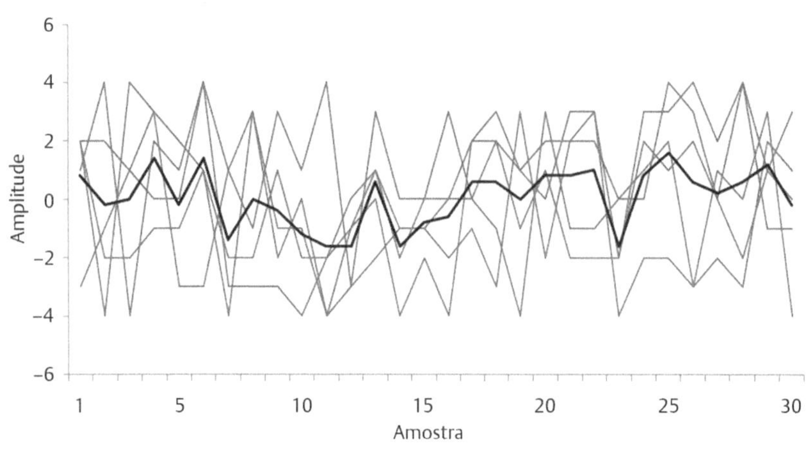

Fig. 2.6 Um exemplo simplificado de como o ruído é minimizado com o cálculo da média do sinal. Cinco formas de onda de ruído separadas, compostas de 30 amostras cada, são mostradas como linhas cinzas. Observe que elas parecem bem diferentes umas das outras, com valores aleatórios em números inteiros que variam entre -4 e 4. A linha preta é a média matemática das cinco linhas cinzas. Embora ainda um pouco aleatória e em ziguezague, a linha preta tem aparência mais suave, com valores em um intervalo mais estreito entre -2 e 2. Essa redução na amplitude geral obtida pelo cálculo da média é, na verdade, a forma como os sinais de ruído aleatório são gradualmente cancelados.

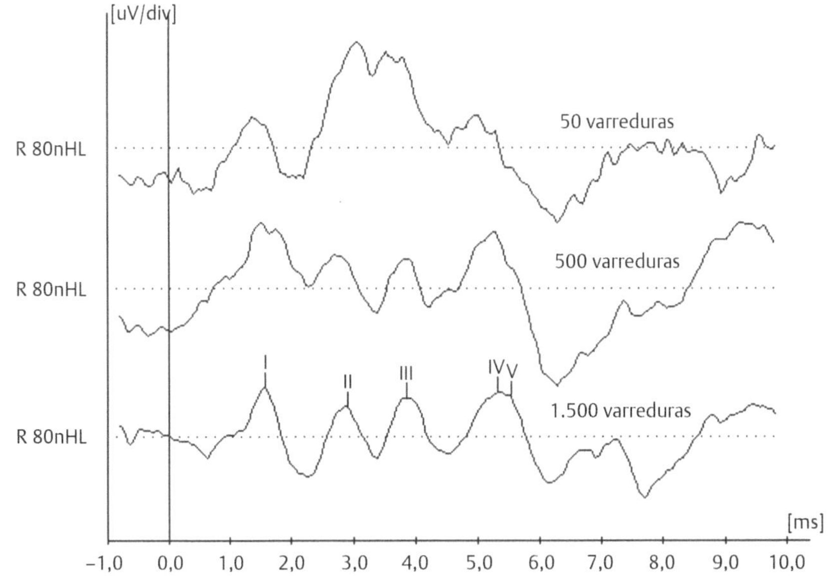

Fig. 2.7 Exemplos de melhoria da relação sinal-ruído (SNR) no potencial auditivo de tronco encefálico com 50 (parte superior), 500 (meio) e 1.500 (parte inferior) varreduras. Embora os registros do meio e da parte inferior sejam semelhantes, eles foram obtidos de um paciente muito relaxado.

2.7.1 Impedância do Eletrodo

A impedância do eletrodo é determinada por vários fatores, inclusive a área de superfície do eletrodo, o tecido ao qual ele está fixado, quaisquer resíduos entre eles (p. ex., óleo, sujeira e suor), a solução eletrolítica e o tipo de metal usado no eletrodo. O tipo de metal usado é de particular importância em termos de tensões e impedâncias que são desenvolvidas quando usadas em conjunto com eletrólitos.[10] Os metais bons condutores são prata, ouro, platina, chumbo, estanho e aço inoxidável, pois têm baixas impedâncias e baixos potenciais de eletrodo.[7,10] Alguns eletrodos podem ser projetados para permitir a troca livre de íons em uma camada dupla elétrica. Um exemplo é o eletrodo de cloreto de prata e prata (Ag-AgCl) formado por prata revestida com sal, o que reduz ainda mais as impedâncias.

Pérola

Como regra geral, os eletrodos Ag-AgCl funcionarão com a maioria dos AEPs, desde o ABR até o CERP, e permanecerão estáveis independentemente do tempo de registro.[13]

Para um registro ideal, as impedâncias elétricas não devem exceder 5 kΩ.[7,10] Como é necessário um mínimo de três eletrodos para o registro diferencial,[4] é imperativo que as impedâncias dos eletrodos sejam equilibradas entre todos os eletrodos empregados. O motivo pelo qual as impedâncias devem ser equilibradas é que a polarização pode estar implicada na sensibilidade da frequência e na otimização da CMR do ruído.[7,10] Como regra geral, sugere-se que as impedâncias intereletrodos não excedam 2 kΩ.[7]

2.7.2 Tipos de Eletrodos

Em geral, os eletrodos são longos fios de metal com revestimento isolante. Em uma extremidade do eletrodo há um plugue de conexão para o equipamento de registro e a outra extremidade se conecta ao paciente. A extremidade que é conectada ao paciente vem em várias formas, tamanhos e estilos diferentes e varia de acordo com a aplicação clínica ou o tipo de AEP desejado. Com exceção dos eletrodos de agulha que podem ser usados para fins de monitoramento intraoperatório, a maioria dos eletrodos de couro cabeludo tem formato de disco ou de copo, ou são do tipo descartável pré-gelificado. A ▶ Fig. 2.8 apresenta vários tipos de eletrodos comumente usados por audiologistas.

2.7.3 Colocação de Eletrodos

Para facilitar a comparação laboratorial dos dados de AEP, a Jasper[14] desenvolveu o sistema internacional 10-20 de colocação de eletrodos (ou sistema 10-20). O sistema 10-20 tem sido o padrão para a colocação de eletrodos por muitos anos e fornece diretrizes para a colocação de 21 eletrodos. Os eletrodos são colocados manualmente após a medição de posições padrão no couro cabeludo, ou seja, pontos nasionais, inionais e pré-auriculares. O ponto forte desse sistema é que, ao fazer essas medições proporcionais, as variações no tamanho e no formato da cabeça são acomodadas. Cada eletrodo recebe uma designação com base na área do cérebro, bem como uma letra ou número subscrito para indicar a linha média ou áreas homólogas dos hemisférios esquerdo e direito. As áreas cerebrais são designadas como frontal (F), parietal (P), occipital (O), temporal (T) e central (C). Os números pares são associados ao hemisfério direito e os números ímpares, ao esquerdo. As localizações dos eletrodos da linha média são rotuladas com um "z" (zero). Também estão incluídos no sistema 10-20 os eletrodos Fpz (polo frontal), A1 e A2 (lóbulos das orelhas), Cb1 e Cb2 (cerebelar) e Pg1 e Pg2 (faríngeo). Outras designações usadas posteriormente em audiologia incluem M1 e M2 (mastoides), Ai (lóbulo da orelha ipsilateral), Ac (lóbulo da orelha contralateral) e C7 (nuca).[13] A ▶ Fig. 2.9 mostra a organização dos locais de eletrodos comumente usados em audiologia.

Uma revisão da vasta literatura sobre EPs registrados no couro cabeludo mostrará uma ampla variedade de locais de eletrodos de referência empregados. Uma referência é necessária no registro dos AEPs porque as tensões podem ser medidas apenas como uma diferença entre dois pontos do couro cabeludo. Com relação aos registros de AEP do couro cabeludo, Wolpaw e Wood[15] sugerem que o local ideal é na cabeça ou no corpo onde o campo potencial é mais estável. Sempre que possível, o eletrodo de

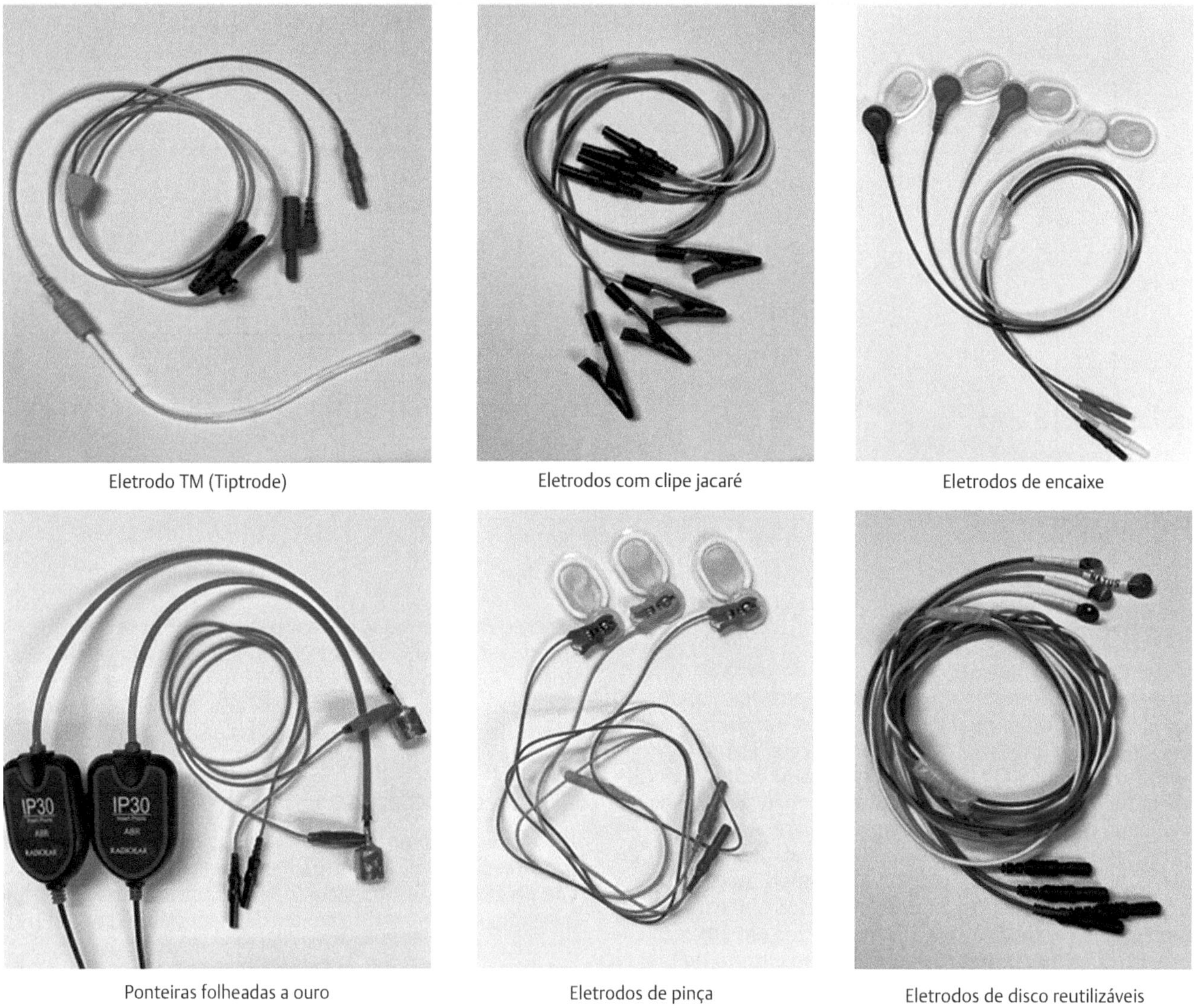

Fig. 2.8 Alguns exemplos de eletrodos e conectores usados por audiologistas. Observe que os clipes jacaré são frequentemente conectados a eletrodos de aba (não mostrados). Além disso, são mostrados os insertos *Tiptrode* de folha de ouro tamanho adulto, mas eles também são fornecidos em um tamanho menor/pediátrico.

referência não deve estar próximo ao local do gerador de interesse e não deve favorecer um gerador em detrimento de outro, principalmente em estudos hemisféricos.[16,17] Wolpaw e Wood[15] demonstraram que o násio, os lóbulos das orelhas e as mastoides funcionam bem como locais de referência. McPherson e Starr[18] também defendem o uso de um local não cefálico na nuca (C7). A ▶ Tabela 2.2 mostra as montagens de eletrodos mais comuns empregadas para diferentes AEPs.

2.7.4 Número de Eletrodos *Versus* Número de Canais

Os examinadores iniciantes geralmente confundem o número de canais de registro com o número de eletrodos necessários. Em geral, é necessário um mínimo de três eletrodos para completar o circuito de um canal.[4] Dois eletrodos vão para cada uma das entradas positivas e negativas do amplificador diferencial, e o eletrodo restante vai para o terra. Muitos AEPs podem ser registrados com uma configuração de canal único usando Cz ou Fz (não inversor), Ai (inversor) e Ac (terra). O exemplo mais comum de uma configuração de dois canais é o registro simultâneo de ABR ipsilateral e contralateral, em que cada orelha serve como entrada inversora para amplificadores diferenciais separados, Cz é fisicamente ligado por um cabo *jumper* conectado a ambas as entradas não inversoras e o terra é Fpz. Portanto, são necessários quatro eletrodos e um *jumper*, mas apenas dois canais estão envolvidos. Aqui é usado um único local de eletrodo não inversor (Cz); no entanto, os examinadores estão usando as referências independentes que podem ser usadas na interpretação. Uma configuração diferente de dois canais é frequentemente usada com respostas de latência média (MLRs) e é registrada simultaneamente em ambas as regiões do lobo temporal. Nela, C3 (lobo temporal esquerdo) e C4 (lobo temporal direito) servem como entradas não inversoras para amplificadores diferenciais separados, as orelhas (A1/A2 ou M1/M2) servem como eletrodos de referência e o terra está em Fpz. Neste exemplo, foram necessários cinco eletrodos para apenas dois canais. No pré-planejamento, geralmente é útil

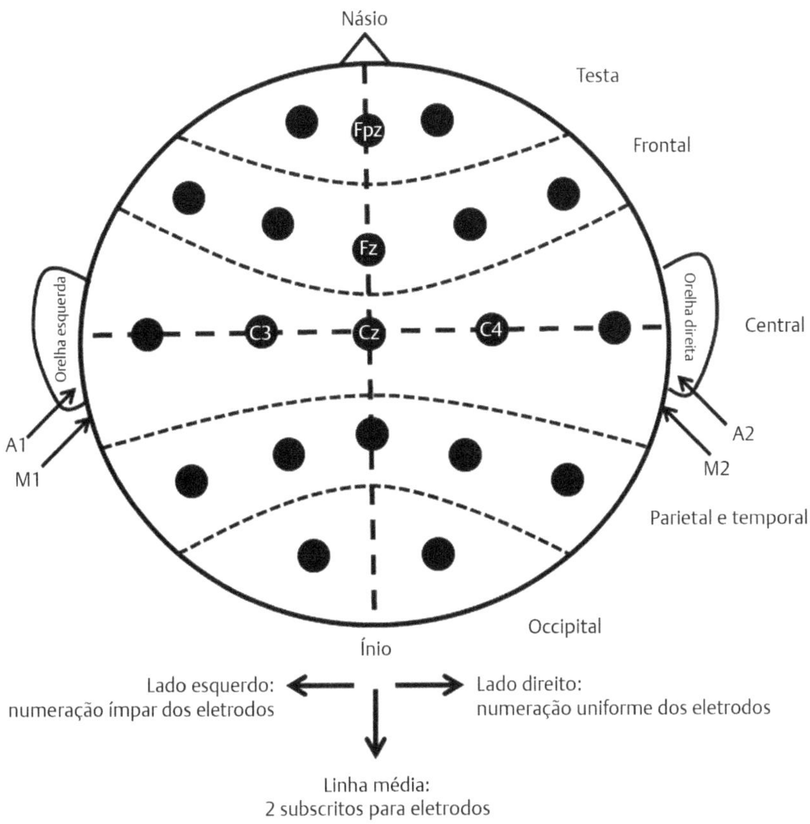

Fig. 2.9 Ilustração do sistema 10-20 de colocação de eletrodos. Os eletrodos são colocados no couro cabeludo em áreas designadas com base em medições entre os pontos násio, ínio e pré-auricular. Consulte o texto para obter uma descrição da nomenclatura dos eletrodos com base no sistema de colocação de eletrodos 10-20.

Tabela 2.2 Montagem de eletrodos comumente usada para os principais AEPs

AEP	Não inversor	Inversor	Comum/terra
ECochG	Ac	TM ou canal auditivo ipsilateral	Fz
ABR	Cz ou Fz (evite Cz para testes em bebês)	Mi ou Ai	Mc ou Ac
MLR	Cz ou Fz para canal único, C3 e C4 para investigar os efeitos do eletrodo	Ai (evite a mastoide devido ao artefato PAM)	Ac
CERP	Cz (Pz para P300)	Mi ou Ai (alguns usam mastoides interligadas)	Fz

Abreviações: ABR, potencial evocado auditivo de tronco encefálico; AEP, potencial evocado auditivo; CERP, potencial cortical relacionado com eventos; ECochG, eletrococleografia; MLR, resposta de média latência; PAM, músculo auricular posterior; TM, membrana timpânica.

desenhar a montagem de eletrodos desejada no papel e seguir os protocolos comumente usados, especialmente com a colocação dos eletrodos não inversores e inversores. Aqui é possível fazer registros independentes em cada lado da cabeça para avaliar a simetria hemisférica (ou a falta dela). Vários exemplos de montagens são ilustrados na ▶ Fig. 2.10.

2.8 Considerações Sobre o Registro de Potenciais Evocados Auditivos

2.8.1 Matriz de Eletrodos e Número de Canais

A maneira pela qual os diferentes eletrodos são dispostos no indivíduo que está sendo testado depende da anatomia e da fisiologia por trás do AEP de interesse. Essa disposição é comumente chamada de matriz de eletrodos. Lembre-se de que, para que a amplificação diferencial seja benéfica ao máximo, é importante planejar o arranjo de eletrodos (montagem) com base na organização neuroanatômica dos dipolos subjacentes. O número de canais necessários para o registro depende do AEP de interesse e do motivo do teste. A maioria dos AEPs pode fornecer informações suficientes com um único canal de registro. Um único canal de registro é a configuração mais simples de eletrodo, com um eletrodo não inversor (ativo), um eletrodo inversor (referência) e um eletrodo de aterramento. No entanto, há determinados protocolos de teste que exigem canais extras (ou seja, locais adicionais de eletrodos ativos) para obter todas as informações necessárias para a interpretação adequada do teste. Por exemplo, vários canais são frequentemente usados para registrar MLR para fins de neurodiagnóstico, a fim de verificar a presença de efeitos de eletrodos (consulte o Capítulo 9). Canais adicionais também são recomendados para monitorar o artefato de piscar os olhos durante os registros de CERP (consulte o Capítulo 10).

2.8.2 Janela de Tempo

A janela de tempo é definida pela quantidade de tempo antes e depois da apresentação do estímulo que será analisado no registro. Portanto, a janela de tempo será escolhida com base

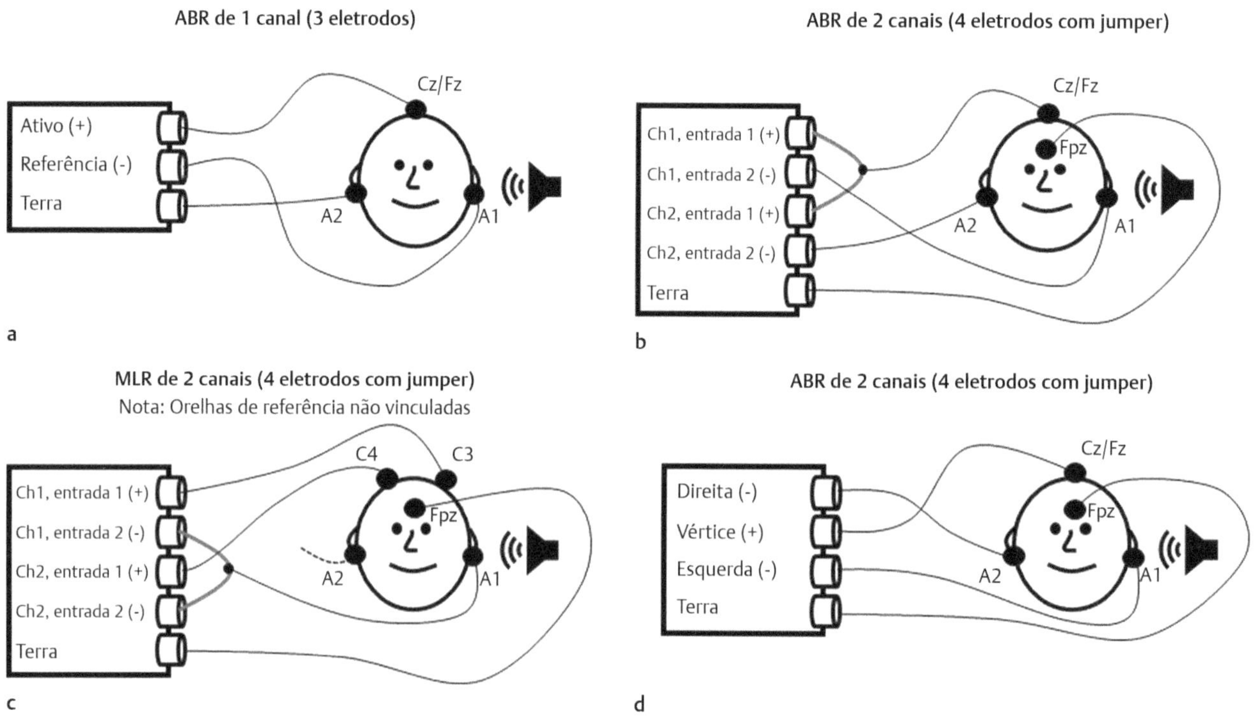

Fig. 2.10 Ilustração de diferentes montagens de eletrodos e conexões. (**a**) Resposta auditiva do tronco encefálico (ABR) de canal único usando três eletrodos e três conexões. (**b**) ABR de dois canais usando quatro eletrodos e cinco conexões (a entrada 1 de ambos os canais é jumpeada). (**c**) Resposta de latência média (MLR) de dois canais usando cinco eletrodos e cinco conexões (a entrada 2 de ambos os canais é ligada em ponte). (**d**) Comparação com (**b**), ABR de dois canais usando quatro eletrodos e quatro conexões (nenhum *jumper* é necessário para essa configuração). Consulte o texto para obter mais informações.

nas latências esperadas do AEP de interesse. É importante escolher uma janela de tempo que seja suficientemente longa para capturar todo o AEP e, ao mesmo tempo, não incluir muitas informações de resposta além dos componentes de interesse. Por exemplo, as ondas I a V do ABR são normalmente registradas nos primeiros 6 milissegundos após o estímulo. Uma janela de tempo de 10 milissegundos é geralmente escolhida para o teste de ABR de neurodiagnóstico. Entretanto, há fatores relacionados ao estímulo e ao paciente que podem aumentar a latência da resposta (p. ex., estímulos de baixa frequência, intensidade de estímulo reduzida, bebês com sistema nervoso auditivo central imaturo). Nesses casos, a janela de tempo será aumentada, mas apenas o suficiente para explicar a pequena alteração na latência (p. ex., janelas de tempo de 15 a 25 milissegundos). É importante escolher uma janela de tempo adequada. Uma janela de tempo muito curta pode cortar ondas relevantes. Uma janela de tempo muito longa diminuirá a taxa de amostragem e, portanto, diminuirá sua resolução de tempo (ou seja, aumentará a duração da amostra).

2.8.3 Taxa de Amostragem

A taxa de amostragem tem uma relação íntima com a janela de tempo, especialmente quando um número fixo de pontos de amostragem é escolhido: 256, 512 e, às vezes, 1.024. A maioria dos sistemas AEP disponíveis comercialmente oferece, pelo menos, duas dessas opções. A taxa de amostragem pode então ser determinada dividindo-se a janela de tempo (em segundos) pelo número de pontos. Por exemplo, o ABR geralmente é registrado usando uma janela de tempo de 10 milissegundos (ou 0,01 segundo). Se escolhermos 256 pontos de amostragem, 256/0,01 = 25.600 amostras por segundo (ou Hz). Se a frequência de Nyquist no ABR estiver em torno de 1.000 Hz, ela deverá ser amostrada em pelo menos 2.000 Hz, o que significa que uma taxa de amostragem de 25.600 Hz é mais do que suficiente para amostrar o ABR com alta resolução temporal. De fato, com essa taxa de amostragem, a duração de cada amostra é de aproximadamente 0,039 milissegundos. No entanto, lembre-se de que, à medida que a janela de tempo aumenta, a taxa de amostragem diminui, e será importante garantir que o teorema de Nyquist nunca seja violado, conhecendo de antemão o espectro do AEP de interesse (lembre-se da ▶ Fig. 2.1). Alguns autores sugerem que a taxa de amostragem não seja inferior a quatro vezes a frequência de Nyquist. A ▶ Fig. 2.11 ilustra como 64 e 256 pontos de amostragem diferem em termos de resolução.

2.8.4 Número de Varreduras (Repetições de Estímulo)

O número de varreduras necessárias para um AEP médio é inversamente proporcional à SNR e à amplitude do AEP de interesse. À medida que a SNR melhora e a amplitude do AEP aumenta, o número de varreduras necessárias para o teste diminui. Em geral, quanto mais longa a latência da resposta, maior a amplitude (ou seja, CERP > MLR > ABR); portanto, quanto mais alto no sistema nervoso auditivo central estiver sendo testado, menor será o número de varreduras necessárias para visualizar adequadamente a resposta do AEP. Em geral, são

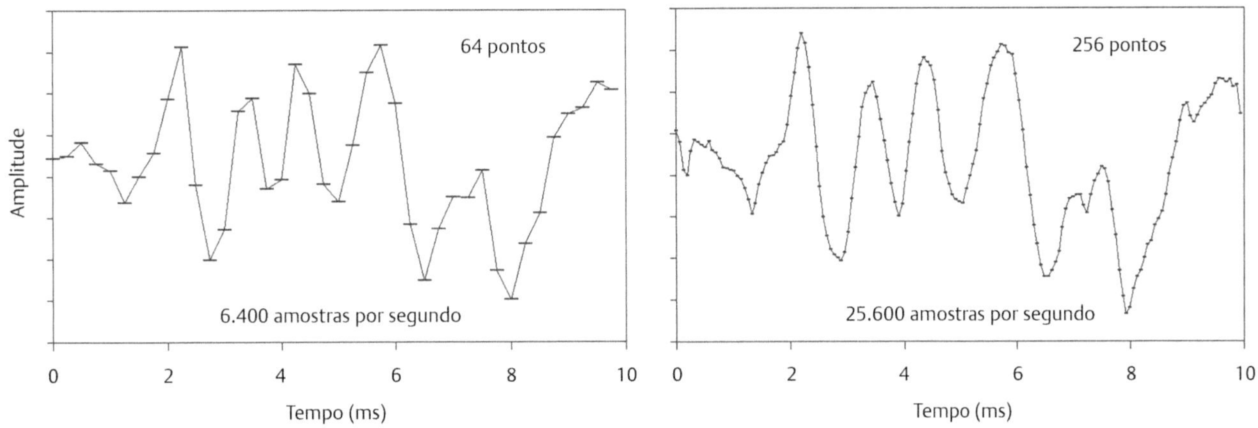

Fig. 2.11 Ilustração das diferenças de 64 (esquerda) e 256 (direita) pontos de amostragem para o registro do potencial auditivo de tronco encefálico (ABR). As linhas horizontais curtas representam as amostras individuais, e as linhas interconectadas representam a forma de onda que seria produzida pelo número de pontos de amostragem disponíveis. Observe o aumento da taxa de amostragem resultante do aumento do número de pontos de amostragem. Pontos de amostragem de 256, 512 ou 1.024 são padrão.

necessárias 200, 1.000 e 2.000 varreduras para CERP, MLR e ABR, respectivamente, embora alguns protocolos possam exigir muito mais e, às vezes, menos. Se a SNR for boa, o médico poderá parar de calcular a média e passar rapidamente para a próxima etapa do protocolo. Entretanto, se a SNR for ruim, serão necessárias mais varreduras. Uma técnica usada com frequência na estimativa do limiar do ABR é a Fsp ou Fmp, que acrescenta um componente de confiança estatística aos registros, ajudando os examinadores a decidirem se são necessárias mais ou menos varreduras. A técnica é descrita com mais detalhes nos Capítulos 3 e 6.

2.8.5 Taxa de Estimulação

A taxa de estimulação depende da janela de tempo e da duração do estímulo, pois o objetivo durante o teste de AEP é evitar a apresentação de mais de um estímulo na mesma janela de tempo. Quando há mais de um estímulo na mesma janela de tempo, o registro conterá respostas sobrepostas e distorcerá a forma de onda. As taxas de estimulação geralmente são muito mais lentas para os AEPs posteriores (p. ex., CERPs) do que para os AEPs anteriores (p. ex., ECochG e ABR). Por exemplo, durante o teste de ABR, a janela de tempo geralmente é de 10 milissegundos, e os estímulos são muito breves (p. ex., clique de 100 microssegundos). Embora o examinador possa apresentar cliques de até 100 por segundo em uma janela de tempo de ABR de 10 milissegundos sem sobreposição de respostas, a forma de onda do ABR será gravemente degradada. Durante o teste CERP, pode-se utilizar uma janela de tempo muito mais longa (p. ex., 500 milissegundos ou 0,5 segundo), e o estímulo apresentado pode ser muito mais longo (p. ex., 400 milissegundos). Nesse caso, pode-se apresentar até uma taxa de 1,25 estímulos por segundo. Se você apresentar uma taxa mais rápida, tanto o primeiro quanto o segundo estímulo ocorrerão dentro da janela de tempo, o que não é desejável. Para aumentar a taxa de estimulação, você teria que diminuir a duração do estímulo ou a janela de tempo adequadamente. Se a taxa de estimulação selecionada for incompatível com a janela de tempo selecionada, o *software* AEP geralmente alertará o clínico sobre esse erro depois que o tipo de estímulo e a duração tiverem sido definidos. Entretanto, é melhor conhecer a relação entre a taxa de estimulação, a janela de tempo e a duração do estímulo antes de selecionar o protocolo.

Pérola

Associados à taxa de estimulação estão dois outros termos frequentemente vistos na literatura: *intervalo interestímulo* (ISI) e *assincronia estímulo-início* (SOA). O ISI é a duração do tempo entre o fim do estímulo anterior e o início do estímulo seguinte. A SOA é a duração do tempo entre o início do estímulo anterior e o início do estímulo seguinte. Quando os estímulos são longos, a SOA será maior que o ISI.

2.8.6 Configurações de Filtro

As configurações de filtro são empregadas para eliminar a energia espectral (ou seja, ruído) não contida no AEP de interesse em um esforço para maximizar a SNR da gravação. Normalmente, um filtro passa-banda é usado quando há um corte de alta e baixa frequência especificado para a gravação. Lembre-se de que os AEPs nada mais são do que formas de onda complexas que podem ser plotadas nos domínios do tempo e da frequência. As configurações de filtro empregadas baseiam-se simplesmente nas frequências que constituem o AEP (ou seja, energia espectral). Portanto, as configurações de filtro são diferentes para cada AEP porque a energia espectral ou a composição de frequência de cada forma de onda é diferente. Por exemplo, os CERPs são muito mais baixos em frequência do que o ABR, de modo que as configurações do filtro passa-banda para um determinado CERP podem ser de 0,1 a 30 Hz, mas essas configurações de filtro são alteradas para 100 a 3.000 Hz para o ABR.

2.8.7 Amplificação

O ganho é o recurso de aquisição de AEP usado para amplificar e, por sua vez, visualizar a resposta registrada. Consulte a seção "Amplificação Diferencial", anteriormente neste capítulo, para obter informações sobre as configurações de ganho.

2.8.8 Rejeição de Artefatos

Mesmo com todas as medidas mencionadas anteriormente para reduzir a SNR e suprimir ruídos/sinais fora da banda de frequência do AEP de interesse, os artefatos ainda podem tornar a visualização da resposta do AEP desafiadora. Portanto, há um parâmetro de aquisição adicional chamado "rejeição de artefato", que pode ser definido para eliminar qualquer época em que a atividade elétrica exceda um critério predeterminado. Isso é especialmente útil para eliminar épocas durante as quais pode ter havido movimento excessivo e/ou atividade muscular. Em alguns casos, o clínico pode querer desativar a rejeição de artefatos ou defini-la para níveis mais agressivos. Por exemplo, o potencial miogênico evocado vestibular (VEMP) é uma resposta miogênica com altos níveis de atividade. Se a rejeição de artefatos não for desativada, a maioria das respostas, se não todas, seria eliminada, tornando o clínico incapaz de coletar amostras suficientes para uma resposta média.

2.8.9 Artefatos Eletromagnéticos

Além da atividade muscular/movimento excessivo, pode haver várias fontes de interferência eletromagnética que podem obscurecer a coleta da forma de onda. A frequência dos artefatos eletromagnéticos dependerá da fonte. Nos Estados Unidos, o ruído da linha de energia se apresentaria como um ruído de ciclo de 60 Hz. Alguns dispositivos implantados, como marca-passos, podem criar picos em torno de 100 Hz. E, por fim, os telefones celulares também podem criar oscilações de alta frequência. A filtragem pode ajudar a eliminar ou reduzir alguns desses problemas, mas ao filtrar um artefato que também serviria para filtrar frequências dentro da resposta do AEP, torna-se necessário desligar a fonte ou eliminar a distância o máximo possível. É claro que não se pode fazer isso com um dispositivo como um marcapasso, mas é aconselhável desligar todos os equipamentos eletrônicos desnecessários no ambiente de teste, inclusive telefones celulares.

Pérola

Se as gravações ruidosas persistirem devido a fontes de ruído eletromagnético, pode ser útil explorar as fontes de ruído na área de teste ou ao redor do edifício usando um dispositivo simples feito de três resistores pequenos (~4,7 kΩ ou valor semelhante) e três fios de eletrodos sobressalentes.[19] As peças podem ser compradas facilmente e montadas com um pouco de torção dos fios e montagem dos resistores e fios em um papelão resistente para atuar como uma cabeça simulada (veja ▶ Fig. 2.12). Depois de conectar os fios ao sistema EP (canal único), pressione *"Record"* (Gravar) e compare a exibição contínua do EEG e as gravações médias em diferentes locais da área de teste. Uma boa área de teste deve ter pouca ou nenhuma atividade eletromagnética, conforme indicado pelas gravações médias razoavelmente planas e pela atividade esperada do visor de EEG.

2.9 Fatores Gerais Relacionados com o Paciente

Vários fatores relacionados ao paciente precisam ser considerados ao escolher os parâmetros de aquisição de estímulo mais adequados para um determinado AEP. Esses fatores do paciente são geralmente abordados nesta seção. Mais informações sobre ajustes de protocolo com base em vários efeitos do sujeito para AEPs específicos podem ser encontrados na Seção II deste texto.

2.9.1 Idade

O sistema nervoso auditivo central não está totalmente maduro até a adolescência. Os médicos precisam levar em consideração os efeitos da maturação, principalmente ao testar bebês e crianças. Por exemplo, o ABR não é semelhante ao de um adulto antes dos 18 a 24 meses de idade. Normalmente, os efeitos mais comuns da falta de maturação são latências mais longas que exigiriam a escolha de uma janela de tempo mais longa. Além disso, os sistemas auditivos imaturos ou talvez em degeneração costumam ser afetados de forma mais negativa por taxas de estimulação mais rápidas.

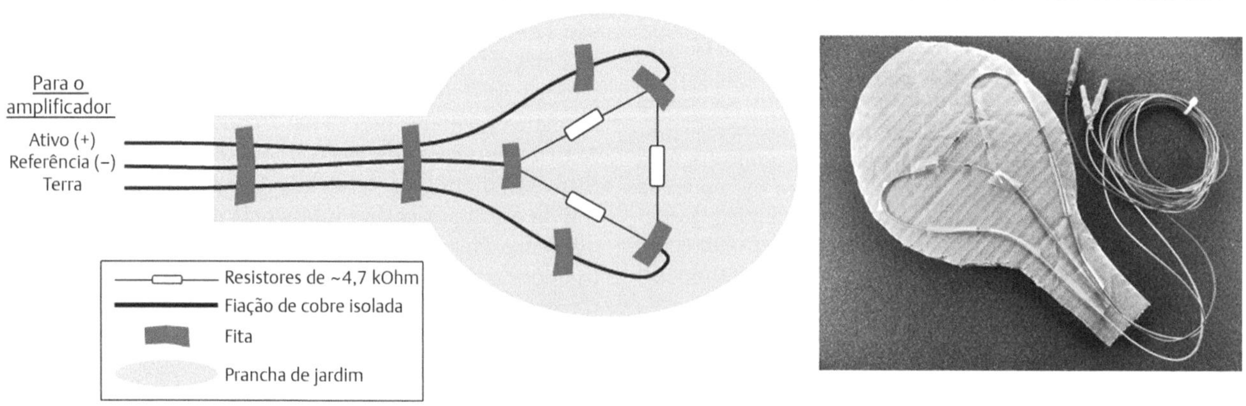

Fig. 2.12 Ilustração (esquerda) de um cabeçote simulado para explorar áreas de teste ruidosas feito com três resistores de ~4,7 kΩ (ou valor semelhante), três fios de eletrodos sobressalentes, papelão e fita adesiva. Imagem (à direita) da cabeça simulada montada. (Modificado de Luck.)[19]

No final da vida adulta, geralmente há um efeito da idade na latência da maioria dos AEPs, de modo que a latência aumenta ligeiramente com a idade. Portanto, seria prudente que as clínicas desenvolvessem valores normativos relacionados com a idade.

2.9.2 Gênero

A maior parte da literatura com relação aos efeitos de gênero tem-se concentrado no ABR. Especificamente, as mulheres têm latências mais curtas e respostas de maior amplitude do que os homens.[20] Embora alguns pesquisadores tenham postulado que isso se deve a diferenças no tamanho da cabeça e na espessura do couro cabeludo/crânio, as diferenças devidas a esses fatores são insignificantes. Outros sugerem que as diferenças de gênero estão relacionadas com diferenças na anatomia coclear, especificamente que a membrana basilar é mais longa nos homens do que nas mulheres. Essa diferença resulta em tempos de viagem mais longos para os estímulos acústicos dentro da cóclea masculina, bem como na redução da sincronicidade das respostas das fibras nervosas resultantes da distribuição das bandas de frequência em um comprimento maior.[21]

2.9.3 Atividade Muscular

Para todos os AEPs discutidos neste texto (com exceção do VEMP), a atividade desejada é neuronal, não miogênica. Portanto, é fundamental evitar a medição de qualquer atividade muscular excessiva, que pode obscurecer a forma de onda da resposta do AEP. Infelizmente, há muitos músculos que inervam a cabeça e o pescoço, o que pode causar problemas durante os registros do AEP. Provavelmente, o mais conhecido é o artefato ou reflexo do músculo pós-auricular (PAM ou PAMR), que é mais problemático durante os registros de MLR. Para reduzir a contaminação por artefato muscular, o clínico pode alterar a montagem do eletrodo, escolhendo o lóbulo da orelha em vez da mastoide para o local do eletrodo ativo. Outra técnica para reduzir as chances de o artefato muscular contaminar a forma de onda de resposta é ajustar o parâmetro de rejeição de artefato ou implementar um critério de corte mais rigoroso se houver muito artefato durante o registro.

2.9.4 Atenção

Para muitos AEPs, a atenção não é um fator durante o registro. Por exemplo, o paciente será incentivado a relaxar com os olhos fechados ou a dormir durante os registros de ABR. No entanto, a atenção desempenha um papel mais importante em alguns dos CERPs, especialmente na resposta P300. Embora o clínico não precise alterar nenhum parâmetro de aquisição de estímulo para levar em conta os efeitos da atenção em si, o nível de atenção pode ter um efeito sobre a morfologia da resposta. Consulte o Capítulo 10 para obter mais informações sobre os efeitos da atenção no P300 e em outras respostas CERP.

2.9.5 Temperatura

Na maioria dos casos, a temperatura não será uma preocupação durante o teste de AEP. Somente em circunstâncias especiais (ou seja, durante o monitoramento intraoperatório ou a anestesia) é que as mudanças na temperatura corporal devem ser consideradas. Certas populações, como pacientes comatosos e bebês prematuros, também são propensas à hipotermia.[22] Como a temperatura corporal mais baixa pode prolongar as latências, pode ser aconselhável usar janelas de tempo mais longas ao testar essas populações de pacientes.

Referências

[1] Johnson K. Acoustic and Auditory Phonetics. Malden, MA: Blackwell Publishing; 1997

[2] Finan DS. Get hip to the data acquisition scene: principles of digital signal recording. Perspect Speech Sci Orofac Disord. 2010; 20(1):6–13

[3] Lagerlund TD. Digital signal processing. In: Lagerlund TD, ed. Clinical Neurophysiology. Philadelphia, PA: Davis FA; 1996:40–49

[4] Hyde ML. Signal processing and analysis. In: Jacobson JT, ed. Principles and Applications in Auditory Evoked Potentials. Boston, MA: Allyn, Bacon; 1994:47–83

[5] Ruchkin DS. Measurement of event-related potentials: signal extraction. In: Picton TW, ed. Handbook of Electroencephalography and Clinical Neurophysiology. Vol. 3. Amsterdam: Elsevier; 1988:7–43

[6] Hall JW. Handbook of Auditory Evoked Responses. Boston, MA: Allyn, Bacon;

[7] Durrant JD, Ferraro JA. Short-latency auditory evoked potentials. In: Musiek FE, Rintelmann WF, eds. Contemporary Perspectives in Hearing Assessment. 5th ed. Boston, MA: Allyn, Bacon; 1999:197–242

[8] Misulis KE. Basic electronics for clinical neurophysiology. J Clin Neurophysiol. 1989; 6(1):41–74

[9] Misulis KE, Fakhoury T. Spehlmann's Evoked Potential Primer. Boston, MA: Butterworth-Heinemann; 2001

[10] Duffy FH, Iver VG, Surwillo WW. Clinical Electroencephalography and Topographic Brain Mapping. New York, NY: Springer-Verlag; 1989

[11] Elberling C, Don M. Quality estimation of averaged auditory brainstem responses. Scand Audiol. 1984; 13(3):187–197

[12] Geddes LA. Electrodes and the Measurement of Bioelectric Events. New York, NY: John Wiley & Sons; 1972

[13] McPherson DL, Ballachanda BB, Kaf W. Middle and long latency auditory evoked potentials. In: Roesser RJ, Valente M, Hosford-Dunn H, eds. Audiology diagnosis. 2nd ed. New York, NY: Thieme; 2007:443–447

[14] Jasper HH. The ten-twenty electrode system of the international federation. Electroencephalogr Clin Neurophysiol. 1958; 10:371–375

[15] Wolpaw JR, Wood CC. Scalp distribution of human auditory evoked potentials. I. Evaluation of reference electrode sites. Electroencephalogr Clin Neurophysiol. 1982; 54(1):15–24

[16] Cacace AT, McFarland DJ. Middle-latency auditory evoked potentials: basic issues and potential applications. In: Katz J, ed. Handbook of Clinical Audiology. 5th ed. Baltimore, MD: William & Wilkins; 2001:349–377

[17] Wolpaw JR, Penry JK. A temporal component of the auditory evoked response. Electroencephalogr Clin Neurophysiol. 1975; 39(6):609–620

[18] McPherson DL, Starr A. Auditory evoked potentials in the clinic. In: Halliday AM, ed. Evoked Potentials in Clinical Testing. New York, NY: Churchill Livingston; 1993:359–381

[19] Luck SJ. 2014

[20] Hall JW. New Handbook of Auditory Evoked Responses. Boston, MA: Allyn & Bacon; 2007

[21] Picton TW. Human Auditory Evoked Potentials. San Diego, CA: Plural Publishing; 2010

[22] Arnold SA. The auditory brainstem response. In: Roesser RJ, Valente M, Hosford-Dunn H, eds. Auditory Diagnosis. 2nd ed. New York, NY: Thieme; 2007:426–442

3 Princípios de Análise e Interpretação

Samuel R. Atcherson ▪ Tina M. Stoody

Resumo

Neste capítulo, vamos nos concentrar nos princípios das técnicas de análise e interpretação que podem ser aplicadas em todo o escopo do potencial evocado auditivo (AEP). O método de análise mais comum é marcar picos (ou depressões) específicos para obter medidas de latência e amplitude. As técnicas de estimativa de limiar geralmente não se preocupam com medidas específicas de latência ou amplitude, mas são marcadas para formas de onda em níveis de intensidade decrescentes para representar a presença de uma resposta até que ela esteja ausente (perto do limiar). Como alternativa, por exemplo, a resposta auditiva de estado estável (ASSR) usa uma técnica de estimativa de limiar totalmente diferente, baseando-se na análise do espectro. Independentemente das técnicas usadas, os examinadores são incentivados a explorar e aproveitar as diversas ferramentas de análise disponíveis nos sistemas de AEP para aprimorar as técnicas de interpretação clínica.

Palavras-chave: análise de forma de onda, interpretação de forma de onda, identificação de pico, cálculo de média

3.1 Introdução

No Capítulo 2, a ênfase foi dada à instrumentação e aos parâmetros de aquisição do potencial evocado auditivo (AEP). Neste capítulo, concentramo-nos nos princípios das técnicas de análise e interpretação que podem ser aplicadas em todo o escopo dos AEPs. Em geral, a maioria das técnicas de análise e interpretação ocorre após o registro completo e com média. Esse é o caso quando se espera que o examinador marque (ou rotule) partes das formas de onda para obter determinadas medidas de tempo de ocorrência (latência) e amplitude. A maioria dos AEPs registrados passará por esse processo. Algumas técnicas de análise e interpretação são executadas "em tempo real", à medida que o processo de cálculo da média está ocorrendo, o que pode permitir que o examinador decida se deve encerrar o registro antecipadamente ou continuar o cálculo da média. Essa abordagem é usada mais comumente em aplicações de estimativa de limiar de potencial evocado auditivo de tronco encefálico (ABR), que não dependem de valores precisos de latência ou amplitude. Por fim, a resposta auditiva de estado estável (ASSR) é analisada espectralmente por meio de um processo de conversão de tempo em frequência, embora as formas de onda médias sejam registradas nos bastidores. Neste capítulo, estamos preocupados com questões como as seguintes:

- Há uma resposta presente ou é apenas um artefato ou ruído?
- A resposta é confiável e reproduzível?
- Se a resposta estiver presente, como ela se compara a outras obtidas de indivíduos com audição e processamento auditivo normais?
- Qual é o meu grau de confiança de que a resposta registrada me ajudará no diagnóstico diferencial ou na estimativa do limite?
- Existem fatores internos ou externos que explicam o resultado da gravação?

Embora o AEP médio possa ser considerado como um registro objetivo da neurofisiologia subjacente, em muitos casos ele ainda dependerá do julgamento subjetivo final do examinador. É por esse motivo que devemos tratar todos os AEPs de uma perspectiva estatística. Reconheça primeiro que a forma de onda registrada foi submetida a um dos procedimentos estatísticos mais básicos: o cálculo da média. Especificamente, cada forma de onda registrada é composta de um número finito de amostras e o processo de cálculo da média durante a gravação tenta fazer com que o ruído de fundo aleatório (ou seja, o eletroencefalograma ou EEG) seja cancelado, permitindo que o AEP desejado (ou seja, a resposta ou o sinal) continue a se desenvolver na média. Por exemplo, o ABR é normalmente registrado com 256 pontos em uma janela de tempo de 10 milissegundos. Dividindo 10 milissegundos por 256, cada ponto individual (ou amostra) tem aproximadamente 0,039 milissegundos de duração. Cada amostra de 0,039 milissegundos na forma de onda contém um único valor de amplitude, que contém tanto a resposta quanto o ruído, e passa por uma média a cada apresentação de estímulo. Em seguida, observe que qualquer parte de uma forma de onda registrada pode ser selecionada e comparada com dados normativos coletados de um grupo maior de indivíduos. Normalmente, os dados normativos fornecem a tendência central do grupo (média), bem como a variabilidade do grupo (desvio-padrão ou SD). Se, por exemplo, um paciente tiver uma medida que exceda 2 SD acima ou abaixo da média, há uma probabilidade maior de que haja uma anormalidade. Por fim, há técnicas objetivas de detecção de resposta que dependem do uso de estatísticas para fornecer uma medida de confiança da existência ou não de uma resposta. Portanto, este capítulo também aborda a seguinte questão: "Existem técnicas disponíveis que melhoram a detecção ou a medição de respostas e minimizam o aspecto subjetivo da análise e da interpretação?"

3.2 Respostas Transientes *Versus* Respostas em Estado Estável

A maioria dos AEPs que encontramos na literatura é do tipo transiente, ou seja, são evocados para o início de estímulos de curta duração com mudanças acústicas razoavelmente rápidas, e a forma de onda da resposta geralmente não se parece com a forma de onda do estímulo. Esses AEPs incluem o eletrococleograma (ECochG), ABR, resposta de latência média (MLR), potencial relacionado com eventos corticais (CERP) e potencial miogênico evocado vestibular (VEMP). Os exemplos de estímulos para evocar os AEPs transientes incluem cliques, *tone bursts*, *chirps*, *noise burst* e estímulos de fala sintéticos e naturais. Cada um dos AEPs transientes tem uma forma de onda característica com padrões de voltagem positivos e negativos um tanto previsíveis. A aparência desse padrão de voltagem dependerá, em grande parte, da janela de tempo de análise, das configurações do filtro e das localizações dos eletrodos de registro. Como a forma de onda varia com o tempo em relação à linha de base de tensão zero, qualquer oscilação de tensão positiva ou negativa pode chegar a um ponto máximo. Esse ponto máximo é geralmente chamado de "pico" ou "onda". Às vezes, esses picos ou ondas são chamados de "componentes". Quando as tensões são exibidas com o positivo para cima e o negativo para baixo, os picos negativos são às vezes chamados de "vales". Ao longo deste capítulo e do texto, esses termos podem ser intercambiáveis. Os AEPs transientes constituem a maior parte deste livro, com revisões da literatura e aplicações clínicas de AEPs mais comumente conhecidos nas Seções II e III. Dessa forma, a maior parte deste capítulo se concentra principalmente nas técnicas de análise e interpretação dos AEPs transientes.

Os AEPs, como a ASSR e a *Frequency following response* (FFR), têm a capacidade de imitar (ou acompanhar) padrões periódicos de espectro ou de envelope. Devido à natureza repetitiva desses AEPs, a marcação de picos tem valor limitado, e outras técnicas são implementadas para análise e interpretação. Uma das medidas mais comumente usadas com AEPs de estado estável envolve um processo de conversão de tempo para frequência chamado de transformação rápida de Fourier (FFT) para revelar as energias espectrais dominantes na resposta registrada. As ASSRs são evocadas para tipos de estímulos que têm natureza repetitiva, como tons modulados em amplitude, pares de tons, cliques repetidos e *tone bursts* e estímulos que combinam modulações de amplitude e frequência.[1] As FFRs podem ser evocadas por sinusoides, pares de tons, vogais e estímulos consoante-vogal (CV) com relações harmônicas e formantes simples e complexas que variam em tempo e frequência.[2] A FFR ainda está sendo investigada com algumas aplicações clínicas promissoras (consulte o Capítulo 7), enquanto a ASSR está disponível em muitos sistemas clínicos de potencial evocado com pesquisas em andamento para entender melhor seus pontos fortes e limitações (consulte o Capítulo 8). Como a ASSR está em uso clínico convencional, ela assume o foco deste capítulo na análise de AEPs de estado estável no domínio da frequência. Deve-se observar que, nos últimos anos, chamou-se a atenção para uma resposta do tronco encefálico que contém uma porção transitória inicial (ABR) seguida por uma porção de estado estável (FFR) quando evocada por um estímulo CV sintético (/da/).[3,4,5] Essa resposta do tronco encefálico evocada pela fala, às vezes chamada de ABR complexa ou cABR, pode ser analisada nos domínios do tempo e da frequência.

3.3 Análises no Domínio do Tempo

Esta seção do capítulo considera duas abordagens de análise e interpretação do domínio do tempo comumente usadas. A primeira envolve técnicas de análise e interpretação que seguem a coleta da resposta média. Ou seja, a forma de onda da resposta média é salva no disco rígido e está pronta para a marcação da medição e outros processamentos *post hoc* ou *on-line*, se necessário. A segunda envolve técnicas que são usadas durante o processo de cálculo da média que está em andamento e o registro ainda não foi concluído. Essas duas técnicas são descritas em maior profundidade a seguir.

3.3.1 Técnicas de Análise Após o Cálculo da Média do Sinal

As técnicas de medição após a conclusão de um registro de média são uma forma de processamento *on-line*. Ou seja, os dados originais geralmente são armazenados no disco rígido do computador, e o examinador pode aplicar várias técnicas manuais diferentes à forma de onda. O examinador tem a oportunidade de dimensionar, suavizar e/ou aplicar filtragem adicional à forma de onda registrada, se necessário. Alguns AEPs exigem a aplicação de cálculos matemáticos adicionais às formas de onda (ou seja, subtração, adição e cálculo da média de várias formas de onda) antes que a forma de onda final seja submetida a medições. Geralmente, esses registros *on-line* serão marcados em picos selecionados para obter medições de latência e/ou amplitude. A ▸ Tabela 3.1 lista algumas das medições mais comuns no domínio do tempo obtidas para as várias classes de AEP abordadas neste texto.

Pérola

Para AEPs transientes, muitos sistemas comerciais permitem marcar (ou rotular) os picos individuais durante o processo de cálculo da média, em vez de ter de esperar até que o registro seja concluído. Isso pode ajudar a reduzir o tempo total de análise, fazendo essas medições "na hora", como no ECochG e no ABR. Alguns sistemas clínicos mais recentes fornecem guias visuais com faixas normativas dentro das quais se espera que os picos apareçam. No entanto, não se esqueça de fazer uma verificação rápida da precisão da medição final.

Tabela 3.1 Técnicas de análise clínica comumente usadas em potenciais evocados auditivos

Técnicas de análise empregadas	
ECochG	▪ Marcação das ondas primárias SP e AP; a linha de base também é marcada para determinar as medidas de amplitude da linha de base até o pico para a relação de amplitude SP/AP ▪ Cálculo da área sob a curva para SP e AP para a relação de área SP/AP ▪ Marcação da latência de AP para respostas a estímulos de rarefação *versus* condensação
ABR	▪ Marcação das ondas primárias I, III e V, embora outras ondas possam ser marcadas, como a II e a IV ▪ Marcação apenas da onda V e rastreamento de sua presença em níveis de intensidade decrescentes ▪ Procurar sinais de microfonismo coclear com *ringing* em uma forma de onda ABR ausente ou grosseiramente malformada, como no caso do transtorno do espectro da neuropatia auditiva (ANSD)
ASSR	▪ Análise de amplitude ou fase por meio da transformada rápida de Fourier (FFT; conversão de tempo em frequência)
MLR	▪ Marcação das ondas primárias Na e Pa, embora outras ondas também possam ser marcadas, como Po, Nb, Pb e Nc
CERP	▪ Marcação das ondas primárias P1, N1 e P2 no potencial cortical ▪ Marcação de N1 e P2 e rastreamento de sua presença em níveis de intensidade decrescentes ▪ Marcação apenas de P1 e acompanhamento de sua latência/presença à medida que a criança envelhece ▪ Marcação do P300 em um paradigma auditivo cognitivo
VEMP	▪ Marcação de P1/N1 para cVEMP e N1/P2 para oVEMP, e obtenção de valores de amplitude pico a pico

Abreviações: ABR, potencial evocado auditivo de tronco encefálico; ANSD, transtorno do espectro da neuropatia auditiva; AP, potencial de ação; ASSR, resposta auditiva de estado estável; CERP, potencial cortical relacionado com eventos; cVEMP, potencial miogênico evocado vestibular cervical; ECochG, eletrococleografia; MLR, resposta de latência média; oVEMP, potencial miogênico evocado vestibular ocular; SP, potencial de somação; VEMP, potencial miogênico evocado vestibular.

Latência e Amplitude

Depois que um pico (ou vale) é identificado, duas medidas podem ser obtidas e interpretadas: latência e amplitude (▶ Tabela 3.2). A medida da latência absoluta é geralmente considerada como o tempo em que um pico aparece em relação a quando o estímulo começou (ou início do estímulo) e geralmente é relatada em milissegundos. Por exemplo, a onda V do ABR geralmente aparece em torno de 5,6 milissegundos após o início de um clique de intensidade moderadamente alta, e o componente N1 do CERP geralmente aparece em torno de 100 milissegundos após o início de praticamente qualquer estímulo abrupto. Além das latências absolutas, há latências interpicos (ou interondas) e interaurais. O termo latência interpicos (IPL) refere-se ao tempo de duração entre picos sucessivos, geralmente com a mesma polaridade de voltagem (ou seja, não de pico a vale). As latências interpicos são frequentemente analisadas para o teste ABR de neurodiagnóstico; por exemplo, o tempo de condução entre as ondas I e V normalmente é de aproximadamente 4 milissegundos. As latências interaurais também são frequentemente analisadas em testes de ABR para neurodiagnóstico, nos quais as latências absolutas da onda V para cada orelha são comparadas. Deve-se observar que diferentes classes de AEPs designarão quais picos positivos ou negativos são considerados importantes para fins de neurodiagnóstico. Além disso, quando o tamanho da janela de registro é aumentado de 10 para 500 milissegundos (p. ex., ABR para CERP, respectivamente), a duração de cada amostra geralmente aumenta. Lembre-se de que todo o AEP foi submetido à conversão analógico-digital (A-D), e tanto a latência quanto a amplitude são representadas por um número limitado de amostras, com cada amostra tendo uma duração fixa. Por exemplo, se 256 pontos forem usados para registrar o ABR em uma janela de 10 milissegundos, então cada amostra terá aproximadamente 0,039 milissegundos de duração. Ou seja, a forma de onda ABR de 10 milissegundos será dividida em 256 amostras. Essas configurações corresponderiam a uma taxa de amostragem de 25.600 amostras por segundo. Embora isso seja mais do que suficiente para o ABR, é possível aumentar o número de pontos de amostragem para 512 em uma janela de análise de 10 milissegundos, o que corresponderia a 51.200 amostras por segundo, ou amostras de 0,019 milissegundos de duração. O aumento do número de pontos de amostragem, por definição, aumentará a taxa de amostragem e vice-versa. O objetivo da discussão sobre o número de pontos de amostragem, a duração da amostra e a taxa de amostragem é que isso afetará a precisão das medições de latência (e amplitude), e os examinadores provavelmente não encontrarão menos de 256 pontos em um sistema disponível comercialmente. Entretanto, eles podem ter a opção de aumentar o número de pontos para 512 ou 1.024.

Pérola

A taxa de amostragem pode ser obtida dividindo-se o número total de pontos pela janela de tempo de análise (em segundos). Por exemplo, 256 pontos divididos por uma janela de tempo de 0,02 segundo (20 milissegundos) (geralmente usada na estimativa de limiar ABR) é igual a 12.800 amostras por segundo. Certifique-se de que o teorema de Nyquist não seja violado pela amostragem em uma taxa menor do que a frequência mais alta da forma de onda de interesse. Uma regra geral é certificar-se de que a taxa de amostragem nunca seja menor do que o *cutoff* do filtro de alta frequência recomendado.

Consideração Especial

Embora os protocolos de estimulação e registro sejam geralmente bem estabelecidos, pode haver momentos em que esses protocolos devam ser alterados devido a novas informações baseadas em evidências ou a novos projetos de estímulos. Assim, os médicos podem precisar modificar suas configurações de AEP às vezes e certificar-se de que não estão violando as regras básicas de processamento de sinais digitais e média. O não cumprimento dessas regras diminuirá o poder diagnóstico do teste e invalidará a análise e a interpretação.

Tabela 3.2 Utilidade de latência e amplitude para potenciais evocados auditivos no domínio do tempo

	Latência	Amplitude
ECochG	Útil para a identificação de ondas, mas pode ser irrelevante para o diagnóstico, a menos que haja atraso	As medições de SP e AP em relação à linha de base são extremamente importantes aqui
ABR	Latências absolutas e relativas para as ondas I, III, V, I-III, III-V e I-V são consideradas mais importantes; diferença de latência interaural (ILD ou IT5) para a onda V entre as orelhas	As amplitudes absolutas são muito variáveis para serem usadas clinicamente; no entanto, a relação V/I e a onda V podem ser usadas para estimativa de limiar e ABR *stacked*
cABR/FFR	As latências são importantes para examinar possíveis déficits de tempo quando comparadas a um modelo normativo	A amplitude geral e a inclinação do complexo da onda V para a onda A (após o vale) são usadas como um critério neurodiagnóstico comum
MLR	As latências geralmente não são importantes; no entanto, as ondas registradas devem estar dentro de determinados intervalos de latência. Verifique se o artefato do músculo auricular posterior (PAM) não está sendo confundido com a MLR	Em geral, as amplitudes são importantes apenas no contexto de ausência ou presença e, normalmente, na comparação de locais hemisféricos
CERP (P1/N1/P2)	As latências geralmente não são importantes; no entanto, as ondas registradas devem estar dentro de determinados intervalos de latência. A latência de P1 em crianças pequenas pode ser usada como um biomarcador do sistema auditivo em desenvolvimento	As amplitudes são importantes, em geral, no contexto de ausência ou presença e na comparação de locais hemisféricos; elas serão úteis para a estimativa do limiar
CERP (P300)	As latências são geralmente variáveis em pessoas normais, mas podem ser atraso significativo em certas deficiências sensoriais, de linguagem, de aprendizado e cognitivas	A amplitude geralmente não é importante, embora possa sinalizar déficits
VEMP	As latências geralmente são irrelevantes, embora se espere que estejam dentro de um determinado intervalo	A amplitude é importante; a relação de assimetria da amplitude pico a pico entre as orelhas é usada como um critério de diagnóstico

Abreviações: ABR, potencial evocado auditivo de tronco encefálico; AP, potencial de ação; cABR, resposta auditiva complexa de tronco encefálico; CERP, potencial cortical relacionado com eventos; ECochG, eletrococleografia ; FFR, *frequency following response*; MLR, resposta de latência média; SP, potencial de somação; VEMP, potencial miogênico evocado vestibular.

Para algumas classes de AEPs, as medições de amplitude são importantes. A amplitude de um pico pode ser determinada de duas maneiras. O primeiro método é medir a amplitude do pico em relação à linha de base zero. Para algumas classes de AEPs, o examinador pode criar artificialmente uma linha de base zero configurando o que é chamado de janela pré-estímulo.[6] Ou seja, a janela de registro incluirá um intervalo de tempo antes de o estímulo ser apresentado e faz parte da janela de tempo designada. Por exemplo, se for desejado um período de tempo pré-estímulo de -10 milissegundos para uma janela de tempo de análise de MLR de 80 milissegundos, a janela de tempo real será de -10 a 70 milissegundos (e não de -10 a 80 milissegundos). Quando é calculada a média do AEP, presume-se (e é desejável) que a atividade pré-estímulo seja calculada em uma linha plana em torno da linha de base zero. Quando um período de tempo pré-estímulo é adicionado, a latência não será afetada porque o início do estímulo (bem como o *trigger*) ainda está em 0 milissegundos.

O segundo método para medir a amplitude envolve uma medida de amplitude pico a pico em que a tensão geral do pico de interesse e a tensão do pico seguinte (geralmente na direção oposta da polaridade) são calculadas. Para o ABR, a medição da amplitude de pico a pico para as ondas I e V ajudará no cálculo da medição da relação V/I da onda. Como outro exemplo, a medição da amplitude do vale ao pico de Na e Pa ajudará a avaliar o grau de simetria (ou assimetria) entre a MLR registrada nos hemisférios direito e esquerdo.

Marcação ou Rotulagem de Ondas

A marcação ou rotulagem de ondas é uma habilidade aprendida. Às vezes, os picos a serem marcados são óbvios. Em outros momentos, os picos a serem marcados são vagos ou obscuros. Lembre-se de que todos os AEPs são registrados por meio de um processo de média, e cada forma de onda é composta de um número fixo de pontos de amostragem. Ou seja, a latência e o valor de amplitude de cada amostra individual serão influenciados pela relação sinal-ruído (SNR) geral obtida durante o processo de cálculo da média. Formas de onda ruidosas podem produzir vários choques espúrios nas proximidades do pico desejado e tornar a marcação de picos difícil para AEPs que podem depender de medições precisas de latência. Antes de marcar uma forma de onda, é útil ter um modelo visual ou mental de como deve ser a morfologia da forma de onda com um determinado tipo de estímulo e outros parâmetros de registro. Esse modelo visual ou mental também deve lhe dar uma ideia geral de onde várias latências de pico seriam esperadas. Quando você puder prever onde estão os picos que exigem marcação, poderá prosseguir. Na maioria dos sistemas comerciais, você usará o *mouse* do computador para clicar no pico e um botão ou menu suspenso para localizar o rótulo do pico que está marcando. Alguns sistemas clínicos mais novos podem fornecer guias visuais sobre onde se espera que os picos apareçam, com base em valores normativos.

Pérola

Devido a problemas de sinal-ruído que afetam todas as gravações, nunca haverá duas gravações exatamente iguais. Portanto, a repetição de registros é uma prática fortemente incentivada para aumentar a confiança de que uma resposta está presente ou ausente. Além disso, ter duas ou mais gravações pode ajudar na marcação das formas de onda.

Como a interpretação do ABR para neurodiagnóstico tende a depender de medições precisas de latência, recomenda-se que sejam coletados dados normativos e que haja um método consistente para marcar os picos. A escolha do pico seria fácil se houvesse uma única amostra que definisse a amplitude máxima desse pico. Surgem complicações na seleção de picos quando mais de uma amostra tem a mesma amplitude máxima na vizinhança esperada do pico de interesse. Aqui está um dilema: se houver um número ímpar de amostras com o mesmo valor de amplitude (p. ex., três ou cinco), pode-se escolher a amostra do meio. Mas se houver um número par de amostras com o mesmo valor de amplitude (p. ex., duas ou quatro), não haverá amostra intermediária, deixando o examinador clínico em um dilema. Portanto, recomendamos que, sempre que houver duas ou mais amostras nas proximidades de um pico de ABR, você selecione a amostra mais à direita antes que a amplitude comece a diminuir. Idealmente, essa estratégia deve ser aplicada a todas as ondas marcadas. Quando a onda V estiver no ombro seguinte de uma onda IV maior, selecione o ponto no ombro antes da maior queda na amplitude.

Outra dificuldade relacionada com ABR é o aparecimento de um complexo de ondas IV/V. Às vezes, as duas ondas são bem distinguíveis e têm diferenças de latência claramente definidas. Às vezes, o complexo de onda IV/V está fundido e assume a latência que seria esperada da onda IV ou V isoladamente. Às vezes, a onda IV está no ombro principal da onda V; outras vezes, a onda V está no ombro seguinte da onda IV. Uma solução potencialmente útil é registrar simultaneamente os ABRs ipsilateral e contralateral (▶ Fig. 3.2). Em alguns pacientes com complexos IV/V de onda ipsilateral obscuros, o ABR contralateral pode ser útil, pois a separação das duas ondas pode ser acentuada. Com exceção da onda I, que está ausente no ABR contralateral, as ondas III, IV e V são geralmente comparáveis entre os registros ipsilateral e contralateral.

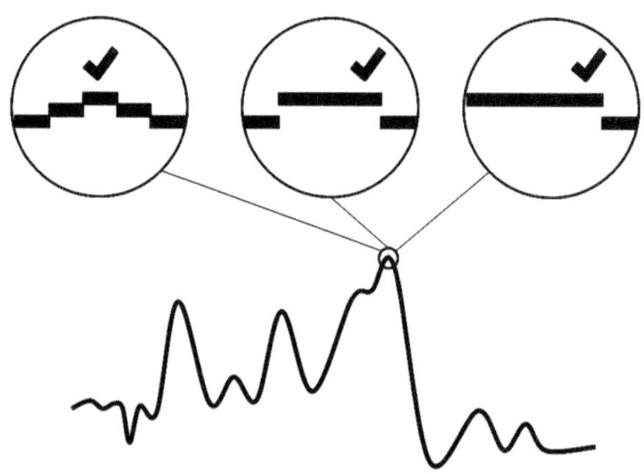

Fig. 3.1 Exemplo de estratégia para escolher os picos de potencial evocado auditivo do tronco encefálico. Cada círculo representa uma ampliação de três padrões de amostragem hipotéticos com a mesma amplitude máxima que pode ser observada para a onda V. O primeiro (*à esquerda*) tem um único pico máximo, o segundo (*no meio*) tem três amostras e o terceiro (*à direita*) tem quatro amostras. Para evitar ambivalência na escolha dos picos, recomenda-se que a amostra mais à direita seja usada, como visto nos círculos do meio e da direita.

Filtragem e Suavização *Post Hoc*

A filtragem é predeterminada ou definida antes de todos os registros para restringir determinadas faixas de frequência que seriam consideradas não relacionadas com o AEP de interesse. Em alguns casos, como nos registros de ECochG e ABR, nenhum outro processamento *post hoc* é necessário (ou mesmo desejado) após a conclusão do registro. Em outros casos, mais comumente com MLR e AEPs posteriores, os examinadores podem optar por "limpar" as formas de onda usando filtragem ou suavização adicional. A filtragem geralmente envolve a aplicação de uma largura de banda de filtro mais restrita para remover frequências baixas ou altas adicionais. Embora alguma filtragem seja útil, qualquer filtragem agressiva (ou seja, largura de banda muito restrita) pode levar a distorções na forma de onda (▶ Fig. 3.3). Essas distorções geralmente se apresentam na forma de redução de amplitude e mudanças de latência.

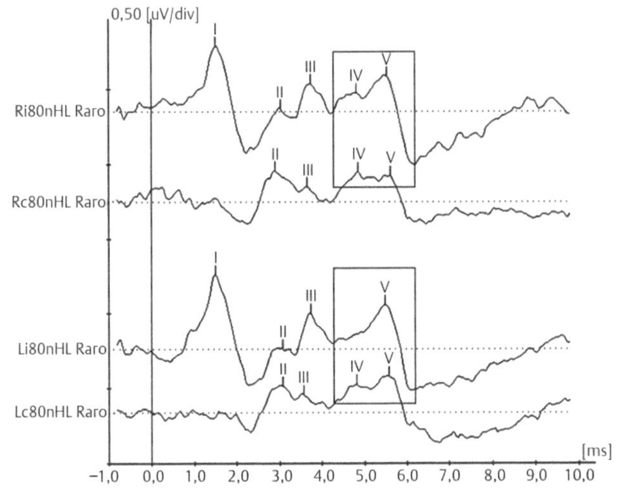

Fig. 3.2 O potencial evocado auditivo de tronco encefálico (ABR) contralateral pode ajudar a resolver problemas do complexo onda IV/V.[7] As duas ondas superiores são as ondas ipsilateral e contralateral à estimulação da orelha direita; as duas inferiores são as mesmas à estimulação da orelha esquerda.

A suavização envolve o agrupamento de várias amostras adjacentes, forçando-as a um valor comum e fazendo isso em toda a forma de onda registrada (▶ Fig. 3.4). Os AEPs mais antigos, como o ECochG e o ABR, geralmente não exigem filtragem ou suavização adicional por, pelo menos, dois motivos: (1) as informações espectrais contidas no ECochG e no ABR (> 100 Hz) são muito mais altas do que as informações espectrais contidas no EEG em andamento (< 100 Hz) e (2) as configurações iniciais do filtro restringem a maior parte da atividade do EEG. Os AEPs posteriores, que geralmente têm informações espectrais mais baixas, podem-se sobrepor ao espectro do EEG.

> **Pérola**
>
> A filtragem *post hoc* adicional deve envolver cortes de frequência definidos para serem pelo menos iguais ou mais estreitos do que as configurações iniciais do filtro no momento do registro. Por exemplo, o CERP é normalmente registrado com uma configuração de filtro passa-banda de 0,1 a 100 Hz. Para limpar as formas de onda, o clínico poderia diminuir o corte de frequência passa-baixa para 30 Hz, deixando o corte de frequência passa-alta intacto. A alteração do filtro passa-baixa terá um efeito de suavização.

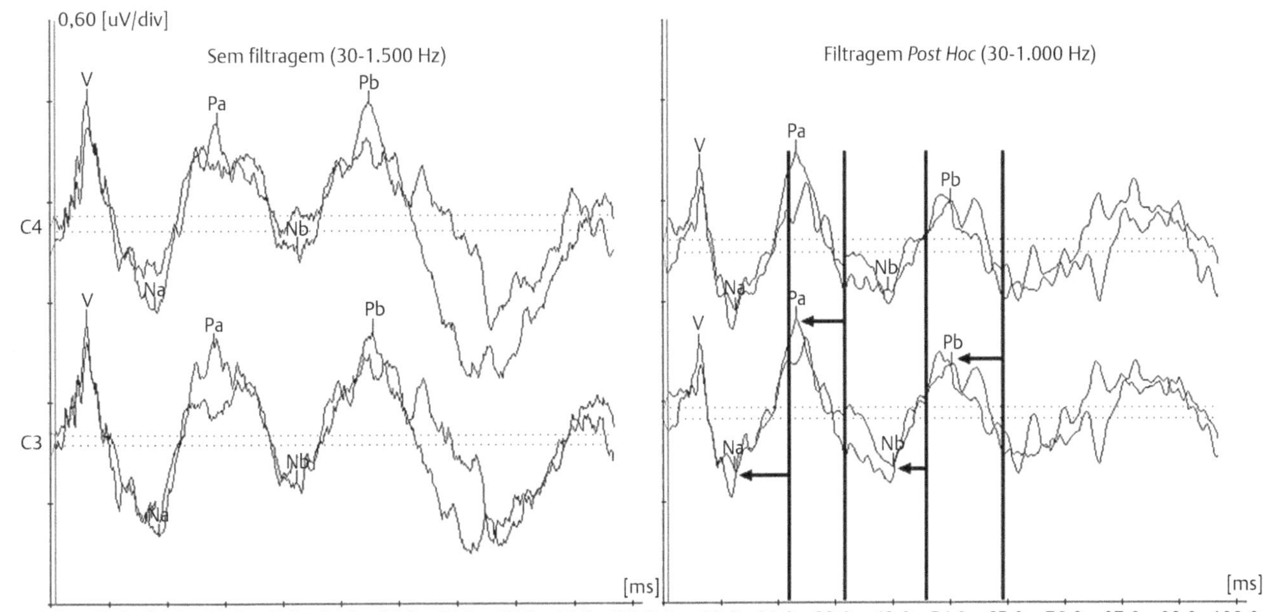

Fig. 3.3 Registros de resposta de latência média sem (*esquerda*) e com (*direita*) filtragem *post hoc*. Com a filtragem *post hoc* (redução do corte passa-baixa de 1.500 para 1.000 Hz), a forma de onda resultante é distorcida com o encurtamento das latências e uma redução da amplitude geral. A *linha vertical com setas* mostra a quantidade de mudança de latência causada pela filtragem, que não é igual para todos os picos.

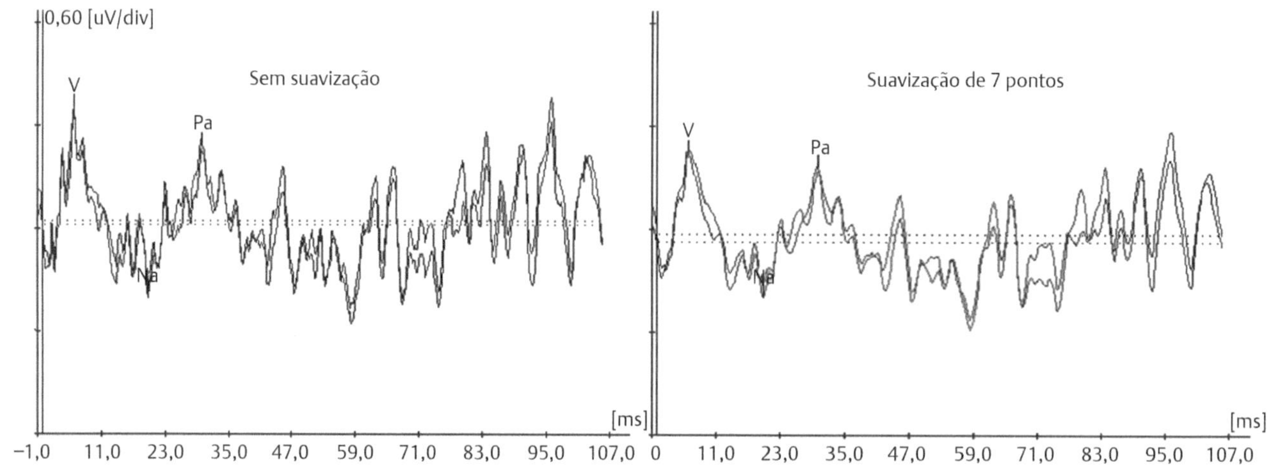

Fig. 3.4 Registros de resposta de latência média sem (*esquerda*) e com (*direita*) suavização de 7 pontos.

> **Armadilha**
>
> A filtragem e a suavização *post hoc* devem ser evitadas ao comparar uma forma de onda com dados normativos. Isso é particularmente importante para ABRs de neurodiagnóstico. A maioria dos sistemas clínicos permite que você mantenha o registro original. Assim, a filtragem e/ou suavização *post hoc* pode ser simplesmente uma ferramenta para confirmar ou verificar a presença de um pico questionável.

Dimensionamento

A escala é uma técnica na qual o eixo de amplitude de uma forma de onda média é alterado para tornar as ondas um pouco maiores ou menores. É um parâmetro de exibição, e não é o mesmo que alterar o ganho, faz parte do protocolo de registro real. Em vez disso, é usada como um microscópio ou telescópio para alterar a ampliação da forma de onda média. Às vezes, as gravações são muito grandes na tela, e você pode querer diminuí-las para que se ajustem melhor. Em outras ocasiões, talvez você queira empilhar várias formas de onda na mesma janela, e a única maneira de ajustá-las é diminuindo as amplitudes gerais. Em alguns casos, as gravações podem parecer muito pequenas para que se possa apreciar a morfologia geral da forma de onda, portanto, é melhor aumentar as respostas. À medida que você alterar a escala, haverá uma relação inversa entre a amplitude da forma de onda projetada e as divisões de amplitude do eixo x. Por exemplo, o eixo x da janela de análise ABR pode ser inicialmente de 0,5 μV por divisão. Aumentar o valor de escala para 0,75 μV por divisão tornará a forma de onda menor, enquanto diminuir o valor de escala para 0,25 μV por divisão tornará a forma de onda maior. Isso ocorre porque o número de divisões de amplitude pode ser fixado na tela. A ▶ Fig. 3.5 ilustra um exemplo de como o dimensionamento afeta a mesma forma de onda e parece ajudar na detecção da onda V no ombro.

Funções de Intensidade de Latência

Após a estimativa do limiar do ABR, os registros, por exemplo, da onda V, podem ser plotados em um gráfico de função de latência-intensidade (LIF) para observar mudanças na latência de pico com a diminuição da intensidade do estímulo (▶ Fig. 3.6). Essa técnica foi proposta pela primeira vez por Galambos e Hecox[8] como uma forma de diferenciar os tipos de perda auditiva. Antes do uso de um gráfico LIF, os dados normativos que haviam sido coletados anteriormente com determinados parâmetros de estímulo e registro eram sobrepostos ao gráfico. Na abscissa (eixo x) está a intensidade do estímulo, e na ordenada (eixo y) está a latência absoluta. Como as latências se tornam mais longas com a diminuição da intensidade, espera-se que um determinado padrão ou configuração de ondas ABRs plotadas na LIF esteja dentro da faixa normativa. A perda auditiva neurossensorial é indicada quando a LIF mostra latências dentro da faixa normativa em níveis de intensidade mais altos, mas cai progressivamente para fora da faixa normativa em níveis de intensidade mais baixos. As perdas auditivas condutivas também podem ser indicadas por uma LIF que espelha a configuração da faixa normativa, mas todas as latências são prolongadas independentemente da intensidade do estímulo.

> **Pérola**
>
> O escalonamento pode ser um ótimo truque de análise para AEPs iniciais, como ECochG e ABR, com durações de amostra muito pequenas (mais precisão temporal) e taxas de amostragem mais altas. Essas altas taxas de amostragem e a duração menor da amostra geralmente dão a aparência de mais saliências na forma de onda. Essas pequenas irregularidades podem ou não ser ruído. O escalonamento pode ser útil, por exemplo, para resolver o que parece ser um complexo IV/V de onda fundida. Às vezes, uma das ondas pode ser encontrada no ombro anterior ou posterior ao dimensionar a forma de onda para maior ou menor.

> **Armadilha**
>
> Os examinadores devem estar cientes de que os intervalos normativos em um gráfico LIF podem mudar com base em diferentes faixas etárias, gênero e estimulação da orelha direita *versus* esquerda. A menos que todos esses dados normativos tenham sido coletados (um processo demorado) e disponibilizados para um sistema de potencial evocado específico com estímulo e parâmetros de registro bem definidos, o uso do gráfico LIF geralmente é limitado e não é amplamente utilizado na clínica.

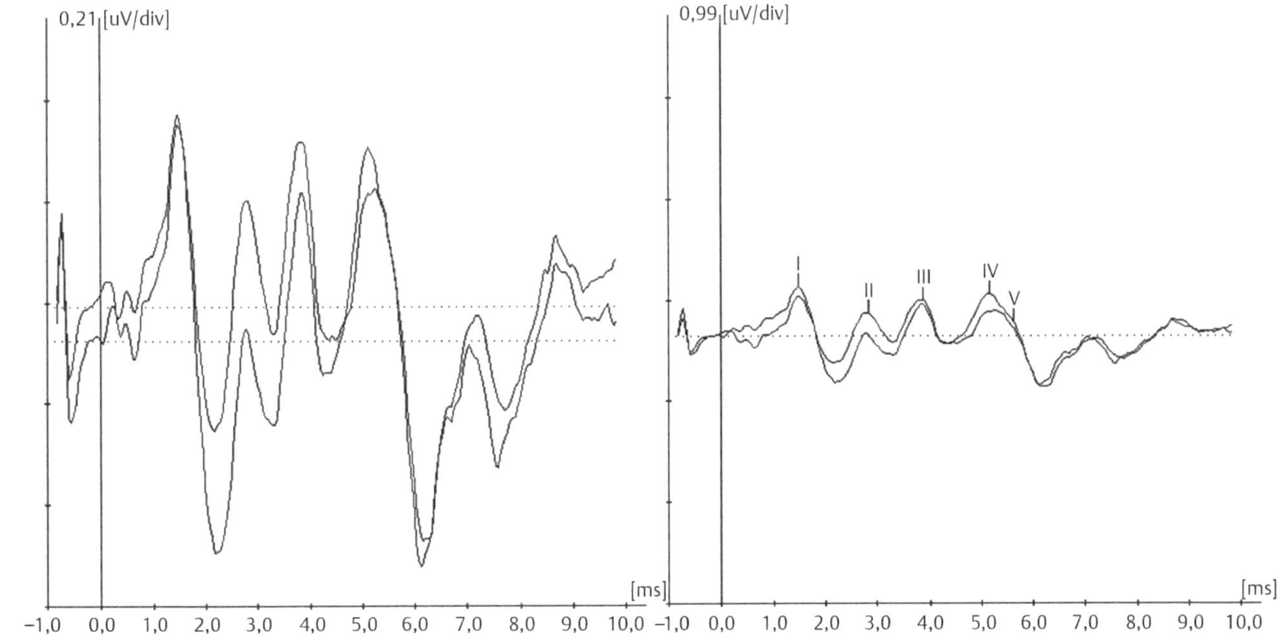

Fig. 3.5 Resposta auditiva normal repetida do tronco encefálico a registros de resposta em duas escalas diferentes. Nesse caso específico, a forma de onda maior (*esquerda*; 0,21 µV/divisão) dificulta um pouco a detecção da onda V, enquanto a forma de onda menor (*direita*; 0,99 µV/divisão) mostra um ombro claro da onda V que é distinto da onda IV.

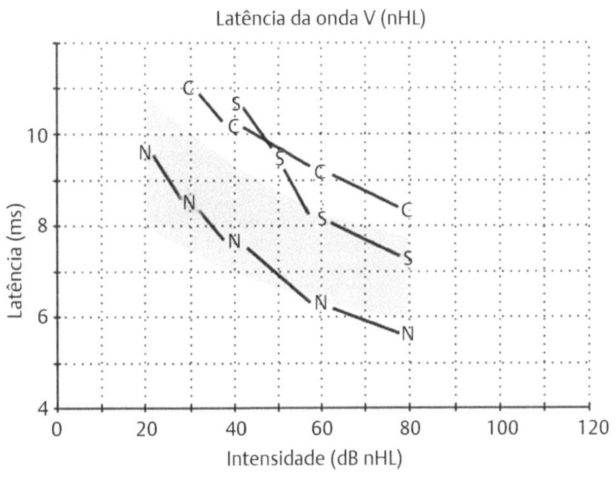

Fig. 3.6 Curvas hipotéticas da função de latência-intensidade (LIF) para a onda V para audição normal (N), perda auditiva neurossensorial (S) e perda auditiva condutiva (C). A *área sombreada em cinza* representa a região do normal para ouvintes adultos. A LIF normal começa em uma latência ligeiramente abaixo da *área cinza* em 80 dB nHL (nível de audição normalizado), mas seria considerada dentro dos limites normais nesse nível e em todos os outros níveis de intensidade. A LIF para perda auditiva neurossensorial mostra latência normal em níveis altos (80 dB nHL), mas se desvia rapidamente da *área cinza* com a diminuição progressiva do nível de intensidade. Para a perda auditiva condutiva, a LIF reflete tanto a LIF normal quanto a *área cinza*.

3.3.2 Outras Técnicas no Domínio do Tempo

Adição e Subtração de Formas de Onda

Muitos sistemas comerciais têm recursos que permitem aos médicos combinar duas ou mais formas de onda do mesmo paciente na mesma sessão de registro. Por exemplo, antes das medições das formas de onda, os registros repetidos da mesma resposta podem ser somados. A adição de formas de onda repetidas tem o efeito de dobrar o número de apresentações de estímulo na média final (também chamada de média geral). Por exemplo, se duas formas de onda de resposta foram coletadas com 1.000 apresentações de estímulo cada, a média de ambas em uma fo ma de onda aumentará o número total de apresentações de estímulo para 2.000. Por sua vez, isso pode aumentar a SNR geral da resposta média. Da mesma forma que a adição de formas de onda, os médicos podem produzir uma resposta de média geral. As respostas de média geral podem ser úteis com testes de AEP usados para determinar se há assimetria entre hemisférios ou músculos em lados opostos da cabeça. Por exemplo, digamos que queiramos usar uma relação de assimetria de amplitude de 100 × (direita - esquerda)/(direita + esquerda) para determinar se a amplitude do VEMP cervical esquerdo (cVEMP) foi diferente da amplitude do cVEMP direito. Poderíamos fazer uma média geral dos registros replicados para cada orelha de estimulação, e os valores de amplitude das médias gerais esquerda e direita seriam inseridos na relação de assimetria.

Por fim, pode haver ocasiões em que seja necessário subtrair as formas de onda. Por exemplo, quando a onda I do ABR está faltando, as latências relativas I a III e I a V não podem ser calculadas. Se um ABR de dois canais tiver sido registrada com eletrodos de referência nas orelhas, subtrair a forma de onda contralateral da forma de onda ipsilateral pode ajudar a resolver a onda I. O motivo pelo qual essa técnica, às vezes, funciona é que a forma de onda subtraída emula um ABR que foi coletada com uma montagem horizontal de um canal. Quando essa técnica não funciona e a onda I é necessária para análise e interpretação, pode ser necessário um ECochG registrado com um eletrodo de canal auditivo ou de membrana timpânica (TM).[9,10] Outro AEP que usa subtração é o *mismatch negativity* (MMN). Embora o MMN não seja de uso clínico comum, a subtração de uma resposta de forma de onda média a um estímulo de uma resposta de forma de onda a um estímulo que difere do primeiro pode gerar uma região de negatividade do sistema auditivo capaz de discriminar efetivamente os dois em um nível neurofisiológico.

Pérola

Usadas adequadamente e com estímulos de polaridade de rarefação e condensação (não alternados), a adição e a subtração de formas de onda de ABR na análise podem ser úteis em registros de ECochG e ABR para resolver ou eliminar o microfonismo coclear.

3.3.3 Coleta de Dados Normativos

Devido à sua alta dependência de medidas de latência em neurodiagnósticos, o ABR, mais do que qualquer outro AEP, provavelmente terá dados normativos publicados, e as clínicas são fortemente incentivadas a coletar suas próprias normas locais, mesmo que duas clínicas diferentes possam ter o mesmo equipamento. Até mesmo os dados normativos da LIF devem ser coletados de acordo com a idade. A coleta de dados normativos é relativamente fácil, mas pode consumir muito tempo. Por uma questão de brevidade, discutiremos a coleta de dados normativos sobre adultos jovens com audição normal confirmada audiologicamente e sem histórico conhecido de comprometimento neurológico:

1. Recrute de 10 a 20 indivíduos, de preferência equilibrados em termos de gênero, ou você pode coletar normas específicas de gênero.
2. Configure seu protocolo de neurodiagnóstico *click*-ABR conforme planeje usar em sua clínica (p. ex., configurações de filtro, intensidade, ganho e tipo de transdutor).
3. Colete ABRs limpas e repetíveis de cada sujeito.
4. No mínimo, marque as ondas I, III e V e transfira todos os valores de latência, incluindo as latências entre as ondas I e III, III e V e I e V, para uma planilha.
5. Calcule a média numérica de cada medição de latência entre os indivíduos e registre os valores em uma planilha de dados normativos que você planeja usar. Esses são valores médios que, como regra geral, serão de aproximadamente 1,5, 3,5, 5,5, 2, 2 e 4 milissegundos para cada uma das medições de latência absoluta I, III e V e de latência relativa I a III, III a V e I a V, respectivamente. No entanto, lembre-se de que seus valores podem ser diferentes dos valores indicados pela regra geral.
6. O cálculo do desvio-padrão (SD) é complexo, mas não é difícil de fazer. O valor de SD precisará ser obtido para cada uma das latências absolutas e relativas. A fórmula pode ser encontrada em qualquer livro de estatística ou *on-line* e derivada manualmente. Como alternativa, o SD pode ser calculado em um programa de planilha eletrônica, como o Excel, ou pode haver uma calculadora estatística *on-line* que possa calcular isso para você. Em ambos os casos, você precisará pegar o valor de SD (que é 1 SD) e multiplicá-lo por 2. Em seguida, você precisará obter dois valores para seus dados normativos. Primeiro, subtraia o valor de 2 SD da média (p. ex., onda I) que você obteve na etapa 5. Registre esse valor na planilha de dados normativos. Segundo, adicione 2 SD à média obtida na etapa 5. Registre esse valor também. O que você deve ter agora são os limites mínimo e máximo do que seria estatisticamente considerado normal para essa medição de latência. Agora repita esse processo para todas as outras medições de latência. Embora o SD de 2 seja comumente usado, há relatos de outros valores de SD usados, como 2,5 ou 3. Um valor de SD de 2 pode ser considerado "conservador", pois mais pacientes podem ter uma anormalidade (não é uma garantia), enquanto um valor de SD de 3 pode ser considerado "liberal", permitindo que mais pacientes sejam aprovados (também não é uma garantia).

Pérola

O processo de coleta de dados normativos pode ser demorado, mas, a longo prazo, valerá a pena. Se o tempo permitir, você também pode fazer uma calibração biológica de cada estímulo que planeja usar com o equipamento disponível (por exemplo, cliques e *tone bursts*) para determinar se 0 dB nHL (nível de audição normal) na tela do monitor está no mesmo nível ou próximo da média numérica do limiar biológico de 0 dB em seus sujeitos. Informações sobre como realizar uma calibração biológica são fornecidas no Capítulo 21.

3.3.4 Técnicas de Análise durante o Cálculo da Média do Sinal

Embora a interpretação da forma de onda possa ser feita *on-line*, o monitoramento do potencial evocado, enquanto ele está sendo registrado, é uma habilidade importante a ser desenvolvida. Os clínicos iniciantes geralmente esperam até que o cálculo da média seja concluído para determinar se a forma de onda registrada está limpa ou não. Isso não é aconselhável, e o tempo clínico crítico pode ser desperdiçado. Em vez disso, os clínicos iniciantes beneficiariam-se de alguma exposição inicial ao AEP de interesse para formular um modelo em suas mentes de como deve ser uma forma de onda limpa. Se isso não for possível, uma forma de onda ideal, ou uma forma de onda normal representativa, pode ser afixada em uma parede próxima para referência. De qualquer forma, os principais desvios do modelo ou da forma de onda representativa podem ser detectados precocemente, o que pode indicar um erro técnico. No entanto, em vez de olhar apenas para a forma de onda enquanto ela está sendo calculada, os médicos devem olhar ocasionalmente para o paciente, para a taxa de rejeições de artefatos e para o EEG em andamento (se exibido na tela). Esse tipo de análise depende muito do julgamento e da experiência humana e se tornará mais difícil durante os procedimentos de estimativa de limiar, quando a resposta pode ser pouco detectável acima da atividade de fundo do EEG.

Para melhorar a detecção de respostas, especialmente durante os procedimentos de estimativa de limiar, pode-se considerar a confiança em uma abordagem estatística durante o processo de cálculo da média. Embora se presuma que o EEG de fundo seja aleatório e possa ser mais ou menos constante ao longo de uma gravação, é possível registrar outras atividades que não sejam a resposta desejada. Essas outras fontes de ruído podem incluir fontes eletromagnéticas de atividade na sala e atividade muscular do paciente (movimento dos músculos faciais ou corporais, deglutição, respiração e tensão dos músculos do pescoço). Essas fontes adicionais de ruído provavelmente mudarão de magnitude durante o curso da gravação. Técnicas objetivas, como Fsp e POVR (*point-optimized variance ratio*), são úteis nesse caso. A técnica Fsp baseia-se no **teste F** estatístico comumente conhecido, no qual o numerador inclui a variação das informações de sinal mais ruído do registro médio em andamento e o denominador inclui a variação das informações somente de ruído.[11,12] Quando o recurso Fsp é ativado, um número é exibido na tela, indicando a probabilidade de um sinal presente. Quando o valor de Fsp é alto (p. ex., um critério Fsp > 3,1), há maior confiança de que um sinal está presente e vice-versa. Por exemplo, um Fsp de 3,1 pode fornecer 99% de probabilidade de uma resposta presente, enquanto valores mais baixos de Fsp diminuem a probabilidade, mas não indicam necessariamente sua ausência. Nesse caso, o uso da técnica objetiva de Fsp pode ser complementar à detecção visual (subjetiva) de uma resposta, mas não necessariamente substituir a medida subjetiva. Alguns equipamentos mais novos incorporam o Fmp, em vez do Fsp, que funciona da mesma maneira que o Fsp, mas utiliza vários pontos em vez de um único ponto. O uso das técnicas Fsp/Fmp permite que o médico otimize o tempo de cálculo da média e ajuda a melhorar a detecção de pequenas respostas. A POVR, por outro lado, usa uma variação das técnicas Fsp/Fmp e um esquema de correspondência de modelo.[13] A correspondência de modelo envolve o uso de uma forma de onda ABR-alvo previamente definida, gerada a partir de uma média de um grande número de indivíduos. Usando a POVR, a detecção objetiva baseia-se em parte nos fatores estatísticos relacionados com a SNR, bem como na comparação do ABR individual com o ABR-modelo. As técnicas Fsp e POVR foram incorporadas ao equipamento comercial de triagem de recém-nascidos, e a Fsp/Fmp também pode ser usada para estimativa de limiar. Mais informações sobre Fsp/Fmp e POVR podem ser encontradas nos Capítulos 6 e 13.

3.4 Análise no Domínio da Frequência: Resposta Auditiva em Estado Estável

Lembre-se de que a ASSR é um AEP que é melhor analisado no domínio da frequência. Esse é o caso por que as respostas podem imitar ou seguir características espectrais e de envelope de um estímulo, e as medições de latência não são realizadas no domínio do tempo. Como indicado anteriormente, a instrumentação envolvida no registro de ASSRs é essencialmente a mesma de todos os outros AEPs, especialmente transdutores, amplificação diferencial, filtragem e cálculo da média do sinal. Além disso, a colocação dos eletrodos não é diferente do ABR, com poucas e pequenas modificações. No entanto, para que as ASSRs sejam analisadas no domínio da frequência, o EEG ainda deve ter o tempo bloqueado para a frequência de modulação do estímulo, embora a frequência de modulação da ASSR tenha algum atraso de fase (ou latência) em relação ao início da frequência de modulação do estímulo. As médias resultantes são analisadas usando a FFT, a partir da qual as medidas de amplitude e fase podem ser obtidas procurando uma ASSR que emule a frequência de modulação do estímulo. Para que a ASSR seja considerada presente, ela deve atingir níveis que a distingam da atividade do ruído de fundo (p. ex., SNR), e a fase da ASSR deve ter uma coerência suficientemente forte (p. ex., concordância estatística) com a frequência de modulação do estímulo. A abordagem matemática exata para analisar a ASSR pode variar um pouco entre os diferentes sistemas de potencial evocado clínico, e muitos são automatizados. Entretanto, a função do clínico ainda é fundamental. Assim como ocorre com os AEPs no domínio do tempo, os médicos devem monitorar o paciente e o registro em andamento quanto a possíveis problemas com a SNR e o número de apresentações de estímulo necessárias. Em termos de monitoramento do paciente, os médicos devem estar atentos para garantir que o ruído fisiológico e miogênico seja mantido no mínimo e que os transdutores e eletrodos ainda estejam no lugar. Em termos de monitoramento das gravações em andamento, os médicos podem ter acesso a uma ou mais janelas de análise na tela. ▶ A Fig. 3.7 mostra um exemplo de estímulo e gravação de ASSR (a) e várias janelas de análise diferentes que podem ser acessadas pelo médico. As janelas (b) e (c) mostram a análise espectral da resposta (FFT) em andamento. Nessas janelas, o clínico deve ser capaz de ver um "pico" na frequência de modulação do estímulo ou próximo a ela, que deve ter uma amplitude maior em comparação com a atividade do ruído de fundo. A diferença entre as janelas (b) e (c) é a faixa de frequências representadas na FFT. A faixa mais ampla mostra a energia de EEG de maior amplitude. A janela (d) pode ser a análise contínua de amplitude e/ou a fase representada em um gráfico vetorial. Nesse gráfico vetorial, há um **círculo** que representa as fases em graus. Várias **linhas vetoriais** serão retratadas no **círculo** irradiando para fora. Quanto mais agrupadas as **linhas vetoriais** estiverem em torno de uma fase comum (**vetor com o círculo aberto**), isso sugere que a resposta está presente. Por outro lado, **as linhas vetoriais** que parecem estar distribuídas aleatoriamente ao redor do **círculo** sugerem que não há resposta detectada. As janelas (e) e (f) também podem estar disponíveis para um clínico para fornecer análise em tempo real do ruído residual na média contínua e a probabilidade estatística de uma resposta. À medida que o número de varreduras (ou amostras médias) aumenta, seria ideal que o ruído residual diminuísse com o tempo e que a probabilidade de uma resposta presente aumentasse com o tempo. Em conjunto, há várias maneiras pelas quais o computador (ou o clínico) pode fazer alguns julgamentos sobre a presença ou não de uma resposta. O Capítulo 8 oferece informações mais detalhadas sobre a ASSR.

Armadilha

Embora muitos sistemas ASSR sejam automatizados, continua sendo fundamental que os médicos monitorem continuamente o paciente e os registros em andamento usando os processos de análise com seu sistema clínico. Talvez ainda seja necessário fazer julgamentos sobre a adequação do número de apresentações de estímulo, a probabilidade de resposta de estímulo presente e análises de fase e espectrais, se disponíveis. Os tipos de monitoramento de análise dependerão dos recursos específicos e exclusivos de cada sistema clínico, e os médicos devem se esforçar para entender todos os parâmetros que aparecem na tela.

Considerações Especiais

Atualmente, os especialistas em estimativa de limiar usando AEPs não recomendam que o ASSR seja usado isoladamente, mas que deve ser complementado com outras medidas, como emissões otoacústicas e ABR, bem como medidas audiométricas adequadas à idade.

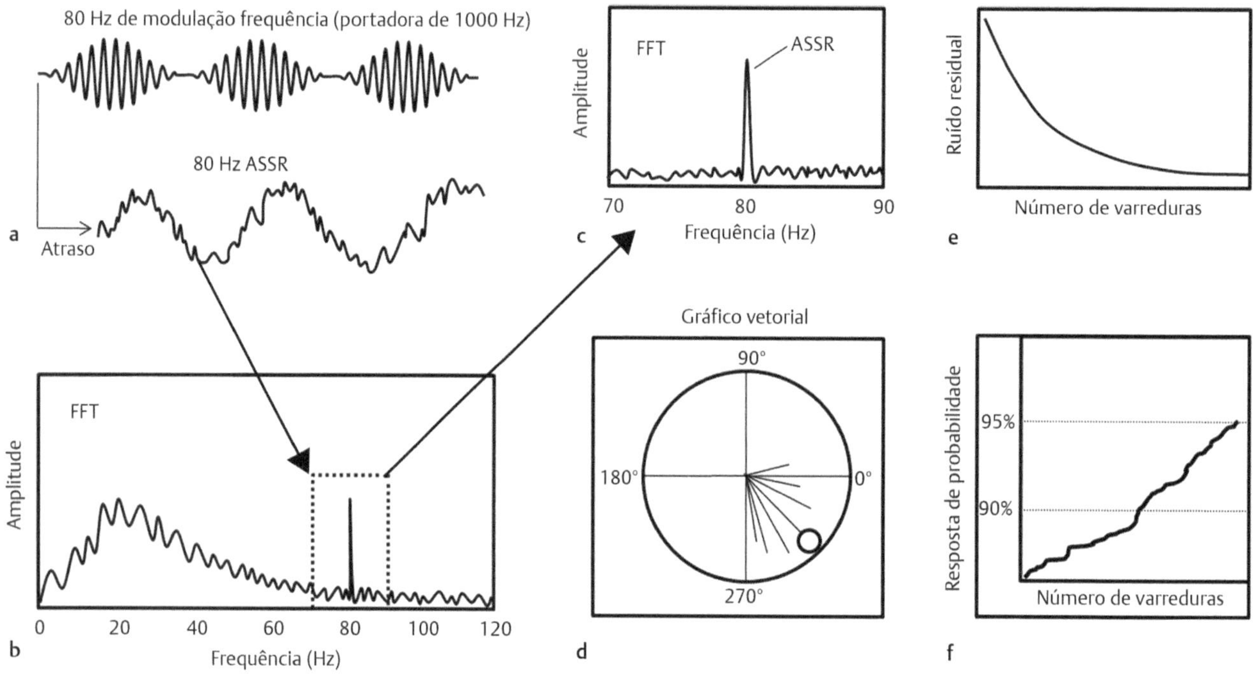

Fig. 3.7 (a-f) Exemplo de estímulo e resposta auditiva de estado estável juntamente com uma das várias janelas de análise possíveis. Consulte o texto para obter a descrição.

Referências

[1] Purcell DW, Dajani H. The stimulus-response relationship in auditory steadystate response testing. In: Rance G, ed. Auditory Steady-State Response: Generation, Recording, and Clinical Applications. San Diego, CA: Plural Publishing; 2008:55–82

[2] Krishnan A. Frequency following responses. In: Burkard RF, Don M, Eggermont JJ, eds. Auditory Evoked Potentials: Basic Potentials and Clinical Applications. Philadelphia: Lippincott Williams & Wilkins; 2007:313–333

[3] Russo N, Nicol T, Musacchia G, Kraus N. Brainstem responses to speech syllables. Clin Neurophysiol. 2004; 115(9):2021–2030

[4] Skoe E, Kraus N. Auditory brain stem response to complex sounds: a tutorial. Ear Hear. 2010; 31(3):302–324

[5] Krizman J, Kraus N. Analyzing the FFR: a tutorial for decoding the richness of auditory function. Hear Res. 2019; 382:107779

[6] Lopes da Silva FH. Sampling, conservation and measurement of bioelectrical phenomena. In: Lopes da Silva FH, ed. Handbook of Electroencephalography and Clinical Neurophysiology. Vol. 4. Amsterdam: Elsevier; 1976

[7] Mizrahi EM, Maulsby RL, Frost JD, Jr. Improved wave V resolution by dualchannel brain stem auditory evoked potential recording. Electroencephalogr Clin Neurophysiol. 1983; 55(1):105–107

[8] Galambos R, Hecox KE. Clinical applications of the auditory brain stem response. Otolaryngol Clin North Am. 1978; 11(3):709–722

[9] Eggermont JJ, Don M, Brackmann DE. Electrocochleography and auditory brainstem electric responses in patients with pontine angle tumors. Ann Otol Rhinol Laryngol Suppl. 1980; 89(6, Pt 2) Suppl 75:1–19

[10] Minaya C, Atcherson SR. Simultaneous extratympanic electrocochleography and auditory brainstem responses revisited. Audiology Res. 2015;5(1):105

[11] Don M, Elberling C, Waring M. Objective detection of averaged auditory brainstem responses. Scand Audiol. 1984; 13(4):219–228

[12] Sininger YS. Auditory brain stem response for objective measures of hearing. Ear Hear. 1993; 14(1):23–30

[13] Sininger Y, Hyde M, Don M. Method for detection of auditory evoked potentials using point optimized variance ratio. US Patent No. 6,196,977 B. March 2001

4 Princípios Fundamentais de Neuroanatomia e Neurofisiologia Relacionados aos Potenciais Evocados Auditivos

Samuel R. Atcherson ▪ Sheryl S. Shoemaker

Resumo

Neste capítulo, são apresentadas algumas informações fundamentais e práticas que são consideradas importantes para os médicos saberem sobre as origens anatômicas e fisiológicas dos potenciais evocados auditivos (AEPs). Ter esse entendimento deve preparar os médicos para antecipar os fatores anatômicos e fisiológicos que afetam os AEPs e, como resultado, permitir que esses médicos tomem decisões mais informadas. Além disso, ter um conhecimento prático da instrumentação básica, da ciência da audição e da anatomia e fisiologia dos sistemas auditivos periférico e central é um pré-requisito para a compreensão dos AEPs. Devido às limitações de espaço, um tratamento exaustivo de todos os tópicos relacionados com a geração de AEP não pode ser realisticamente abordado dentro dos limites deste capítulo.

Palavras-chave: auditivo, vestibular, neuroanatomia, neurofisiologia

4.1 Introdução

O sistema auditivo é um sistema altamente complexo e intrincado que capta fielmente os sinais acústicos transmitidos pelo ar e, por fim, os converte em um código neural usado pelo cérebro. Grande parte do que é codificado neuralmente é um sinal filtrado pela mecânica da membrana basilar da cóclea e do amplificador coclear (ou seja, as células ciliadas externas). Além da cóclea, a capacidade de gerar imagens perceptuais dos sons depende da capacidade dos sistemas auditivos periférico e central de processar essas informações de forma rápida e eficiente. Além disso, o cérebro deve ser capaz de identificar e reconhecer padrões incorporados em sinais acústicos contínuos e integrar essas informações com outras áreas do cérebro. De forma exclusiva, os potenciais evocados auditivos (AEPs) podem fornecer uma janela temporal (tempo) para o sistema auditivo, juntamente com alguns de seus muitos processos, estruturas e fontes geradoras. Especificamente, eles podem fornecer informações da ordem de unidades de tempo de milissegundos sobre maturação, envelhecimento, plasticidade e estruturas auditivas neurologicamente prejudicadas ou alteradas. Este capítulo abordará a anatomia e a fisiologia no que se refere aos AEPs associados ao sistema auditivo e ao processamento de sinais acústicos, mas as fontes anatômicas geradoras de cada AEP são abordadas nos capítulos correspondentes deste livro-texto. Embora importantes para o estudo do sistema nervoso auditivo, as informações relacionadas com anatomia e fisiologia derivadas de técnicas de mapeamento cerebral (topográfico ou tomográfico) e modelagem de fonte dipolo não serão discutidas aqui. Os leitores que desejarem um tratamento mais avançado de neurociência, neurofisiologia, anatomia e fisiologia precisarão consultar outros recursos.[1-5]

4.2 Breve Revisão dos Sistemas Neurais Auditivos Periféricos e Centrais

A neuroanatomia do sistema auditivo começa com as células ciliadas sensoriais em cada orelha interna, que têm uma relação próxima com a membrana basilar dentro da cóclea. Semelhante à organização tonotópica da membrana basilar, as células ciliadas sensoriais e os estereocílios associados são seletivos em relação à frequência, pois são mais curtos na extremidade basal da cóclea e se tornam progressivamente mais longos em direção à extremidade apical da cóclea. As células ciliadas externas desempenham um papel importante na amplificação dos sons por meio da eletromotilidade, enquanto as células internas liberam neurotransmissores excitatórios. Quando os neurotransmissores excitatórios são liberados pelas células ciliadas internas, as fibras nervosas auditivas periféricas que compõem o ramo auditivo do oitavo nervo craniano (CN VIII, neurônios de primeira ordem) produzem sinais neurais (potenciais de ação, APs) a serem enviados ao complexo do núcleo coclear no tronco encefálico. O núcleo coclear é o local onde o sistema nervoso auditivo central (CANS) começa. Dentro do tronco encefálico há vários núcleos auditivos bilaterais (complexo nuclear coclear, complexo olivar superior e colículos inferiores) e tratos de fibras (estria acústica e lemnisco lateral).[6,7] Há vários cruzamentos de fibras chamados decussações dentro do tronco encefálico para e a partir de vários núcleos; a primeira decussação ocorre no nível dos núcleos cocleares a caminho dos olivares superiores. Sabe-se que os colículos inferiores recebem cerca de 99% de todas as sinapses antes de transmitirem os sinais superiormente no sistema auditivo.[8] Saindo dos colículos inferiores, os sinais são então enviados para as estruturas do mesencéfalo no tálamo, que são chamadas de corpos geniculados mediais. Do genículo medial, os sinais passam pela cápsula interna por meio das fibras de radiação auditiva (talamocorticais) para os córtices auditivos primários no cérebro, conhecidos como giros de Heschl. Os giros de Heschl estão localizados no plano supratemporal de cada lobo temporal.[9,10] Os giros de Heschl não podem ser vistos a partir da superfície externa do cérebro, mas podem ser visíveis ao se abrir a fissura silviana (lateral) que separa o lobo temporal dos lobos frontal e parietal. O córtex auditivo primário é considerado o local onde a percepção auditiva começa. A ▶ Fig. 4.1 ilustra a via auditiva ascendente da cóclea até o córtex, incluindo o corpo caloso e o córtex de excitação geral.

A simples percepção do som não é suficiente. Para dar sentido ou significado a um som, o processamento adicional do sinal neural é realizado no córtex auditivo secundário (ou de associação), que envolve um ou mais giros posteriores ao giro de Heschl, chamado *planum temporale*, também localizado no lobo temporal.

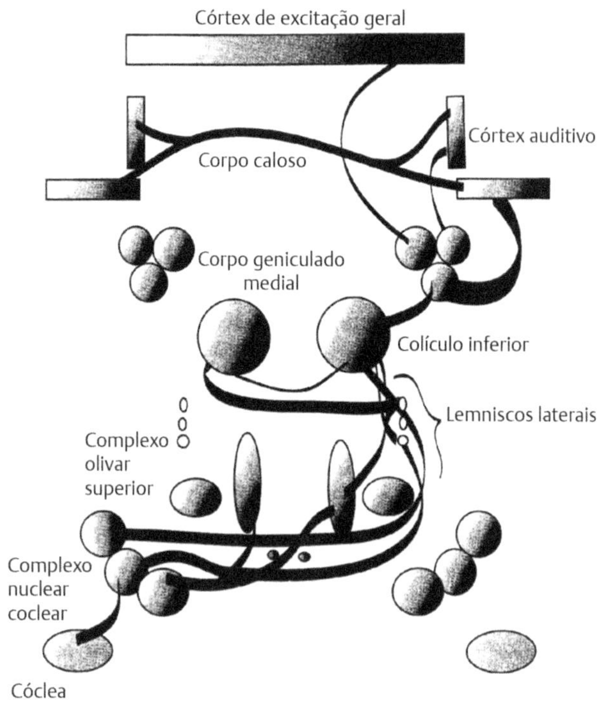

Fig. 4.1 A via auditiva ascendente para baixas frequências é mostrada desde uma das cócleas até o córtex contralateral. A via ipsilateral é ignorada para maior clareza. (Esta imagem foi cedida por cortesia de Herbert Jay Gould, PhD.)

Funcionalmente, no entanto, o córtex auditivo parece estar dividido em três áreas, um núcleo, um cinturão e um paracinturão, sendo que cada área está relacionada a diferentes níveis de processamento.[10,11] No fundo da fissura lateral subjacente ao opérculo está o córtex insular, que também é considerado como tendo algum significado auditivo.[12] Outra estrutura importante relacionada com o sistema auditivo é o istmo do corpo caloso. O corpo caloso é uma grande faixa de aproximadamente 200 milhões de fibras nervosas mielinizadas que permite a troca de informações entre os dois hemisférios cerebrais. As fibras homolaterais conectam regiões semelhantes em ambos os hemisférios, enquanto as fibras heterolaterais conectam locais diferentes entre os dois hemisférios. Acredita-se que o istmo (localizado na região médio-posterior do corpo caloso) tenha conexões com as regiões parassilvianas[13], bem como com as fibras dos córtices auditivos primário e secundário (fibras temporais superiores).

4.2.1 Mecânica Coclear

A forma como a mecânica coclear entra em ação com relação aos AEPs está, de certa forma, relacionada com o tipo de estímulo usado e a determinadas características físicas. Lembre-se de que a membrana basilar é uma estrutura física na qual se assentam as células ciliadas sensoriais do órgão de Corti. Ao longo de seu comprimento, há impedâncias diferentes, com um gradiente de rigidez que é maior na base do que no ápice. Por causa das diferenças de impedância ao longo do comprimento da membrana basilar, o movimento para dentro e para fora do estribo produz uma onda viajante que se move da base para o ápice, em vez de a membrana basilar se mover para cima e para baixo como uma unidade. O ponto de deslocamento máximo ao longo da membrana basilar depende da frequência do estímulo. As altas frequências têm envelopes curtos de ondas viajantes que terminam na extremidade basal, enquanto as baixas frequências têm envelopes amplos de ondas viajantes que terminam na extremidade apical. O aumento da intensidade do estímulo revela um envelope de onda viajante que é raso em direção à base e íngreme em direção ao ápice. A razão para essa assimetria no envelope deve-se principalmente aos gradientes de massa e rigidez da membrana basilar passiva. Como a região basal da membrana basilar está mais próxima do estribo, ela reage a praticamente todos os estímulos recebidos. De fato, os estímulos de baixa frequência podem ativar as fibras nervosas auditivas subjacentes na região basal (bem como na região média) quando o estímulo é de alta intensidade.

Com estímulos abruptos, como cliques de 100 microssegundos, a energia que chega à cóclea abrange um amplo espectro com a intenção de estimular o maior número possível de fibras nervosas auditivas subjacentes. Entretanto, devido à onda viajante, a extremidade basal da membrana basilar é estimulada primeiro e a extremidade apical é estimulada um pouco mais tarde. Embora a sincronia neural esteja ocorrendo, as fibras do nervo auditivo descarregam principalmente das regiões de frequência basal e média da cóclea. A descarga das fibras do nervo auditivo apical provavelmente está defasada temporalmente em relação às regiões basal e média e acredita-se que não contribua muito para a dependência dos AEPs da sincronia neural. A evidência dessa suposição foi demonstrada quando o estímulo de clique foi comparado com um estímulo *chirp*. O *chirp* foi projetado especificamente para alinhar temporariamente todos os elementos neurais do nervo auditivo, compensando os atrasos das ondas viajantes.[14] Ou seja, o *chirp* estimula inicialmente a região apical da cóclea antes da região basal. Ao levar em conta os atrasos das ondas viajantes associados a diferentes frequências de estímulo, a membrana basilar e, subsequentemente, as fibras do nervo auditivo subjacente são sincronizadas ao longo de seu comprimento, com todas as partes da cóclea contribuindo para o AEP. De fato, o *chirp* produz um AP maior em registros de eletrococleografia (ECochG),[15] uma onda V maior em registros de potencial evocado auditivo de tronco encefálico (ABR),[16] e um complexo Na-Pa maior em registros de resposta de latência média (MLR).[17,18] Apesar de alguns componentes maiores do AEP por *chirps*, Petoe *et al.*[19] argumentaram que os cliques ainda parecem ter maior sincronia neural em comparação com os *chirps*, conforme evidenciado pela falta de componentes do potencial evocado auditivo do tronco encefálico (ABR) antes da onda V. Curiosamente, as versões de banda estreita frequência-específicas do *chirp* têm mostrado vantagens em relação aos *tone bursts*[20] e também constituem um estímulo confiável nas respostas auditivas de estado estável (ASSRs) para fins de estimativa de limiar.[21] A pesquisa clínica sobre o uso de *chirps* continua a crescer, mas está claro que a mecânica da membrana basilar está desempenhando um papel importante na formação da morfologia dos AEPs.

Armadilha

Embora um movimento ascendente da membrana basilar leve à ativação das células ciliadas da cóclea, não há uma correspondência clara entre as polaridades de rarefação e condensação nas latências da ECochG e do ABR. Por exemplo, alguns pacientes podem ter formas de onda mais precoces com uma polaridade em comparação com a outra. Além disso, embora seja tentador concluir que a polaridade de rarefação leva a latências mais curtas, a mecânica da cóclea é complexa demais para fazer uma afirmação tão simples.

4.2.2 Contribuições Monoaurais para o Sistema Auditivo

Conforme indicado anteriormente, o núcleo coclear é o primeiro local no sistema nervoso central (CNS) onde os sinais começam a se cruzar. No entanto, a entrada acústica em uma orelha pode seguir um dos dois caminhos para os córtices auditivos, com uma vantagem para as vias contralaterais em relação às ipsilaterais, tanto na latência quanto na força da resposta no córtex.[22,23] Rosenzweig[24] encontrou respostas maiores no couro cabeludo para a estimulação contralateral em comparação com a estimulação ipsilateral, o que pode ser atribuído ao maior número de fibras neurais para o córtex contralateral. Scherg e Von Cramon[25] encontraram respostas maiores do couro cabeludo no hemisfério contralateral à estimulação para fontes dipolares tangenciais. Até mesmo registros de AEP ou magnetoencefalográficos (MEG) mostraram que a resposta contralateral à estimulação monoaural começa mais cedo e é mantida por mais tempo do que a ipsilateral.[26-28] O ABR também parece refletir diferenças de entrada monoaural, como no ABR evocado por clique. Por exemplo, os bebês mostraram diferenças na latência interaural e na amplitude, com respostas à estimulação da orelha direita tendo respostas mais precoces e maiores do que as respostas à apresentação da orelha esquerda.[29-31] Outro suporte para as diferenças de lateralidade subcortical foi demonstrado na *Frequency-following response* (FFR) com estímulos de fala (/da/).[32] Essa via contralateral mais forte pode explicar parcialmente a raiz da lateralidade no córtex auditivo,[33,34] que às vezes se reflete no AEP.

4.2.3 Interação Binaural no Sistema Auditivo

Normalmente, a audição ocorre nas duas orelhas; no entanto, estudos que compararam a estimulação monoaural com a binaural revelaram descobertas interessantes ao longo dos anos. Técnicas psicoacústicas envolvendo a diferença de nível de mascaramento, a localização sonora e a somação binaural foram usadas para avaliar a interação binaural no sistema auditivo. A interação binaural também foi medida por meio de AEPs que refletem a atividade do tronco encefálico até o córtex. O componente de interação binaural (BIC), ou onda β,[35] é uma onda de diferença obtida pela manipulação matemática de três registros separados de AEP: para cada orelha de estimulação e para estimulação binaural. No *software* do equipamento de AEP, as respostas monoaurais são somadas (adicionadas, não calculadas como média) e subtraídas da resposta binaural (ou vice-versa). Em alguns estudos, a resposta monoaural somada foi maior do que a resposta binaural, mas em outros estudos foi encontrado o contrário. Em ambos os casos, quando há uma diferença entre as respostas monoaurais e binaurais somadas, o processo de subtração revela uma forma de onda que mostra uma diferença de atividade entre as duas. Isso sugere que uma interação complexa de excitação e inibição está ocorrendo em diferentes níveis do CANS quando uma ou ambas as orelhas são estimuladas. Os geradores neurais propostos incluem o complexo olivar superior[36,37] e o núcleo lateral do complexo olivar superior[38], mas provavelmente não mais alto ou mais rostral do que o colículo inferior.[39] No entanto, traduzir esses achados para o uso clínico tem sido difícil.

Em termos de efeitos de latência, os resultados de ABR evocados por cliques revelaram latências IV-V de onda mais curtas[35,40] e amplitudes gerais de onda V maiores[41] para os ABRs registrados binauralmente em comparação com os registros monoaurais somados. Quando foram usados *tone bursts* para gravações binaurais, os estímulos de baixa frequência (p. ex., 500 e 1.000 Hz) revelaram um BIC que se assemelha à morfologia da FFR.[42] Por outro lado, *tone bursts* de frequências mais altas (p. ex., 2.000 Hz) têm respostas semelhantes às dos ABR BIC evocados por clique.

O BIC foi medido no nível do córtex, mas com níveis de inibição ainda maiores do que os encontrados nos níveis mais baixos do CANS. McPherson e Starr[40] descobriram que a amplitude do BIC aumenta significativamente com AEP mais rostrais (até 40% em comparação com 16% para o BIC do tronco encefálico). Além disso, enquanto o pico de latência do BIC para o ABR é de aproximadamente 7 milissegundos (coincidindo com a região das ondas IV e V), ele é de aproximadamente 16 a 32 milissegundos para a MLR (a região Pa) e entre 63 e 150 milissegundos para a resposta de latência tardia (a região N1). Concluiu-se nesse estudo que uma parte maior das vias corticais é usada para o processamento binaural em comparação com as vias do tronco encefálico.

4.3 Conceitos Gerais de Neurofisiologia

Como primeiro passo, os AEPs registrados no couro cabeludo originam-se da atividade dos neurônios e de quaisquer outras células que produzem ou interagem com o movimento de cargas elétricas (ou seja, íons) através e dentro de suas membranas celulares. Além disso, os AEPs foram inferidos por meio de (1) estudos de comparação simultânea de gravações diretamente na fonte (em um nervo ou núcleo) e na superfície do couro cabeludo; (2) estudo de sistemas auditivos anormais (p. ex., lesões); (3) interrupção proposital de estruturas, processos ou vias (p. ex., química ou seccionamento) em sistemas auditivos normais (normalmente em animais de laboratório); e (4) interpretações e interpolações sofisticadas de fontes ativas de dentro e na superfície da cabeça usando vários canais de gravação. O que é observado nos registros de voltagem no couro cabeludo não pode e não deve ser necessariamente considerado como uma correspondência eletrofisiológica-anatômica direta. Para deixar esse ponto claro, considere que alguns AEPs não se parecem em absolutamente nada com os estímulos com os quais foram evocados (p. ex., ABR). Outros parecem seguir a forma de onda do estímulo ou seu envelope em um estado estável (p. ex., microfonismo coclear [CM] e FFR). Outros ainda parecem sustentar sua voltagem (positiva ou negativa) como uma corrente contínua (p. ex., potencial de somação [SP] e variação negativa contingente). Qual é a base para essas diferenças? Mais importante ainda, como essas informações podem ser usadas clinicamente? Embora a compreensão dos AEPs tenha percorrido um longo caminho e tenha sido usada clinicamente por várias décadas, apenas a ponta do *iceberg* foi descoberta. Isso significa que os AEPs e seus fatores de influência continuarão sendo um mistério empolgante e maravilhosamente enigmático nos próximos anos. Abaixo estão alguns conceitos neurofisiológicos gerais que todo clínico deve conhecer.

4.3.1 Anatomia e Fisiologia Neuronal Básica

Os neurônios (ou células nervosas) são células eletricamente excitáveis no sistema nervoso central (CNS) capazes de gerar APs (também conhecidos como impulsos elétricos, picos ou descargas). Os APs são eventos neuroelétricos de curta duração, do tipo tudo ou nada, que formam o meio de comunicação entre os neurônios de todo o CNS e também formam o meio de comunicação dos nervos com as fibras musculares para a contração e o tônus muscular. Os neurônios são importantes para cada um dos cinco sentidos e desempenham um papel nas faculdades físicas, regulatórias e mentais, como atenção, memória e aprendizado. Cada neurônio consiste em três partes básicas: corpo celular, dendrito e axônio. Os dendritos tendem a ter muitos processos curtos que se projetam para fora do corpo celular. Esses processos dendríticos recebem uma entrada aferente e transmitem informações para o corpo celular. Se houver excitação suficiente dentro do neurônio, o corpo celular produz um AP em uma área em que o axônio encontra o corpo celular, chamada de colina (*hillock*) do axônio. O AP é então conduzido pelo axônio. Se o axônio for mielinizado (ou seja, isolado seccionalmente ao longo do axônio), a velocidade de condução do AP é aumentada à medida que o AP é regenerado e "salta" nos nós de Ranvier (ou seja, pontos não mielinizados ao longo do axônio). Nas extremidades dos axônios há terminais onde neurotransmissores excitatórios ou inibitórios são liberados nos espaços entre os neurônios adjacentes chamados sinapses e podem ser captados pelos dendritos de outros neurônios.

Pérola

Há cerca de 10 trilhões de neurônios presentes no nascimento, e cerca de 200.000 deles são perdidos por dia ao longo da vida. Os neurônios não sofrem divisão celular e não podem ser substituídos quando perdidos ou gravemente danificados.

Em repouso, os neurônios tentam manter uma determinada carga em sua membrana celular bilipídica, chamada de potencial de membrana. A composição extracelular (fora do neurônio) é composta principalmente por íons de sódio (Na^+), mas também contém íons de cloreto (Cl-) com carga negativa. A composição intracelular (dentro do neurônio) é composta principalmente de íons de potássio (K^+), bem como de grandes ânions carregados negativamente (A-). O potencial de membrana em repouso é de cerca de -70 mV (negativo na parte interna). Durante a despolarização, os canais de sódio se abrem, permitindo que os íons de sódio entrem no neurônio. À medida que os íons de sódio entram no neurônio, o potencial da membrana torna-se mais positivo e pode causar a abertura de ainda mais canais de sódio. Se o limiar de despolarização do neurônio não for atingido, não será produzido um AP, e o neurônio tentará retornar ao seu potencial de repouso. Se o limiar de despolarização do neurônio for atingido, um AP é produzido, os canais de sódio se fecham e o neurônio se repolariza.

4.3.2 Potenciais na Fonte

Os potenciais evocados começam com a atividade neuroelétrica das células sensoriais. Na cóclea, essas células sensoriais são as células ciliadas externas e internas que dão origem aos potenciais cocleares brutos. As células ciliadas externas são responsáveis por intensificar os movimentos da membrana basilar por meio da eletromotilidade,[43] o que serve para aguçar as curvas de sintonia auditiva. Se os sons são suficientemente intensos por si só ou se o deslocamento da membrana basilar é aumentado pelas células ciliadas externas, as células ciliadas internas são capazes de liberar neurotransmissores para as fibras nervosas auditivas. Não muito diferente dos neurônios, também há movimentos de íons carregados para dentro e para fora das células ciliadas externas e internas à medida que elas realizam suas funções. Os AEPs que surgem dessas células ciliadas incluem o CM e o SP. O CM é provavelmente uma resposta somada de um grande número de células ciliadas externas ativas na região basal.[44] O CM segue a forma de onda do estímulo. O SP é provavelmente uma resposta somada das células ciliadas externas e internas com possíveis contribuições neurais, mas parece refletir uma mudança de voltagem elétrica causada pelo fato de a membrana basilar não se mover igualmente em ambas as direções.[2] Esses dois potenciais são observados em registros de ECochG.

A geração de AP começa com os neurônios de primeira ordem das fibras nervosas auditivas que se conectam às células ciliadas sensoriais. O AP é mais bem apreciado nos registros de ECochG como um "potencial de ação composto "ou" potencial do nervo inteiro" para representar a atividade somada de várias fibras do nervo auditivo sincronicamente ativas em resposta a estímulos acústicos abruptos. Além disso, os APs estão fortemente associados a todos ou à maioria dos componentes do ABR.

Embora os APs estejam viajando por todo o CNS, espontaneamente ou por estimulação, eles geralmente são distribuídos temporalmente de tal forma que não podem ser registrados para os AEPs gerados em níveis progressivamente mais altos do sistema auditivo. Assim, é mais provável que os AEPs posteriores surjam de potenciais pós-sinápticos (PSPs) de graduação lenta. Os PSPs de gradação lenta (excitatórios e inibitórios) refletem fluxo e refluxo extracelulares de íons que entram e saem dos agrupamentos de neurônios com alterações mais lentas do potencial de membrana em um intervalo de 10 a 20 milissegundos e levam muito mais tempo para decair em comparação com os AP.[45] Em geral, os agrupamentos de neurônios que são alinhados de forma semelhante e ativados de forma sincronizada têm maior probabilidade de serem registrados na superfície do couro cabeludo. Por outro lado, os agrupamentos de neurônios que não estão alinhados de forma semelhante, mas que podem estar sincronicamente ativos, podem resultar em um cancelamento de voltagens para determinados componentes do AEP.

Pérola

Potenciais evocados com latências longas (> 50 milissegundos) por meio de PSP de gradação lenta dão a impressão de que leva muito tempo para os sinais chegarem ao córtex. Realisticamente, quando se considera o tempo de viagem neural a partir da cóclea, são necessários cerca de 20 milissegundos ou menos para a ativação dos neurônios no córtex auditivo primário.[46] No nível do córtex auditivo primário, a ativação dos neurônios parece depender das características físicas do estímulo. Por exemplo, são necessários apenas cerca de 8 a 10 milissegundos para que os estímulos de clique[47] e cerca de 11 a 12 milissegundos para que as sílabas[48] cheguem ao córtex auditivo.

4.3.3 Dipolos

Até este ponto, a origem da atividade neuroelétrica tem sido discutida principalmente a partir da região extracelular de células individuais ou de grandes grupos de células excitáveis (p. ex., neurônios). Durante a despolarização, os íons positivos correm para uma região de um neurônio (um dissipador) e fazem com que o espaço extracelular nessa região se torne negativo. Esse fluxo inicial de íons positivos deve, por fim, sair em outra região do neurônio (uma fonte), fazendo com que o espaço extracelular nessa região adjacente se torne positivo. À medida que esse fluxo de corrente é gerado pelo dissipador e pela fonte, é estabelecida uma separação de cargas em diferentes regiões do neurônio. Essa separação de cargas produz o que é chamado de dipolo. Conceitualmente, um dipolo se parece muito com uma bateria com suas extremidades positiva e negativa. Com algumas exceções, os potenciais de campo distante parecem ser mais bem registrados quando os eletrodos são colocados em extremidades opostas do dipolo.[49]

Considerações Especiais

Os termos *tensão* e *potencial* são essencialmente sinônimos, pois representam uma separação de cargas positivas e negativas. Quanto mais distantes as cargas estiverem, maior será a diferença de voltagem ou de potencial e maior será a força eletromotriz. A medição dos potenciais evocados é feita medindo-se a carga em um local do couro cabeludo em relação a outro local do couro cabeludo, seja no lado oposto do dipolo de interesse[49] ou na linha de potencial zero *do* dipolo (ou seja, o ponto médio entre as cargas onde não há diferença). A diferença de potencial medida é geralmente relatada em microvolts (μV), embora às vezes seja usada a faixa menor de nanovolts (nV).

Embora os AP se propaguem ao longo dos neurônios, os dipolos produzidos durante os registros de AEP são estacionários. Em outras palavras, a média do AP mostrada na tela do monitor não é representativa do AP enquanto ele se move ao longo de uma estrutura como o nervo auditivo. Em vez disso, a descarga inicial, abrupta e síncrona de várias fibras do nervo auditivo distal (mais perto da cóclea), é o que dá origem à AP da ECochG (ou onda 1 do ABR). O que de fato é visto como onda II do AEP (ou seja, o segundo AP) é o efeito do tecido circundante no AEP registrado em escala à medida que o AP se move ao longo do nervo auditivo dentro do meato acústico interno altamente resistivo no osso temporal e sai para uma área de baixa resistência dentro do crânio.[50,51] A ▶ Fig. 4.2a é uma ilustração do segundo dipolo estacionário associado ao nervo auditivo. Esse segundo dipolo estacionário é configurado, pois há uma região de positividade (a fonte) associada à borda de ataque do AP e uma região de negatividade (o dissipador segue). Presume-se que esse dipolo estacionário surja na região proximal do nervo auditivo, pois termina no núcleo coclear. Acredita-se que as ondas posteriores do ABR também se originem de dipolos estacionários de AP de neurônios com orientação semelhante da via auditiva do tronco encefálico à medida que sofrem alterações na geometria anatômica. Como há outros grupos de neurônios no tronco encefálico auditivo, além do nervo auditivo, o início de descargas síncronas em núcleos do tronco encefálico auditivo e tratos de fibras progressivamente mais tardios provavelmente se reflete nos outros picos do ABR. Assim, a onda de voltagens positivas e negativas na superfície do couro cabeludo (ou seja, as diferentes ondas do ABR e seus respectivos vales) reflete os dipolos estacionários causados pelos APs em diferentes níveis do sistema auditivo inferior.

Ao contrário dos APs, que são alvos de movimento rápido, os dipolos no córtex são normalmente de neurônios piramidais orientados perpendicularmente à superfície do cérebro. A maioria desses neurônios piramidais está na camada V do córtex auditivo e interage com vários outros neurônios ativos (p. ex., fibras talamocorticais e células estreladas). Nesse nível do sistema auditivo, os PSPs são a fonte dominante de AEP. O que leva às voltagens positivas e negativas na superfície do couro cabeludo depende de quais partes do dendrito estão sendo despolarizadas em um determinado momento. Por exemplo, a despolarização do dendrito próximo ao corpo da célula forma um dissipador (extracelular negativo), enquanto o aspecto mais superficial (próximo ao couro cabeludo) do dendrito é a fonte (extracelular positivo). A ▶ Fig. 4.2b ilustra esse cenário em um neurônio piramidal do córtex. Nesse cenário, a superfície do couro cabeludo é positiva. Por outro lado, quando o dissipador está no dendrito superficial com uma fonte profunda, a superfície do escalpo é negativa. Deve-se observar que os interneurônios no córtex, bem como os neurônios ascendentes e descendentes de e para o córtex, também podem gerar PSP registráveis no couro cabeludo. Os requisitos básicos para o registro da atividade dipolar estão resumidos abaixo.

- Uma população de neurônios semelhantes deve ser ativada de forma síncrona.
- Em uma população de neurônios, determinadas partes (p. ex., axônios ou dendritos) devem ser alinhadas em paralelo.
- Quanto maior o número de uma população de neurônios envolvidos em um núcleo (e em núcleos simultânea e temporalmente ativos), maior a amplitude.

4.3.4 Potenciais de Campo Próximo e Distante

A atividade neural pode ser registrada diretamente da superfície dos nervos cranianos, dos tratos de fibras, dos núcleos do tronco encefálico e da superfície cortical, bem como dos músculos e órgãos. Ela também pode ser registrada a grandes distâncias da fonte (p. ex., no couro cabeludo ou no interior da orelha) por meio do volume condutor (p. ex., a cabeça com tecido cerebral, líquido cefalorraquidiano, crânio e couro cabeludo). Esses dois tipos de registros são chamados de potenciais de campo próximo e potenciais de campo distante. Ambos são de natureza extracelular e dependem, em grande parte, do tamanho e da orientação geométrica das fontes de dipolo subjacentes. Com exceção dos registros intracranianos realizados durante a neurocirurgia (Capítulo 18), praticamente todos os outros registros de AEP são do tipo campo distante. Quando a atividade neural é registrada diretamente na fonte, as voltagens registradas podem ser muito grandes, e mesmo pequenos movimentos para longe da fonte podem resultar em reduções drásticas na voltagem. Quando os registros são realizados a grandes distâncias da fonte, as voltagens resultantes são geralmente menores, e pequenos movimentos

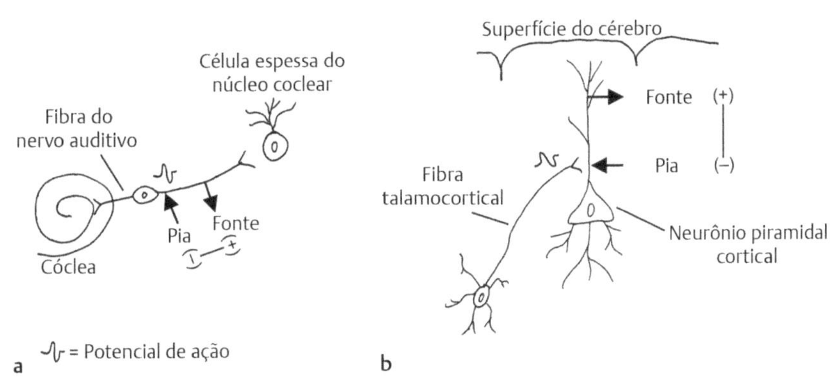

Fig. 4.2 (a,b) Exemplos simples de dipolo de um neurônio gerados em uma fibra do nervo auditivo e em um neurônio piramidal do córtex. Observe os dissipadores e fontes extracelulares que dão origem aos polos positivo e negativo do dipolo.

para longe do local inicial podem resultar em pouca ou nenhuma alteração na voltagem.[51,52] Enquanto os potenciais de campo próximo tendem a refletir a atividade localmente na estrutura desejada de interesse (p. ex., nervo auditivo exposto ou superfície cortical exposta), os potenciais de campo distante geralmente refletem a atividade neural de uma ou mais fontes dipolares que têm atividade sobreposta no tempo. Assim, é difícil afirmar com algum grau de certeza que qualquer componente do AEP além do nervo auditivo tem uma única fonte dipolar.

Como nem os AEPs de campo próximo nem os de campo distante refletem a atividade de um único neurônio, a extensão em que um AEP é registrado depende da disposição dos neurônios. Os neurônios que são ativados de forma síncrona e são orientados uniformemente em uma direção semelhante, como em um nervo craniano ou nos dendritos de um núcleo, produzem campos que podem ser registrados no couro cabeludo. Por outro lado, os neurônios que são ativados de forma sincronizada, mas orientados aleatoriamente em direções diferentes, produzem campos fracos ou insignificantes. Esses dois tipos de campos são conhecidos como campos abertos e fechados, respectivamente.[53] O nervo auditivo, o lemnisco lateral e os dendritos dos neurônios piramidais em uma seção restrita do córtex, por exemplo, todos formam bons campos abertos. Em contraste, o tálamo tem núcleos com dendritos dispostos de maneira não uniforme e dendritos dispostos de maneira esférica, o que pode levar a um campo eletricamente silencioso e fechado quando registrado no couro cabeludo.

4.4 Princípios Gerais do Sistema Nervoso Auditivo

4.4.1 Sincronia

Há dois tipos de sincronia necessários para produzir AEPs transientes. O primeiro tipo de sincronia está fortemente associado a AEP mais precoce, como a ECochG e o ABR. Para evocar bem esses dois tipos de AEP, é necessário um estímulo com um tempo de aumento muito rápido, como um clique de 0,1 milissegundo (ou 100 microssegundos). O tempo de subida abrupto associado ao clique produz uma ampla faixa de energia que pode estimular amplamente a cóclea e, por sua vez, fazer com que várias fibras nervosas auditivas descarreguem sincronizadamente no início do estímulo. No entanto, um estímulo de clique não é perfeitamente de banda larga (1) devido aos atrasos das ondas de deslocamento da base para o ápice na cóclea e (2) porque os estímulos de clique não fornecem informações específicas de frequência. Para obter informações específicas de frequência, tons de curta duração (chamados de *tone bursts*) são usados com frequência. Devido à exigência de sincronia neural para ECochG e ABR, o tempo de subida dos *tone bursts* também deve ser razoavelmente rápido, com uma duração total de apenas dois a quatro ciclos. Com menos fibras do nervo auditivo sendo estimuladas por uma região restrita da cóclea ao usar um *tone burst*, o AEP registrado com esse estímulo tende a ser menor em amplitude do que o observado com estímulos de clique. Assim, os AEPs que dependem de alta sincronia neural estão associados à necessidade de estímulos relativamente abruptos (transitórios) com o objetivo de fazer com que vários neurônios (p. ex., fibras do nervo auditivo) descarreguem sincronizadamente.

O segundo tipo de sincronia pode ser apreciado no nível do córtex auditivo. Em contraste com os AEPs precoces, os potenciais corticais, como os componentes P1, N1, P2 e N2, não exigem o uso de estímulos com tempos de subida rápidos e não exigem alta sincronia neural das fibras nervosas auditivas periféricas. Embora os potenciais corticais possam ser evocados por meio de cliques, eles também podem tolerar tempos de subida mais longos, de até 80 milissegundos ou mais (estímulos de *tone burst* e fala). Isso não quer dizer, entretanto, que os potenciais corticais sejam independentes da sincronia. Para que os potenciais corticais sejam medidos, eles ainda exigem a sincronia das sinapses neuronais em determinadas regiões do cérebro para ativar os dipolos relevantes. Mesmo no córtex, o grande número de neurônios piramidais ativados de forma sincronizada em uma região do cérebro pode produzir um grande campo de PSP.

Pérola

O requisito de sincronia neural para potenciais precoces, mas não para potenciais corticais tardios, pode ser apreciado em certos casos de transtorno do espectro da neuropatia auditiva (ANSD), em que a ECochG e o ABR podem estar ausentes (ou grosseiramente distorcidos), enquanto os potenciais corticais estão mais ou menos presentes.

4.4.2 Bloqueio de Fase

O bloqueio de fase é um atributo dos neurônios para descarregar (ou seja, gerar o AP) por meio do bloqueio de tempo com mais frequência na mesma fase de uma forma de onda de estímulo e com menos frequência em outras fases. Os neurônios podem bloquear a fase independentemente de o estímulo ser uma onda senoidal ou um ruído de banda larga, mas geralmente se baseiam na frequência característica do neurônio ou na faixa de resposta de frequência. O bloqueio de fase é introduzido pela primeira vez no sistema auditivo pelas fibras do nervo auditivo periférico. Realisticamente, uma única fibra do nervo auditivo pode ser capaz de descarregar ao máximo a uma taxa de apenas 300 a 500 Hz quando se considera a taxa de recuperação dos AP, além da qual eles podem descarregar na mesma fase de uma senoide, mas não em todas as fases. Quando as fibras do nervo auditivo trabalham em grupo, elas podem ser capazes de bloquear a fase em conjunto para estímulos tonais de até 2.000 Hz, talvez até 5.000 Hz. Entretanto, quanto mais central e rostral os neurônios estiverem localizados, mais adequado será o bloqueio de fase (p. ex., < 40 Hz). O motivo do declínio do bloqueio de fase do sistema auditivo inferior para o superior, entretanto, não é totalmente conhecido.

Em relação aos AEPs, o bloqueio de fase geralmente pode ser mais bem avaliado com ASSR (Capítulo 8) e FFR (Capítulo 7). Como exemplo, as fibras nervosas auditivas podem produzir um histograma de tempo pós-estímulo (PSTH) que revela o bloqueio de fase para sinais modulados em amplitude, não apenas para o tom portador, mas também para seu envelope. O que um PSTH revela são as probabilidades médias de descargas neurais com aumento de descargas perto de uma fase específica de uma forma de onda de estímulo e progressivamente menos descargas longe dessa fase específica. Como visto na ▶ Fig. 4.3, a frequência portadora de 1.000 Hz está claramente representada, e a diferença de tempo relativa entre os pontos adjacentes onde as descargas neurais são proporcionalmente altas está ocorrendo a cada 1 milissegundo. Além disso, como visto na ▶ Fig. 4.3, o padrão geral do PSTH parece se repetir a cada 12 milissegundos, o que coincide com a frequência de modulação de 80 Hz. A razão pela qual o envelope está sendo representado no código neural provavelmente se deve a algumas não linearidades associadas ao fato de que apenas amplitudes positivas (uma retificação de meia onda) são representadas pelo movimento dos estereocílios, potenciais receptores e descargas de fibras nervosas auditivas.[54-56]

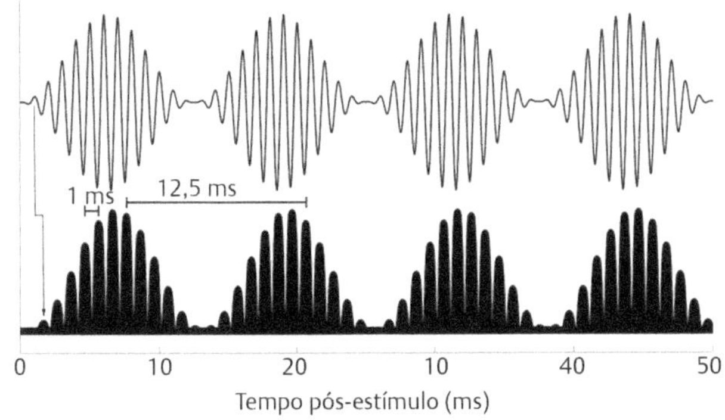

Fig. 4.3 Ilustração esquemática das respostas de uma única fibra do nervo auditivo a um sinal modulado em amplitude. A forma de onda na parte superior da figura é um tom portador de 1.000 Hz modulado a 80 Hz. A parte inferior da figura mostra o histograma médio de tempo pós-estímulo (PSTH) de uma única fibra do nervo auditivo cujo padrão de resposta aparece como uma retificação de meia onda. Observe no PSTH que o bloqueio de fase ocorreu não apenas para o envelope (80 Hz), mas também para a estrutura fina (1.000 Hz).

Em outras palavras, as fibras nervosas auditivas descarregam em grande parte apenas quando a membrana basilar se move em uma direção (ou seja, em direção à escala vestibular). O aparente bloqueio de fase para a frequência de modulação em níveis de intensidade próximos ao limiar torna a ASSR útil como uma ferramenta de estimativa de limiar comportamental. É a frequência de modulação que está sendo avaliada, pois está modulando o tom portador em regiões específicas de frequência da cóclea (p. ex., 500, 1.000, 2.000 e 4.000 Hz). A frequência de modulação implementada depende do interesse em evocar respostas de estruturas corticais (40 Hz) ou subcorticais (80 Hz).[57-59] A FFR é outro tipo de resposta de estado estável que pode revelar atividade de bloqueio de fase e parece ser adequada para acompanhar a forma de onda do estímulo dos tons, bem como a estrutura fina e o tom de periodicidade associados às vogais de estado estável.[60,61] Devido às frequências em que ocorre o bloqueio de fase, acredita-se que o FFR reflita o bloqueio de fase das fibras do nervo auditivo até os neurônios no tronco encefálico rostral.

4.5 Considerações Sobre o Sistema Auditivo Periférico e Central para os AEPs

O nervo auditivo contém os neurônios de primeira ordem que iniciam a propagação da atividade neural, quase imitando a atividade dentro da cóclea e em todo o CANS. Os sinais da cóclea passam por um processamento paralelo e sequencial em um ou ambos os lados da cabeça.[62,63] A maior parte desse processamento ocorre de forma ascendente (*bottom-up*), ou seja, os sinais auditivos são continuamente processados de forma quase involuntária, independentemente de a atenção estar ou não voltada para o sinal. Entretanto, existem alguns fatores cognitivos de ordem superior e de cima para baixo (*top-down*) que podem afetar o sistema auditivo. Por exemplo, a sonolência e o sono afetam significativamente os AEPs, principalmente os de origem talâmica e cortical. Embora todas essas descrições sejam excessivamente generalizadas, deve ficar claro para os clínicos que qualquer número de fatores pode afetar o sistema auditivo e pode levar a alterações observáveis em praticamente todos os AEPs.

Considerações Especiais

Os examinadores devem sempre ter em mente que toda perda auditiva (por exemplo, neurossensorial condutiva ou mista) tem o potencial de afetar a morfologia da forma de onda dos AEPs. Algumas das alterações são mediadas pela redução da intensidade ou pelo atraso no tempo quando o estímulo atinge os elementos neurais. Em outros casos, o comprometimento do nervo auditivo ou do sistema auditivo central causará essas alterações.

Considerações Especiais

O sistema auditivo depende muito do sistema vascular (suprimento de sangue) para obter nutrientes e oxigênio e manter a função neural saudável. A interrupção, a alteração ou até mesmo o contato com o sangue pode comprometer o sistema auditivo de várias maneiras. Embora o sistema vascular não esteja envolvido, por si só, na geração de potenciais evocados, há uma relação clara e íntima. Portanto, os clínicos devem dedicar algum tempo para aprender sobre a anatomia vascular no que se refere ao sistema auditivo. O leitor deve consultar Musiek e Baran[64] para uma excelente discussão sobre esse tópico.

4.5.1 Potenciais Exógenos *Versus* Endógenos

Devido à influência externa do som no sistema auditivo, os AEPs são considerados como tendo características exógenas. Independentemente de o AEP ser gerado na cóclea ou em algum lugar do córtex, há neurônios auditivos que respondem quando os estímulos têm o conjunto certo de parâmetros acústicos necessários para evocá-los. Por exemplo, alguns neurônios apresentam descarga ao início abrupto do estímulo, enquanto outros podem apresentar descarga somente aos padrões variáveis no tempo em um estímulo modulado. Entretanto, outros AEPs são mais influenciados por fatores não relacionados com estímulos acústicos. Em outras palavras, algo que não seja o próprio estímulo está influenciando a morfologia da forma de onda que altera a amplitude, a latência ou ambas. Diz-se que os AEP que são afetados por fatores internos têm características endógenas. A ECochG e ABR são predominantemente exógenas; é provável que os AEPs corticais tardios tenham características exógenas e endógenas (Capítulo 10). O sono e a atenção têm fortes influências endógenas nos AEPs tardios e serão discutidos brevemente a seguir.

Sono

O efeito do sono no sistema auditivo é muito difundido, como evidenciado por um livro inteiro escrito sobre esse tópico por Velutti.[65] À medida que se passa da vigília para o sono profundo, o espectro do eletroencefalograma (EEG) muda, com oscilações talamocorticais mais altas durante a vigília (> 15 Hz) e oscilações mais baixas durante o sono (1-4 Hz). Em geral, quanto mais lentas forem as oscilações, maior será a amplitude do EEG. Durante o sono, o córtex quase se desvincula das estruturas subcorticais. As bases subjacentes dos diferentes estados de sono e vigília são mediadas por determinados neurotransmissores, que alteram os padrões de disparo de AP (disparo regular *vs.* disparo *tone burts*) nos neurônios do sistema talamocortical.[66] Os componentes iniciais do AEP, como os associados a ECochG, ABR e ASSR de 80 Hz, geralmente não são afetados pelo sono. Além disso, esses AEPs precoces podem até mesmo ser provocados, sem alteração, enquanto o indivíduo está anestesiado ou sedado.

Atenção

Em geral, a atenção é um processo cognitivo de ordem superior que envolve um grau de concentração em algo no ambiente (p. ex., som), ignorando outros aspectos do ambiente. Há vários tipos diferentes de atenção, incluindo orientada, seletiva, dividida e sustentada.[67] Os correlatos neurais dos diferentes tipos de atenção são geralmente atribuídos ao córtex, mas podem ter efeitos em neurônios corticais e subcorticais. Os primeiros estudos sobre atenção auditiva realizados por Picton *et al.*[68,69] demonstraram como prestar atenção aos estímulos tem um efeito maior nos AEPs corticais, como os componentes N1-P2, e pouco ou nenhum efeito nos potenciais evocados precoces, como o AP da ECochG, do ABR e da MLR. Em casos de atenção seletiva, entretanto, o P2 pode tornar-se menor.[70]

4.6 Reflexos Sonomotores

Embora não façam parte diretamente d o sistema nervoso auditivo, alguns músculos respondem a estímulos sonoros chamados reflexos sonomotores. Esses músculos incluem o músculo estapédio, o músculo auricular posterior (PAM), o músculo esternocleidomastóideo (SCM) e os músculos extraoculares. O músculo estapédio é um dos dois músculos da orelha média envolvidos no reflexo do músculo da orelha média (MEMR, também chamado de reflexo acústico). Ele se liga ao colo do osso estribo dentro da orelha média. Inervado pelo CN VII (nervo facial), o músculo estapédio produz uma resposta bilateral e graduada a sons de alta intensidade. Em geral, não se acredita que o músculo estapédio afete as medições do AEP, embora possa afetar em níveis de alta intensidade. O reflexo do músculo auricular posterior (PAMR) compreende dois ou três músculos que surgem da mastoide e se inserem na parte inferior da concha. O PAMR pode ser registrado na faixa de latência de 12 a 20 milissegundos e interfere significativamente nos registros de MLR (consulte o Capítulo 9). É mais provável que o PAMR interfira na MLR quando os eletrodos de inversão são colocados próximos ao PAM (lóbulo da orelha ou mastoide), quando altas intensidades (ou seja, ≥ 70 dB nHL [nível de audição normal]) são usadas para obter uma resposta ou em pacientes extremamente tensos.

Os músculos SCM e extraoculares são reflexos sonomotores associados ao sáculo do sistema vestibular da orelha interna.[71,72,73]

A cóclea, o sáculo e o utrículo estão muito próximos da janela oval e da platina do estribo, de modo que não deve ser muito surpreendente que os otólitos e as células ciliadas sensoriais do sáculo possam responder à estimulação acústica de alta intensidade. De interesse para audiologistas e outros especialistas em equilíbrio é o potencial miogênico evocado vestibular (VEMP), que pode ser um teste útil de distúrbios associados ao sistema vestibular. Ao contrário do PAMR, que seria considerado um incômodo durante alguns registros de ABR ou MLR, o VEMP cervical (cVEMP) é um registro eletromiográfico (EMG) desejado do SCM, enquanto o VEMP ocular (oVEMP) é registrado a partir dos músculos extraoculares (p. ex., oblíquo inferior e reto) em resposta à estimulação do sáculo. A anatomia e a fisiologia do cVEMP e do oVEMP são descritas mais detalhadamente no Capítulo 11.

Referências

[1] Bukhard RF, Don M, Eggermont JJ. Auditory Evoked Potentials: Basic Principles and Clinical Applications. Philadelphia, PA: Lippincott Williams & Wilkins; 2007

[2] Møller JK. Hearing: Anatomy, Physiology, and Disorders of the Auditory System. 3rd ed. Amsterdam: Academic Press; 2013

[3] Musiek FE, Baran JA. The Auditory System: Anatomy, Physiology, and Clinical Correlates. 2nd ed. San Diego, CA: Plural Publishing; 2020

[4] Picton TW. Human Auditory Evoked Potentials. San Diego, CA: Plural Publishing; 2011

[5] Rees A, Palmer AB. The Oxford Handbook of Auditory Science: The Auditory Brain. New York, NY: Oxford University Press; 2010

[6] Moore JK. The human auditory brain stem: a comparative view. Hear Res. 1987; 29(1):1–32

[7] Musiek FE, Baran JA. Neuroanatomy, neurophysiology, and central auditory assessment. Part I: brain stem. Ear Hear. 1986; 7(4):207–219

[8] Aitkin LM, Phillips SC. Is the inferior colliculus an obligatory relay in the cat auditory system? Neurosci Lett. 1984; 44(3):259–264

[9] Hickok G, Poeppel D. Towards a functional neuroanatomy of speech perception. Trends Cogn Sci. 2000; 4(4):131–138

[10] Kaas JH, Hackett TA. Subdivisions of auditory cortex and processing streams in primates. Proc Natl Acad Sci U S A. 2000; 97(22):11793–11799

[11] Hackett TA. Anatomical organization of the auditory cortex. J Am Acad Audiol. 2008; 19(10):774–779

[12] Bamiou DE, Musiek FE, Luxon LM. The insula (Island of Reil) and its role in auditory processing. Literature review. Brain Res Brain Res Rev. 2003; 42(2):143–154

[13] Aboitiz F, Ide A, Olivares R. Corpus callosum morphology in relation to cerebral asymmetries in the postmortem human. In: Zaidel E, Jacoboni M, eds. The Parallel Brain: The Science of the Corpus Callosum. Boston, MA: MIT Press; 2002:33–50

[14] Elberling C, Don M, Cebulla M, Stürzebecher E. Auditory steady-state responses to chirp stimuli based on cochlear traveling wave delay. J Acoust Soc Am. 2007; 122(5):2772–2785

[15] Chertoff M, Lichtenhan J, Willis M. Click- and chirp-evoked human compound action potentials. J Acoust Soc Am. 2010; 127(5):2992–2996

[16] Elberling C, Don M. Auditory brainstem responses to a chirp stimulus designed from derived-band latencies in normal-hearing subjects. J Acoust Soc Am. 2008; 124(5):3022–3037

[17] Rupp A, Uppenkamp S, Gutschalk A, et al. The representation of peripheral neural activity in the middle-latency evoked field of primary auditory cortex in humans(1). Hear Res. 2002; 174(1–2):19–31

[18] Atcherson SR, Moore PC. Are chirps better than clicks and tonebursts for evoking middle latency responses? J Am Acad Audiol. 2014; 25(6):576–583

[19] Petoe MA, Bradley AP, Wilson WJ. On chirp stimuli and neural synchrony in the suprathreshold auditory brainstem response. J Acoust Soc Am. 2010;128(1):235–246

[20] Rodrigues GRI, Ramos N, Lewis DR. Comparing auditory brainstem responses (ABRs) to toneburst and narrow band CE-chirp in young infants. Int J Pediatr Otorhinolaryngol. 2013; 77(9):1555–1560

[21] Ehrmann-Müller D, Shehata-Dieler W, Zlzoubi A, Hagen R, Hagen R, Cebulla M. Using ASSR with narrow-band chirps to evaluate hearing in children and adults. Eur Arch Otorhinolaryngol. 2021; 278(1):49–56

[22] Fujiki N, Jousmaki V, Hari R. Neuromagnetic responses to frequency-tagged sounds: a new method to follow inputs from each ear to the human auditory cortex during binaural hearing. J Neurosci. 2002; 22(3):RC205

[23] Hall JL, II, Goldstein MH, Jr. Representation of binaural stimuli by single units in primary auditory cortex of unanesthetized cats. J Acoust Soc Am. 1968; 43(3):456–461

[24] Rosenzweig MR. Representations of the two ears at the auditory cortex. Am J Physiol. 1951; 167(1):147–158

[25] Scherg M, Von Cramon D. Evoked dipole source potentials of the human auditory cortex. Electroencephalogr Clin Neurophysiol. 1986; 65(5):344–360

[26] Papanicolaou AC, Baumann S, Rogers RL, Saydjari C, Amparo EG, Eisenberg HM. Localization of auditory response sources using magnetoencephalography and magnetic resonance imaging. Arch Neurol. 1990; 47(1):33–37

[27] Reite M, Zimmerman JT, Zimmerman JE. Magnetic auditory evoked fields: interhemispheric asymmetry. Electroencephalogr Clin Neurophysiol. 1981;51(4):388–392

[28] Romani GL, Williamson SJ, Kaufman L. Tonotopic organization of the human auditory cortex. Science. 1982; 216(4552):1339–1340

[29] Eldredge L, Salamy A. Functional auditory development in preterm and full term infants. Early Hum Dev. 1996; 45(3):215–228

[30] Sininger YS, Cone-Wesson B. Lateral asymmetry in the ABR of neonates: evidence and mechanisms. Hear Res. 2006; 212(1–2):203–211

[31] Sininger YS, Cone-Wesson B, Abdala C. Gender distinctions and lateral asymmetry in the low-level auditory brainstem response of the human neonate. Hear Res. 1998; 126(1–2):58–66

[32] Hornickel J, Skoe E, Kraus N. Subcortical laterality of speech encoding. Audiol Neurotol. 2009; 14(3):198–207

[33] Kimura D. Cerebral dominance and the perception of verbal stimuli. Can J Psychol. 1961; 15(3):166–171

[34] Sidtis JJ. Predicting brain organization from dichotic listening performance: cortical and subcortical functional asymmetries contribute to perceptual asymmetries. Brain Lang. 1982; 17(2):287–300

[35] Brantberg K, Fransson PA, Hansson H, Rosenhall U. Measures of the binaural interaction component in human auditory brainstem response using objective detection criteria. Scand Audiol. 1999; 28(1):15–26

[36] Dobie RA, Berlin CI. Binaural interaction in brainstem-evoked responses. Arch Otolaryngol. 1979; 105(7):391–398

[37] Setou M, Kurauchi T, Tsuzuku T, Kaga K. Binaural interaction of boneconducted auditory brainstem responses. Acta Otolaryngol. 2001; 121(4):486–489

[38] Ungan P, Yagcioglu S. Origin of the binaural interaction component in wave P4 of the short-latency auditory evoked potentials in the cat: evaluation of serial depth recordings from the brainstem. Hear Res. 2002; 167(1–2):81–101

[39] Gardi JN, Berlin CI. Binaural interaction components. Their possible origins in guinea pig auditory brainstem response. Arch Otolaryngol. 1981; 107(3):164–168

[40] McPherson DL, Starr A. Binaural interaction in auditory evoked potentials: brainstem, middle- and long-latency components. Hear Res. 1993; 66(1):91–98

[41] Jewett DL. Volume-conducted potentials in response to auditory stimuli as detected by averaging in the cat. Electroencephalogr Clin Neurophysiol. 1970; 28(6):609–618

[42] Parthasarathy TK, Moushegian G. Rate, frequency, and intensity effects on early auditory evoked potentials and binaural interaction component in humans. J Am Acad Audiol. 1993; 4(4):229–237

[43] Brownell WE, Bader CR, Bertrand D, de Ribaupierre Y. Evoked mechanical responses of isolated cochlear outer hair cells. Science. 1985; 227(4683):194–196

[44] Sohmer H, Kinarti R, Gafni M. The source along the basilar membrane of the cochlear microphonic potential recorded by surface electrodes in man. Electroencephalogr Clin Neurophysiol. 1980; 49(5–6):506–514

[45] Longstaff A. Neuroscience. 2nd ed. New York, NY: Taylor & Francis Group; 2005

[46] Lütkenhöner B, Krumbholz K, Lammertmann C, Seither-Preisler A, Steinsträter O, Patterson RD. Localization of primary auditory cortex in humans by magnetoencephalography. Neuroimage. 2003; 18(1):58–66

[47] Liegeois-Chauvel C, Musolino A, Chauvel P. Localization of the primary auditory area in man. Brain. 1991; 114 Pt 1A:139–151

[48] Steinschneider M, Volkov IO, Noh MD, Garell PC, Howard MA, III. Temporal encoding of the voice onset time phonetic parameter by field potentials recorded directly from human auditory cortex. J Neurophysiol. 1999; 82(5):2346–2357

[49] Stegeman DF, Dumitru D, King JC, Roeleveld K. Near- and far-fields: source characteristics and the conducting medium in neurophysiology. J Clin Neurophysiol. 1997; 14(5):429–442

[50] Lueders H, Lesser R, Hahn J, Little J, Klem G. Subcortical somatosensory evoked potentials to median nerve stimulation. Brain. 1983; 106(Pt 2):341–372

[51] Stegeman DF, Van Oosterom A, Colon EJ. Far-field evoked potential components induced by a propagating generator: computational evidence. Electroencephalogr Clin Neurophysiol. 1987; 67(2):176–187

[52] Wood CC, Allison T. Interpretation of evoked potentials: a neurophysiological perspective. Can J Psychol. 1981; 35(2):113–135

[53] LORENTE de NO R. Action potential of the motoneurons of the hypoglossus nucleus. J Cell Comp Physiol. 1947; 29(3):207–287

[54] Joris PX, Schreiner CE, Rees A. Neural processing of amplitude-modulated sounds. Physiol Rev. 2004; 84(2):541–577

[55] Khanna SM, Teich MC. Spectral characteristics of the responses of primary auditory-nerve fibers to amplitude-modulated signals. Hear Res. 1989;39(1–2):143–157

[56] Lins OG, Picton PE, Picton TW, Champagne SC, Durieux-Smith A. Auditory steady-state responses to tones amplitude-modulated at 80–110 Hz. J Acoust Soc Am. 1995; 97(5, Pt 1):3051–3063

[57] Herdman AT, Lins O, Van Roon P, Stapells DR, Scherg M, Picton TW. Intracerebral sources of human auditory steady-state responses. Brain Topogr. 2002;15(2):69–86

[58] Kuwada S, Anderson JS, Batra R, Fitzpatrick DC, Teissier N, D'Angelo WR. Sources of the scalp-recorded amplitude-modulation following response. J Am Acad Audiol. 2002; 13(4):188–204

[59] Pethe J, Von Specht H, Mühler R, Hocke T. Amplitude modulation following responses in awake and sleeping humans: a comparison for 40 Hz and 80 Hz modulation frequency. Scand Audiol Suppl. 2001; 52(52):152–155

[60] Hall JW, III. Auditory brainstem frequency following responses to waveform envelope periodicity. Science. 1979; 205(4412):1297–1299

[61] Krishnan A, Xu Y, Gandour JT, Cariani PA. Human frequency-following response: representation of pitch contours in Chinese tones. Hear Res. 2004;189(1–2):1–12

[62] Ehret G, Romand R. The Central Auditory System. New York, NY: Oxford University Press; 1997

[63] Phillips DP. An introduction to central auditory neuroscience. In: Musiek FE, Cherman GD, eds. Handbook of (Central) Auditory Processing Disorder: Auditory Neuroscience and Diagnosis. Vol. 1. San Diego, CA: Plural Publishing; 2007:53–88

[64] Musiek FE, Baran JA. The Auditory System: Anatomy, Physiology, and Clinical Correlates. 2nd ed. San Diego, CA: Plural Publishing Inc.; 2020

[65] Velutti RA. The Auditory System in Sleep. London: Academic Press; 2008

[66] Benarroch EE. Basic Neurosciences with Clinical Applications. Philadelphia, PA: Butterworth Heinemann Elsevier; 2006

[67] Coull JT. Neural correlates of attention and arousal: insights from electrophysiology, functional neuroimaging and psychopharmacology. Prog Neurobiol. 1998; 55(4):343–361

[68] Picton TW, Hillyard SA, Galambos R, Schiff M. Human auditory attention: a central or peripheral process? Science. 1971; 173(3994):351–353

[69] Picton TW, Hillyard SA. Human auditory evoked potentials. II. Effects of attention. Electroencephalogr Clin Neurophysiol. 1974; 36(2):191–199

[70] Hansen JC, Hillyard SA. Endogenous brain potentials associated with selective auditory attention. Electroencephalogr Clin Neurophysiol. 1980; 49(3–4):277–290

[71] Colebatch JG, Halmagyi GM, Skuse NF. Myogenic potentials generated by a click-evoked vestibulocollic reflex. J Neurol Neurosurg Psychiatry. 1994; 57(2):190–197

[72] Rosengren SM, McAngus Todd NP, Colebatch JG. Vestibular-evoked extraocular potentials produced by stimulation with bone-conducted sound. Clin Neurophysiol. 2005; 116(8):1938–1948

[73] Manzari L, Burgess AM, Curthoys IS. Ocular and cervical vestibular evoked myogenic potentials in response to bone-conducted vibration in patients with probable inferior vestibular neuritis. J Laryngol Otol. 2012; 126(7):683–691

Seção II
Potenciais Evocados Auditivos de Fundo

II

5 Eletrococleografia

Andrew Stuart†

Resumo

A eletrococleografia (ECochG) é a medição dos potenciais cocleares relacionados com o estímulo, incluindo o microfonismo coclear (CM), o potencial de somação (SP) e o potencial de ação composto (AP) do nervo auditivo. Os geradores dos potenciais cocleares são as células ciliadas internas e externas, enquanto o AP é gerado por fibras do nervo auditivo tipo I sincronizadas. A ECochG é uma ferramenta valiosa para o diagnóstico, avaliação e monitoramento de distúrbios da orelha interna e do nervo auditivo. Para a implementação clínica, é preciso entender a complexidade de um registro de ECochG. Isso inclui uma apreciação dos parâmetros de aquisição (ou seja, tipo de eletrodo/montagem/impedância, amplificação, largura de banda do filtro, época de tempo, varreduras/repetições e transdutor) e de estímulo (ou seja, tipo, duração, intensidade, polaridade, taxa e mascaramento). A análise do eletrococleograma começa com a identificação dos componentes de resposta da ECochG, seguida de medidas de latência e amplitude (p. ex., amplitude SP, latência AP, amplitude AP, relação de amplitude SP/AP e relação de área SP/AP). A ECochG é registrada de forma confiável em condições clínicas-padrão. Com a padronização dos protocolos de registro e medição da ECochG e a formação de profissionais de audiologia qualificados e suficientes nos programas de treinamento em audiologia, a ECochG deve continuar sendo uma ferramenta de diagnóstico valiosa.

Palavras-chave: eletrococleografia, eletrococleograma, microfonia coclear, potencial de soma, potencial de ação, transtimpânico, extratímpânico

5.1 Visão Geral

A eletrococleografia (ECochG) é a medição dos potenciais cocleares relacionados com o estímulo, incluindo o microfonismo coclear (CM), o potencial de soma (SP) e o potencial de ação composto (AP) do nervo auditivo. Os componentes da ECochG podem ser registrados separadamente ou em várias combinações. A medida registrada é denominada eletrococleograma. É uma ferramenta valiosa no diagnóstico, na avaliação e no monitoramento de distúrbios da orelha interna e no diagnóstico de distúrbios retrococleares do nervo auditivo. As aplicações mais comuns do eletrococleograma incluem o diagnóstico, a avaliação e o monitoramento da orelha interna; o aprimoramento da onda I do potencial evocado auditivo de tronco encefálico (ABR) quando há perda auditiva; o diagnóstico de neuropatia/dessincronia auditiva; a medição e o monitoramento da função do nervo auditivo durante cirurgias; e a avaliação da audição residual em pacientes com implante coclear.[1] O eletrococleograma também surgiu como uma ferramenta no diagnóstico, na avaliação e no monitoramento da doença de Ménière. Mais recentemente, tem havido um interesse crescente no uso da ECochG para a avaliação da exposição excessiva ao ruído, particularmente nas tentativas de demonstrar a sinaptopatia coclear induzida pelo ruído.[2-5]

A popularidade da ECochG tem aumentado e diminuído desde o início de sua aplicação clínica na década de 1970. Em geral, ela tem sido menos aplicada clinicamente em comparação com a ABR. O baixo uso clínico da ECochG pode ser atribuído ao seguinte: formação e familiaridade deficientes dos profissionais de saúde com a ECochG; preparação insuficiente para realizar a técnica em seu programa de treinamento; falta de equipamentos e/ou instalações de testes clínicos que forneçam a ECochG; ausência de padrões clínicos para testar a ECochG;[6,7] e/ou ausência de apoio/referências por parte de profissionais que podem não estar cientes das aplicações da ECochG ou que não estavam confiantes no valor diagnóstico da ECochG.[8]

5.2 Aspectos Históricos

A descoberta da ECochG foi relatada em 1930 por Wever e Bray.[9] De fato, esse estudo foi o primeiro relato de uma resposta evocada auditiva. Durante a gravação de um eletrodo colocado no nervo auditivo de um gato usando vários estímulos sonoros aplicados à sua orelha, Wever e Bray observaram sons reproduzidos (ou seja, CM) com grande fidelidade a partir da saída do eletrodo de gravação quando alimentado por um amplificador e um receptor de telefone. Após a destruição da cóclea do gato, a resposta foi eliminada. Outros repetiram registros semelhantes nos 2 anos seguintes.[10] Em 1935, Fromm *et al.*[11] relataram os primeiros registros de ECochG em humanos de dois indivíduos com membranas timpânicas (TMs) perfuradas. Uma resposta fraca foi registrada em ambos os indivíduos usando um fio de cobre esmaltado de 0,25 mm, com a extremidade descoberta e dobrada em torno de um pequeno pedaço de algodão, colocado no promontório.

Nos anos que se seguiram ao estudo seminal de Fromm *et al.*[11], o aprimoramento das técnicas de registro e da tecnologia de amplificação levou a registros aprimorados do CM. Eggermont,[12] em sua revisão de 75 anos de ECochG, chamou esse período de "primeiros registros cirúrgicos". Os registros estavam sendo realizados com eletrodos colocados na cóclea de animais e humanos durante intervenções cirúrgicas. Lempert *et al.* sugeriram pela primeira vez a colocação de um eletrodo através da TM no promontório como um método não cirúrgico viável em 1950.[13] Um grande avanço foi evidenciado em 1961, quando Ruben *et al.* registraram pela primeira vez a AP a partir da janela redonda em humanos.[14]

Um "período não cirúrgico" de descobertas começou em 1967 com o advento de relatos de registros transtimpânicos e extratimpânicos em humanos. A pesquisa foi liderada por Yoshie et al.[14,15,16,17] no Japão e pelos colegas de Portmann[18,19,20,21] na França. Houve uma onda de publicações na década de 1970, quando a aplicação clínica da ECochG tornou-se evidente com técnicas de registro não invasivas e o uso de computadores de média de sinal. No início da década de 1970, Cullen *et al.*[22] relataram registros com um eletrodo TM. Ao mesmo tempo, Coats[23] publicou achados de registros de ECochG com um eletrodo no meato acústico externo. Eggermont[24] publicou o primeiro relato da aplicação da ECochG em pacientes com doença de Ménière em 1974. Nas duas décadas seguintes, houve um grande aumento de publicações liderado por vários grupos de pesquisadores na Inglaterra (William P. R. Gibson), na França (René Dauman), no Japão (Nozomu Mori), na Holanda (Jos J. Eggermont) e nos Estados Unidos (Alfred C. Coats). Eggermont[12] observou que houve uma queda nas publicações de ECochG na primeira década dos anos 2000. Houve um interesse renovado na ECochG na década atual, com um aumento nas publicações devido à aplicação na neuropatia auditiva, melhor capacidade de diagnóstico da doença de Ménière, uso com testes intraoperatórios para implante coclear e aplicação na programação de implantes cocleares.

5.3 Componentes/Geradores de ECochG

Há três potenciais de ECochG – dois são potenciais de células ciliadas e o terceiro é derivado das fibras nervosas cocleares aferentes. Tanto as células ciliadas internas quanto as externas geram potenciais elétricos receptores em resposta à estimulação auditiva. Os potenciais cocleares relacionados com o estímulo incluem o CM e o SP. O componente AP da ECochG representa a resposta sincrônica somada de vários milhares de fibras do nervo auditivo que responderam à estimulação acústica. O número real de fibras depende do estímulo evocado. A compreensão dos geradores dos três potenciais da ECochG é fundamental para a aplicação clínica e a interpretação dos resultados da ECochG.

5.3.1 Microfonismo Coclear

O CM é uma tensão de corrente alternada que reflete o padrão de deslocamento instantâneo da partição coclear. O CM reflete a forma de onda do estímulo acústico. O CM aparece essencialmente sem atraso de tempo entre a chegada do estímulo na cóclea e o início do CM. A latência reflete o tempo de viagem do estímulo acústico através das orelhas externa e média. As células ciliadas externas e internas contribuem para a geração do CM.[25] Acredita-se que as células ciliadas externas contribuam predominantemente em virtude de seu maior número.[26] Quando o CM é registrado fora da cóclea, as células ciliadas externas da região basal da membrana basilar são responsáveis.[27,28] Essa última observação é importante para perceber que um CM em resposta a estímulos de 500 a 4.000 Hz é gerado a partir de células ciliadas quando o deslocamento da membrana basilar é passivo. Portanto, um CM pode estar presente com perda significativa de células ciliadas externas. Além disso, a observação de um CM na ausência de emissões otoacústicas não pode ser vista como função normal das células ciliadas externas. Withnell[29] afirma apropriadamente que "a presença do microfonismo, por si só, não significa que a função das células ciliadas externas esteja normal; na verdade, a ausência de uma emissão otoacústica em tal caso argumenta a favor da disfunção das células ciliadas externas, uma vez que as emissões otoacústicas estão claramente ligadas à função das células ciliadas externas e à mecânica da membrana basilar". De fato, os CM foram detectados em orelhas com perda auditiva profunda.[30]

Como o CM é uma tensão de corrente alternada, ele espelha a forma de onda do estímulo evocador. Considerando isso, o CM é mais bem observado com um estímulo de polaridade única (ou seja, condensação ou rarefação). Caso contrário, o uso de estímulo de polaridade alternada cancelará o CMs por meio do cálculo da média do sinal durante a aquisição da resposta. Quando o CM é registrado fora da cóclea, a resposta pode assemelhar-se à forma de onda elétrica do estímulo. Portanto, se a gravação for feita fora da cóclea, devem ser tomadas medidas para confirmar que a resposta gravada não é, de fato, um "microfonismo artificial" (ou seja, um artefato do transdutor).

Pérola

Quando a função normal da orelha média é demonstrada e as emissões otoacústicas estão ausentes, a observação do CM não confirma a função normal das células ciliadas externas.

5.3.2 Potencial de Somação

O SP é uma resposta complexa que se acredita representar não linearidades associadas ao processo de transdução da cóclea. É um potencial de corrente contínua evocado por um estímulo acústico de corrente alternada (p. ex., um estímulo transiente ou tom contínuo) que persiste durante a duração do estímulo. Ou seja, o SP é um reflexo do padrão de tempo de deslocamento da partição coclear.[31] O SP é considerado uma mudança na linha de base do registro de ECochG que está relacionada com o envolvimento do estímulo. O SP não parece imitar a forma de onda do estímulo, mas tem uma polaridade constante – uma versão de corrente contínua retificada que é mais representativa do envelope do estímulo. A polaridade do SP depende de vários fatores, incluindo a frequência e a intensidade do estímulo e o local do eletrodo de registro. O SP é positivo no local de atividade máxima e negativo em outros locais.[31] Em humanos, o SP é normalmente negativo, ocorrendo com a mesma polaridade do AP. Mantendo-se a intensidade constante, o SP pode inverter a polaridade quando a frequência do estímulo de tom é aumentada (p. ex., 4.000-8.000 Hz).[32,33]

Os geradores de SP são normalmente reconhecidos como sendo as células ciliadas internas e externas, sem qualquer contribuição neural.[12] Há algum debate sobre quais células ciliadas dominam a resposta. Quando o SP é registrado na janela redonda, a resposta é dominada pelas células ciliadas no giro basal da cóclea, pelo menos para níveis de estímulo baixos a moderados.[34,35] Quando registrado no giro apical da cóclea, as células ciliadas externas são a principal fonte do SP.[25,36] Durrant *et al.*[34] observaram que "a complexidade da produção do SP, conforme registrado na janela redonda, impede uma interpretação completamente direta do SP:CAP [potencial de ação composto] na ECochG clínica".

Mais recentemente, há evidências de que o nervo auditivo contribui para a geração do SP.[37] Foi realizado um estudo farmacológico da cóclea do gerbilo com contribuições de animais com audição normal e daqueles em que as células ciliadas externas foram isoladas com tratamento sistêmico com as ototoxinas furosemida e canamicina. Outros registros foram feitos nos animais com audição normal e naqueles tratados com furosemida e canamicina após a aplicação da neurotoxina ácido caínico na janela redonda. A contribuição das células ciliadas internas foi obtida dos animais pós-tratamento com ácido caínico/furosemida e canamicina. A contribuição neural foi obtida dos animais com audição normal, subtraindo as respostas pós-ácido caínico das respostas pré-ácido caínico. A contribuição das células ciliadas externas foi obtida pela subtração das respostas pós-ácido caínico em todas as condições auditivas. Pappa *et al.*[37] observaram que tanto as células ciliadas externas quanto as internas e o nervo auditivo contribuem para a geração do SP. Os pesquisadores também observaram que, quando essa evidência foi aplicada a dados de SPs registrados a partir da janela redonda em indivíduos com implante coclear humano, uma entrada neural para o SP foi evidenciada em humanos.

5.3.3 Potencial de Ação Composto

Acredita-se que o AP revele o aparecimento da resposta sincronizada da fibra do nervo auditivo do tipo I.[34] O AP é uma polaridade negativa que reflete a descarga síncrona de milhares de fibras do nervo auditivo. A amplitude do AP é maior quando evocada com estímulos transientes (p. ex., cliques e *tone bursts*) com inícios abruptos. Um *tone burst* excita uma área limitada ao longo da membrana basilar em relação à sua frequência nominal. Enquanto um clique é um estímulo de banda larga que desloca toda a membrana basilar, o AP é dominado por respostas da região basal de alta frequência da partição coclear.[38]

O AP é uma tensão de corrente alternada. A forma de onda do AP é caracterizada por uma série de picos breves, predominantemente negativos, que são representativos do padrão de disparos neurais resultantes. Quando os níveis de estímulo evocador estão muito acima do limiar, o primeiro pico negativo é chamado de N_1. Com a diminuição da intensidade do estímulo, um segundo pico negativo é evidente – N_2. N_1 e N_2 correspondem aos mesmos componentes das ondas I e II do ABR, respectivamente. Eggermont[33] observa que o aumento da intensidade do estímulo aumenta N_1 em relação a N_2, enquanto a diminuição da intensidade aumenta N_2 em relação a N_1. Tanto N_1 quanto N_2 têm amplitude aproximada a 65 dB HL. Acredita-se que dois conjuntos separados de fibras aferentes auditivas contribuam para os dois picos de componentes individuais.[39]

A amplitude e a latência dos componentes do AP refletem fenômenos subjacentes diferentes. A amplitude do AP reflete o número de fibras do nervo auditivo com descarga síncrona. Como a preponderância das fibras do nervo auditivo inerva as células ciliadas internas, a amplitude do AP também reflete a saída das células ciliadas internas. A latência do AP é o tempo entre o início do estímulo e o aparecimento dos componentes do AP N_1 ou N_2. A latência absoluta reflete o tempo de deslocamento do estímulo do transdutor até a eventual codificação pelas fibras do nervo auditivo. As reduções da intensidade do sinal são acompanhadas por uma diminuição na amplitude do AP e um aumento na latência com um eventual desaparecimento do AP.

5.3.4 Registro de ECochG

Embora a eletrococleografia seja usada na prática desde a década de 1970, há uma falta de consenso sobre os padrões de registro.[8] Ferraro *et al.*[6,7] afirmaram que o registro, a medição e a interpretação do eletrococleograma variam consideravelmente entre os usuários e que há necessidade de padronização. Ferraro *et al.* afirmaram que a falta de padronização dificulta a comparação e o compartilhamento de dados entre locais clínicos e entre médicos. A falta de padronização provavelmente contribui para a subutilização da ECochG e para a confiança entre os médicos que usam a ECochG como ferramenta clínica.[8] A seguir, há uma descrição de vários parâmetros de aquisição e estímulo disponíveis para os profissionais com base na literatura clínica e de pesquisa publicada atualmente. Espera-se que alguma padronização formal dos parâmetros de registro da ECochG seja reconhecida e adotada em um futuro próximo. Um resumo dos parâmetros de aquisição de ECochG clínica sugeridos pode ser encontrado na ▶ Tabela 5.1.

Tabela 5.1 Parâmetros sugeridos para aquisição de eletrococleografia clínica (ECochG)

Parâmetro	Sugestão
Tipo de eletrodo	Tiptrode
Montagem de eletrodos	Horizontal: +/não inversor ($A_{1/2}$); -/inversor ($A_{2/1}$ ou $M_{2/1}$) e terra (nasion ou F_{PZ})
Impedância do eletrodo	≤ 20.000 Ω
Amplificação	50.000-100.000X
Largura de banda do filtro	5-3.000 Hz
Rejeição de artefatos	±10-25 µV
Época de tempo	5 ms ou 10-20 ms (para gravação CM/SP de *tone bursts* de longa duração)
Varreduras/replicações	1.024 varreduras com um mínimo de duas replicações
Transdutor	Fone de ouvido de inserção

5.3.5 Parâmetros de Aquisição

Tipo de Eletrodo

Uma das principais considerações técnicas durante o registro é a relação sinal-ruído. A ECochG requer um eletrodo colocado o mais próximo possível do gerador de resposta para obter a melhor relação sinal-ruído. Dito isso, que tipo de eletrodo deve ser empregado? Há três opções gerais de eletrodos disponíveis para o clínico: transtimpânico, extratimpânico ou posicionamento sobre a TM. O registro transtimpânico de ECochG é um procedimento invasivo que envolve a passagem de um eletrodo longo de agulha de aço inoxidável estéril (p. ex., 40-50 mm) através da TM para repousar no promontório coclear ou no nicho da janela redonda.[40] A anestesia local é necessária para adultos cooperativos, enquanto a anestesia geral é necessária para adultos e crianças não cooperativos. Durante as cirurgias que expõem o espaço da orelha média, os registros transtimpânicos também podem ser feitos com um eletrodo em forma de "bola" no promontório.[40] Os eletrodos de agulha transtimpânicos são fixados (p. ex., por faixas elásticas a um suporte/espéculo circular) e o estímulo é fornecido com um alto-falante de campo sonoro ou um fone de ouvido supra-aural é colocado sobre a orelha. Um eletrodo transtimpânico subdérmico, mantido no lugar por um plugue de espuma de inserção, também foi descrito.[41] A agulha subdérmica é muito mais curta (p. ex., 12 mm) do que a agulha transtimpânica tradicional. Independentemente do eletrodo transtimpânico, é necessário um microscópio cirúrgico e a assistência de um médico. A principal vantagem da abordagem transtimpânica é a proximidade do eletrodo de registro com os geradores de resposta. Isso proporciona uma excelente relação sinal-ruído. Os registros transtimpânicos de ECochG produzem respostas de amplitude que são 10 vezes maiores do que os registros de eletrodos extratimpânicos.[42] A principal limitação óbvia do registro transtimpânico de ECochG é sua invasividade. Por esse motivo, a maioria das clínicas usa uma abordagem com eletrodo extratimpânico para registrar a ECochG.[1]

Pérola

O desconforto do paciente pode ser reduzido antes da inserção de um eletrodo de tiptrode pela aplicação de uma solução de lidocaína a 10%.[7,43]

Com a introdução de eletrodos extratimpânicos disponíveis comercialmente no final da década de 1980 e início da década de 1990, a investigação clínica da ECochG tornou-se cada vez mais viável para os audiologistas clínicos.[40] Um exemplo é um eletrodo de folha de ouro enrolando uma inserção de espuma (p. ex., TIPtrode) que é inserida no meato acústico externo. Um fone de ouvido de inserção conectado à espuma fornece os estímulos de ECochG. Embora isso seja mais confortável para o paciente, resulta em uma magnitude significativamente menor (ou seja, redução de aproximadamente 80 vezes) da resposta em relação aos eletrodos transtimpânicos.[40]

Um meio-termo entre o aumento da magnitude e a diminuição da média do sinal sem desconforto significativo para o paciente é o uso de um eletrodo de TM (ou tiptrode) colocado na superfície lateral da TM.[42] Os eletrodos timpânicos disponíveis comercialmente hoje são Bio-logic TM-ECochGtrode, Natus Medical Incorporated; Lilly TM-Wick Electrode, Intelligent Hearing Systems; e Sanibel, Sanibel Supply. Em geral, esses eletrodos são construídos por um pequeno fio de prata, envolto em um tubo flexível, preso a um hidrogel condutor, uma pequena esponja ou uma ponta de algodão. As pontas de esponja e algodão geralmente são infundidas com gel ou solução salina, respectivamente. O eletrodo é colocado no meato acústico externo de forma que a ponta entre em contato com a TM. O contato pode ser verificado fazendo com que o paciente relate quando ouviu o eletrodo bater contra a TM ou com a visualização otoscópica/otomicroscópica da posição do eletrodo tiptrode contra a TM. Depois que o eletrodo está no lugar, ele normalmente é fixado com fita adesiva anteroinferiormente à incisura intertragal. Em seguida, um fone de ouvido é inserido para fornecer o estímulo. Em relação ao TIPtrode extratimpânico, a maior proximidade com os geradores de ECochG produz amplitudes de resposta significativamente maiores e uma maior expressão de respostas SP e AP durante o registro de ECochG.[40,44] Um exemplo de um registro de ECochG com tiptrode e TIPtrode é mostrado na ▶ Fig. 5.1.

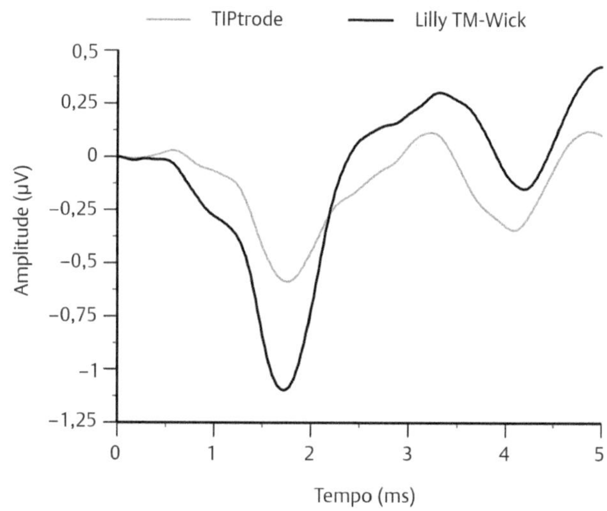

Fig. 5.1 Registros representativos de eletrococleograma (ECochG) de um ouvinte em função do eletrodo. As respostas de ECochG foram evocadas com estímulos de clique de 100 microssegundos de 90 dB nHL de polaridade alternada. Foi utilizada uma montagem de registro horizontal (ou seja, o eletrodo não inversor na superfície lateral da membrana timpânica para registro com um eletrodo Lilly TM-Wick e o canal auditivo externo lateral para registro do *TIPtrode*, o eletrodo inversor na mastoide contralateral e o eletrodo terra na testa alta [F_{PZ}]).

Pérola

Os examinadores podem sentir-se atraídos pelo uso de eletrodos extratimpânicos de espuma com revestimento de ouro devido à facilidade de aplicação. Entretanto, pode ocorrer uma redução significativa na amplitude da resposta da ECochG. Recomenda-se enfaticamente o uso de eletrodos timpânicos disponíveis comercialmente.

Montagem de Eletrodos

O registro típico de ECochG envolve uma montagem de eletrodo "horizontal" de canal único. O eletrodo no lado do estímulo (ou seja, transtimpânico, TM ou extratimpânico; $A_{1/2}$) é conectado à entrada +/não inversora do amplificador diferencial. A entrada -/inversora é recebida do eletrodo contralateral. As colocações contralaterais incluem o meato acústico externo (extratimpânico), o lóbulo da orelha ou a mastoide ($A_{2/1}$ ou $M_{2/1}$). O eletrodo terra é comumente colocado no násio ou no alto da fronte (F_{PZ}). Essa montagem de registro produz um AP de polaridade negativa.

Ocasionalmente, os médicos podem preferir registrar a ECochG e o ABR simultaneamente usando um sistema de potencial evocado multicanal. Isso pode ser feito com apenas quatro eletrodos. Além de usar os três locais de eletrodos descritos acima, é necessário um quarto eletrodo de vértice (C_Z). Se um sistema de potencial evocado de três canais for empregado, uma montagem ipsilateral (C_Z - $A_{1/2}$) e contralateral (C_Z - $A_{2/1}$) de ABR pode ser registrada junto com uma montagem horizontal de ECochG ($A_{1/2}$ - $A_{2/1}$). São necessários "cabos de ligação" para compartilhar entradas de eletrodos entre canais (ou seja, C_Z, A_1 e A_2). Se apenas dois canais estiverem disponíveis com o sistema de potencial evocado, os registros de ABR podem ser feitos com as montagens de eletrodos ipsilaterais e contralaterais. Uma montagem de ECochG horizontal pós-registro pode ser derivada pela subtração da forma de onda da montagem ipsilateral da forma de onda registrada da montagem contralateral. Esse processo de subtração elimina a contribuição do eletrodo compartilhado (ou seja, C_Z), produzindo o registro do eletrodo ipsilateral e contralateral de cada montagem. Matematicamente, o processo de subtração é o seguinte: $(C_Z + A_I) - (C_Z + A_C) = A_C - A_I$, em que A_C e A_I representam os eletrodos contralateral e ipsilateral, respectivamente. Com o A_I para o registro ABR colocado na entrada inversora, é preciso estar ciente de que a subtração resultante gera um AP positivo.

Impedância do Eletrodo

Impedâncias baixas dos eletrodos são um pré-requisito para o registro de ECochG de qualidade. As impedâncias dos eletrodos devem ser testadas antes do registro e durante o teste, se houver suspeita de movimento de um eletrodo e/ou mudança de impedância. Também se deseja uma impedância intereletrodos equilibrada. As diretrizes convencionais sugerem impedâncias intereletrodos < 2.000 Ω. As impedâncias dos eletrodos variam de acordo com o tipo de eletrodo. As impedâncias tendem a ser as mais altas com eletrodos transtimpânicos e as mais baixas com eletrodos extratimpânicos. A impedância do eletrodo TM fica entre os dois. Ruth e Lambert[45] relataram impedâncias médias de eletrodo de 75.000 e 25.000 Ω para eletrodos transtimpânicos e eletrodos da TM, respectivamente. Os eletrodos Lilly TM-Wick disponíveis comercialmente podem ser mantidos em 20.000 Ω ou menos. As impedâncias dos eletrodos de timptrodo, entretanto, podem variar substancialmente (p. ex., 10-100.000 Ω).[7] Os eletrodos de TIPtrodo podem ser facilmente aplicados com impedâncias < 5.000 Ω.

Amplificação

A amplificação das respostas da ECochG depende do tamanho da resposta, normalmente ditada pelo eletrodo/local de registro. Ou seja, é necessário mais ganho para respostas de baixa amplitude e, vice-versa, é necessário menos ganho para respostas de alta amplitude. Em geral, é necessária uma amplificação de 50.000 a 100.000 vezes para gravações extratimpânicas devido à pequena amplitude da resposta (~0,5 µV para o eletrodo TIPtrode).[40,44] Uma amplificação semelhante é adequada para gravações de TM, mesmo com amplitudes da resposta de ECochG uma ordem de magnitude maior (≤ 5 µV).[40-45] Com a gravação transtimpânica, as amplitudes de ECochG excedem 20 µV.[40,45] O ganho do amplificador para esses registros pode ser significativamente reduzido em cerca de 5.000 a 25.000 vezes.

Filtragem de Largura de Banda e Rejeição de Artefatos

A filtragem de passagem de banda é essencial para todos os registros auditivos evocados e a ECochG não é exceção. Pontos de joelho passa-alto e passa-baixo adequados são essenciais para registrar a resposta da ECochG e eliminar ruídos estranhos. Conforme observado acima, o SP é um potencial de corrente contínua e, como tal, é mais bem registrado com o mínimo ou nenhuma filtragem passa-alto. De fato, mesmo um ponto de joelho passa-alto de 1 Hz pode distorcer o SP.[40] Para o registro clínico da ECochG, recomenda-se um ponto de joelho passa-alto de 5 a 20 Hz.[6,7] O CM conterá os espectros do estímulo evocador. Portanto, a filtragem passa-baixo deve ser ampla o suficiente para incluir esses espectros. A energia espectral predominante da ECochG está abaixo de 2.000 Hz em orelhas normais e anormais.[43] Um ponto de joelho do filtro passa-baixo de 3.000 Hz é suficiente para registrar os espectros da ECochG.

O emprego da rejeição automática de artefatos também elimina ruídos estranhos do registro de ECochG.[46] Os sinais elétricos registrados pelos eletrodos que excedem uma tensão predeterminada escolhida são rejeitados e não são incluídos no cálculo da média do sinal. Esse processo remove efetivamente os sinais elétricos estranhos de alta voltagem do processo de cálculo da média, melhorando assim a relação sinal-ruído. Embora não haja consenso na literatura, os níveis de rejeição de artefatos são semelhantes aos utilizados no registro de ABR. As amostras de eletroencefalograma que excedem ±10 a 25 µV são comumente empregadas.

Época do Tempo

O período de tempo da ECochG para registro deve ser suficientemente longo para capturar a resposta. Uma janela de registro de 5 milissegundos é adequada para a ECochG evocado com estímulos transientes. Se houver interesse em registrar simultaneamente o ABR, a época de tempo de análise pode ser aumentada para 10 milissegundos. A maioria dos sistemas comerciais de potencial evocado faz a amostragem em 256 ou 512 pontos, o que proporciona uma resolução temporal adequada para expressar a forma de onda da ECochG. Se alguém estiver interessado em examinar os potenciais cocleares com estímulos de duração mais longa (p. ex., *tone bursts*), a janela de análise precisa ter duração suficiente para capturar toda a resposta. Considere a possibilidade de evocar uma resposta com *tone burst* de 1.000 Hz de 10 milissegundos (ou seja, aumento/queda de 2 milissegundos com um platô de 6 milissegundos) – um período de 15 milissegundos seria adequado.

Replicações/Varreduras

Vários fatores são levados em consideração ao selecionar o número de apresentações de estímulos, incluindo o tipo de eletrodo de registro e o grau de deficiência auditiva do paciente. O objetivo é obter uma relação sinal-ruído adequada durante o cálculo da média para observar a resposta da ECochG. Em pacientes com deficiência auditiva, pode ser necessário um número maior de apresentações de estímulos para observar uma resposta. Menos apresentações de estímulo são necessárias para a resposta mais robusta registrada com um eletrodo transtimpânico. São necessárias mais apresentações para os registros de eletrodos extratimpânicos pequenos (ou seja, eletrodos TM e TIPtrode). Para gravações com eletrodos transtimpânicos, recomendam-se de 100 a 200 repetições.[40] Para gravações com tiptrode extratimpânicos, recomendam-se de 1.000 a 2.000 repetições.[40] Se estiver sendo gravado um ABR simultaneamente, medidas objetivas de detecção de resposta (ou seja, cálculo do piso de ruído residual e/ou cálculo da presença de resposta estatística F_{SP}) podem ser empregadas e as gravações interrompidas com um número menor de varreduras. Todas as respostas de ECochG devem ser replicadas pelo menos duas vezes.

Transdutor

A menos que haja contraindicação, um fone de ouvido de inserção é o transdutor preferido. As vantagens da ECochG incluem maior conforto para o paciente, higiene aural, acoplamento com o eletrodo TIPtrode, redução do artefato de estímulo e redução do ruído do transdutor com estímulos transientes.[46] Fones de ouvido supra-aurais,[47] fones de ouvido de inserção,[41,42] e alto-falantes de campo sonoro[17,30] têm sido usados com registros de eletrodos transtimpânicos.

5.3.6 Parâmetros de Estímulo

Muitas combinações e permutações de parâmetros de estímulo são possíveis. A escolha do tipo de estímulo e das características do estímulo depende da finalidade do registro da ECochG. Conforme observado acima, as aplicações comuns da ECochG incluem o diagnóstico, a avaliação e o monitoramento de doenças do ouvido interno, inclusive a doença de Ménière, o aprimoramento da onda I do ABR, o monitoramento da função do nervo auditivo durante a cirurgia, o diagnóstico de neuropatia auditiva/dessincronia e a avaliação da superexposição ao ruído. Estímulos diferentes e parâmetros específicos são mais apropriados para cada aplicação específica do registro de ECochG. Um resumo dos parâmetros de estímulo de ECochG clínico sugeridos pode ser encontrado na ▶ Tabela 5.2.

Tipo

O estímulo mais comum usado para provocar a ECochG é o clique. O clique é um estímulo de banda larga gerado pela aplicação de um pulso de tensão retangular transitório a um transdutor. O início de um clique é instantâneo, promovendo ampla excitação coclear e descarga síncrona do nervo auditivo, que são essenciais para o registro robusto do AP. Entretanto, a brevidade de um estímulo de clique pode ser problemática para o exame dos potenciais cocleares. Os *tone bursts* também são eficazes se a especificidade de frequência for desejada. Os *tone bursts* com inícios abruptos e durações curtas são eficazes para evocar AP mais claros. Os *tone bursts* de duração mais longa podem ser eficazes na avaliação do CM e do SP. Há também evidências de que os *tone bursts* de 1.000 Hz têm maior sensibilidade e especificidade diagnóstica na identificação da doença de Ménière quando comparados com o estímulo clique.[48,49]

Tabela 5.2 Parâmetros de estímulo sugeridos para eletrococleografia clínica (ECochG)

Parâmetro	Sugestão
Tipo	Clique e *tone burst* (1.000 Hz)
Duração	Clique: 100 microssegundos *Tone burst* curto (5 ciclos): Aumento de 2 ciclos (2 ms)/queda e platô de 1 ciclo (1 ms) *Tone burst* longo (10-15 ciclos): Aumento de 2 ciclos (2 ms)/queda e platô de 6-11 ciclos (6-11 ms)
Intensidade	75-90 dB nHL
Polaridade	Alternância, condensação e rarefação
Taxa	< 10/s
Mascaramento	Nenhum

Duração

As configurações típicas de duração da ECochG para estímulo incluem cliques transientes, *tone bursts* "curtos" e *tone bursts* "longos". A duração mais comum de um estímulo de clique é de 100 microssegundos. O primeiro zero espectral de um clique com essa duração ocorre a 10.000 Hz (ou seja, o inverso de sua duração). Os espectros de um clique transduzido por um fone de ouvido de inserção são essencialmente planos em toda a saída da resposta de frequência. Normalmente, os *tone bursts* curtos têm de 4 a 5 ciclos de duração, enquanto os *tone bursts* longos têm de 10 a 15 ciclos de duração. Os *tone bursts* longos e curtos normalmente têm características de subida/descida de dois ciclos. Os inícios abruptos dos estímulos são desejados para evocar o AP. Os *tone bursts* de frequência mais alta são mais eficazes para evocar AP, pois a duração do aumento de dois ciclos é mais curta do que a dos *tone bursts* de frequência mais baixa. Os *tone bursts* de duração mais longa são mais desejáveis para o registro de potenciais cocleares. Lembre-se de que o CM e o SP seguem aproximadamente a forma de onda do estímulo acústico. A brevidade dos cliques e dos *tone bursts* curtos dificulta a visualização dos CM em alguns ouvintes.[44] Um *tone burst* de duração mais longa com um platô estável facilita uma visualização mais precisa do CM e do SP.[50-52]

Intensidade

O efeito da intensidade nos componentes da ECochG é conhecido há décadas. Tanto o CM quanto o SP exibem uma não linearidade saturante em suas funções de entrada-saída com o aumento da intensidade do estímulo.[53-55] Ou seja, as amplitudes do CM e do SP aumentam linearmente de intensidades baixas a moderadas e, em seguida, saturam em intensidades de estímulo mais altas com pouco ou nenhum crescimento adicional na amplitude. Poucos estudos examinaram o efeito da intensidade do estímulo sobre o CM e o SP em humanos. Zhang[52] examinou o efeito da intensidade do estímulo de *tone burst* de baixa frequência no CM em adultos com audição normal. Um *tone burst* de 500 Hz com duração de 14 milissegundos (tempo de subida/descida de 2 milissegundos com um platô de 10 milissegundos) foi o estímulo evocador. O *tone burst* foi apresentada em níveis de intensidade de 10, 20, 30, 40, 60 e 80 dB nHL. Como esperado, a função de crescimento evidenciou uma não linearidade saturante, com a saturação ocorrendo acima de 40 dB nHL. Quando a intensidade do estímulo é mantida constante (p. ex., 75 dB nHL), a amplitude do CM diminui com o aumento da frequência do estímulo (ou seja, 500, 1.000, 2.000 e 6.000 Hz) de *tone bursts* de longa duração.[51] Ferraro *et al.*[50] também observaram a diminuição das amplitudes do SP com o aumento da frequência do estímulo de *tone burst* de longa duração (ou seja, 500, 1.000, 2.000 e 4.000 Hz), quando o nível de intensidade de evocação permaneceu constante (ou seja, 90 dB nHL). O SP evocado por clique é detectado pela primeira vez a aproximadamente 95 dB peSPL (65 dB nHL).[33,56]

O efeito da intensidade do estímulo no N_1 do AP também está bem documentado. A diminuição da intensidade do estímulo (ou seja, clique ou *tone burst*) diminui a amplitude do N_1 e aumenta a latência do N_1.[12,33,56] Eventualmente, o AP desaparece em níveis de baixa intensidade. O AP pode ser detectado em níveis tão baixos quanto 10 a 20 dB nHL quando registrado transtimpanicamente.[57,58] A função de entrada de intensidade/saída de amplitude tem dois componentes.[57] Em baixas intensidades, o crescimento é superficial até 50 dB nHL. Em níveis de intensidade mais altos, a função se torna muito mais íngreme. A inclinação do crescimento da amplitude é de aproximadamente 0,05/10 a 40 dB nHL. Acima de 50 dB nHL, a inclinação do crescimento da amplitude é de aproximadamente 0,20/10 dB. As mudanças na latência do AP são maiores em níveis de intensidade mais baixos (ou seja, < 50 dB nHL). À medida que as intensidades aumentam, as mudanças de latência tornam-se muito menores com intensidades mais altas.

Em geral, a ECochG é registrada em altos níveis de estímulo (ou seja, ≥ 75 dB nHL), a menos que se esteja interessado em estabelecer limiares. Em altas intensidades, os compostos CM e SP estão saturados e em amplitudes máximas. Da mesma forma, o AP é robusto e facilmente observado. O nível inicial sugerido para a ECochG é de 90 dB nHL.[6,7]

Polaridade

A polaridade é de grande importância para evocar a ECochG. Como o CM é uma tensão de corrente alternada, ele deve ser registrado com um estímulo de polaridade única (condensação ou rarefação). A inversão da polaridade do estímulo resulta em uma mudança de aproximadamente 180 graus na fase da resposta. A alternância da polaridade do estímulo cancela o CM. Isso é desejado quando o CM precisa ser eliminado, como no caso de sua persistência estar obscurecendo o AP, ou quando a resposta SP é desejada. Portanto, o estímulo de polaridade alternada é necessário quando as medidas de SP e AP são garantidas. A subtração das respostas de ECochG adquiridas com condensação e rarefação realça o CM.[59] Um exemplo de um registro de ECochG para um *tone burst* longo com polaridade de condensação e rarefação é mostrado na ▶ Fig. 5.2.

Vários pesquisadores demonstraram o aumento da sensibilidade diagnóstica do uso de cliques de condensação e rarefação na identificação da doença de Ménière.[60-63] Em ouvidos normais, a latência do AP é aproximadamente 0,1 milissegundo mais curta para estímulos de polaridade de rarefação de nível de intensidade moderado a alto em comparação com o AP evocado com estímulos de polaridade de condensação. Em pacientes com doença de Ménière, essa diferença de latência é amplificada. A comparação das diferenças de latência do AP evocadas por estímulos com duas polaridades, além de um exame dos componentes SP e AP, aumenta a sensibilidade e a especificidade da ECochG na detecção da doença de Ménière. A estratégia clínica deve empregar um exame das respostas da ECochG a estímulos de condensação e rarefação.

A maioria dos sistemas de potencial evocado clínico disponíveis comercialmente permite a apresentação de sinais de polaridade alternada, com subamplificação contínua das respostas de condensação e rarefação durante a aquisição da ECochG. Isso permite o armazenamento separado e a recuperação pós-teste

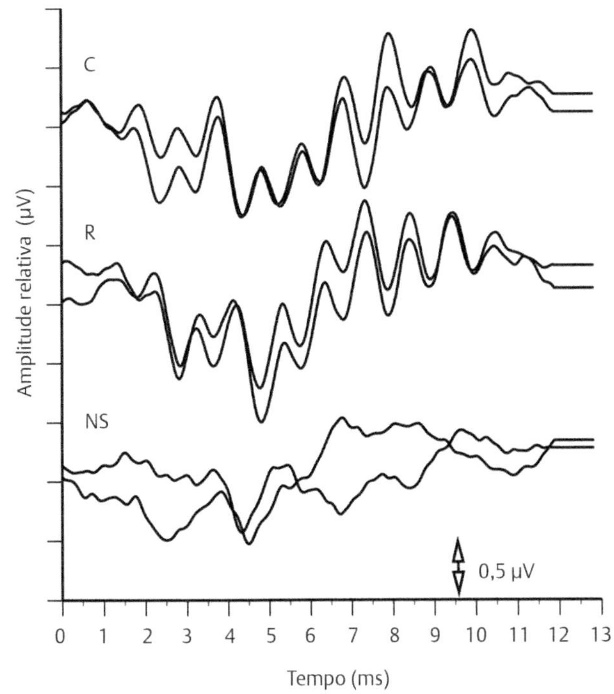

Fig. 5.2 Os eletrococleogramas (ECochG) foram evocados com estímulos tonais de condensação (C) e rarefação (R) de 1.000 Hz apresentados a 90 dB nHL a uma taxa de 7,7/s. Os estímulos tonais tinham um tempo linear de subida/descida de 2 milissegundos com um platô de 5 milissegundos. Os eletrodos do canal auditivo extratimpânico (*TIPtrode*) foram utilizados com uma montagem ipsilateral/não inversa/contralateral/inversa com o eletrodo terra na parte alta da testa (F_{PZ}). A confirmação de que o registro era de origem coclear é vista no traçado inferior, no qual o tubo de inserção foi desconectado do transdutor, que permaneceu no lugar, e nenhum estímulo acústico (NS) foi fornecido às orelhas. A reversão do microfonismo coclear é evidenciada com a inversão da polaridade do estímulo.

das respostas geradas por cada polaridade de estímulo. Portanto, é possível analisar os componentes de ECochG CM e AP para os estímulos de polaridade de rarefação e condensação. Além disso, os componentes de ECochG SP e AP podem ser analisados com um estímulo de polaridade alternada. Um aumento no número de apresentações de estímulos alternados pode ser recomendado para garantir submédias adequadas de respostas de condensação e rarefação.

Taxa

A taxa de estímulo é outro parâmetro de interesse no registro de ECochG. Ferraro *et al.*[1,6,7,60,64] recomendaram uma taxa de estimulação lenta (ou seja, 8,7-11,3/s). Alguns[59,65-68] sugeriram o registro com uma taxa de estimulação rápida (ou seja, ≥ 90/s), além de uma taxa lenta. Aqueles que argumentaram a favor de uma taxa de estímulo rápida apresentam a justificativa de que uma taxa de estímulo mais rápida fatiga o AP, permitindo uma melhor visualização do SP. Ferraro e Durrant[64] observaram:

... infelizmente, o uso de taxas tão rápidas não se mostrou muito bem-sucedido na clínica, em parte porque a contribuição do AP não é completamente eliminada e o SP também pode ser reduzido em condições extremas (p. ex., taxas de clique superiores a 90/seg.).... [e] cliques rápidos apresentados em níveis altos tendem a ser muito incômodos para os pacientes.

Em um estudo recente, Lake e Stuart[44] avaliaram as taxas de apresentação rápida e lenta (ou seja, 7,7 e 77,7/s) com um estímulo de clique. Embora a taxa rápida tenha resultado em um aumento na amplitude do SP, ela reduziu a expressão dos componentes AP e SP em alguns ouvintes. Aproximadamente 10% das respostas de AP e SP foram perdidas com o uso de um registro de eletrodo timpânico. O registro de ECochG extratimpânico evidenciou uma perda de 40% a 50% das respostas de SP e AP.

A escolha da taxa de estímulo depende da estratégia de teste de ECochG. Os componentes de ECochG CM e SP são comparativamente estáveis em uma ampla faixa de taxas de estímulo.[68] Por outro lado, o componente AP apresenta amplitude reduzida e latência aumentada com o aumento das taxas. Em contraste, a latência do componente AP aumenta e a amplitude diminui à medida que a taxa de estímulo aumenta.[69] Quando as taxas de estímulo se aproximam de 100/s, o AP é mínimo e a detecção do SP é aprimorada à medida que a amplitude aumenta, embora algumas respostas dos ouvintes não possam ser detectadas.[44] Portanto, se alguém estiver interessado em registrar o AP, recomenda-se uma taxa lenta de apresentação do estímulo. Se apenas os potenciais cocleares (CM e SP) forem de interesse, taxas de estímulo rápidas podem ser toleradas e o tempo de teste pode ser reduzido.

Mascaramento

O mascaramento contralateral da orelha não testada não é garantido em um registro típico de ECochG por vários motivos. Embora a intensidade do estímulo possa ser alta (p. ex., 90 dB nHL), o uso de fones de ouvido de inserção oferece boa atenuação interaural. Qualquer estímulo que se possa cruzar não seria de intensidade suficiente para gerar uma resposta eletrofisiológica de qualquer magnitude na orelha não testada. Além disso, a ECochG é gerada pela orelha de teste e antes de qualquer *crossover* contralateral na via auditiva ascendente.

Considerações Especiais

A fonte de referência e/ou a suspeita de patologia do paciente orientará a escolha dos parâmetros de estímulo e aquisição. Por exemplo, um paciente com suspeita de doença de Ménière é mais bem avaliado com clique e *tone bursts* de curta duração com estímulos de condensação e rarefação para examinar os componentes SP e AP. Por outro lado, um paciente com suspeita de neuropatia auditiva/dessincronia poderia ser avaliado com *tone bursts* de longa duração de polaridade singular para examinar o CM.

5.4 Análises de Eletrococleograma

Uma análise do eletrococleograma começa primeiro com a identificação dos componentes de resposta da ECochG de interesse. Conforme observado acima, os parâmetros de aquisição e estímulo ditarão a melhor expressão dos componentes de ECochG que o examinador está interessado em obter. A morfologia da resposta da ECochG é decididamente dependente de uma variedade de parâmetros de aquisição e estímulo discutidos acima. Por exemplo, o CM é gerado com um estímulo de polaridade única. O SP é expresso com um estímulo de polaridade alternada, uma vez que o CM é cancelado durante o cálculo da média. O período de tempo para a expressão da ECochG depende da duração do estímulo. Por exemplo, os componentes CM, SP e AP serão vistos nos primeiros milissegundos a partir do início do pós-estímulo para estímulos transientes com início rápido (ou seja, cliques e *tone bursts*). Para estímulos de duração mais longa (p. ex., um *tone burst* de 10 a 15 milissegundos), o CM e o SP serão observados durante toda a duração do sinal acústico. O AP, como uma resposta de início, sempre será observado nos primeiros milissegundos logo após o início do estímulo.

Armadilha

É preciso confirmar que um registro de CM é de origem coclear. Não fazer isso pode levar a um erro de diagnóstico. A confirmação é demonstrada removendo-se o estímulo acústico (ou seja, prendendo-se o tubo do fone de ouvido ao inserto ou desconectando-o) enquanto se deixa o transdutor do inserto no lugar. O registro nessas condições deve eliminar o CM e, assim, diferenciar uma resposta coclear do artefato do transdutor.

As bases das análises de ECochG são exames de latência e amplitude do componente de resposta, como é comum a todos os potenciais evocados auditivos. É extremamente importante ter definições operacionais para todos os componentes de latência e amplitude da ECochG para o estímulo específico registrado e os parâmetros de aquisição. Isso é especificamente importante ao comparar as respostas adquiridas com dados normativos dentro e entre clínicas/laboratórios. Os sistemas de potencial evocado disponíveis no mercado permitem a identificação dos componentes da ECochG e o cálculo dos valores de latência e amplitude dos componentes identificados. O *software* de alguns sistemas também permite cálculos mais avançados (p. ex., área sob a curva e análise espectral). Recomenda-se aos clínicos e estudantes astutos que leiam atentamente o manual de seu sistema de potencial evocado para entender completamente e aproveitar os recursos de seu sistema.

Depois que os índices de ECochG são extraídos do eletrococleograma, eles podem ser comparados com os dados normativos gerados pelos dados normativos de uma clínica individual ou comparados com os valores em relatórios publicados de dados normativos.[44,70] No caso dos últimos, é importante apenas comparar os dados que foram coletados sob os mesmos parâmetros de aquisição e estímulo. Nos casos em que há suspeita de patologia em uma orelha, a comparação dos índices de ECochG entre as orelhas pode ser de grande valia para o diagnóstico final.[71] Os resultados do teste de ECochG também devem ser cruzados com outros resultados de diagnóstico.[72]

5.4.1 Latência

O cálculo da latência de resposta absoluta de uma resposta evocada auditiva é uma primeira etapa fundamental após a identificação da resposta. A latência absoluta é calculada a partir do início do estímulo. Quando a ECochG é obtida com um fone de ouvido de inserção, o tempo nominal de deslocamento do transdutor através do tubo de inserção (p. ex., 0,8-0,9 milissegundos) é subtraído da latência da resposta. Quando os estímulos são apresentados no campo sonoro, a latência absoluta é definida a partir do início relativo do CM.[30,58] A medida de latência mais comum da ECochG é a latência absoluta AP/N_1. O cálculo da latência do AP é ilustrado na ▶ Fig. 5.3. O AP é normalmente identificado como o primeiro pico negativo após 1 milissegundo.[73] A latência absoluta do AP com um alto nível de apresentação e taxa lenta está normalmente no intervalo de 1,5 a 1,75 milissegundos.

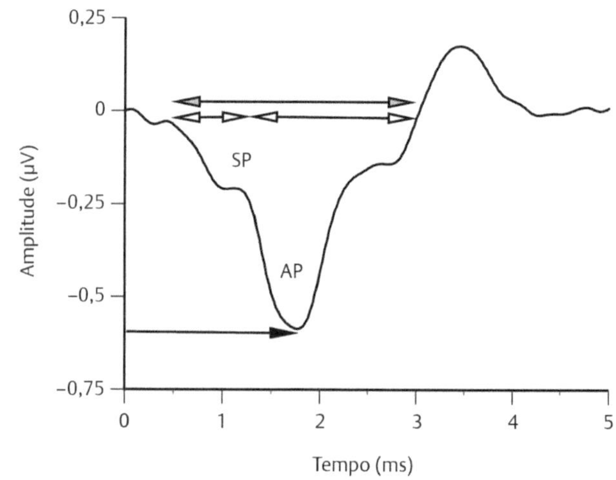

Fig. 5.3 Análise da latência do eletrococleograma: a latência absoluta do potencial de ação (AP) é calculada a partir do início do estímulo até o pico do AP (*seta sólida*). As durações do potencial de somação (SP) e do AP são ilustradas com uma *seta vazada de dupla face*. A duração total do SP/AP é ilustrada com *uma seta preenchida de dupla face*.

Menos comuns são as medidas da duração da ECochG ou da largura da resposta. As durações de SP e AP isoladamente ou em combinação foram relatadas.[30,58,73,74] A duração do SP foi definida a partir do início da deflexão negativa inicial do SP até a borda principal do AP, conforme ilustrado na ▶ Fig. 5.3. A duração do SP/AP é definida a partir do início da deflexão negativa inicial do SP até o momento em que o AP retorna à linha de base, conforme ilustrado na ▶ Fig. 5.3. Uma linha reta é projetada a partir da linha de base da resposta anterior, passando pela resposta do PA para esse cálculo.

5.4.2 Amplitude

As medidas de amplitude absoluta podem ser calculadas de duas maneiras: pico a pico ou usando a linha de base a pico, conforme ilustrado na ▶ Fig. 5.4. As medidas de amplitude de linha de base para pico geram valores maiores. Os valores absolutos de pico a pico são geralmente preferidos, pois muitas vezes é difícil determinar o ponto anterior à resposta para rotular como o valor da linha de base. As amplitudes absolutas de SP e AP são determinadas primeiro. Nos casos em que *tone bursts* de longa duração são usadas para examinar o SP, a amplitude da resposta é medida no ponto médio da resposta. Essa prática minimiza a influência do AP em relação à amplitude da linha de base.

Depois que a identificação da resposta e a amplitude absoluta são determinadas, cálculos adicionais podem ser realizados. Esses índices são de valor diagnóstico, especialmente na doença de Ménière. O primeiro é a relação de amplitude SP/AP. As relações de amplitude SP/AP para estímulos de clique ocorrem dentro de uma faixa relativamente pequena (ou seja, 0,16-0,31), apesar do uso de diferentes abordagens de registro.[75] A área sob a curva ou mais comumente chamada de cálculos de "área" também é utilizada. Essa medida envolve o cálculo da voltagem de amplitude ao longo da duração da resposta. Essa função está se tornando mais disponível para os examinadores por meio de *softwares* de sistemas de potencial evocado disponíveis comercialmente. Os cálculos de área são ilustrados na ▶ Fig. 5.5. O cálculo envolve

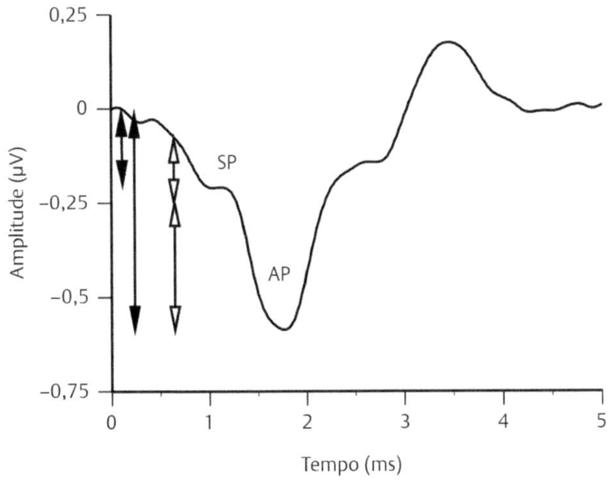

Fig. 5.4 Análise da amplitude do eletrococleograma: *as setas preenchidas e vazadas de dupla face* ilustram as medidas de amplitude da linha de base até o pico e do pico até o pico, respectivamente. *As setas curtas e longas* ilustram as respostas do potencial de soma (SP) e do potencial de ação (AP), respectivamente.

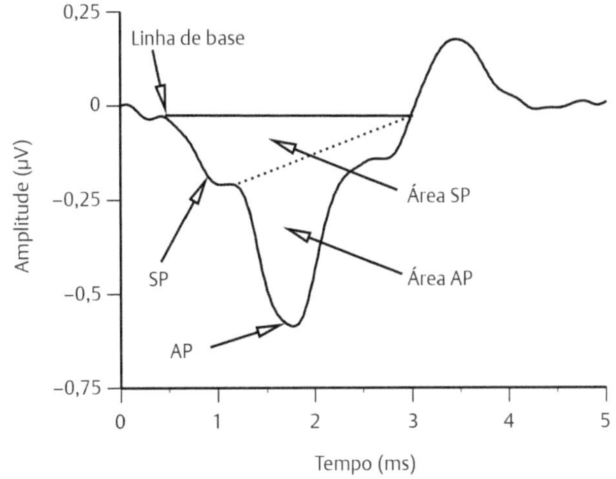

Fig. 5.5 Análises de área de eletrococleograma (ECochG): cálculos de área de ECochG ilustrados conforme realizados pelo sistema de potencial evocado Intelligent Hearing Systems SmartEP (versão 3.98). Os componentes de interesse identificados incluem linha de base, potencial de soma (SP), potencial de ação (AP), área de SP e área de AP.

determinar a área total do PS e do AP e dividi-la pela área do AP para obter o índice de área do PS/AP. O índice de área SP/AP tem valor diagnóstico na avaliação da doença de Ménière.[73,76]

5.4.3 Espectro

A análise do espectro de potência determina a energia espectral na ECochG, ou seja, uma imagem da magnitude dos componentes de frequência da ECochG. Em geral, os espectros de potência são gerados por meio da análise da transformada rápida de Fourier da forma de onda de amplitude/tempo da ECochG. A análise espectral da ECochG tem recebido pouca atenção na literatura. Isso é surpreendente, considerando que ela pode ter valor diagnóstico na doença de Ménière. Foi relatado que o pico do espectro de potência em pacientes com doença de Ménière é significativamente menor do que o encontrado em indivíduos assintomáticos com audição normal.[43,77] A análise do espectro de potência está disponível em vários sistemas de potencial evocado comercialmente disponíveis (p. ex., *Intelligent Hearing Systems SmartEP* e *Interacoustics Eclipse*).

Confiabilidade do Eletrococleograma

Uma questão importante para os examinadores é: "As medidas de ECochG são confiáveis?" Vários estudos relataram a variabilidade teste-reteste da ECochG. Bergholtz *et al.*[78] examinaram a confiabilidade teste-reteste usando eletrodos transtimpânicos. Oitenta e quatro comparações de testes foram feitas entre testes de ECochG adquiridos de 40 pacientes com graus variados de perda auditiva. Eles relataram correlações estatisticamente significativas para latências de AP teste-reteste (r = 0,98; p < 0,001) e amplitudes (r = 0,78; p < 0,001).[66] também examinaram a reprodutibilidade dos índices de SP e AP registrados transtimpanicamente em 17 indivíduos com audição normal e 26 pacientes com doença de Ménière. As respostas foram evocadas para cliques e *tone bursts* longos. Foram examinadas a confiabilidade intrateste (ou seja, medidas repetidas registradas no mesmo teste) e interteste (ou seja, reteste após a substituição de todos os eletrodos). A reprodutibilidade intrateste foi boa para todos os parâmetros. Os índices intertestes apresentaram maior variabilidade, e mais ainda com rajadas de tons longos.

Mori *et al.*[79] investigaram quatro ouvintes com audição normal e sete ouvintes com deficiência auditiva utilizando um eletrodo de bola de prata extratimpânico colocado na parede posterossuperior do meato acústico externo a 3 mm da TM. O intervalo entre o teste e o reteste variou de 10 dias a 2 anos e 5 meses. Eles relataram excelentes correlações entre o teste e o reteste: latência de AP (r = 0,99; p < -0,001), amplitude de AP (r = 0,93; p < 0,001), amplitude de SP (r = 0,96; p < 0,001) e relação amplitude de SP/AP (r = 0,94; p < 0,001).

Park e Ferraro[80] examinaram a confiabilidade do teste-reteste com um eletrodo de timptrodo. Eles examinaram a relação de amplitude SP/AP em seis sessões com intervalos de 2 a 14 dias dos mesmos indivíduos. Suas medidas de variabilidade calculadas foram o intervalo geral, o desvio-padrão médio geral e a diferença média. Eles não encontraram diferenças significativas nas medidas do examinador entre as três primeiras e as três últimas sessões de registro. McClaskey *et al.*[81] examinaram a confiabilidade do AP registrado com a colocação de um eletrodo TM. Eles registraram AP evocados por clique em 24 adultos mais jovens e 20 adultos mais velhos. As amplitudes de pico foram estimadas a partir de medições de pico a pico e medições corrigidas de linha de base. Eles descobriram que as medições de amplitude de AP de pico a pico e corrigidas pela linha de base tinham "confiabilidade boa a excelente", evidenciada por valores de coeficiente de correlação intraclasse > 0,60.

Roland *et al.*[82] avaliaram a confiabilidade dos registros de ECochG com o eletrodo TIPtrode. Eles examinaram 17 adultos com audição normal repetidamente em períodos de 1 semana, com média de 5,3 semanas. Os estímulos de clique foram apresentados a 95 dB nHL a uma taxa de 9,7/s. As médias e os desvios-padrão das amplitudes SP e AP foram medidos e as relações de amplitude SP/AP foram calculadas.

Roland *et al.*[82] relataram uma relação média de amplitude SP/AP de 0,22 com um desvio-padrão de 0,06. Recentemente, Lake e Stuart[44] examinaram a confiabilidade teste-reteste do eletrodo extratimpânico (TIPtrode) e timpânico (Lilly TM-Wick) em cinco índices de ECochG (ou seja, amplitude SP, latência AP, amplitude AP, relação amplitude SP/AP e relação área SP/AP) com 18 jovens adultos com audição normal. Foram encontradas correlações estatisticamente significativas ($p < 0{,}05$) entre os testes iniciais e os retestes com todos os índices de ECochG para ambos os eletrodos, com exceção da amplitude SP usando o eletrodo TIPtrode. Também não houve efeitos principais significativos do teste (ou seja, inicial *vs.* reteste) ou interações de teste e eletrodo ou frequência para nenhum dos índices de ECochG ($p > 0{,}05$). Como esperado, os registros com o eletrodo Lilly TM-Wick produziram maiores amplitudes de SP, amplitudes de AP e relações de área SP/AP em comparação com os eletrodos TIPtrodo. Além disso, era mais provável que as respostas SP e AP estivessem presentes com o eletrodo timpânico. Lake e Stuart[44] concluíram que não houve diferença entre os eletrodos em relação às medidas de teste-reteste. Entretanto, considerando a maior probabilidade de respostas SP e AP na ECochG e índices maiores de amplitude SP, relação de amplitude SP/AP e relação de área SP/AP, a colocação do eletrodo timpânico é recomendada para a prática clínica.

5.5 Conclusão

Embora a ECochG seja o potencial evocado auditivo mais antigo, tendo sido relatado pela primeira vez em 1930, sua popularidade permanece até hoje. É uma ferramenta valiosa para diagnóstico, avaliação e monitoramento de distúrbios da orelha interna e do nervo auditivo. As aplicações clínicas mais comuns para a ECochG incluem a avaliação da doença de Ménière, neuropatia auditiva/dissincronia, medição e monitoramento da função do nervo auditivo durante cirurgias e a avaliação da sinaptopatia coclear por superexposição a ruído. Para uma aceitação e adoção clínica mais ampla da ECochG, o apelo de Ferraro *et al.*[6,7] para a padronização dos protocolos de registro e medição da ECochG é fortemente endossado. Sugere-se também que os programas de treinamento em audiologia adotem esses padrões e treinem seus alunos de acordo com eles. O treinamento deve incluir instruções e prática clínica com o uso de otoscópios/otomicroscópios para a visualização do meato acústico externo e da TM, e para a confirmação da colocação do eletrodo timpânico contra a TM. Em última análise, o conforto do paciente, bem como os registros clínicos consistentes e confiáveis de ECochG, serão garantidos com a instrução adequada e o treinamento clínico dos alunos.

Referências

[1] Ferraro JA, Kileny PR, Grasel SS. Electrocochleography: new uses for an old test and normative values. Am J Audiol. 2019; 28 3S:783–795

[2] Lake AB, Stuart A. The effect of short-term noise exposure on audiometric thresholds, distortion product otoacoustic emissions, and electrocochleography. J Speech Lang Hear Res. 2019; 62(2):410–422

[3] Liberman MC, Epstein MJ, Cleveland SS, Wang H, Maison SF. Toward a differential diagnosis of hidden hearing loss in humans. PLoS One. 2016; 11(9):e0162726

[4] Prendergast G, Guest H, Munro KJ, et al. Effects of noise exposure on young adults with normal audiograms I: electrophysiology. Hear Res. 2017; 344:68–81

[5] Prendergast G, Tu W, Guest H, et al. Supra-threshold auditory brainstem response amplitudes in humans: test-retest reliability, electrode montage and noise exposure. Hear Res. 2018; 364:38–47

[6] Ferraro JA, Grasel S, Kileny P. Guidelines for ECochG recording and measurement protocols. Poster presented at the AudiologyNOW! Conference, Indianapolis, IA; 5–8 April, 2017

[7] Ferraro JA, Kileny P. Towards the standardization of ECochG recording and measurement protocols. Poster presented at the American Speech-Language-Hearing Convention, Philadelphia, PA; 17–19 November, 2016

[8] Nguyen LT, Harris JP, Nguyen QT. Clinical utility of electrocochleography in the diagnosis and management of Ménière's disease: AOS and ANS membership survey data. Otol Neurotol. 2010; 31(3):455–459

[9] Wever EG, Bray CW. Auditory nerve impulses. Science. 1930; 71(1834):215

[10] Saul LJ, Davis H. Action currents in the central nervous system: I. Action currents of the auditory tracts. Arch NeurPsych. 1932; 28(5):1104–1116

[11] Fromm B, Nylén C, Zotterman Y. Studies in the mechanism of the Wever and Bray effect. Acta Otolaryngol. 1935; 22:477–486

[12] Eggermont JJ. Ups and downs in 75 years of electrocochleography. Front Syst Neurosci. 2017; 11:2

[13] Lempert J, Wever EG, Lawrence M. The cochleogram and its clinical application; a preliminary report. Arch Otolaryngol. 1947; 45(1):61–67

[14] Ruben RJ, Bordley JE, Nager GT, Sekula J, Knickerbocker GG, Fisch U. Human cochlea responses to sound stimuli. Ann Otol Rhinol Laryngol. 1960; 69:459–479

[15] Yoshie N. Diagnostic significance of the electrocochleogram in clinical audiometry. Audiology. 1973; 12(5):504–539

[16] Yoshie N, Oashi T. Clinical use of cochlear nerve action potential responses in man for differential diagnosis of hearing losses. Acta Otolaryngol Suppl. 1969; 252:71–87

[17] Yoshie N, Ohashi T, Suzuki T. Non-surgical recording of auditory nerve action potentials in man. Laryngoscope. 1967; 77(1):76–85

[18] Aran JM, Portmann C, Delaunay J, Pelerin J, Lenoir J. Electro-cochleograms: methods and initial results with children. Rev Laryngol Otol Rhinol (Bord). 1969; 90(11):615–634

[19] Portmann M, Aran JM. Electro-cochleography. Laryngoscope. 1971; 81(6):899–910

[20] Portmann M, Aran JM, Le Bert G. The human electro-cochleogram without surgical intervention. Acta Otolaryngol. 1968; 65(1):105–114

[21] Portmann M, Le Bert G, Aran JM. Cochlear potentials obtained in human beings aside from all surgical intervention. Preliminary note. Rev Laryngol Otol Rhinol (Bord). 1967; 88(3):157–164

[22] Cullen JK, Jr, Ellis MS, Berlin CI, Lousteau RJ. Human acoustic nerve action potential recordings from the tympanic membrane without anesthesia. Acta Otolaryngol. 1972; 74(1):15–22

[23] Coats AC. On electrocochleographic electrode design. J Acoust Soc Am. 1974; 56(2):708–711

[24] Eggermont JJ. Basic principles for electrocochleography. Acta Otolaryngol Suppl. 1974; 316:7–16

[25] Dallos P, Cheatham MA. Production of cochlear potentials by inner and outer hair cells. J Acoust Soc Am. 1976; 60(2):510–512

[26] Dallos P. Some electrical circuit properties of the organ of Corti. I. Analysis without reactive elements. Hear Res. 1983; 12(1):89–119

[27] Patuzzi RB, Yates GK, Johnstone BM. The origin of the low-frequency microphonic in the first cochlear turn of guinea-pig. Hear Res. 1989; 39(1–2):177–188

[28] Sohmer H, Kinarti R, Gafni M. The source along the basilar membrane of the cochlear microphonic potential recorded by surface electrodes in man. Electroencephalogr Clin Neurophysiol. 1980; 49(5–6):506–514

[29] Withnell RH. Brief report: the cochlear microphonic as an indication of outer hair cell function. Ear Hear. 2001; 22(1):75–77

[30] Santarelli R, Del Castillo I, Rodríguez-Ballesteros M, et al. Abnormal cochlear potentials from deaf patients with mutations in the otoferlin gene. J Assoc Res Otolaryngol. 2009; 10(4):545–556

[31] Dallos P. Cochlear potentials. A status report. Audiology. 1972; 11(1):29–41

[32] Dauman R, Aran JM, Charlet de Sauvage R, Portmann M. Clinical significance of the summating potential in Menière's disease. Am J Otol. 1988; 9(1):31–38

[33] Eggermont JJ. Electrocochleography. In: Keidel WD, Neff WD, eds. Handbook of Sensory Physiology. New York, NY: Springer-Verlag; 1976: 626–705

[34] Durrant JD, Wang J, Ding DL, Salvi RJ. Are inner or outer hair cells the source of summating potentials recorded from the round window? J Acoust Soc Am. 1998; 104(1):370–377

[35] Zheng XY, Ding DL, McFadden SL, Henderson D. Evidence that inner hair cells are the major source of cochlear summating potentials. Hear Res. 1997; 113(1–2):76–88

[36] Russell IJ, Sellick PM. Low-frequency characteristics of intracellularly recorded receptor potentials in guinea-pig cochlear hair cells. J Physiol. 1983;338:179–206

[37] Pappa AK, Hutson KA, Scott WC, et al. Hair cell and neural contributions to the cochlear summating potential. J Neurophysiol. 2019; 121(6):2163–2180

[38] Elberling C. Simulation of cochlear action potentials recorded from the ear canal in man. In: Ruben RJ, Elberling C, Salomon G, eds. Electrocochleography. Baltimore, MD: University Park Press; 1976:151–168

[39] Bourien J, Tang Y, Batrel C, et al. Contribution of auditory nerve fibers to compound action potential of the auditory nerve. J Neurophysiol. 2014; 112(5):1025–1039

[40] Ruth RA, Lambert PR, Ferraro JA. Electrocochleography: methods and clinical applications. Am J Otol. 1988; 9 Suppl:1–11

[41] Schwaber MK, Hall JW, III. A simplified technique for transtympanic electrocochleography. Am J Otol. 1990; 11(4):260–265

[42] Roland PS, Yellin MW, Meyerhoff WL, Frank T. Simultaneous comparison between transtympanic and extratympanic electrocochleography. Am J Otol. 1995; 16(4):444–450

[43] Birchall JP, Green GG, Reid A, Newson J. Fourier analysis of ECochG templates. Clin Otolaryngol Allied Sci. 1985; 10(5):253–261

[44] Lake AB, Stuart A. The effect of test, electrode, and rate on electrocochleography measures. J Am Acad Audiol. 2019; 30(1):41–53

[45] Ruth RA, Lambert PR. Comparison of tympanic membrane to promontory electrode recordings of electrocochleographic responses in patients with Menière's disease. Otolaryngol Head Neck Surg. 1989; 100(6):546–552

[46] Hall JW III. eHandbook of Auditory Evoked Responses: Principles, Procedures and Protocols. Available at: https://www.amazon.com/dp/B0145G2FFM. Accessed March 15, 2019

[47] Hornibrook J. Tone burst electrocochleography for the diagnosis of clinically certain Meniere's Disease. Front Neurosci. 2017; 11:301

[48] Sass K. Sensitivity and specificity of transtympanic electrocochleography in Meniere's disease. Acta Otolaryngol. 1998; 118(2):150–156

[49] Sass K, Densert B, Arlinger S. Recording techniques for transtympanic electrocochleography in clinical practice. Acta Otolaryngol. 1998; 118(1):17–25

[50] Ferraro JA, Blackwell WL, Mediavilla SJ, Thedinger BS. Normal summating potential to tone bursts recorded from the tympanic membrane in humans. J Am Acad Audiol. 1994; 5(1):17–23

[51] Zhang M. Response pattern based on the amplitude of ear canal recorded cochlear microphonic waveforms across acoustic frequencies in normal hearing subjects. Trends Amplif. 2012; 16(2):117–126

[52] Zhang M. Effects of stimulus intensity on low-frequency toneburst cochlear microphonic waveforms. Audiology Res. 2013; 3(1):e3

[53] Dallos P, Cheatham MA, Ferraro J. Cochlear mechanics, nonlinearities, and cochlear potentials. J Acoust Soc Am. 1974; 55(3):597–605

[54] Johnstone JR, Johnstone BM. Origin of summating potential. J Acoust Soc Am. 1966; 40(6):1405–1413

[55] Patuzzi R, Sellick PM. A comparison between basilar membrane and inner hair cell receptor potential input-output functions in the guinea pig cochlea. J Acoust Soc Am. 1983; 74(6):1734–1741

[56] Chatrian GE, Wirch AL, Edwards KH, Lettich E, Snyder JM. Cochlear summating potential recorded from the external auditory meatus of normal humans. Amplitude-intensity functions and relationships to auditory nerve compound action potential. Electroencephalogr Clin Neurophysiol. 1984; 59(5):396–410

[57] Yoshie N. Auditory nerve action potential responses to clicks in man. Laryngoscope. 1968; 78(2):198–215

[58] Santarelli R, Scimemi P, Dal Monte E, Arslan E. Cochlear microphonic potential recorded by transtympanic electrocochleography in normally-hearing and hearing-impaired ears. Acta Otorhinolaryngol Ital. 2006; 26(2):78–95

[59] Coats AC. The summating potential and Meniere's disease. I. Summating potential amplitude in Meniere and non-Meniere ears. Arch Otolaryngol. 1981;107(4):199–208

[60] Margolis RH, Rieks D, Fournier EM, Levine SE. Tympanic electrocochleography for diagnosis of Menière's disease. Arch Otolaryngol Head Neck Surg. 1995;121(1):44–55

[61] Ohashi T, Nishino H, Arai Y, Hyodo M, Takatsu M. Clinical significance of the summating potential-action potential ratio and the action potential latency difference for condensation and rarefaction clicks in Meniere's disease. Ann Otol Rhinol Laryngol. 2009; 118(4):307–312

[62] Orchik DJ, Ge NN, Shea JJ, Jr. Action potential latency shift by rarefaction and condensation clicks in Menière's disease. J Am Acad Audiol. 1998; 9(2):121–126

[63] Sass K, Densert B, Magnusson M, Whitaker S. Electrocochleographic signal analysis: condensation and rarefaction click stimulation contributes to diagnosis in Menière's disorder. Audiology. 1998; 37(4):198–206

[64] Ferraro JA, Durrant JD. Electrocochleography in the evaluation of patients with Ménière's disease/endolymphatic hydrops. J Am Acad Audiol. 2006; 17(1):45–68

[65] Gibson WP, Moffat DA, Ramsden RT. Clinical electrocochleography in the diagnosis and management of Meneère's disorder. Audiology. 1977; 16(5):389–401

[66] Densert B, Arlinger S, Sass K, Hergils L. Reproducibility of the electric response components in clinical electrocochleography. Audiology. 1994; 33(5):254–263

[67] Marangos N. Hearing loss in multiple sclerosis: localization of the auditory pathway lesion according to electrocochleographic findings. J Laryngol Otol. 1996; 110(3):252–257

[68] Wilson WJ, Bowker CA. The effects of high stimulus rate on the electrocochleogram in normal-hearing subjects. Int J Audiol. 2002; 41(8):509–517

[69] Mouney DF, Berlin CI, Cullen JK, Jr, Hughes LF. Changes in human eighth nerve action potential as a function of stimulation rate. Arch Otolaryngol. 1978;104(10):551–554

[70] Grasel SS, Beck RMO, Loureiro RSC, Rossi AC, de Almeida ER, Ferraro J. Normative data for TM electrocochleography measures. J Otol. 2017; 12(2):68–73

[71] Stuart A, Mills KN. Late-onset unilateral auditory neuropathy/dysynchrony: a case study. J Am Acad Audiol. 2009; 20(3):172–179

[72] Turner RG. Double checking the cross-check principle. J Am Acad Audiol. 2003; 14(5):269–277

[73] Ferraro JA, Tibbils RP. SP/AP area ratio in the diagnosis of Ménière's disease. Am J Audiol. 1999; 8(1):21–28

[74] Ge X, Shea JJ, Jr. Transtympanic electrocochleography: a 10-year experience. Otol Neurotol. 2002; 23(5):799–805

[75] Ferraro JA, Krishnan G. Cochlear potentials in clinical audiology. Audiol Neurotol. 1997; 2(5):241–256

[76] Devaiah AK, Dawson KL, Ferraro JA, Ator GA. Utility of area curve ratio electrocochleography in early Meniere disease. Arch Otolaryngol Head Neck Surg. 2003; 129(5):547–551

[77] Wang F. Spectral analysis of electrocochleogram in Menière's disease. Zhonghua Er Bi Yan Hou Ke Za Zhi. 1989; 24(4):221–223, 255

[78] Bergholtz LM, Hooper RE, Mehta DC. Test-retest reliability in clinical electrocochleography. Ann Otol Rhinol Laryngol. 1976; 85(5, Pt 1):679–685

[79] Mori N, Matsunaga T, Asai H. Intertest reliability in non-invasive electrocochleography. Audiology. 1981; 20(4):290–299

[80] Park DL, Ferraro JA. Intrasubject test-retest reliability in tympanic electrocochleography. J Am Acad Audiol. 1999; 10:160–165

[81] McClaskey CM, Dias JW, Dubno JR, Harris KC. Reliability of measures of N1 peak amplitude of the compound action potential in younger and older adults. J Speech Lang Hear Res. 2018; 61(9):2422–2430

[82] Roland PS, Rosenbloom J, Yellin W, Meyerhoff WL. Intrasubject test-retest variability in clinical electrocochleography. Laryngoscope. 1993; 103(9):963–966

6 Potencial Evocado Auditivo do Tronco Encefálico

Samuel R. Atcherson

Resumo

O potencial evocado auditivo de tronco encefálico (ABR) é provavelmente o potencial evocado auditivo (AEP) de curta latência mais amplamente utilizado, com inúmeras aplicações clínicas que exploram o funcionamento da cóclea, do oitavo nervo craniano (CN VIII, nervo auditivo) e das estruturas do tronco encefálico. Ele também tem sido um dos AEPs mais amplamente estudados devido à sua facilidade de configuração, boa confiabilidade de teste-reteste e realização geralmente rápida, especialmente em pacientes cooperativos. Historicamente, os ABRs são evocados por meio de estímulos breves, como cliques e *tone bursts*, mas, mais recentemente, também foram evocados por estímulos breves de fala sintética (p. ex.,/da/) e estímulos de *chirp* de banda larga e banda estreita (p. ex., CE-*chirp*). Os resultados obtidos com o ABR têm sido úteis para estimar limiares comportamentais, ajustar próteses auditivas e diagnosticar possíveis lesões neurológicas e alterações do processamento auditivo.

Palavras-chave: potencial evocado auditivo do tronco encefálico, estímulo e parâmetros de registro, transdutores, CE-*chirp*, técnicas especiais, efeitos do paciente

6.1 Introdução

A literatura publicada sobre os potenciais evocados auditivos do tronco encefálico (ABR), tanto no passado quanto no presente, poderia facilmente preencher um livro inteiro ou um volume de livros. Devido a limitações de espaço, este capítulo oferece uma visão geral e se concentra principalmente nos aspectos normativos do ABR. Quando apropriado, será apresentada uma discussão sobre as principais indicações clínicas do ABR. Outras seções deste livro-texto oferecem informações mais relevantes com um escopo mais restrito e prático. Elas incluem partes do Capítulo 13 sobre o uso do ABR em programas de triagem neonatal, o Capítulo 14 sobre aplicações de estimativa de limiar do ABR, o Capítulo 15 sobre o uso do ABR no diagnóstico diferencial do transtorno do espectro da neuropatia auditiva (ANSD) e algumas partes do Capítulo 17 para avaliar a função auditiva central.

6.2 Breve Histórico

O ABR é conhecido por outros nomes, como potencial evocado do tronco encefálico (BSER), potencial evocado auditivo do tronco encefálico (BAER) e potencial evocado auditivo do tronco encefálico (BAEP). O registro mais antigo publicado do ABR humana foi apresentado por Sohmer e Feinmesser,[1] que descreveram as respostas como potenciais de ação coclear. No entanto, foram Jewett *et al.*[2,3] que descreveram corretamente a sequência de componentes da forma de onda do ABR como respostas provenientes do nervo auditivo e de várias estruturas auditivas do tronco encefálico. O ABR é considerado coletivamente um potencial exógeno precoce de campo distante, muitas vezes agrupado com a eletrococleografia (ECochG) por suas latências curtas dentro de 10 milissegundos do início do estímulo. De fato, o potencial de ação composto (CAP) da ECochG é essencialmente o mesmo da onda I do ABR. Como acontece com todos os potenciais exógenos, o ABR é altamente influenciado por alterações nos parâmetros de estímulo. Por exemplo, a diminuição do nível de intensidade pode reduzir drasticamente as amplitudes gerais de todas as ondas e, consequentemente, aumentar suas latências. Um estímulo de clique com duração de 100 microssegundos e tempo de subida abrupto produzirá as maiores amplitudes de ABR e as latências mais curtas, ao passo que envelopes de *tone burst* de subida mais lenta produzirão amplitudes de ABR um pouco menores e latências maiores. Os *tone bursts* de frequência específica (500 *vs.* 4.000 Hz) estimularão consideravelmente diferentes regiões da cóclea, de modo que o efeito do tempo de viagem mais longo da base até o ápice da cóclea também pode ser observado nos registros. Os estímulos de *chirp* abrangem tanto os tipos de banda larga quanto os frequência-específicos, que sincronizam as fibras do nervo auditivo com amplitudes gerais maiores, oferecendo algumas vantagens clínicas em relação aos cliques e *tone bursts*. Sem dúvida, várias patologias afetarão diferencialmente a morfologia do ABR, às vezes de maneiras muito previsíveis.

6.3 Descrição

6.3.1 Morfologia da Forma de Onda

O ABR clássico de "livro-texto" é evocado por um clique de 100 microssegundos de nível de intensidade moderadamente alto, produzindo várias ondas positivas e negativas dentro de 10 milissegundos após o início do estímulo. As ondas individuais são comumente rotuladas com números romanos. As ondas I, III e V são clinicamente mais úteis para fins de neurodiagnóstico, e a onda V é mais útil clinicamente para se estimar os limiares comportamentais. As ondas II e IV às vezes são visíveis e podem ser marcadas. A ▶ Fig. 6.1 mostra duas formas de onda ABR evocadas por clique em dois níveis de intensidade diferentes (40 e 80 dB nHL [nível de audição normal]) e duas taxas diferentes (17,7 e 57,7/s). Em níveis de intensidade moderadamente altos (p. ex., 80 dB nHL), o ABR mostra um complemento completo de ondas. Como regra geral, as ondas I, III e V têm latências médias de aproximadamente 1,5, 3,5 e 5,5 milissegundos, respectivamente, e latências interpicos de aproximadamente 2 milissegundos para as ondas I a III e III a V e 4 milissegundos para as ondas I a V. À medida que a intensidade é diminuída e as amplitudes das ondas são reduzidas, as ondas mais precoces desaparecem, enquanto a onda V parece "permanecer", ilustrando assim sua utilidade clínica na estimativa de limiares comportamentais em bebês e outros pacientes difíceis de testar. Quando a taxa é aumentada de 17,7 para 57,7/s, o ABR ainda pode mostrar o conjunto completo de ondas, mas com algumas reduções de amplitude, bem como um leve prolongamento das latências. No intervalo de tempo de 0 a 1 milissegundo, parece haver uma pequena atividade que, quando comparada usando polaridades diferentes de estímulo de clique, pode revelar um microfonismo coclear (CM) pequeno, porém visível. Isso não deve ser confundido com um possível artefato de estímulo que também pode aparecer nesse mesmo período ao usar fones de ouvido supra-aurais que não oferecem atraso de tempo entre o artefato de estímulo e o sinal neural (ou seja, o ABR). A amplitude do ABR pode variar de 0,1 a 1 µV, e as amplitudes entre as diferentes ondas e a morfologia geral da forma de onda podem variar consideravelmente de pessoa para pessoa com audição normal. O ABR também tem um curso de tempo de maturação razoavelmente curto, mas seus vários picos sofrem alterações na amplitude e na latência em taxas

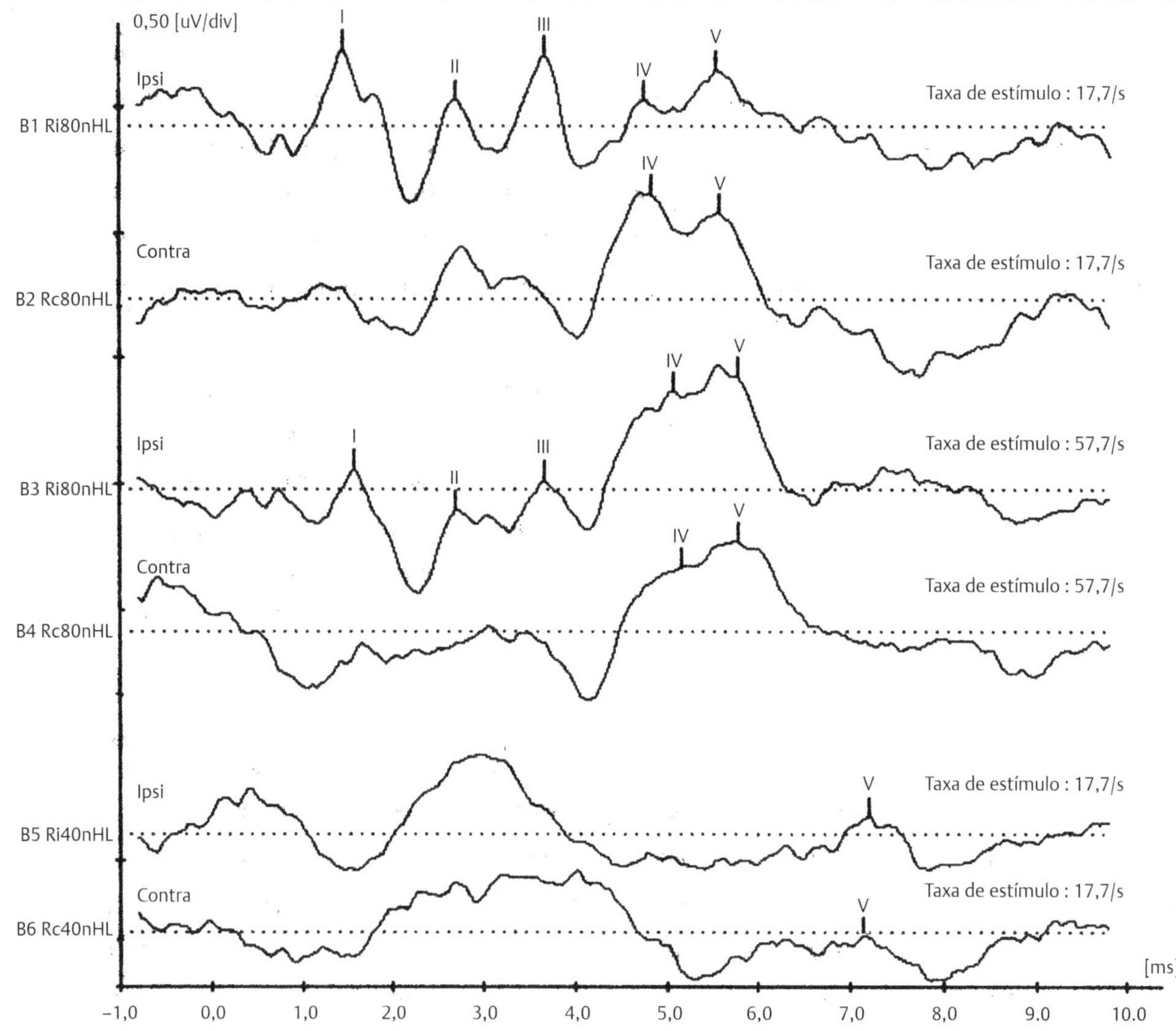

B1 Ri80nHL: I = 1,45, II = 2,70, III = 3,66, IV = 4,74, V = 5,53, I–III = 2,21, III–V = 1,87, I–V = 4,08

Parâmetros: filtro: 100 a 3.000 Hz, ganho: 100,00 ×, rejeição de artefato: ± 23,8 uV, varreduras: 1.500

Fig. 6.1 Potencial evocado auditivo do tronco encefálico normal de um humano adulto de dois canais a estímulos de clique em dois níveis de intensidade diferentes e duas taxas de estimulação diferentes. As latências absolutas e relativas, bem como alguns dos parâmetros de estímulo e registro, são mostrados abaixo do eixo do tempo para a forma de onda ipsilateral de 80 dB nHL (nível de audição normal) na taxa de estimulação de 17,7/s.

diferentes nos primeiros anos de vida e não se tornam equivalente aos dos adultos até cerca de 3 anos de idade.[4,5,6]

O ABR, como qualquer sinal acústico ou elétrico, pode ser analisado espectralmente e dividida em suas frequências constituintes. Em níveis de intensidade mais altos, o ABR contém um pico espectral maior em 200 Hz e dois picos espectrais menores em 500 e 1.000 Hz.[7,8] Quando a forma de onda do ABR é visualizada no domínio do tempo, as ondas de 500 e 1.000 Hz parecem estar sobrepostas à onda inferior de 200 Hz. Isso é significativo porque as alterações no filtro passa-banda de gravação alteram a morfologia da forma de onda do ABR. Sempre que o nível de intensidade do estímulo for reduzido, a energia espectral do ABR também será reduzida.[9] Em contraste com o ABR do adulto, o ABR do bebê e da criança pequena tem uma energia de baixa frequência ligeiramente maior.[9,10] Comparações dos espectros do ABR de adultos mais jovens e mais velhos também mostraram um aumento da energia de baixa frequência com o avanço da idade.[11] A ▶ Fig. 6.2 mostra os efeitos relacionados com a idade até os 3 anos de idade.

6.3.2 Geradores Neurais

Apesar do nome, os geradores (ou fontes) neurais do ABR envolvem estruturas dentro do tronco encefálico e do nervo auditivo. Várias técnicas diferentes de vários pesquisadores ao longo dos anos levaram a algumas descobertas muito consistentes, bem como a um debate contínuo. Com base em uma síntese acadêmica de seu próprio trabalho e do trabalho de outros, Møller[12] concluiu que a onda I surge da porção distal do nervo auditivo (no interior da orelha interna), a onda II da porção proximal do nervo auditivo (terminação do tronco encefálico), onda III do núcleo coclear, onda

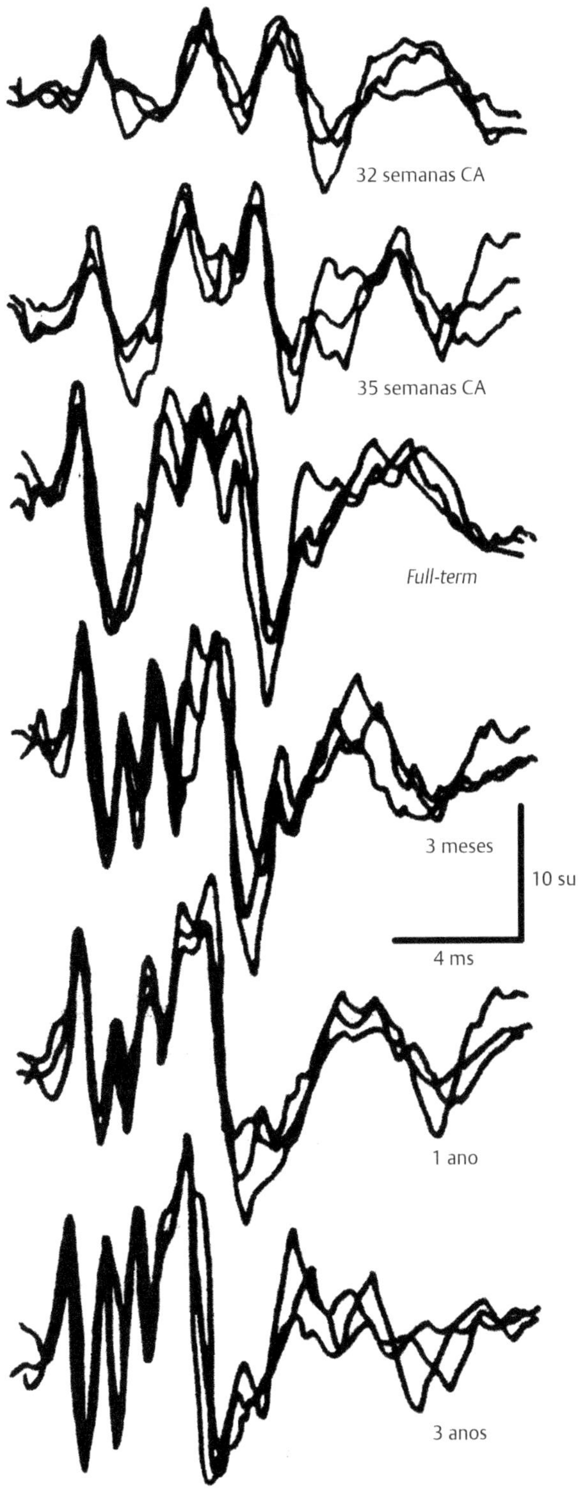

Fig. 6.2 Maturação normal do potencial evocado auditivo do tronco encefálico da idade de concepção (CAC) de 32 semanas até os 3 anos de idade. (Adaptada de Salamy.)[6]

IV das estruturas da linha média do tronco encefálico (talvez a estria acústica, os corpos trapezoidais e o complexo olivar superior) e onda V da terminação do lemnisco lateral no interior do colículo inferior no lado contralateral. Além das ondas I e II, que

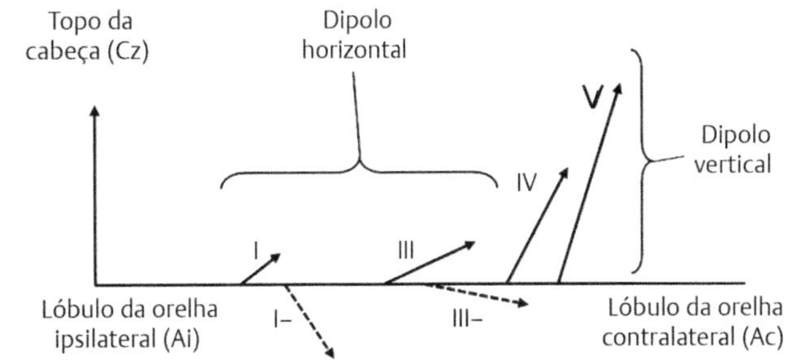

Fig. 6.3 Dipolos bidimensionais do potencial evocado auditivo do tronco encefálico (ABR). (Adaptada de Scherg e von Cramon.)[13]

são em grande parte restritas ao nervo auditivo, as ondas III a V provavelmente têm mais de um contribuinte anatômico, dada a complexidade do tronco encefálico auditivo e as vias paralelas ipsilaterais e contralaterais com várias decussações (cruzamentos).

Visto de outra forma, os vários picos do ABR são provavelmente produzidos por potenciais de ação que formam dipolos estacionários (Capítulo 4) com base em sua viagem da sinapse da orelha interna até o colículo inferior. Scherg e von Cramon[13] desenvolveram uma configuração que lhes permitiria estimar a orientação aproximada e a força dos dipolos associados a quatro picos (I, III, IV e V) e dois vales (I e III; ▶ Fig. 6.3). As orientações horizontais dos picos I e III (e seus vales seguintes) parecem apoiar a disposição horizontal das fibras do nervo auditivo, bem como a estria acústica que cruza do núcleo coclear ipsilateral para o colículo superior contralateral. As orientações mais verticais das ondas IV e V parecem estar de acordo com o alinhamento do complexo olivar superior e do colículo inferior, entre os quais o lemnisco lateral corre verticalmente. Os dipolos horizontais e verticais coletivos tornam-se importantes para entender a influência da colocação do eletrodo na morfologia da forma de onda do ABR. Especificamente, determinados arranjos de eletrodos aprimoram certas ondas e atenuam outras. Por exemplo, colocar o eletrodo não inversor (ativo) em uma orelha e o eletrodo inversor (referência) na outra orelha para uma montagem horizontal pode aumentar a amplitude da onda I e atenuar a amplitude da onda V. Por outro lado, colocar o eletrodo não inversor na fronte e o eletrodo inversor na base do pescoço em uma vértebra aumentará a amplitude da onda V e atenuará a amplitude da onda I.

6.4 Efeitos de Vários Estímulos e Parâmetros de Registro dos Potenciais Auditivos Evocados do Tronco Encefálico

6.4.1 Tipos de Estímulo

Cliques em Banda Larga

O ABR pode ser evocado por praticamente qualquer estímulo que seja de natureza abrupta, como cliques de 100 microssegundos (semelhantes a um pulso quadrado) com início essencialmente instantâneo. A brusquidez dos estímulos causa uma descarga síncrona de várias fibras nervosas auditivas (Capítulo 4). Diz-se que os cliques apresentados às orelhas por meio de transdutores estimulam amplamente a cóclea devido ao seu aumento instantâneo, causando uma dispersão espectral de frequências. Embora os cliques tenham energia em uma ampla faixa de frequências, o ABR parece favorecer a região de frequência do clique, de 1.000

a 4.000 Hz. Ou seja, quando o clique ainda está em sua forma elétrica, ele tem um lóbulo principal de energia espectral que se estende até 10.000 Hz, momento em que cria seu primeiro zero espectral. Esse intervalo de energia espectral torna-o ideal para estimular amplamente a cóclea. Entretanto, quando o clique está em uma forma acústica saindo de um transdutor, a energia espectral muda um pouco e tem um ou mais picos espectrais em torno de 2.000 a 4.000 Hz. Isso explica, em parte, a tendência de o ABR evocado por clique ser uma estimativa válida da sensibilidade de alta frequência (p. ex., frequência audiométrica de 4.000 Hz).[14] Os fones de ouvido ER-3A de inserção tubular têm a vantagem de atrasar o início do clique e separá-lo no tempo do artefato de estímulo, mas sua saída espectral permanece a mesma. Quaisquer diferenças espectrais para cliques acústicos produzidos por fones auriculares supra-aurais (p. ex., TDH-49) e fones auriculares de inserção provavelmente se devem aos diferentes acopladores em que são medidos.[15]

Tone Bursts com Frequência Específica

Além dos estímulos de clique de banda larga, os *tone bursts* frequência-específicos também são amplamente utilizados. Os *tone bursts* são sinusoides de curta duração, geralmente não mais do que aproximadamente quatro a cinco ciclos de duração em frequências audiométricas de oitava típicas de 500 a 4.000 Hz. Isso fornecerá durações de estímulo de 10 milissegundos para um *tone burst* de 500 Hz e 1,25 milissegundos para um *tone burst* de 4.000 Hz. A brevidade dos estímulos de *tone burst* nos registros de ABR é necessária devido à dependência do ABR da sincronia neural. No entanto, com estímulos tão breves, eles parecerão semelhantes a cliques com início repentino e exigirão um envelope (ou função de *gating*) para aumentar gradualmente a intensidade do *tone burst* e, em seguida, diminuí-la para minimizar a dispersão espectral e fornecer algum grau de especificidade de frequência. Gorga e Thornton[16] apresentam uma excelente discussão e exemplos de funções de *gating* em tons de curta duração. As duas funções de *gating* de *tone burst* mais comumente usadas são a linear (também chamada de Bartlett) e a Blackman, conforme evidenciado pelo trabalho de alguns dos principais programas de audição infantil.[14,17]

Técnica de Banda Derivada e Estímulos de *Chirp*

A técnica de ABR de banda derivada envolve a apresentação do mesmo clique de banda larga de 100 microssegundos em *cutoffs* de ruído passa-alto sistematicamente mais baixos e a subtração de determinadas formas de onda umas das outras para derivar ABR frequência-específicos (ou seja, estimular grupos discretos de fibras nervosas auditivas). Os ABRs de banda derivada mostram latências de onda V progressivamente mais longas, que correspondem a atrasos de ondas viajantes. Usando os ABRs de banda derivada, o *Stacked* ABR é uma técnica de somação para estimar a atividade total do nervo da fibra auditiva em toda a cóclea.[18] A maneira como o *Stacked* ABR funciona é marcando a onda V para cada ABR de banda derivada "frequência-específico", deslocando todas as formas de onda ABR para que as ondas Vs se alinhem temporalmente e, por fim, somando todos os ABRs deslocados no tempo. Como a região da onda V de cada ABR com deslocamento temporal foi somada, o *Stacked* ABR" resultante acaba parecendo significativamente maior do que qualquer um dos ABRs de banda derivada frequência-específica isoladamente. Assim, o *Stacked* ABR melhora artificialmente a relação sinal-ruído (SNR) do ABR, especialmente para a onda V. O *Stacked* ABR resultante demonstrou ser sensível para o diagnóstico de tumores acústicos (schwannomas vestibulares) ≤ 1 cm, os ABRs tradicionais evocados por clique provavelmente não detectariam. Os problemas do ABR "empilhado" são: (1) leva muito tempo (mesmo se automatizado), exigindo vários registros de ABR; (2) a apresentação simultânea da faixa de estímulos de ruído e clique pode causar desconforto ao paciente; e (3) uma combinação do estímulo e da incapacidade do paciente de relaxar pode causar reflexo do músculo auricular posterior, o que pode contaminar os registros de ABR.

Usando um processo de engenharia reversa baseado em ABR de banda derivada, Elberling *et al.*[19,20] criaram um estímulo de curta duração que muda rapidamente de frequência de baixa para alta para atender ao requisito de sincronia neural de um grande grupo de fibras e o fazem levando em conta a velocidade e os atrasos das ondas viajantes. Esse estímulo, chamado de CE-*chirp* (CE = Claus-Elberling), demonstrou ser útil para a detecção de tumores e é uma solução mais econômica e rápida para o encaminhamento inicial imediato e automático para a ressonância magnética (MRI). Um grande problema com o *design* original do estímulo CE-*chirp* foi a observação de um efeito de saturação de amplitude no ABR para além de 60 dB nHL. Assim, os estímulos CE-*chirp* específicos para cada nível foram projetados e explorados para superar a saturação da amplitude com sucesso.[21,22] Outra variação importante do CE-*chirp* foi o desenvolvimento de versões filtradas (banda estreita) centradas nas frequências de 500, 1.000, 2.000 e 4.000 Hz, usadas para avaliação do limiar específico da frequência tanto para o ABR quanto para a resposta auditiva de estado estável (ASSR).[20,23] Aqui, os estímulos CE-*chirp* de banda estreita também aproveitam a maior sincronia neural, resultando em amplitudes maiores da forma de onda e melhor estimativa do limiar. Em conjunto, a família de estímulos CE-*chirp* ajudou a transformar a qualidade dos registros de ABR.

Armadilha

Embora os ABRs *Stacked* e evocados por *chirp* sejam medidas neurodiagnósticas, eles são, na melhor das hipóteses, uma ferramenta de triagem para possível encaminhamento à MRI.

Pérola

Enquanto os registros de ABR de banda derivada são considerados um método de compensação de "saída" (ou seja, empilhamento de ABR frequência-específicos usando cliques e ruído passa-alto), os CE-*chirps* são um método de compensação de "entrada" que não exige nenhum processamento adicional de forma de onda além do estímulo usado.

Respostas Evocadas pela Fala

A Dra. Nina Kraus e seus colegas e alunos (atuais e antigos) do Auditory Neuroscience Laboratory da Northwestern University dedicaram tempo, esforço e recursos consideráveis ao estudo do ABR e da transformação rápida de Fourier (FFR) que o acompanha para uma sílaba de fala consoante-vogal/da/.[24,25] Esse trabalho anterior convergiu para o desenvolvimento do BioMARK ou BioMAP (Biological Marker of Auditory Processing), que já esteve disponível comercialmente em alguns *softwares* de análise.

Desde então, esse ABR evocado pela fala (às vezes também chamada de ABR complexo) tem sido explorada para déficits de fala no ruído,[26] índice biológico de distúrbio do processamento auditivo,[27] avaliação do sistema auditivo eferente rostral,[11,28] e sensibilidade à esclerose múltipla,[29] para citar algumas áreas.

6.4.2 Polaridade do Estímulo

Os estímulos usados para evocar o ABR podem ser apresentados em uma de duas polaridades (ou fases): condensação ou rarefação. Embora as latências não mudem muito com as diferentes polaridades, a morfologia da forma de onda pode mudar no mesmo indivíduo e produzir diferentes morfologias de forma de onda em diferentes indivíduos. Fowler *et al.*[30] compararam o ABR evocado por clique com ambas as polaridades usando fones de ouvido de inserção e não encontraram nenhuma diferença significativa relacionada com a polaridade em pacientes atendidos por schwannomas unilaterais. No entanto, diferenças significativas podem aparecer com fones de ouvido supra-aurais do tipo TDH.[31] Para *tone bursts* de baixa frequência, há um efeito claro da polaridade do estímulo na latência absoluta.[32,33] Em alguns casos, *tone bursts* de baixa frequência apresentadas usando uma única polaridade (ou seja, rarefação ou condensação) podem produzir um artefato relacionado com o estímulo no registro do ABR. Uma maneira de neutralizar o artefato de estímulo é apresentar os estímulos usando uma polaridade alternada. No entanto, a alternância de polaridade para um ABR de clique não é recomendada para o diagnóstico de ANSD, em que a presença de um CM anormalmente grande, muitas vezes com ruído, seria cancelada. Em vez disso, são necessários registros separados usando polaridades somente de rarefação e somente de condensação, a menos que o *software* do sistema tenha a capacidade de armazenar os registros de ambas as polaridades em compartimentos separados. A vantagem desse recurso de *software* é que o registro de polaridade alternada pode ser posteriormente dividido em registros de rarefação e condensação.

Considerações Especiais

Não é necessário, nem é um bom uso do tempo clínico, coletar ABR em cada polaridade de estímulo, a menos que seja clinicamente necessário ou se a morfologia da forma de onda em uma polaridade parecer ruim.

6.4.3 Intensidade do Estímulo

Conforme descrito anteriormente neste capítulo, o ABR expressará seu complemento total de ondas em níveis de intensidade moderadamente altos e pode mostrar até sete ondas em alguns casos. Para fins de neurodiagnóstico, níveis de intensidade de aproximadamente 70 a 90 dB nHL não são incomuns. O motivo desses níveis de intensidade relativamente altos é produzir as ondas de maior amplitude e menor latência possíveis. As altas intensidades têm o efeito de estimular ao máximo várias fibras do nervo auditivo (ou seja, alta sincronia neural). Quando é desejável estimar os limiares comportamentais em um audiograma, a diminuição do nível de intensidade causará subsequentemente uma redução das amplitudes das ondas e latências prolongadas. Ao diminuir o nível de intensidade, as ondas anteriores (p. ex., as ondas I e III) tendem a desaparecer primeiro, e a onda V geralmente permanece e prolonga a latência quando todas as outras ondas desaparecem.[34,35] Um efeito perceptível da redução da intensidade no ABR é que o espectro também se desloca para as frequências mais baixas.

6.4.4 Taxa de Estimulação

A regra geral com a taxa de estimulação é que não pode haver mais de um estímulo apresentado na mesma janela de tempo de análise, caso contrário, as respostas sobrepostas e com deslocamento de tempo serão calculadas como média. Por exemplo, se for usada uma janela de 10 milissegundos, os estímulos de clique poderão ser apresentados 1 a cada 10 milissegundos, ou seja, 100/s. Em uma taxa tão alta, no entanto, ocorre uma adaptação neural que resulta em formas de onda menores e no prolongamento das ondas.[36] Nos registros convencionais de ABR, os estímulos geralmente são apresentados a taxas de aproximadamente 10 a 40/s, geralmente com números ímpares e decimais (p. ex., 27,7/s) para evitar múltiplos do ruído da linha de 60 Hz. Em alguns protocolos de neurodiagnóstico (especialmente para a detecção de schwannoma vestibular), são usadas apresentações de cliques com taxas baixas e altas, sendo que a última é usada para "estressar" o sistema auditivo e verificar seu desempenho (p. ex., ▶ Fig. 6.1). Se a adição de alta taxa ao protocolo acrescenta outro critério de neurodiagnóstico é uma questão de especulação contínua[37] porque a maioria dos ABRs provavelmente não detectará tumores menores que 1 cm e dependerá de quais grupos de fibras do nervo auditivo estão afetados, bem como do tipo de distúrbio (p. ex., schwannoma vestibular *vs.* esclerose múltipla). No entanto, Ackley *et al.*[38] relataram uma perda auditiva unilateral do tipo "mordida de biscoito" em um estudo de caso no qual a taxa de estimulação inicial de 31,1/s produziu ABR normais, bilateralmente. Ao dobrar a taxa de estimulação para 61,1/s, surgiu uma clara assimetria na onda V absoluta entre as orelhas. Posteriormente, a ressonância magnética confirmou um pequeno schwannoma vestibular de 6 × 10 mm, que foi removido cirurgicamente.

6.4.5 Tipos de Transdutores e Artefatos

O ABR pode ser registrado usando fones de ouvido supra-aurais ou de inserção (tubulares).[39] O tubo de borracha do fone de ouvido de inserção introduz um atraso acústico de 0,8 a 0,9 milissegundos entre a caixa do transdutor e a inserção de espuma que é acoplada ao ouvido do paciente. O objetivo desse atraso acústico é separar no tempo o artefato relacionado com o estímulo produzido pelo transdutor e o ABR desejada. Outra vantagem dos fones de inserção para ABR é o aumento da atenuação interaural,[40,41] o que pode ajudar a evitar a necessidade de mascaramento contralateral.[42] Uma desvantagem dos fones de inserção é que as diferenças de nível de pressão sonora são maiores entre as orelhas de bebês e adultos quando comparados com os fones de ouvido circum-aurais e supra-aurais.[43] Essa é uma preocupação especialmente importante para a estimativa do limiar de tom puro quando os padrões de calibração são baseados nos limiares de adultos com audição normal (consulte o Capítulo 21). Os fones de inserção mais comuns (p. ex., ER-3A) são fabricados pela Etymotic Research Inc. (Elk Grove, Village, IL) e foram distribuídos pela Aearo Corporation E-A-R Auditory Systems (Indianápolis, IN) sob os nomes E-A-RTone 3A.

Pérola

Com exceção do atraso de tempo acústico, o fone de inserção do tipo 3A é o que melhor se aproxima do fone supra-aural TDH-39.[40,44] Quando os fones de inserção não podem (ou não devem) ser usados em determinadas condições (por exemplo, otite média supurativa), os fones de ouvido TDH-39 blindados podem ajudar a minimizar o artefato relacionado com o estímulo.

O vibrador ósseo é frequentemente subutilizado nos registros de ABR, especialmente na estimativa de limiares específicos de frequência na população pediátrica para fins de diagnóstico e adaptação de próteses auditivas. A subutilização do vibrador ósseo tem vários motivos diferentes: (1) não saber como ou quando usá-lo, (2) limites de saída muito mais baixos em comparação com um transdutor de condução aérea, (3) preocupações com a calibração, (4) preocupações com o posicionamento da cabeça e a adaptação, (5) artefato relacionado com o estímulo e a distorção da forma de onda (em níveis de apresentação > 30 dB nHL) e (6) necessidade de mascaramento contralateral para obter informações específicas da orelha. Essas várias preocupações são compreensíveis; no entanto, o ABR de condução óssea ainda pode fornecer informações valiosas. Para obter uma atualização sobre o ABR por condução óssea, os leitores devem consultar a revisão de Seo *et al.*[45] Hooks e Weber[46] foram os primeiros a comparar os ABRs por via aérea (TDH-49; Telephonics Corporation, Huntington, NY) e por condução óssea (Radioear Corporation B-70A, New Eagle, PA) em bebês (prematuros). Um dos achados mais impressionantes desse estudo é que uma proporção maior desses bebês apresentou um ABR registrável a 30 e 45 dB nHL para condução óssea em comparação com a condução aérea. Small e Stapells[47] demonstraram que o oscilador ósseo B-71 devidamente calibrado pode ser usado com *tone bursts* de curta duração de até 51 dB nHL a 500 Hz e aproximadamente 61 a 63 dB nHL a 1.000, 2.000 e 4.000 Hz com polaridade alternada. Além desses níveis, um artefato de estímulo pode ser observado. O trabalho de Small *et al.*[48] sobre a ASSR sugere que os assistentes (clínicos ou técnicos) podem ser treinados para aplicar a quantidade adequada de força de acoplamento no vibrador ósseo usando uma faixa elástica (uma faixa facial) ou por meio de colocação manual. Outro achado potencialmente importante no estudo de Small *et al.*[48] é que deixar os fones de ouvido de inserção em um bebê durante a realização de medições de condução óssea de potencial evocado (que geralmente produz um efeito de oclusão em adultos) não causará alterações substanciais em bebês. Por fim, o mascaramento contralateral raramente é empregado, mas pode ser usado quando há suspeita de uma diferença de ≥ 60 dB na sensibilidade auditiva entre as orelhas (consulte a seção "Mascaramento contralateral").

6.4.6 Apresentação Monoaural *Versus* Binaural

As informações específicas da orelha (monoaurais) são geralmente desejadas para a maioria das aplicações clínicas do ABR. A vantagem de obter informações específicas da orelha é avaliar o sistema auditivo periférico ipsilateral (cóclea e nervo auditivo) até os núcleos cocleares de forma independente. Se houver perda auditiva unilateral, tumor acústico unilateral ou ANSD auditivo unilateral, os ABRs específicos da orelha provavelmente produzirão assimetrias claras e robustas. Em geral, os distúrbios periféricos unilaterais também afetam estruturas além do núcleo coclear ipsilateral, como pode ser visto nos componentes posteriores do ABR. A apresentação do mesmo estímulo em ambas as orelhas simultaneamente pode ser usada para avaliar a interação binaural. Por exemplo, quando os cliques são apresentados bilateralmente, o ABR resultante é o componente de interação binaural (BIC).[49] O BIC é uma onda de diferença obtida pelo registro de dois ABRs monoaurais evocados por cliques e, em seguida, uma binaural. Os dos ABRs monoaurais são somados (não calculadas como média) e depois subtraídos do ABR binaural. A atividade observada no BIC (geralmente no intervalo de tempo de 4 a 8 milissegundos) indica a presença do BIC. BICs anormais foram relatados em patologias do tronco encefálico, bem como em crianças com suspeita de distúrbios do processamento auditivo.[50,51] Um ABR binaural modificado de ritmo rápido foi explorada em unidades de terapia intensiva neurológica para o monitoramento de isquemia, hérnia e aumento da pressão intracraniana[52]; no entanto, faltam dados publicados sobre a sensibilidade e a especificidade dessa técnica modificada em populações de pacientes. Mais recentemente, usando estímulos de clique alternados entre as orelhas, os ABRs bilaterais se mostraram registráveis com ABRs específicos da orelha na mesma janela de análise.[53]

6.4.7 Mascaramento Contralateral

Uma suposição comum é que o mascaramento contralateral é desnecessário ao usar fones de ouvido de inserção devido aos maiores valores de atenuação interaural em comparação com os fones de ouvido supra-aurais. No entanto, embora haja uma atenuação interaural maior para fones de ouvido de inserção, eles não eliminam completamente a necessidade de mascaramento contralateral.[15] Para a maioria dos pacientes, isso provavelmente é verdade, e o mascaramento contralateral não será necessário. Entretanto, se houver uma assimetria significativa entre as orelhas, o mascaramento contralateral pode ser necessário. A regra geral é empregar o mascaramento contralateral sempre que você achar que um sinal irá se cruzar. Os médicos podem ter a vantagem de conhecer o grau audiométrico e a configuração antes do teste ABR, e isso é útil. No entanto, se o examinador não tiver conhecimento da sensibilidade de cada orelha, a situação se torna um pouco mais complexa. Quando não há conhecimento *a priori* do grau e da configuração audiométrica, os examinadores geralmente são obrigados a determinar qual das orelhas é a pior, e o ABR é uma maneira de fazer essa determinação. Se houver perda auditiva unilateral profunda ou total, níveis de estímulo tão altos quanto 95 dB nHL podem efetivamente cruzar a cabeça, e o ABR resultante gerada pela orelha não testada mostrará um ABR falso com latências anormais devido ao atraso de tempo de cruzamento da cabeça. Esse é um sinal claro de que o mascaramento contralateral é necessário. Se, no entanto, a estimulação da orelha de teste mais fraca mostrar uma onda I com a latência esperada, pode-se presumir que o cruzamento não ocorreu. Como a atenuação interaural dos fones de ouvido de inserção é de aproximadamente ≥ 65 dB, a apresentação de mascaramento contralateral na orelha não testada 50 a 60 dB abaixo do nível de intensidade do clique na orelha de teste geralmente é tudo o que é necessário, seja ou não garantido. Entretanto, não é recomendável que os níveis de mascaramento contralateral excedam 50 dB nHL para evitar possíveis efeitos de mascaramento central no ABR. Munro e Agnew[41] compararam o fone de inserção e o fone supra-aural e descobriram que o fone de inserção produzia, em média, 15 a 20 dB a mais de atenção interaural em comparação com o TDH-39. No entanto, eles ainda recomendaram o mascaramento contralateral do fone de inserção quando o limiar de condução aérea do fone de ouvido não testado excedeu o limiar de condução óssea da mesma orelha em ≥ 55 dB NA.

6.4.8 Configuração Típica

Com poucas exceções, os parâmetros do ABR são amplamente fixados como resultado de anos de pesquisa e uso clínico e já estão bem descritos nos Capítulos 14 e 15. Os examinadores devem observar pelo menos três diferenças importantes entre os protocolos de neurodiagnóstico e de estimativa de limiar. Primeiro, recomenda-se estender a janela de tempo de análise para mais de 10 milissegundos para a estimativa de limiar. O quanto estender o tempo de análise dependerá, em parte, do sistema de potencial evocado e, em parte, da preferência e dos protocolos clínicos.

Janelas de tempo de análise de 15, 20 ou 25 milissegundos são usadas com frequência. Para fins de neurodiagnóstico, uma janela de tempo de análise de 10 milissegundos geralmente é suficiente. A segunda diferença importante é a redução da configuração do filtro passa-alto (ou corte de baixa frequência) de 100 para 30 Hz para a estimativa do limiar. Lembre-se de que os bebês mais precoces têm ABR de espectro mais baixo, e a diminuição da intensidade produzirá ABRs menores que também mudam para um espectro mais baixo. Como a presença ou ausência da onda V é procurada durante a estimativa do limiar, alguns examinadores também diminuem o filtro passa-baixo (ou corte de alta frequência) de 3.000 para 1.500 Hz. Por fim, taxas de estimulação mais lentas (p. ex., 11,1/s) são geralmente desejadas para protocolos de neurodiagnóstico para maximizar a sincronia e reduzir a habituação neural, enquanto taxas de estimulação mais rápidas (p. ex., 31,1/s) são geralmente usadas para estimativas de limiar como uma forma de economizar tempo sem degradação considerável da forma de onda.

6.4.9 Montagem de Eletrodos

Conforme indicado anteriormente, os principais geradores neurais do ABR têm determinadas orientações e direções espaciais que muitas vezes determinam a colocação dos eletrodos. Especificamente, as ondas I e III parecem ter geradores em uma disposição mais horizontal, enquanto a onda V tem uma disposição mais vertical. A colocação clínica mais comum para uma configuração de ABR de um canal envolve uma colocação alta na fronte (Fz) para o eletrodo não inversor e o lóbulo da orelha ou a mastoide da orelha de estimulação para o eletrodo inversor (referência). O posicionamento do eletrodo terra é uma questão de preferência, mas geralmente é colocado na orelha contralateral ou na parte inferior da fronte. Com uma montagem de um canal, o examinador pode precisar trocar os eletrodos de inversão e terra na caixa de entradas dos eletrodos, dependendo de qual orelha está sendo estimulada.

É comum usar uma configuração de ABR de dois canais, com um eletrodo não inversor na parte superior da fronte (Fz), um eletrodo inversor (referência) em cada lóbulo da orelha ou mastoide e um eletrodo terra na parte inferior da fronte. Muitos examinadores parecem preferir essa montagem de eletrodos por pelo menos dois motivos básicos: ela elimina a necessidade de trocar os eletrodos na caixa de eletrodos e oferece a oportunidade de registrar simultaneamente os ABRs ipsilaterais e contralaterais para ajudar a resolver complexos IV/V fundidos (▶ Fig. 6.1). A configuração de dois canais também é ideal para medições de ABR de condução óssea.

Pérola

O registro do ABR contralateral em uma configuração de dois canais pode ser útil para fins de neurodiagnóstico, auxiliando na identificação da onda V no registro ipsilateral quando há um complexo de ondas IV/V. Em muitos casos, o registro contralateral mostra uma clara divisão entre as ondas IV e V, mas deve apresentar as mesmas latências que o registro ipsilateral (exceto por uma onda I ausente no registro contralateral).

Embora não seja uma mudança na montagem do eletrodo, alguns defendem o uso de um eletrodo de referência no meato acústico externo para melhorar a onda I.[54-56] Mais recentemente, Gaddam e Ferraro[57] sugeriram o uso de um local de referência no meato acústico externo com um TIPtrode modificado (encurtado). Nesse estudo com 45 bebês, a referência no meato acústico externo produziu uma onda I maior, facilitando a detecção da onda I e o cálculo do intervalo entre ondas I e V. Entretanto, a amplitude da onda V foi ligeiramente menor com a referência no meato acústico externo em comparação com a mastoide. Atcherson *et al.*[58] estudaram o efeito das referências no meato acústico externo, no lóbulo da orelha e na mastoide no ABR de 20 adultos jovens. Usando um posicionamento consistente na primeira curvatura do meato acústico externo , não observaram diferenças estatísticas na amplitude ou na latência. No entanto, ficou claro que alguns indivíduos tiveram amplitudes da onda I aprimoradas com uma referência no meato acústico externo e que mais indivíduos também poderiam ter tido os mesmos resultados com um posicionamento mais profundo no meato acústico externo. Além disso, esses autores, assim como Gaddam e Ferraro[57], sugerem que a colocação do referência no meato acústico externo não leva mais tempo do que a preparação do lóbulo da orelha ou da mastoide, mas oferece uma vantagem neurodiagnóstica potencialmente distinta quando implementada de forma adequada e consistente. Minaya e Atcherson[59] demonstraram que é possível registrar uma resposta de ABR e ECochG simultaneamente, de modo que a latência da onda I esteja prontamente disponível na forma de onda do ECochG.

6.5 Parâmetros de Medição

6.5.1 Morfologia Geral da Forma de Onda

Apesar de estímulos e parâmetros e configurações de registro idênticos, há uma grande variabilidade interindividual da morfologia da forma de onda do ABR, mesmo entre pacientes com audição normal e sistemas nervosos auditivos intactos. Essas diferenças interindividuais podem ser devidas a algumas diferenças na anatomia física e no tamanho. Alguns pacientes são fisicamente mais silenciosos (atividades motoras e respiratórias) do que outros, o que afetará as SNRs durante o processo de obtenção das médias. Pode haver até mesmo diferenças entre as orelhas do mesmo paciente (▶ Fig. 6.4).

6.5.2 Latência

Embora haja variabilidade interindividual, incluindo a morfologia da forma de onda, as medidas de latência absoluta e relativa do ABR são as mais úteis para aplicações de neurodiagnóstico. Os prolongamentos de latência que surgem são devidos à lentidão neuronal (lesão, compressão ou obstrução) e/ou à sincronia neural deficiente, inclusive perda auditiva.[60,61] Como os prolongamentos anormais de latência são o que frequentemente procuramos na análise e na interpretação dos ABRs, as latências absolutas (tempo de aparecimento do pico em relação ao início do estímulo), as latências interpicos entre ondas (IWI) (diferenças relativas entre os picos subsequentes) e as diferenças de latência interaural da onda V (ILDs ou IT5) são as informações mais comumente relatadas. A ▶ Tabela 6.1 mostra os critérios (ou índices) de latência mais comuns usados no ABR neurodiagnóstico.

6.5.3 Amplitude

As medidas de amplitude para ABR geralmente são as menos úteis devido à sua sensibilidade às condições de SNR e ao processo de rejeição de artefatos. Quando as SNRs são ótimas, é mais provável que as amplitudes sejam constantes durante o processo contínuo de cálculo da média. Quando são ruins, pode haver mudanças drásticas na amplitude durante o processo de cálculo da média em andamento. Embora as medidas de pico absoluto e de pico a

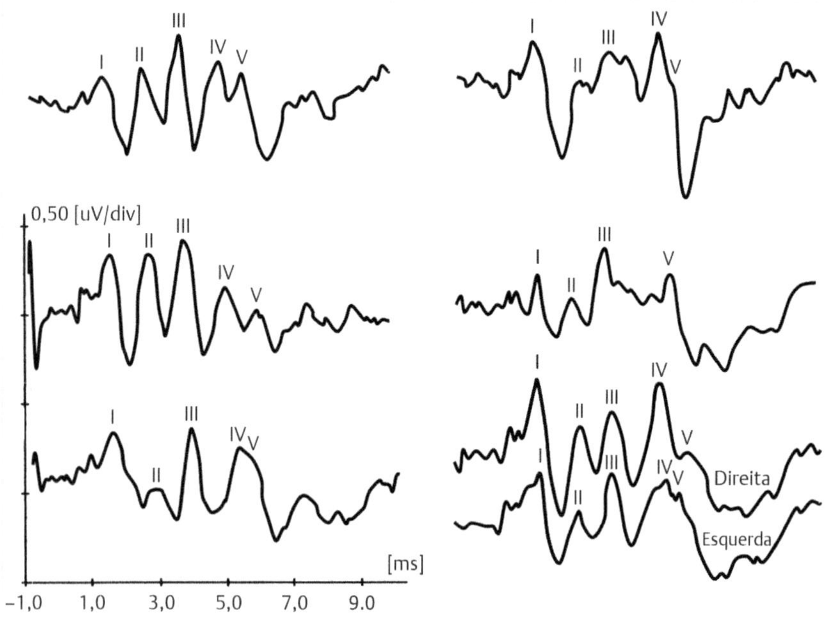

Fig. 6.4 Variabilidade da morfologia da forma de onda em adultos normais. Todas as formas de onda foram coletadas com um Bio-Logic Navigator Pro (Natus Medical Inc., Mundelein, IL), com os mesmos parâmetros de estimulação e registro. O par de ondas no canto inferior direito representa as formas de onda ipsilaterais das orelhas direita e esquerda da mesma pessoa, mas com padrões de onda IV e V diferentes.

Tabela 6.1 Critérios de neurodiagnóstico comumente usados para o potencial evocado auditivo do tronco encefálico

	Utilidade clínica	Comentários
Monaural		
Latências absolutas para as ondas I, III e V	▪ Medição da latência no pico em relação ao início do estímulo ▪ A latência da onda V pode ser a mais útil ▪ 1,5, 3,5 e 5,5 ms, respectivamente, para as ondas I, III e V são comumente usados, mas normas locais específicas de gênero são ideais ▪ Qualquer latência absoluta que exceda 2 padrões é considerada diagnosticamente significativo	▪ Leve em consideração o atraso de tempo dos fones de ouvido de inserção em comparação com os fones de ouvido TDH ▪ A onda I geralmente não é afetada por schwannomas vestibulares, mas pode estar diminuída ou ausente na presença de perda auditiva ▪ Embora discutível, talvez seja necessário considerar os prolongamentos da onda V causados pela perda auditiva coclear
Intervalo de latência entre ondas (interpicos) (IWI) para as ondas I-III, III-V e I-V	▪ Calcular a diferença entre os pacotes subsequentes ▪ 2 ms para as ondas I-III e III-V e 4 ms para as ondas I-V são comumente usados, mas normas locais específicas de gênero são ideais ▪ Qualquer IWI que exceda 2 desvios-padrão é considerado diagnosticamente significativo	▪ Geralmente, o diagnóstico é melhor do que as latências absolutas ▪ Depende da presença da onda I (que pode estar ausente na perda auditiva coclear)
Relação de amplitude V/I	▪ Dividir a amplitude da onda V pela amplitude da onda I ▪ < 0,75 é considerado diagnosticamente significativo	▪ As amplitudes podem ser variáveis e não confiáveis ▪ Os complexos de onda IV/V podem ser problemáticos
Binaural		
Diferença de latência interaural (diferenças de latência interaural ou IT5) para a onda V	▪ Cálculo da diferença na latência da onda V entre as orelhas ▪ 0,2-0,4 ms é considerado significativo para o diagnóstico (consulte o Capítulo 17)	▪ As diferenças de intensidade entre os posicionamentos dos fones de ouvido direito e esquerdo podem complicar a medição ▪ A presença de perda auditiva (coclear ou condutiva) pode complicar a medição ▪ Selters e Brackmann[76] correção para perda auditiva poderia ser usado

vale possam ser facilmente obtidas para qualquer uma das ondas ABRs proeminentes para comparação normativa geral, a relação de amplitude da onda V para a onda I (ou V/I) pode ter algum significado neurodiagnóstico.[62,63] O cálculo matemático consiste em dividir a amplitude da onda V pela amplitude da onda I. Ou seja, se as ondas V e I forem iguais, haverá uma relação de 1. Se a onda V for menor que a onda I, a relação será menor que 1. Normalmente, a onda V é maior que a onda I, portanto, uma onda V significativamente menor é suspeita de lesão retrococlear, mas nem sempre. Foi recomendado um critério de ≤ 0,75 para a relação anormal da amplitude V/I.[63] Informações adicionais estão disponíveis na ▶ Tabela 6.1.

Pérola

O uso de estímulos CE-*chirp* pode ajudar a melhorar a SNR das amplitudes ABR devido à melhora da sincronia neural.

O outro uso mais comum da amplitude do ABR, sem observar de fato o valor preciso da amplitude, é o rastreamento de várias ondas com diminuição da intensidade para fins de estimativa do limiar. À medida que o limiar se aproxima, a onda V costuma ser a última do complexo ABR a permanecer visível nos registros. No entanto, Bush *et al.*[64] realizaram um estudo piloto para determinar a viabilidade e a utilidade de comparar o limiar do ABR evocada por clique com um limiar comportamental como outro critério de neurodiagnóstico. Em sete pacientes com schwannomas vestibulares confirmados por MRI, todos apresentaram uma diferença de limiar ABR-comportamental de ≥ 30 dB (limiar médio de 41,4 dB) na orelha doente; a orelha oposta, normal, apresentou uma diferença de limiar inferior a 30 dB (limiar médio de 15,8 dB). Enquanto outros critérios de neurodiagnóstico foram insuficientes, identificando apenas cinco dos sete pacientes com schwannoma vestibular, a abordagem de diferença de limiar teve 100% de sensibilidade. Embora esse seja um critério neurodiagnóstico promissor, a base de evidências não existe no momento.

Considerações Especiais

Incentiva-se o uso de dados normativos coletados localmente, em vez de dados normativos publicados. Os motivos básicos para isso são o fato de que não há dois sistemas comerciais exatamente iguais (mesmo que sejam do mesmo modelo) e as possíveis diferenças nas combinações de fone de ouvido. As instruções sobre como coletar normas locais estão disponíveis no Capítulo 3.

6.6 Efeitos Relacionados ao Paciente

6.6.1 Efeitos da Maturação e do Envelhecimento

Conforme indicado anteriormente, a maturação tem um efeito significativo na morfologia geral do ABR, principalmente em pacientes com menos de 2 a 3 anos. Cada pico do ABR tem um curso de tempo de maturação ligeiramente diferente, e os ABRs de bebês são caracteristicamente mais baixas em conteúdo espectral em comparação com os sistemas cerebrais maduros.[10,11] Com o avanço da idade em adultos mais velhos, sempre se especulou que as alterações anatômicas, fisiológicas e funcionais resultassem em latências evocadas por clique mais longas, mas os dados são geralmente mistos.[65,66] Quando são usadas altas taxas de estimulação[67] ou quando são implementados estímulos com lacunas no ruído (*gaps-in-noise*),[67] os efeitos do envelhecimento no ABR podem ser vistos mais prontamente.

6.6.2 Gênero

Os homens, especialmente os mais velhos, têm maior probabilidade de apresentar prolongamentos no ABR, mas isso pode ser devido, em grande parte, à presença de perda auditiva de alta frequência. Lourenço *et al.*[68] analisaram retrospectivamente 403 pacientes ao longo da vida (de menos de 1 ano a mais de 70 anos) e descobriram que não havia diferenças óbvias de gênero para os intervalos entre ondas, mas os pacientes do sexo masculino tendiam a ter latências absolutas mais longas nas ondas I, III e V. Um fator específico de gênero frequentemente ignorado é o efeito do ciclo menstrual,[69,70] da menopausa,[71] e da gravidez[72,73] sobre as latências do ABR. Embora existam alguns efeitos relatados de dois hormônios principais (estrogênio e progesterona), os resultados são bastante mistos, mas podem ter significado clínico para fins de neurodiagnóstico.

6.6.3 Limiares Auditivos

O efeito dos limiares auditivos no ABR é uma consideração clínica importante, mas também cria dificuldades na análise e na interpretação. As perdas auditivas têm o efeito de reduzir o nível de intensidade percebida do estímulo, o que presumiríamos que causaria um prolongamento de todas ou da maioria das ondas do ABR, como se o examinador estivesse diminuindo o nível de intensidade física. A realidade, no entanto, é que nem sempre é esse o caso. Por exemplo, um paciente com perda auditiva de baixas frequências pode ter um ABR normal devido à polarização da energia do estímulo de clique para a extremidade basal da cóclea.[74] Um paciente com perda auditiva neurossensorial moderada a grave também pode ter um ABR normal com todas as latências absolutas e relativas dentro da faixa normativa. Uma pessoa com uma perda auditiva neurossensorial de alta frequência em rampa abrupta (graves normais) pode produzir um ABR cuja onda V é prolongada, dando a impressão de que um tumor acústico (p. ex., schwannoma vestibular) está causando essa mudança (o que pode ser invariavelmente verdadeiro com testes adicionais). Quando as médias audiométricas de tons puros são maiores ou iguais a aproximadamente 70 dB HL (nível de audição), não é incomum os ABRs estarem ausentes. Quando o limiar em 2.000 Hz não é maior do que 40 dB HL e a média audiométrica de três frequências não é maior do que 50 dB HL, foi relatado que 80% dos ABR podem ser normais.[75] A perda auditiva neurossensorial pode realmente se tornar um problema quando se tenta determinar se há um tumor unilateral na presença de perda auditiva. Selters e Brackmann[76] sugeriram uma técnica para corrigir a perda auditiva subtraindo 0,1 milissegundos para cada 10 dB de audição maior que 50 dB em 4 kHz. Essa técnica pode ser usada com o critério de neurodiagnóstico ILD (ou IT5) da onda V, mas geralmente não é recomendada clinicamente, a menos que haja uma chance de que o tumor unilateral seja maior que 1 cm.[77] Mais discussões sobre o uso de fatores de correção para perda auditiva são oferecidas no Capítulo 14.

6.7 Aplicações Úteis e Promissoras

A facilidade de configuração, a boa confiabilidade do teste-reteste e a velocidade geral de coleta de dados do ABR fazem dele um dos AEPs mais desejáveis para uso clínico generalizado. No entanto, essas observações geralmente só serão verdadeiras com condições ideais de registro, um alto nível de intensidade de estímulo, um paciente muito calmo e cooperativo e nenhum distúrbio neurológico mal compreendido ou evasivo. Quando as condições não são ideais, ou quando há situações em que o ABR convencional não é eficaz, estratégias alternativas tornam-se importantes. Os avanços na computação e no processamento de sinais digitais tornaram possível otimizar o uso do ABR em situações em que as técnicas convencionais são insuficientes. Muitos dos aplicativos descritos nas seções a seguir foram apresentados nos Capítulos 2 e 3 e podem ser usados com outros AEPs. Aqui, o impacto desses aplicativos para o ABR é descrito resumidamente.

6.7.1 Média Ponderada

Embora não seja comum em todos os sistemas clinicamente comerciais, estamos vendo cada vez mais interesse e desenvolvimento no uso de técnicas de média ponderada (p. ex., estimativa bayesiana).[78]

O cálculo da média ponderada oferece uma maneira de aumentar a SNR e, potencialmente, diminuir o tempo de gravação. A média ponderada, em sua forma básica, procura dar mais peso matemático às varreduras mais silenciosas e menos às varreduras mais ruidosas para obter uma média ABR final mais limpa. Alguns sistemas de potencial evocado modernos já incluem o cálculo da média ponderada como padrão.

6.7.2 Sequência de Comprimento Máximo

A sequência de comprimento máximo (MLS) é outra técnica que existe há algum tempo e tem sido explorada com o ABR.[79] Essa técnica oferece uma maneira de apresentar estímulos de clique em taxas muito rápidas, superiores a 500/s, e não ser restringida pela limitação da janela de tempo (não é possível apresentar vários estímulos na mesma janela de tempo) ou habituação (que pode ocorrer em taxas de estimulação entre 50 e 100/s). Embora a MLS pareça promissora para o ABR, Burkard[80] indica que ela pode não ser mais eficiente em termos de tempo ou tão robusta quanto o método convencional. No entanto, tem havido interesse na técnica para bebês[81] e adultos idosos.[82]

6.7.3 Técnicas de Detecção Objetiva

Embora os potenciais evocados sejam considerados medidas objetivas, a realidade é que, para a maioria dos AEPs, especialmente o ABR, ainda há influência subjetiva por parte do examinador, e qualquer confiança depositada nos registros de alguém é tão boa quanto a qualidade dos registros obtidos. Uma técnica objetiva incorporada em vários sistemas disponíveis comercialmente é um procedimento matemático chamado Fsp (onde sp significa um único ponto). Essa técnica baseia-se no *teste F* estatístico comumente conhecido, no qual o numerador inclui a variação das informações de sinal mais ruído do registro médio em andamento e o denominador inclui a variação das informações apenas de ruído.[83,84] Quando o valor de Fsp é alto (p. ex., um critério Fsp > 3,1), há maior confiança de que um sinal está presente e vice-versa. Usada para a detecção do limiar do ABR ou para a triagem auditiva de recém-nascidos, a técnica Fsp aumenta a objetividade do teste do ABR e pode até permitir tempos de registro mais curtos, pois exige menos apresentações de estímulos. A ▶ Fig. 6.5 ilustra o uso da técnica Fsp do ABR evocado por clique em um adulto com audição normal. Observe a 10 dB a discrepância nos valores de Fsp (medida objetiva) para execuções repetidas (p. ex., 3,17 *vs.* 0,61), mas a onda V está claramente presente em ambas as execuções (medida subjetiva). A discrepância pode estar relacionada com as diferenças na SNR entre as duas execuções, e a apresentação de mais estímulos poderia ter gerado um valor melhor de Fsp. Mais recentemente, os princípios do Fsp foram expandidos para incluir vários pontos (ou Fmp) no ABR, melhorando ainda mais a detecção (ou rejeição) objetiva e a confiança nos resultados obtidos. Outra técnica que usa uma variação da Fsp e um esquema de correspondência de modelo é a medida de razão de variância otimizada por ponto (POVR).[85] A correspondência de modelo envolve o uso de uma forma de onda ABR-alvo gerada a partir de uma média de um grande número de indivíduos. Usando a POVR, a detecção objetiva será baseada em parte nos fatores estatísticos relacionados com a SNR, bem como na comparação do ABR individual com o ABR modelo.

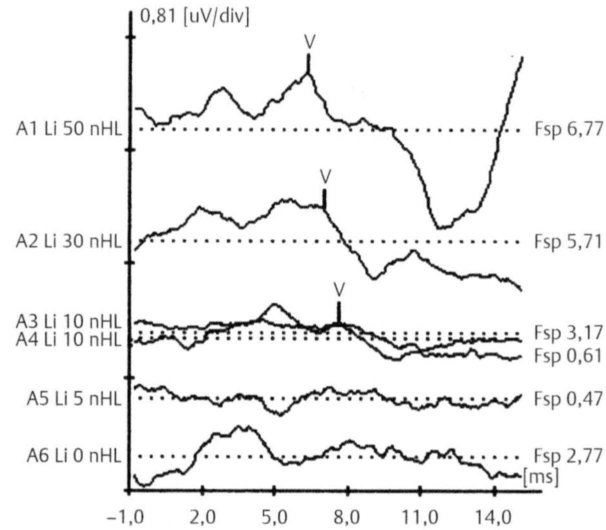

Fig. 6.5 Uso da técnica Fsp como técnica de detecção objetiva para estimativa do limiar de potencial evocado auditivo do tronco encefálico. Consulte a discussão no texto sobre a discrepância em 10 dB nHL (nível de audição normal).

Pérola

As técnicas de detecção objetiva, como Fsp, Fmp e POVR, possibilitam que os técnicos e outros profissionais de saúde participem das iniciativas de triagem auditiva neonatal sem problemas indevidos de custos e recursos.

Referências

[1] Sohmer H, Feinmesser M. Cochlear action potentials recorded from the external ear in man. Ann Otol Rhinol Laryngol. 1967; 76(2):427–435

[2] Jewett DL, Romano MN, Williston JS. Human auditory evoked potentials: possible brain stem components detected on the scalp. Science. 1970; 167(3924):1517–1518

[3] Jewett DL, Williston JS. Auditory-evoked far fields averaged from the scalp of humans. Brain. 1971; 94(4):681–696

[4] Fria TJ, Doyle WJ. Maturation of the auditory brain stem response (ABR): additional perspectives. Ear Hear. 1984; 5(6):361–365

[5] Hecox K, Burkard R. Developmental dependencies of the human brainstem auditory evoked response. Ann N Y Acad Sci. 1982; 388(Jun):538–556

[6] Salamy A. Maturation of the auditory brainstem response from birth through early childhood. J Clin Neurophysiol. 1984; 1(3):293–329

[7] Malinoff RL, Spivak LG. Effect of stimulus parameters on auditory brainstem response spectral analysis. Audiology. 1990; 29(1):21–28

[8] Sininger YS. Filtering and spectral characteristics of averaged auditory brainstem response and background noise in infants. J Acoust Soc Am. 1995; 98(4):2048–2055
[9] Spivak LG. Spectral composition of infant auditory brainstem responses: implications for filtering. Audiology. 1993; 32(3):185–194
[10] Katbamna B, Metz DA, Bennett SL, Dokler PA. Effects of electrode montage on the spectral composition of the infant auditory brainstem response. J Am Acad Audiol. 1996; 7(4):269–273
[11] Spivak LG, Malinoff R. Spectral differences in the ABRs of old and young subjects. Ear Hear. 1990; 11(5):351–358
[12] Møller AR. Hearing: Anatomy, Physiology, and Disorders of the Auditory System. 2nd ed. Amsterdam: Academic Press; 2006
[13] Scherg M, von Cramon D. A new interpretation of the generators of BAEP waves I-V: results of a spatio-temporal dipole model. Electroencephalogr Clin Neurophysiol. 1985; 62(4):290–299
[14] Gorga MP, Johnson TA, Kaminski JR, Beauchaine KL, Garner CA, Neely ST. Using a combination of click- and tone burst-evoked auditory brain stem response measurements to estimate pure-tone thresholds. Ear Hear. 2006; 27(1):60–74
[15] Van Campen LE, Sammeth CA, Hall JW, III, Peek BF. Comparison of Etymotic insert and TDH supra-aural earphones in auditory brainstem response measurement. J Am Acad Audiol. 1992; 3(5):315–323
[16] Gorga MP, Thornton AR. The choice of stimuli for ABR measurements. Ear Hear. 1989; 10(4):217–230
[17] Hatton JL, Van Maanen A, Stapells, DR. British Columbia Early Hearing Program: Auditory Brainstem Response (ABR) Protocol; Accessed February 16, 2024 at: http://www.phsa.ca/bc-early-hearing/Documents/ABR_Protocol.pdf
[18] Don M, Kwong B, Tanaka C, Brackmann D, Nelson R. The stacked ABR: a sensitive and specific screening tool for detecting small acoustic tumors. Audiol Neurotol. 2005; 10(5):274–290
[19] Elberling C, Don M. Auditory brainstem responses to a chirp stimulus designed from derived-band latencies in normal-hearing subjects. J Acoust Soc Am. 2008; 124(5):3022–3037
[20] Elberling C, Don M, Cebulla M, Stürzebecher E. Auditory steady-state responses to chirp stimuli based on cochlear traveling wave delay. J Acoust Soc Am. 2007; 122(5):2772–2785
[21] Elberling C, Callø J, Don M. Evaluating auditory brainstem responses to different chirp stimuli at three levels of stimulation. J Acoust Soc Am. 2010; 128(1):215–223
[22] Kristensen SG, Elberling C. Auditory brainstem responses to level-specific chirps in normal-hearing adults. J Am Acad Audiol. 2012; 23(9):712–721
[23] Rodrigues GRI, Ramos N, Lewis DR. Comparing auditory brainstem responses (ABRs) to toneburst and narrow band CE-chirp in young infants. Int J Pediatr Otorhinolaryngol. 2013; 77(9):1555–1560
[24] Johnson KL, Nicol TG, Kraus N. Brain stem response to speech: a biological marker of auditory processing. Ear Hear. 2005; 26(5):424–434
[25] Skoe E, Kraus N. Auditory brain stem response to complex sounds: a tutorial. Ear Hear. 2010; 31(3):302–324
[26] Anderson S, Parbery-Clark A, White-Schwoch T, Kraus N. Auditory brainstem response to complex sounds predicts self-reported speech-in-noise performance. J Speech Lang Hear Res. 2013; 56(1):31–43
[27] Kraus N, Anderson S. Toward a biologic index of APD. Hear J. 2014; 67(9):48
[28] Lotfi Y, Moossavi A, Javanbakht M, Faghih Zadeh S. Speech-ABR in contralateral noise: A potential tool to evaluate rostral part of the auditory efferent system. Med Hypotheses. 2019; 132:109355
[29] Rishiq D, Harkrider A, Springer C, Hedrick M. Click-evoked and speechevoked auditory brainstem responses from individuals with multiple sclerosis. Neurosci Lett. 2021; 740:135460
[30] Fowler CG, Bauch CD, Olsen WO. Diagnostic implications of stimulus polarity effects on the auditory brainstem response. J Am Acad Audiol. 2002; 13(2):72–82
[31] de Lima JP, de Freitas Alvarenga K, Foelkel TP, Monteiro CZ, Agostinho RS. Polarity stimulation effects on brainstem auditory evoked potentials. Rev Bras Otorrinolaringol (Engl Ed). 2008; 74(5):725–730
[32] Fowler CG. Effects of stimulus phase on the normal auditory brainstem response. J Speech Hear Res. 1992; 35(1):167–174
[33] Orlando MS, Folsom RC. The effects of reversing the polarity of frequencylimited single-cycle stimuli on the human auditory brain stem response. Ear Hear. 1995; 16(3):311–320
[34] Hecox K, Galambos R. Brain stem auditory evoked responses in human infants and adults. Arch Otolaryngol. 1974; 99(1):30–33
[35] Pratt H, Sohmer H. Intensity and rate functions of cochlear and brainstem evoked responses to click stimuli in man. Arch Otorhinolaryngol. 1976; 212(2):85–92
[36] Eggermont JJ, Odenthal DW. Electrophysiological investigation of the human cochlea. Recruitment, masking and adaptation. Audiology. 1974; 13(1):1–22
[37] Burkard RF, Don M. The auditory brainstem response. In: Burkard RF, Don M, Eggermont JJ, eds. Auditory Evoked Potentials: Basic Principles and Clinical Applications. Philadelphia, PA: Lippincott Williams & Wilkins; 2007
[38] Ackley RS, Herzberger-Kimball L, Burns S, Balew SD. Auditory brainstem response testing: stimulus rate revisited. Accessed September 6, 2023 at: https://www.audiologyonline.com/articles/auditory-brainstem-responsetesting-stimulus-963
[39] Van Campen LE, Sammeth CA, Peek BF. Interaural attenuation using etymotic ER-3A insert earphones in auditory brain stem response testing. Ear Hear. 1990; 11(1):66–69
[40] Killion MC, Wilber LA, Gudmundsen GI. Insert earphones for more interaural attenuation. Hear Instrum. 1985; 36(2):34–36
[41] Munro KJ, Agnew N. A comparison of inter-aural attenuation with the Etymotic ER-3A insert earphone and the Telephonics TDH-39 supra-aural earphone. Br J Audiol. 1999; 33(4):259–262
[42] Beauchaine KA, Kaminski JR, Gorga MP. Comparison of Beyer DT48 and etymotic insert earphones: auditory brain stem response measurements. Ear Hear. 1987; 8(5):292–297
[43] Voss SE, Herrmann BS. How does the sound pressure generated by circumaural, supra-aural, and insert earphones differ for adult and infant ears? Ear Hear. 2005; 26(6):636–650
[44] Wilber LA, Kruger B, Killion MC. Reference thresholds for the ER-3A insert earphone. J Acoust Soc Am. 1988; 83(2):669–676
[45] Seo YJ, Kwak C, Kim S, Park YA, Park KH, Han W. Update on bone-conduction auditory brainstem responses: a review. J Audiol Otol. 2018; 22(2):53–58
[46] Hooks RG, Weber BA. Auditory brain stem responses of premature infants to bone-conducted stimuli: a feasibility study. Ear Hear. 1984; 5(1):42–46
[47] Small SA, Stapells DR. Normal brief-tone bone-conduction behavioral thresholds using the B-71 transducer: three occlusion conditions. J Am Acad Audiol. 2003; 14(10):556–562
[48] Small SA, Hatton JL, Stapells DR. Effects of bone oscillator coupling method, placement location, and occlusion on bone-conduction auditory steady-state responses in infants. Ear Hear. 2007; 28(1):83–98
[49] Brantberg K, Fransson PA, Hansson H, Rosenhall U. Measures of the binaural interaction component in human auditory brainstem response using objective detection criteria. Scand Audiol. 1999; 28(1):15–26
[50] Delb W, Strauss DJ, Hohenberg G, Plinkert PK. The binaural interaction component (BIC) in children with central auditory processing disorders (CAPD). Int J Audiol. 2003; 42(7):401–412
[51] Gopal KV, Pierel K. Binaural interaction component in children at risk for central auditory processing disorders. Scand Audiol. 1999; 28(2):77–84
[52] Stone JL, Calderon-Arnulphi M, Watson KS, et al. Brainstem auditory evoked potentials–a review and modified studies in healthy subjects. J Clin Neurophysiol. 2009; 26(3):167–175
[53] Maruthy S, Gnanateja GN, Sebastian C, Sruthi K. Novel paradigm to record bilateral click-evoked auditory brainstem responses simultaneously (BiSi-ABR). J Int Adv Otol. 2018; 14(3):412–417
[54] Bauch CD, Olsen WO. Comparison of ABR amplitudes with TIPtrode and mastoid electrodes. Ear Hear. 1990; 11(6):463–467

[55] Brantberg K. Easily applied ear canal electrodes improve the diagnostic potential of auditory brainstem response. Scand Audiol. 1996; 25(3):147–152
[56] Ferraro JA, Ferguson R. Tympanic ECochG and conventional ABR: a combined approach for the identification of wave I and the I-V interwave interval. Ear Hear. 1989; 10(3):161–166
[57] Gaddam A, Ferraro JA. ABR recordings in newborns using an ear canal electrode. Int J Audiol. 2008; 47(8):499–504
[58] Atcherson SR, Lim TJ, Moore PC, Minaya CP. Comparison of auditory brainstem response peak measures using ear lobe, mastoid, and custom ear canal reference electrodes. Audiology Res. 2012; 2(1):e3
[59] Minaya C, Atcherson SR. Simultaneous extratympanic electrocochleography and auditory brainstem responses revisited. Audiology Res. 2015; 5(1):105
[60] Eggermont JJ, Don M, Brackmann DE. Electrocochleography and auditory brainstem electric responses in patients with pontine angle tumors. Ann Otol Rhinol Laryngol Suppl. 1980; 89(6, Pt 2):1–19
[61] Musiek FE, Gollegly KM. ABR in eighth nerve and low brainstem lesions. In: Jacobson JT, ed. The Auditory Brainstem Response. San Diego, CA: College Hill Press; 1985:181–202
[62] Musiek FE, Kibbe K, Rackliffe L, Weider DJ. The auditory brain stem response I-V amplitude ratio in normal, cochlear, and retrocochlear ears. Ear Hear. 1984; 5(1):52–55
[63] Musiek FE, McCormick CA, Hurley RM. Hit and false alarm rates of selected ABR indices in differentiating cochlear disorders from acoustic tumors. Am J Audiol. 1996; 5(1):90–96
[64] Bush ML, Jones RO, Shinn JB. Auditory brainstem response threshold differences in patients with vestibular schwannoma: a new diagnostic index. Ear Nose Throat J. 2008; 87(8):458–462
[65] Costa P, Benna P, Bianco C, Ferrero P, Bergamasco B. Aging effects on brainstem auditory evoked potentials. Electromyogr Clin Neurophysiol. 1990; 30(8):495–500
[66] Rowe MJ, III. Normal variability of the brain-stem auditory evoked response in young and old adult subjects. Electroencephalogr Clin Neurophysiol. 1978; 44(4):459–470
[67] Poth EA, Boettcher FA, Mills JH, Dubno JR. Auditory brainstem responses in younger and older adults for broadband noises separated by a silent gap. Hear Res. 2001; 161(1–2):81–86
[68] Lourenço EA, Oliveira MH, Umemura A, Vargas AL, Lopes KdeC, Pontes Júnior AV. Evoked response audiometry according to gender and age: findings and usefulness. Rev Bras Otorrinolaringol (Engl Ed). 2008; 74(4):545–551
[69] Al-Mana D, Ceranic B, Djahanbakhch O, Luxon LM. Alteration in auditory function during the ovarian cycle. Hear Res. 2010; 268(1–2):114–122
[70] Elkind-Hirsch KE, Stoner WR, Stach BA, Jerger JF. Estrogen influences auditory brainstem responses during the normal menstrual cycle. Hear Res. 1992; 60(2):143–148
[71] Wharton JA, Church GT. Influence of menopause on the auditory brainstem response. Audiology. 1990; 29(4):196–201
[72] Egeli E, Gürel SA. The aspect of the ABR in pregnancy. Turk Arch Oto Rhino Laryngol. 1997; 37(1–2):11–14
[73] Tandon OP, Misra R, Tandon I. Brainstem auditory evoked potentials (BAEPs) in pregnant women. Indian J Physiol Pharmacol. 1990; 34(1):42–44
[74] Don M, Eggermont JJ, Brackmann DE. Reconstruction of the audiogram using brain stem responses and high-pass noise masking. Ann Otol Rhinol Laryngol Suppl. 1979; 88(3 Pt 2) Suppl 57:1–20
[75] Bauch CD, Olsen WO. Auditory brainstem responses as a function of average hearing sensitivity for 2,000–4,000 Hz. Audiology. 1988; 27(3):156–163
[76] Selters WA, Brackmann DE. Acoustic tumor detection with brain stem electric response audiometry. Arch Otolaryngol. 1977; 103(4):181–187
[77] Don M, Kwong B. Auditory brainstem response: differential diagnosis. In: Katz J, Medwetsky L, Burkard R, Hood L, eds. Handbook of Clinical Audiology. Philadelphia, PA: Lippincott Williams & Wilkins; 2009
[78] Elberling C,Wahlgreen O. Estimation of auditory brainstem response, ABR, by means of Bayesian inference. Scand Audiol. 1985; 14(2):89–96
[79] Eysholdt U, Schreiner C. Maximum length sequences – a fast method for measuring brain-stem-evoked responses. Audiology. 1982; 21(3):242–250
[80] Burkard R. The use of maximum length sequences to obtain brainstem auditory evoked responses at rapid rates of stimulation. Am J Audiol. 1994; 3(3):16–20
[81] Li ZH, Chen C, Wilkinson AR, Jiang ZD. Maximum length sequence brainstem auditory evoked response in low-risk late preterm babies. J Matern Fetal Neonatal Med. 2011; 24(3):536–540
[82] Lavoie BA, Mehta R, Thornton ARD. Linear and nonlinear changes in the auditory brainstem response of aging humans. Clin Neurophysiol. 2008; 119(4):772–785
[83] Don M, Elberling C, Waring M. Objective detection of averaged auditory brainstem responses. Scand Audiol. 1984; 13(4):219–228
[84] Sininger YS. Auditory brain stem response for objective measures of hearing. Ear Hear. 1993; 14(1):23–30
[85] Sininger Y, Hyde M, Don MUS. Patent No. 6,196,977 B. Washington, DC: U.S. Patent and Trademark Office

7 Respostas de Acompanhamento de Frequência (*Frequency-Following Responses*)

Shaum P. Bhagat

Resumo

Este capítulo tem o objetivo de apresentar ao leitor as propriedades básicas da resposta de acompanhamento de frequência / *frequency-following response* (FFR) e destaca sua função emergente como indicador do processamento neural de sons complexos. As duas respostas eletrofisiológicas mais conhecidas originadas do tronco encefálico são os potenciais evocados auditivos de tronco encefálico (ABRs) e a FFR. O ABR fornece informações sobre a resposta neural a sinais transientes e pode ser registrado em níveis próximos ao limiar. Ele tem várias aplicações e é o potencial evocado auditivo (AEP) mais comumente usado na clínica. Por outro lado, a FFR fornece informações sobre a resposta neural a sinais de estado estável mais longos, pode ser registrado somente em níveis consideravelmente acima do limiar e tem sido amplamente ignorado na área clínica. Inovações recentes na evocação, registro e análise da FFR reacenderam o interesse em suas aplicações clínicas.

Palavras-chave: resposta que segue a frequência, ABR evocada pela fala, forma de onda espectral, codificação neural

7.1 Introdução

A descrição original das FFRs em um modelo animal foi fornecida por Worden e Marsh,[1] e a existência de FFR em humanos foi confirmada em estudos posteriores.[2,3] O interesse inicial na FFR dizia respeito ao seu uso como um método específico de frequência para estimar os limiares auditivos. No entanto, descobertas posteriores indicando que a FFR poderia ser registrada apenas para tons de baixa frequência apresentados em níveis supralimiares limitaram seu uso como ferramenta audiométrica.[4,5] Consequentemente, o uso de FFR em aplicações clínicas foi abandonado por várias décadas. No entanto, pesquisas recentes mostrando que as FFR podem ser usadas para documentar os correlatos neurais das não linearidades cocleares e fornecer uma indicação do processamento neural dos sons da fala reacenderam o interesse no uso da FFR na clínica. Estudos clínicos preliminares mostraram que a FFR pode documentar os efeitos do envelhecimento na percepção do *pitch*[6] e pode fornecer uma medida objetiva para distinguir entre crianças com deficiência de linguagem e seus pares com desenvolvimento normal.[7,8] A confirmação desse trabalho preliminar é desejada e permitirá que a FFR faça a transição do laboratório de pesquisa para a clínica.

7.2 Propriedades Básicas da *Frequency-Following Response*

A análise dos AEPs no domínio do tempo normalmente envolve a descrição da amplitude e da latência de picos específicos da forma de onda. A análise de AEP no domínio da frequência pode fornecer informações adicionais que não são evidentes na forma de onda do AEP, inclusive a amplitude e a fase de componentes de frequência específicos. Os benefícios da análise do domínio da frequência são prontamente aparentes para os AEPs que codificam informações de frequência, como a FFR. Quando evocada por um sinal tonal, a forma de onda FFR adquirida é periódica, e a análise espectral da forma de onda revela um pico proeminente na frequência do sinal (▶ Fig. 7.1).

Como a forma de onda da FFR é semelhante à forma de onda do sinal, uma quantidade considerável de esforço foi gasta para estabelecer as origens neurogênicas da FFR. A capacidade de descartar contribuições não neurais para a geração da FFR contribuiu para sua aceitação como uma medida válida do processamento neural do conteúdo espectral do sinal.

7.3 Origens da *Frequency-Following Responses*

Em humanos, a identificação dos geradores da FFR foi inferida a partir de estudos que examinaram a latência da resposta, os efeitos das lesões na resposta ou a montagem dos eletrodos usados para registrar a FFR. O exame das latências de resposta revelou duas fontes principais que contribuem para a forma de onda da FFR. A primeira fonte apresenta uma latência de aproximadamente 6 a 8 milissegundos, o que é consistente com uma origem no tronco encefálico rostral com base nos tempos de deslocamento da membrana basilar e atrasos sinápticos. A segunda fonte tem uma latência de aproximadamente 1 milissegundo, sugerindo que a resposta reflete uma contribuição do microfonismo coclear (CM).[9,10] Assim como a FFR, o CM é uma forma de onda elétrica que segue a frequência do tom do sinal, mas é gerado por elementos pré-neurais (células ciliadas externas). Historicamente, os tons eram o estímulo mais comumente evocado, e as evidências sugerem que as FFR evocadas por tons inferiores a 1.000 Hz podem ser geradas por ambas as fontes, mas o CM domina as FFR evocadas por tons próximos a 1.000 Hz.[9] Mais recentemente, vários estímulos têm sido usados para evocar uma FFR, como frequências únicas, acordes musicais, sílabas de fala e até mesmo estímulos complexos, como o choro de um bebê.[11] Os resultados de estudos que examinaram os efeitos de lesões específicas no sistema auditivo apoiam a contribuição de várias fontes para a FFR. Em pacientes com comprometimento neurológico conhecido que apresentavam ausência das ondas IV e V dos potenciais evocados auditivos do tronco encefálico (ABR), o componente FFR de curta latência estava intacto e o componente FFR de longa latência estava ausente.[10,12] Como os neurônios em estruturas caudais ao tronco encefálico rostral são capazes de exibir respostas bloqueadas por fase, outras fontes podem contribuir para a forma de onda FFR. A montagem do eletrodo usada para registrar a forma de onda da FFR pode determinar qual fonte domina o registro. Galbraith *et al.*[13] registraram FFR simultaneamente com três conjuntos de eletrodos horizontais e um conjunto de eletrodos verticais. Eles descobriram que a latência da FFR registrada no canal vertical sugeria uma origem no tronco encefálico central, enquanto a latência da FFR nos canais horizontais era consistente com uma origem no nervo auditivo.

7.4 Efeitos do Sinal na *Frequency-Following Responses*

Como uma resposta exógena, a FFR depende muito dos parâmetros do sinal. De fato, sob as condições certas, o artefato de sinal pode disfarçar-se como a própria FFR. Isso ocorre quando os

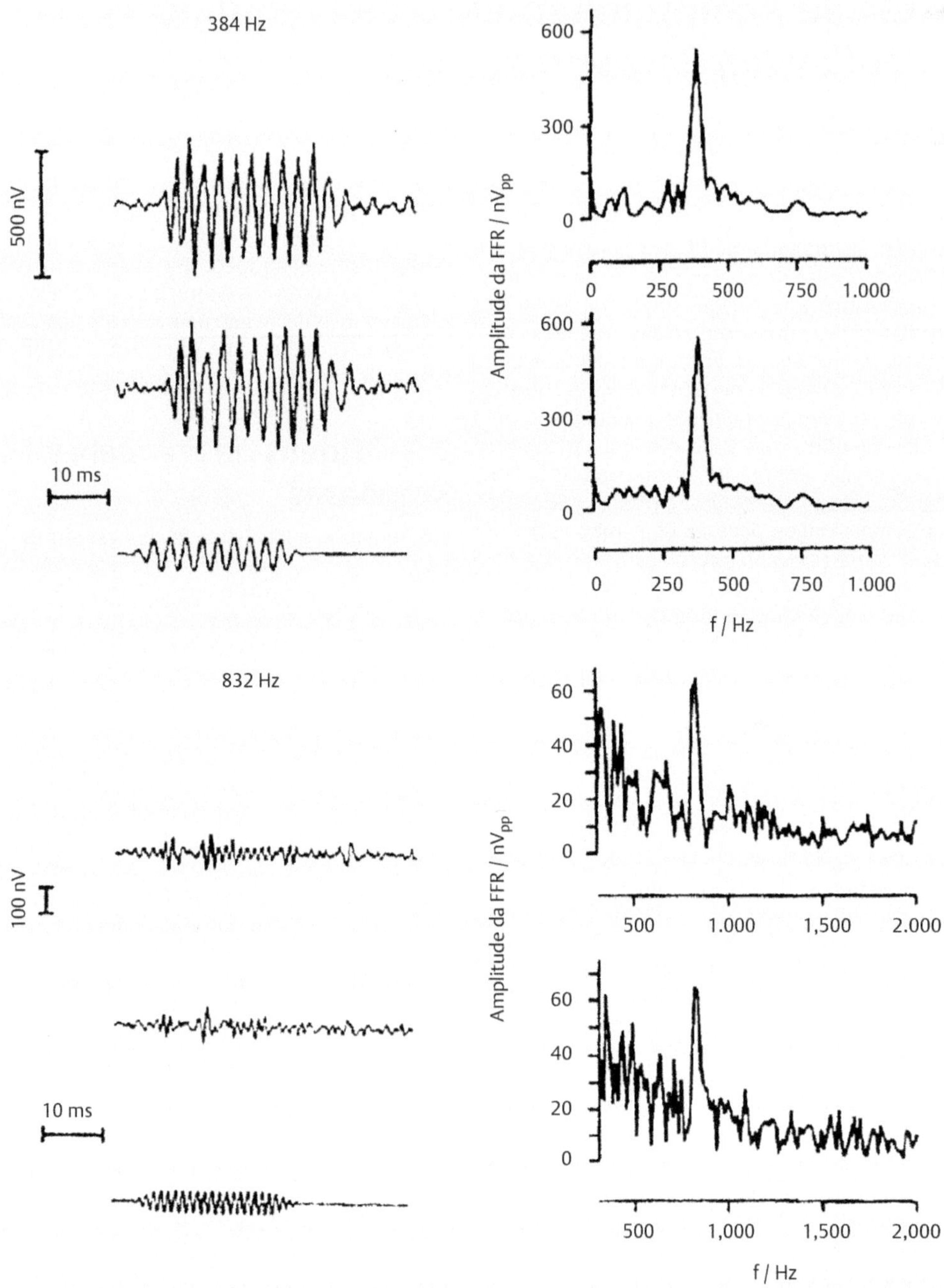

Fig. 7.1 Formas de onda de *frequency-following response* (FFR) replicadas (painéis à esquerda) e espectros (painéis à direita) registrados de um indivíduo para sinais apresentados a 384 e 832 Hz. O sinal acústico é mostrado na parte inferior esquerda de cada painel. (Adaptada de Hoormann *et al.*)[15]

eletrodos de registro agem como antenas e registram a forma de onda elétrica do sinal que está sendo transduzido pelos fones de ouvido supra-aurais ou de inserção usados para fornecer o sinal no meato acústico externo do indivíduo que está sendo testado. O examinador astuto reconhecerá o artefato de sinal imediatamente, pois uma FFR artificial não tem latência e sua amplitude é geralmente de várias ordens de magnitude maior do que a FFR fisiológica típica. Para evitar que o artefato de sinal contamine a forma de onda da FFR, geralmente são usados fones de ouvido com blindagem elétrica e magnética para fornecer o sinal. Esses transdutores ajudam a evitar que os eletrodos de registro detectem o sinal enquanto ele está sendo apresentado.

Outra preocupação envolve a limitação da contribuição do CM para a forma de onda da FFR. Para que a FFR forneça um índice do processamento neural do sinal, é necessário eliminar ou reduzir o CM. No passado, os registros de FFR eram obtidos com sinais que se alternavam em polaridade e, em seguida, a forma de onda de FFR adquirida com uma polaridade de sinal era adicionada à forma de onda de FFR obtida com a polaridade de sinal oposta. Como o CM segue a polaridade do sinal, e a resposta neural essencialmente não, o CM teoricamente é cancelado quando as duas formas de onda são somadas. Entretanto, como resultado da adição da forma de onda, a forma de onda FFR é distorcida e contém um componente que é o dobro da frequência do sinal como resultado da falta de cancelamento das respostas neurais evocadas por sinais de fase oposta. Chimento e Schreiner[14] desenvolveram outra técnica para remover o CM da forma de onda da FFR sem distorcê-la. Eles empregaram uma estratégia de subtração de uma FFR com pós-mascaramento de uma FFR sem mascaramento quando ambas as respostas foram adquiridas com sinais da mesma polaridade. Essa estratégia pressupõe que o mascarador suprime o componente neural da FFR, e apenas o componente CM permanece. Quando a forma de onda da FFR com mascaramento direto é subtraída da forma de onda da FFR sem mascaramento, o CM é eliminado e a forma de onda residual contém o componente neural da FFR. Uma limitação dessa técnica é que a FFR com pós-mascaramento pode não suprimir completamente o componente neural, exigindo um aumento na intensidade do mascarador, o que pode não ser bem tolerado pelo indivíduo que está sendo testado. Além de evitar que o artefato do sinal obscureça a forma de onda da FFR e de manipular o sinal para reduzir a contribuição do CM, outros aspectos do sinal podem ter efeitos profundos na forma de onda da FFR.

7.4.1 Duração do Sinal

As FFR podem ser evocadas por tons contínuos ou por *tone bursts* de curta duração. Os *tone bursts* têm um espectro acústico mais amplo do que os tons contínuos, e as FFR evocadas por *tone bursts* têm amplitudes maiores do que as FFR evocadas por tons contínuos (▶ Fig. 7.2). O efeito de *gating* no *tone burst* também pode contribuir para as FFR com amplitudes maiores, já que a forma de onda da FFR evocada pelo *tone burst* consiste em uma resposta transiente ao início do *burst*, bem como uma resposta sustentada à frequência do *burst*. Em contraste, a FFR evocada por um tom contínuo reflete uma resposta de estado estável que é livre de transientes.[9] A resposta ao início do *burst* pode ser reduzida com o aumento do tempo de subida/queda do sinal. Recomenda-se que a duração constante do sinal de pelo menos quatro ciclos de sinal seja implementada ao comparar FFR obtidas em diferentes frequências de sinal para permitir comparações adequadas da amplitude da resposta.[15]

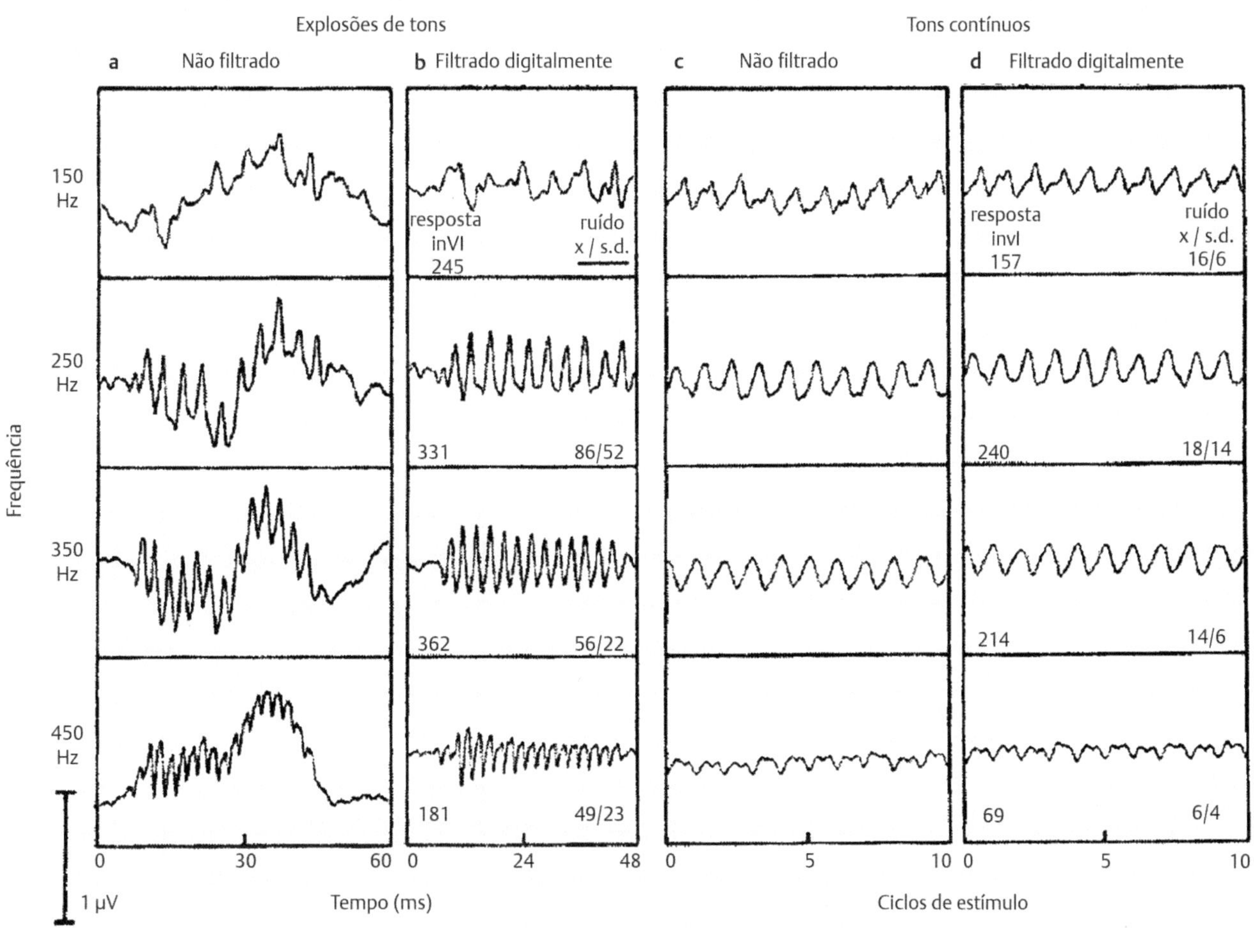

Fig. 7.2 Formas de onda de *frequency-following response* (FFR) adquiridas com *tone bursts* a 150, 250, 350 e 450 Hz (**a**) antes da filtragem digital e (**b**) após a filtragem digital. As formas de onda FFR adquiridas nas mesmas frequências com tons contínuos são mostradas (**c**) antes da filtragem digital e (**d**) após a filtragem digital. As amplitudes de FFR (em nanovolts) e as estimativas de piso de ruído são exibidas em (**b**) e (**d**). (Adaptada de Batra *et al.*)[9]

7.4.2 Frequência do Sinal

A amplitude da FFR é altamente dependente da frequência do sinal. Em adultos com audição normal, a amplitude da FFR aumenta de aproximadamente 100 a 250 Hz, atinge um pico e, em seguida, diminui rapidamente acima de 400 Hz, com as FFR de menor amplitude evidentes para sinais entre 600 e 800 Hz (▶ Fig. 7.3). As amplitudes de pico da FFR geralmente ocorrem para sinais próximos a 320 Hz.[9,15] As FFR evocadas por sinais superiores a 1.000 Hz podem ser difíceis de detectar quando a resposta é registrada usando uma montagem vertical de eletrodos.

Acredita-se que o declínio na amplitude da FFR com o aumento da frequência do sinal esteja relacionado com uma redução na capacidade de bloqueio de fase dos neurônios do tronco encefálico para codificar frequências mais altas. Trabalhos anteriores que examinaram os efeitos da frequência do sinal na FFR usaram principalmente a montagem vertical de eletrodos para registrar a resposta. No entanto, podem ser registradas FFR robustas para frequências de sinal de até 950 Hz quando a resposta é registrada com uma montagem de eletrodo horizontal (▶ Fig. 7.4). Ao usar uma montagem de eletrodo horizontal, a localização dos eletrodos fica mais próxima dos geradores de FFR no nervo auditivo.[16] Acredita-se que os neurônios do nervo auditivo apresentem melhor capacidade de bloqueio de fase em frequências de sinal mais altas do que os neurônios do tronco encefálico. Assim, o registro de FFR com a montagem horizontal de eletrodos pode estender a faixa de frequências de sinal capaz de evocar a FFR até 2.500 Hz.

Pérola

A FFR pode ser medida usando uma montagem de eletrodos vertical ou horizontal. A montagem mais adequada depende da frequência do sinal. Uma montagem vertical é vantajosa ao medir a resposta a um tom de baixa frequência alta (< 1.000 Hz), enquanto uma montagem horizontal permite registrar a FFR em frequências mais altas (até 2.500 Hz).

7.4.3 Intensidade do Sinal

A intensidade de sinal mais baixa que pode provocar uma FFR em um indivíduo é conhecida como limiar de FFR. Os limiares de FFR podem variar entre os indivíduos, mas geralmente são necessários níveis moderados de sinal para evocar a FFR no limiar. As FFR evocadas por tons inferiores a 40 dB SL (nível de sensação) geralmente são difíceis de distinguir da atividade aleatória do EEG. O fato de as FFR só poderem ser evocadas por intensidades de sinal consideravelmente acima do limiar de audibilidade fez com que a FFR fosse substituída por outros testes de AEPs para fins de estimativa do audiograma em indivíduos incapazes de participar da audiometria convencional (p. ex., bebês). As FFRs evocadas por tons de baixa frequência (300-500 Hz) podem ter limiares mais baixos do que as FFRs evocadas por tons de frequência mais alta (600-800 Hz). Acima do limiar, a FFR apresenta crescimento com o aumento da intensidade do sinal, e a periodicidade da resposta é mais aparente em intensidades de sinal mais altas (▶ Fig. 7.5). Entretanto, a faixa dinâmica de intensidades de sinal sobre a qual a amplitude da FFR aumenta é limitada a 20 dB a 350 Hz e 10 dB a 500 Hz.[9] Níveis de intensidade de sinal superiores a 70 dB SL podem causar uma redução na amplitude da FFR.

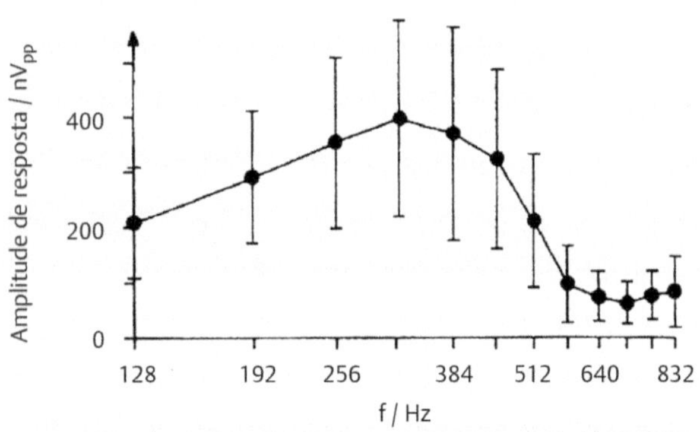

Fig. 7.3 As amplitudes médias da *frequency-following response* (FFR) de 14 indivíduos são plotadas como uma função da frequência do sinal. As barras de erro representam os desvios-padrão. (Adaptada de Hoormann *et al.*)[15]

7.5 Registrando a *Frequency-Following Responses*

Assim como em outros AEPs, o registro da forma de onda da FFR envolve a apresentação do sinal; a detecção da resposta com eletrodos do couro cabeludo; a digitalização da resposta; e a amplificação, o cálculo da média e a filtragem da forma de onda da resposta. Diferentemente da maioria dos AEPs, a quantificação da amplitude da FFR é beneficiada pelo exame do espectro da forma de onda da FFR. Isso implica submeter a forma de onda à análise da transformada rápida de Fourier (FFT). As decisões sobre qual orelha estimular, onde colocar os eletrodos, a seleção do número de médias e as configurações do filtro podem afetar a qualidade do registro. Além disso, para garantir a qualidade do registro da FFR, devem ser tomadas medidas para excluir a contribuição de artefatos de sinal.

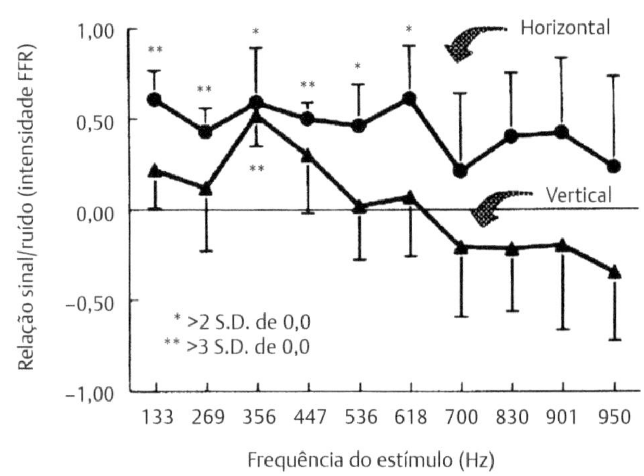

Fig. 7.4 Média das relações sinal-ruído da *frequency-following response* (FFR) em toda a frequência do sinal para registros de montagem de eletrodos horizontais (*círculos*) e registros de montagem de eletrodos verticais (*triângulos*). As barras de erro representam um desvio-padrão. *Os asteriscos* representam desvios da linha zero em dois (*) ou três (**) desvios- padrão. (Adaptada de Galbraith *et al.*)[16]

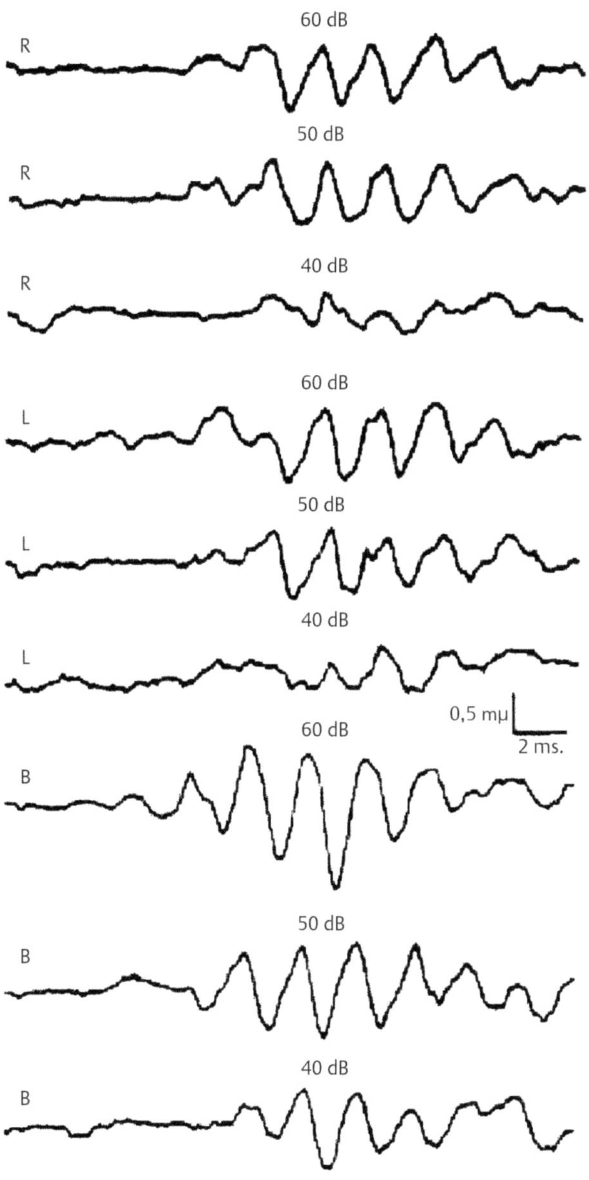

Fig. 7.5 Formas de onda de *frequency-following response* (FFR) registradas para estimulação monoaural direita (*R*), monoaural esquerda (*L*) e binaural (*B*) a 500 Hz em níveis de intensidade de 40 a 60 dB. (Adaptada de Ballachanda e Moushegian.)[18]

7.5.1 Estimulação Monoaural *Versus* Estimulação Binaural

As FFR podem ser evocadas por estimulação monoaural ou binaural. Normalmente, ao examinar uma orelha de cada vez, o tom do sinal é apresentado de forma monoaural. Em alguns indivíduos, existem assimetrias entre as respostas das orelhas direita e esquerda.[17] Ou seja, as amplitudes de FFR em um determinado indivíduo podem ser maiores quando os sinais são apresentados à orelha direita. Em outro indivíduo, as amplitudes de FFR podem ser maiores quando o sinal é apresentado à orelha esquerda. Essas diferenças aparentes entre as orelhas também podem interagir com a intensidade do sinal para produzir padrões exclusivos de assimetrias em um determinado indivíduo. A FFR também pode ser adquirida com estimulação binaural, apresentando o tom do sinal em ambas as orelhas ao mesmo tempo. Nessas condições, a amplitude da FFR binaural é maior do que a amplitude da FFR monoaural. Entretanto, ela é menor do que o dobro da amplitude da FFR monoaural, indicando que a FFR binaural não é a simples soma de duas respostas da FFR monoaural.[18]

7.5.2 Colocação de Eletrodos

A montagem mais básica de eletrodos para registrar a FFR envolve o uso de um eletrodo não inversor, um eletrodo inversor e um eletrodo terra. Em uma montagem de eletrodo vertical, o eletrodo não inversor é colocado no vértice, o eletrodo inversor é colocado no lóbulo da orelha/mastoide ipsilateral e o eletrodo terra geralmente é colocado na fronte. Se houver suspeita de que o CM esteja contaminando o registro (a latência da resposta é substancialmente < 6 milissegundos), o eletrodo de inversão pode ser colocado no lóbulo da orelha/mastoide contralateral para reduzir a contribuição do CM para o registro. Como alternativa, o eletrodo de inversão pode ser colocado em uma localização cervical. Uma montagem horizontal de eletrodos pode ser selecionada para ampliar a faixa de frequência dos sinais capazes de evocar a FFR (▶ Fig. 7.6). Isso implica colocar o eletrodo não inversor no lóbulo da orelha/mastoide ipsilateral e colocar o eletrodo inversor no lóbulo da orelha/mastoide contralateral, com o eletrodo terra permanecendo no mesmo local da montagem de eletrodo vertical. Se houver eletrodos de folha de ouro disponíveis, eles podem ser colocados nos meatos acústicos externos para obter a montagem horizontal do eletrodo.

7.5.3 Parâmetros de Gravação

O registro da forma de onda FFR adquirida com tons únicos requer instrumentação que possa amplificar, digitalizar, calcular a média e filtrar a forma de onda FFR. Dependendo do sinal e dos parâmetros de aquisição, as amplitudes típicas de FFR podem variar de dezenas a centenas de nanovolts. Para detectar adequadamente essa atividade elétrica minúscula em meio à atividade elétrica aleatória muito maior do EEG, o ganho no amplificador deve amplificar a resposta elétrica pelo menos 100.000 a 200.000 vezes. A taxa de amostragem deve ser configurada com o conhecimento de que a frequência dominante na resposta FFR ocorre na frequência do sinal. A forma de onda da FFR também pode conter energia significativa no segundo e no terceiro harmônicos da frequência do sinal, e a taxa de amostragem no conversor A/D deve ser definida como alta o suficiente para amostrar adequadamente esses componentes da FFR. Para melhorar a relação sinal-ruído (SNR) da FFR, a forma de onda da FFR deve ser calculada pela média, com 1.000 a 2.000 varreduras de sinal normalmente necessárias para obter uma forma de onda de qualidade. Podem ser necessárias mais médias para FFR adquiridas com sinais de frequência mais alta. A forma de onda FFR adquirida com sinais de *tone burst* geralmente é calculada em uma janela de tempo igual à duração do sinal, de 10 a 20 milissegundos adicionais. A janela de tempo alongada permite a latência da resposta e o fato de que a resposta inicial ocorre no início do *burst*, e a resposta sustentada à frequência do sinal segue vários ciclos depois. A forma de onda FFR adquirida deve ser filtrada por passagem de banda, novamente com o conhecimento de que o filtro deve abranger os componentes de frequência dominantes da forma de onda FFR adquirida. Como as FFR normalmente não são adquiridas com sinais inferiores a 50 Hz ou superiores a 3.000 Hz, as configurações do filtro passa-banda de 30 a 3.000 Hz geralmente são adequadas. Após a aquisição da forma de onda de FFR, ela geralmente é submetida à

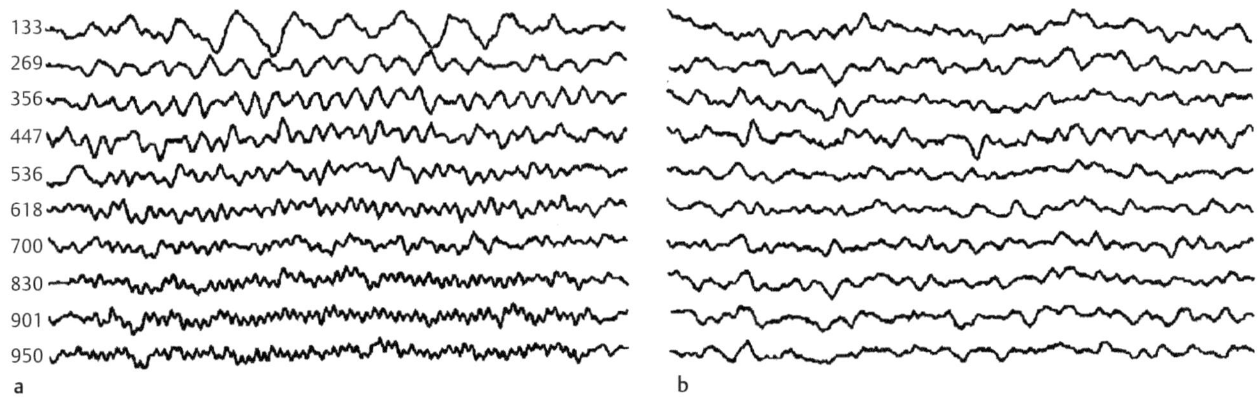

Fig. 7.6 Formas de onda de *frequency-following response* (FFR) adquiridas de um indivíduo em frequências de sinal de 133 a 950 Hz para (**a**) a montagem de eletrodo horizontal e (**b**) a montagem de eletrodo vertical. A *barra horizontal* equivale a 10 milissegundos, e a *barra vertical* equivale a 0,5 μV. (Adaptada de Galbraith *et al.*)[16]

análise de FFT *on-line*. A inspeção do espectro de magnitude permite a quantificação do componente de Fourier correspondente à frequência do sinal. Os parâmetros típicos de aquisição de sinal e resposta necessários para o registro de FFR com tons únicos estão resumidos na ▶ Tabela 7.1. Uma etapa adicional de exclusão de artefato de sinal é necessária no caso de registros de FFR para garantir que a resposta adquirida seja fisiológica. Isso implica o registro de formas de onda FFR de controle para comparar com as formas de onda FFR adquiridas com o sinal apresentado à orelha do paciente. Para registrar as formas de onda de controle, o posicionamento do transdutor, a localização dos eletrodos e os parâmetros de registro devem ser idênticos às condições em que a resposta está sendo registrada com sinais reais. Para verificar se há artefato eletromagnético da instrumentação de gravação, os transdutores devem ser desconectados de suas conexões. O artefato de sinal que emana dos transdutores deve ser verificado fixando-se a tubulação do transdutor. Durante o registro das formas de onda de controle, o indivíduo que está sendo testado obviamente não deve ouvir o sinal. Portanto, se as formas de onda de FFR de controle e de sinal forem diferentes, com a forma de onda de sinal parecida com a resposta típica de FFR e a forma de onda de controle exibindo morfologia aleatória não relacionada com o sinal, o artefato de sinal pode ser excluído. No entanto, se as formas de onda do controle e do sinal forem semelhantes ou idênticas, é provável que ambos os registros reflitam um artefato de sinal. Medidas adicionais devem ser tomadas (p. ex., trocar os transdutores) para garantir a qualidade dos registros de FFR.

Tabela 7.1 Parâmetros típicos para registrar *Frequency-following* responses para tons únicos

Parâmetro de registro	Requisitos
Sinal	Tom ou *tone burst*
Número de canais	Um a três
Ganho do amplificador diferencial	100.000-200.000
Filtro passa-banda	30-3.000 Hz
Tempo de análise	Duração do sinal[a]
Número de médias	1.000-2.000
Rejeição de artefatos	Em

[a] É necessário um adicional de 10 a 20 ms.

7.6 Correlatos de *Frequency-Following Responses* de Não Linearidades Cocleares

Quando dois tons são apresentados simultaneamente em uma orelha, a cóclea saudável processa os sinais de entrada de forma não linear, resultando na criação de produtos de distorção de intermodulação. Parte dessa distorção escapa da cóclea e é expressa acusticamente no meato acústico externo como emissões otoacústicas por produto de distorção (DPOAEs). A distorção coclear também evoca atividade neural que ostensivamente leva à percepção de combinações auditivas de tons que podem ser ouvidas para determinadas combinações de sinais de dois tons. Os sinais de dois tons são chamados de tons primários, *f1* e *f2*, com *f2* ocorrendo em uma frequência mais alta do que *f1*. Os produtos de distorção ocorrem em combinações matemáticas dos tons primários; os mais proeminentes são o tom de coerência cúbica (CDT) que ocorre em *2f1-f2* e o tom de coerência quadrática (QDT) que ocorre em *f2-f1*. Além dos estudos perceptivos, a evidência de que os produtos de distorção CDT e QDT evocam sua própria atividade neural vem de estudos que investigaram a forma de onda FFR média adquirida com sinais de dois tons.[19] Rickman *et al.* relataram que as formas de onda de FFR de dois tons obtidas de eletrodos colocados no couro cabeludo de adultos com audição normal eram complexas, e a análise de FFT das formas de onda revelou picos espectrais nas frequências *f1* e *f2*. Os picos espectrais também foram identificados nas frequências do produto de distorção CDT e QDT (▶ Fig. 7.7).

A presença dessas FFR de produto de distorção (dp-FFR) sugeriu que os neurônios no nível do nervo auditivo ou do tronco encefálico estavam bloqueando a fase de suas descargas nas frequências CDT e QDT. Diversos estudos replicaram esses achados, indicando que as dp-FFR são evidentes para tons primários de baixa frequência em indivíduos com audição normal.[20-24] Foi adquirido conhecimento adicional sobre os efeitos da frequência do tom primário, da relação tom primário (*f2/f1*), do ruído contralateral e do nível do tom primário nas dp-FFRs, o que apoiou a conjectura sobre a origem coclear de algumas dessas respostas e permitiu comparações com as DPOAEs.

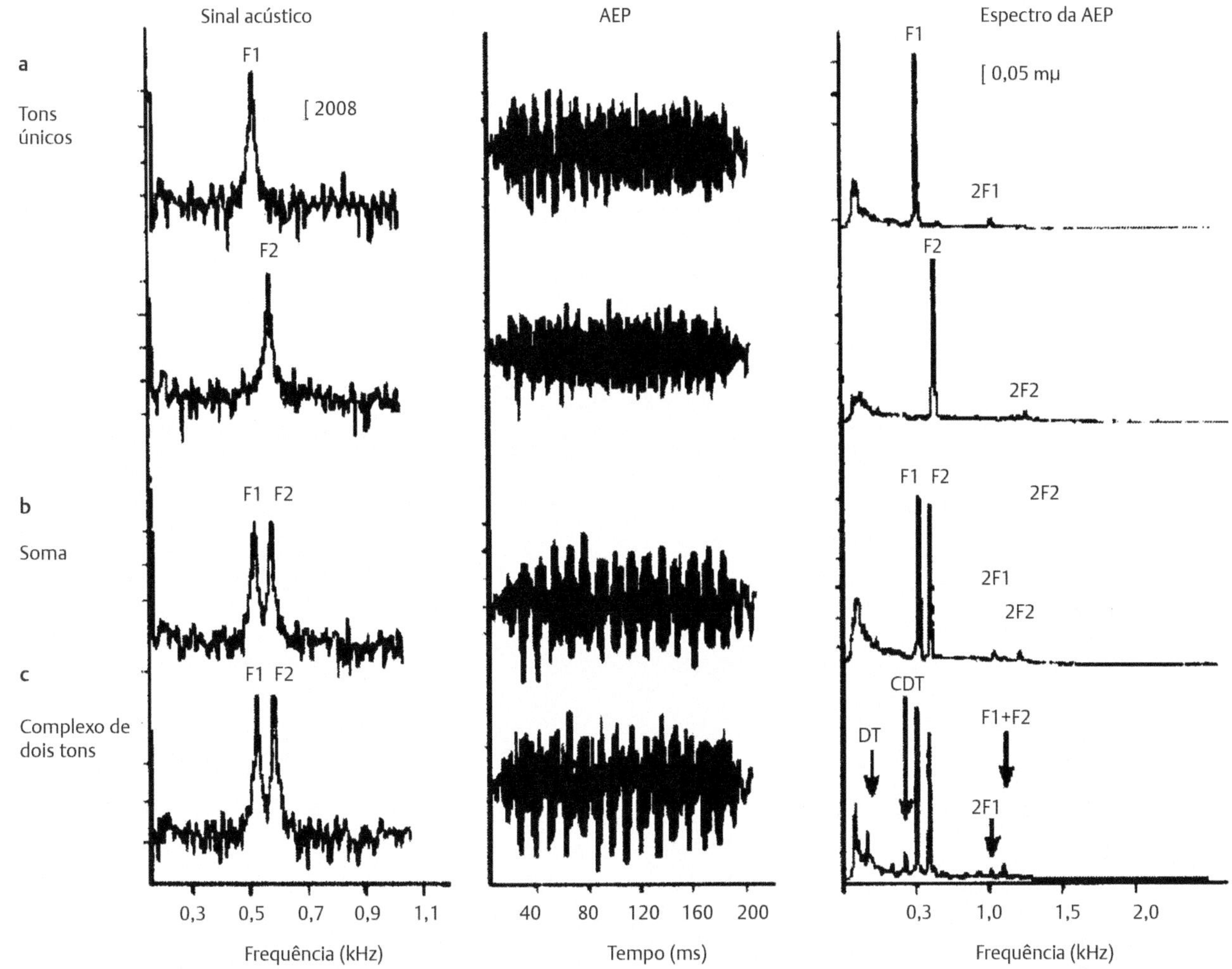

Fig. 7.7 Os sinais acústicos, as formas de onda de *frequency-following response* (FFR) e os espectros de FFR adquiridos de um indivíduo são exibidos para (**a**) tons únicos, (**b**) respostas somadas e (**c**) o complexo de dois tons. As respostas de acompanhamento de frequência do produto de distorção (dp-FFRs) nas frequências de tom de diferença cúbica (CDT) e tom de diferença quadrática (QDT) são evidentes apenas para a condição de complexo de dois tons. (Reproduzidas com permissão de Rickman *et al.*)[19]

7.6.1 Frequência do Tom Primário

Em frequências *f1* na faixa de 500 a 800 Hz em adultos com audição normal, a dp-FFR na frequência QDT é maior do que na frequência CDT.[19,20] A amplitude da dp-FFR na frequência QDT diminui, e a amplitude da dp-FFR na frequência CDT não é afetada pelo aumento da frequência *f1* de 510 para 800 Hz.[19] Em geral, as dp-FFR são menos robustas para frequências *f1* superiores a 1.000 Hz e, até o momento, as dp-FFR foram registradas até f1 = 1.400 Hz na frequência CDT e até f1 = 3.515 Hz na frequência QDT.[23,24] A redução das amplitudes das dp-FFR para frequências de tons primários superiores a 1.000 Hz pode ser parcialmente atribuída a um declínio na capacidade de bloqueio de fase em frequências mais altas observadas nos neurônios do tronco encefálico.

7.6.2 Proporção de Tom Primário (*f2/f1*)

Semelhante às DPOAEs, a amplitude da dp-FFR na frequência CDT depende da relação *f2/f1*. Observa-se um aumento na amplitude à medida que a relação é aumentada de 1,16 para 1,46. O pico de amplitude para dp-FFR na frequência CDT ocorre em uma relação *f2/f1* entre 1,36 e 1,46.[19] Isso sugere que o grau de interação do tom primário ao longo da membrana basilar dentro da cóclea influencia a geração de produtos de distorção CDT que iniciam descargas neuronais com bloqueio de fase. Em contrapartida, a amplitude das dp-FFR na frequência QDT não depende da relação *f2/f1*.[19]

7.6.3 Ruído Contralateral

Acredita-se que a origem das DPOAEs na cóclea esteja ligada às oscilações das células ciliadas externas. A apresentação de um ruído contralateral pode causar uma supressão das DPOAEs. Acredita-se que isso ocorra porque o ruído contralateral aciona o reflexo eferente olivococlear medial (MOC). Os neurônios eferentes MOC hiperpolarizam as células ciliadas externas, amortecendo as oscilações das células ciliadas externas e diminuindo a amplitude das DPOAEs. Outras evidências de uma origem coclear para as dp-FFR na frequência CDT foram fornecidas ao examinar os efeitos do ruído contralateral nessa resposta. Bhagat e Champlin[20] descobriram que o ruído contralateral geralmente suprimia as amplitudes das DPOAEse das dp-FFR na frequência do CDT, mas as amplitudes das dp-FFR na frequência do QDT não eram essencialmente suprimidas (▶ Fig. 7.8). Isso sugeriu que a ativação do reflexo eferente do MOC inibiu os produtos de distorção do CDT gerados na cóclea, o que levou a uma diminuição das descargas neuronais com bloqueio de fase responsáveis pelo aparecimento da dp-FFR na forma de onda média. A falta de efeito sobre a dp-FFR na frequência QDT sugeriu que essa resposta pode não surgir apenas de uma não linearidade coclear.

7.6.4 Nível de Tom Primário

Evidências indicando que as dp-FFR na frequência CDT podem surgir de uma não linearidade coclear também foram fornecidas por estudos que examinaram o crescimento da resposta com o

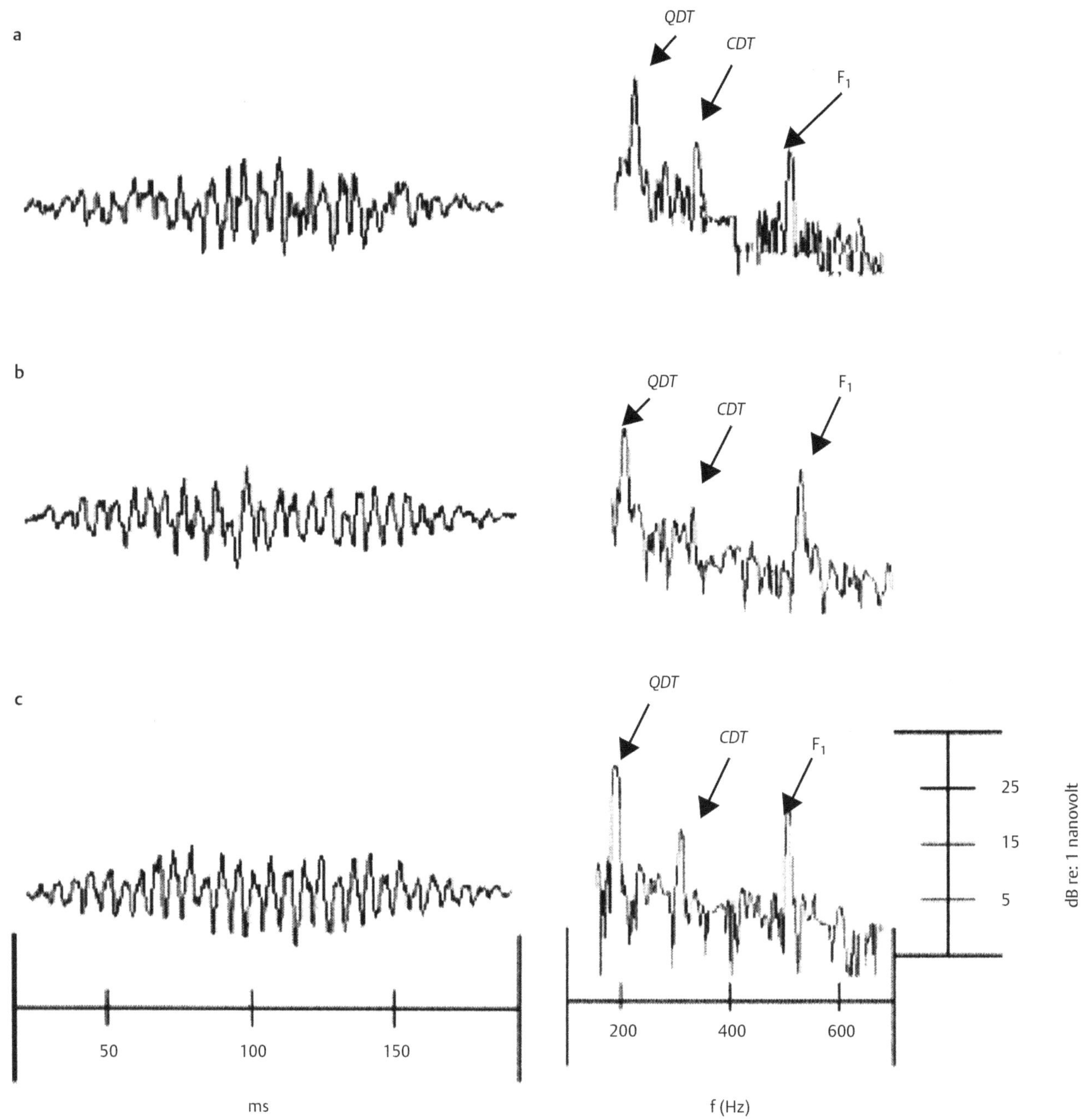

Fig. 7.8 Três medições consecutivas da *frequency-following response* (FFR) do produto de distorção (dp-FFR) de um indivíduo. Os tons primários estavam em *f1* = 500 Hz e *f2* = 690 Hz. As formas de onda dp-FFR estão representadas nos painéis à esquerda, e os espectros estão representados nos painéis à direita. As formas de onda em (**a**) e (**c**) foram adquiridas sem ruído contralateral. A forma de onda em (**b**) foi adquirida com ruído contralateral a 60 dB SPL (nível de pressão sonora). A dp-FFR na frequência do tom de diferença cúbica (CDT) foi suprimida pelo ruído contralateral. (Adaptada de Bhagat e Champlin.)[20]

aumento do nível de tom primário. Pandya e Krishnan[23] descobriram que as funções de entrada-saída da dp-FFR em três regiões de tons primários com menos de 2.000 Hz eram compressivas, enquanto um crescimento mais linear foi encontrado para FFR com bloqueio de fase para as frequências *f1* e *f2*. As amplitudes das dp-FFR foram menores do que as FFR que foram bloqueadas por fase para a frequência *f1* para níveis de tom primário de 65 a 95 dB SPL (nível de pressão sonora). No entanto, as respostas das dp-FFR podiam ser identificadas com frequência no nível de tom primário mais baixo. As funções de crescimento para dp-FFR na frequência CDT eram qualitativamente semelhantes ao tipo de funções de crescimento compressivo exibidas por DPOAE. Elsisy e Krishnan[21] fizeram comparações diretas entre os padrões de crescimento de DPOAEs e dp-FFR registrando simultaneamente as duas respostas. Eles mediram as funções de crescimento na mesma frequência CDT (388 Hz) para tons primários apresentados de 40 a 70 dB HL. Ambas as respostas apresentaram crescimento não linear, mas as funções dp-FFR foram mais compressivas do que as funções DPOAEs. Além disso, as dp-FFR puderam ser identificadas em níveis mais baixos de tons primários em comparação com as DPOAEs. Isso sugeriu que a medição das dp-FFR poderia ser uma alternativa viável às DPOAEs no exame das não linearidades cocleares em baixas frequências.

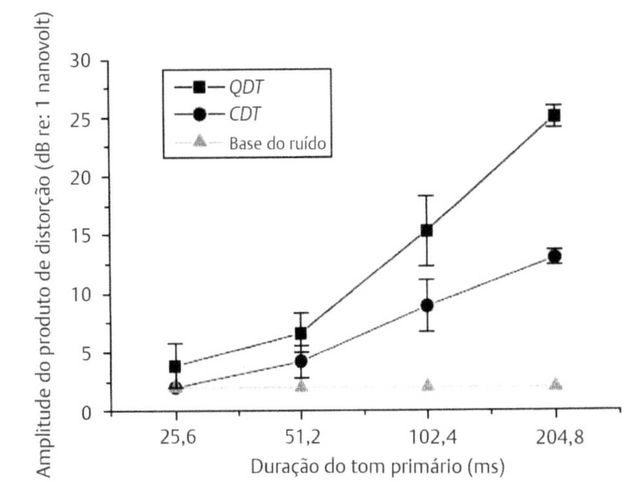

Fig. 7.9 As amplitudes médias da *frequency-following response* (FFR) do produto de distorção (dp-FFR) na frequência do tom de diferença quadrática (QDT) (*quadrados*) e na frequência do tom de diferença cúbica (CDT) (*círculos*) são mostradas para quatro durações de tom primário. As barras de erro representam um erro padrão. As estimativas do piso de ruído (*triângulos*) em cada duração também são mostradas. (Adaptada de Bhagat e Champlin.)[20]

7.6.5 Recomendações para o Registro de Respostas de Acompanhamento de Frequência de Produtos de Distorção

Os examinadores interessados em registrar dp-FFR descobrirão que o procedimento e a instrumentação são semelhantes ao que é necessário para registrar FFR convencionais para tons únicos, com algumas exceções. Obviamente, é necessário um transdutor capaz de apresentar dois tons simultaneamente. O autor prefere que as formas de onda elétrica de cada tom primário sejam transduzidas separadamente e misturadas acusticamente no canal auditivo pelo transdutor. Também é preferível que o transdutor tenha blindagem elétrica e magnética, o que pode ser feito com a colocação de materiais de blindagem (como mu-metal) no próprio transdutor e em seus cabos. Como qualquer transdutor pode gerar distorção, a pureza dos sinais de tom puro deve ser verificada. Isso pode ser feito ligando os sinais de tom primário, colocando o transdutor em um acoplador acústico, conectando o acoplador ao microfone de um medidor de nível de som e enviando a saída do medidor de nível de som para um analisador de espectro. Idealmente, todos os produtos de distorção harmônica ou de intermodulação identificados devem estar pelo menos 60 dB abaixo do nível dos tons primários. Isso aumenta significativamente a probabilidade de que qualquer produto de distorção presente na forma de onda média da FFR tenha se originado de distorção ocorrida no ouvido, em vez de distorção proveniente do transdutor. Se as primárias forem *tone bursts*, a duração dos *tone bursts* pode afetar o tempo necessário para calcular a média da forma de onda FFR. Embora os *tone bursts* de curta duração (~50 milissegundos) possam reduzir o tempo necessário para adquirir a forma de onda, o autor prefere usar *tone bursts* de longa duração (~200 milissegundos). Os *tone bursts* mais longos evocam dp-FFR mais robustas nas frequências CDT e QDT (▶ Fig. 7.9). Assim como nas FFR convencionais, é importante descartar a contribuição do artefato de sinal registrando formas de onda de controle. As formas de onda de controle podem ser registradas desconectando os transdutores e prendendo a tubulação do transdutor, como foi recomendado para os registros convencionais de FFR. A instrumentação de registro pode introduzir distorção de intermodulação eletromagnética; portanto, é importante determinar se a forma de onda média de FFR contendo produtos de distorção está "limpa" e livre de artefatos de distorção (▶ Fig. 7.10).

A forma de onda da dp-FFR é normalmente adquirida usando os mesmos parâmetros de registro das FFR convencionais. Como as dp-FFR são menores em amplitude do que as FFR evocadas por tons de sinal, a forma de onda elétrica registrada pelos eletrodos pode ser aumentada em até 300.000 vezes pelo amplificador para acomodar a detecção de respostas menores. Um número maior de médias também pode ser usado para melhorar a SNR da forma de onda dp-FFR. Os parâmetros típicos de aquisição de sinal e resposta necessários para o registro de dp-FFR estão resumidos na ▶ Tabela 7.2.

Pérola

O uso de blindagem de mu-metal dos transdutores ajudará a minimizar os artefatos relacionados com o estímulo. Na ausência de blindagem de mu-metal, é importante considerar a possibilidade de fazer "testes secos" com o tubo do fone de inserção preso e/ou com os fones de ouvido desconectados para garantir que a sua gravação seja a forma de onda da resposta desejada e não um artefato de sinal.

Trabalhos anteriores que investigaram as dp-FFR concentraram-se no exame da resposta em adultos com audição normal. A dp-FFR tem um potencial inexplorado como teste de diagnóstico que pode ser usado para complementar as informações fornecidas pelos testes de DPOAE. Como os níveis de DPOAE geralmente estão no nível ou abaixo do nível do piso de ruído para tons primários inferiores a 1.000 Hz, o teste dp-FFR potencialmente oferece um meio melhor de examinar a função coclear em baixas frequências. Atualmente, ainda não foram iniciados estudos clínicos da dp-FFR em indivíduos com perda auditiva coclear conhecida. Estudos de desenvolvimento da dp-FFR, acompanhando a resposta desde o bebê até a primeira infância, também seriam úteis e poderiam

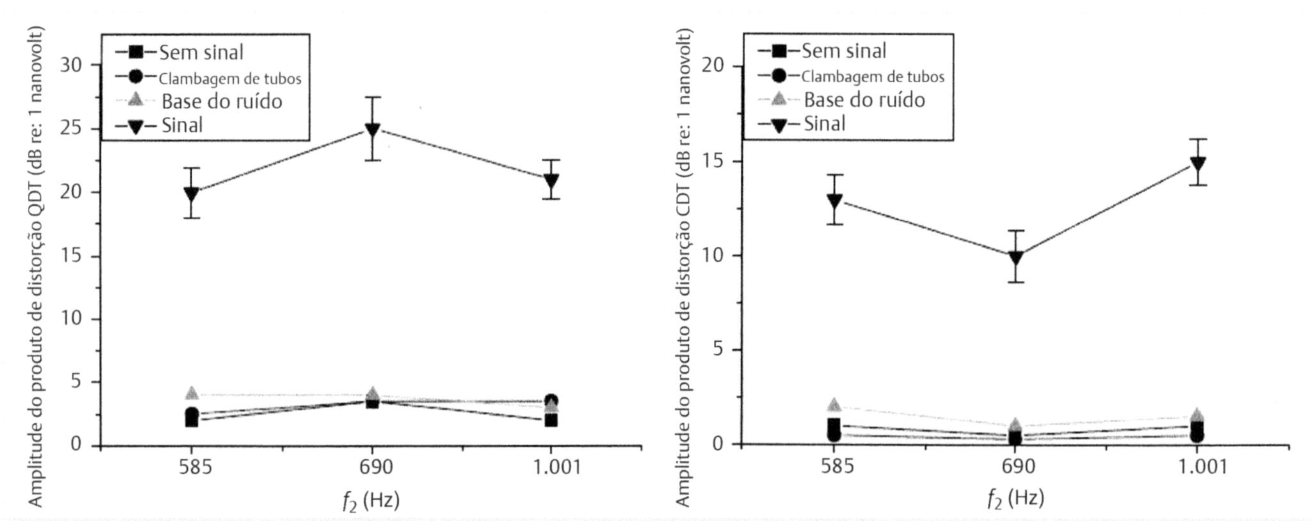

Fig. 7.10 Comparação das amplitudes médias da *frequency-following response* (FFR) do produto de distorção (dp-FFR) para as condições de controle (*círculos e quadrados*) e de sinal (*triângulo invertido*) medidas em três indivíduos. As estimativas do piso de ruído (*triângulos*) também são mostradas. Painel superior: amplitudes de dp-FFR na frequência do tom de diferença quadrática (QDT). Painel inferior: amplitudes de dp-FFR na frequência de tom de diferença cúbica (CDT). (Adaptada de Bhagat e Champlin.[20]) * Normalmente, é necessário um adicional de 10 a 20 milissegundos.

Tabela 7.2 Parâmetros típicos para registrar as *frequency-following responses* por produtos de distorção

Parâmetro de registro	Requisito
Sinal	Complexo de dois tons
Número de canais	Um a três
Ganho do amplificador diferencial	200.000-300.000×
Filtro passa-banda	30-3.000 Hz
Tempo de análise	Duração do sinal[a]
Número de médias	≥ 2.000
Ejeção de artefatos	Em

[a] Normalmente, é necessário um adicional de 10 a 20 milissegundos.

ser comparados com estudos de desenvolvimento das DPOAEs. Os possíveis fatores que podem confundir os esforços para aplicar totalmente as dp-FFR clinicamente incluem seus altos limiares de resposta e a faixa de baixa frequência. Os esforços desenvolvidos para ampliar a capacidade de registro das dp-FFR em níveis de intensidade mais baixos e em frequências mais altas, inclusive o uso de montagens horizontais de eletrodos, podem ajudar na inclusão do teste dp-FFR como uma ferramenta útil na bateria de testes de diagnóstico da AEP.

7.7 *Frequency-Following Response* como Indicadores Neuronais do Processamento da Fala no Tronco Encefálico

Está claro que os espectros das vogais do inglês contêm picos de formantes e que os ouvintes dependem da identificação dos formantes para distinguir entre vogais diferentes. O conhecimento do processamento neural subjacente à percepção foi fornecido por estudos que examinaram as FFRs adquiridas com sons semelhantes a vogais. Krishnan[22] coletou formas de onda de FFR de ouvintes com audição normal que foram adquiridas em resposta a sinais de dois tons projetados para se assemelharem às frequências de formantes encontradas em vogais comuns do inglês. A análise espectral dessas formas de onda de FFR revelou picos espectrais que correspondiam bem à primeira e à segunda frequências de formantes. Essas descobertas sugeriram que os neurônios do tronco encefálico eram capazes de codificar informações de frequência relativas a diferentes vogais. Krishnan[25] desenvolveu os achados anteriores com sinais de dois tons usando três vogais sintetizadas para registrar FFR em ouvintes com audição normal. Os harmônicos próximos às duas primeiras frequências de formantes de cada vogal sintetizada foram facilmente reconhecidos nas análises espectrais das formas de onda de FFR, e os picos foram maiores para as vogais sintetizadas apresentadas em níveis de intensidade mais altos (▶ Fig. 7.11).

O fato de os espectros das formas de onda FFR médias preservarem informações importantes de frequência perto da primeira e da segunda frequências formantes das vogais sintetizadas reforça a ideia de que os neurônios no nível do tronco encefálico são capazes de exibir descargas com bloqueio de fase para sinais complexos, como os sons da fala. Embora a identificação e a discriminação das vogais provavelmente dependam muito da atividade neuronal do conjunto nas regiões corticais do córtex, as representações precisas das vogais na saída neuronal dos neurônios do tronco encefálico podem facilitar esses processos perceptuais. Estudos de percepção da fala mostraram que, sob certas condições, o primeiro formante das vogais pode interferir na identificação do segundo formante. Krishnan e Agrawal[26] usaram análogos de dois tons de frequências de formantes de vogais para registrar FFR e descobriram que a redução do nível do primeiro tom de formante ou o aumento da distância espectral entre os tons de formante aumentava a amplitude do pico espectral de FFR correspondente ao segundo tom de formante. Essas descobertas podem lançar luz sobre os processos neuronais no nível do tronco encefálico que possivelmente contribuem para o mascaramento de formantes e a liberação do mascaramento de formantes.

Informações adicionais sobre a codificação de sons semelhantes aos da fala foram fornecidas pelo potencial evocado auditivo de tronco encefálico evocado pela fala, provocada por uma sílaba/da/sintetizada.[27,28,29,30] A forma de onda eletrofisiológica adquirida em resposta à sílaba/da/contém uma resposta transitória ao início da sílaba e uma FFR sustentada relacionada com a frequência fundamental da sílaba e seus harmônicos (▶ Fig. 7.12). A interpretação da morfologia da resposta do tronco

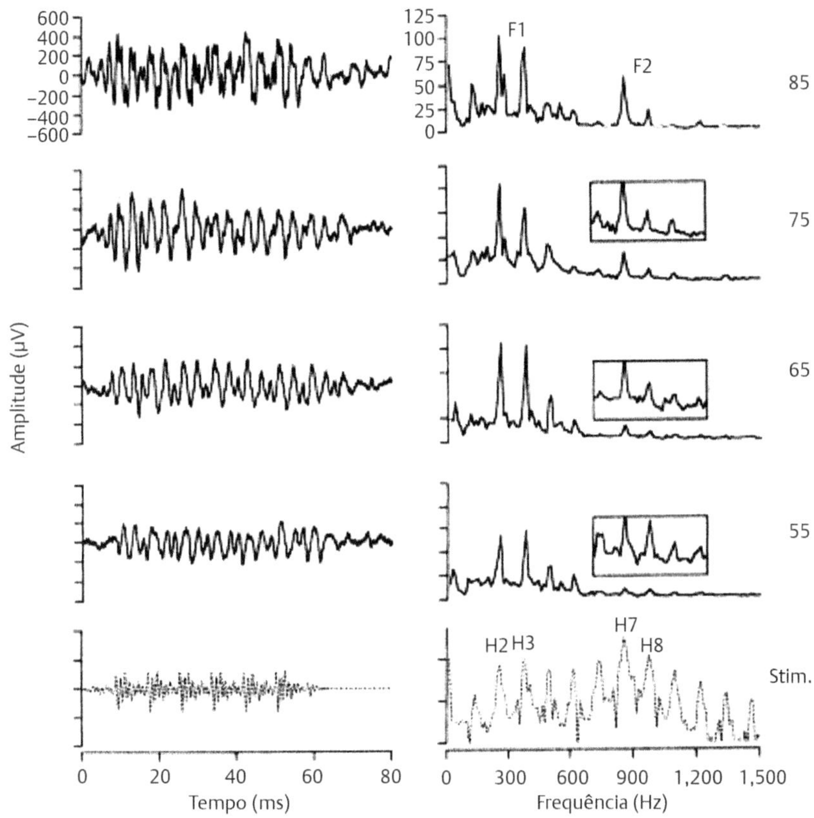

Fig. 7.11 Formas de onda de *frequency-following response* (FFR) com média geral (*painéis à esquerda*) e espectros de FFR (*painéis à direita*) para a vogal sintetizada/u/em intensidades de 55 a 85 dB nHL (nível de audição normal). O sinal acústico é exibido na parte inferior dos painéis esquerdo e direito. (Adaptada de Krishnan.)[25]

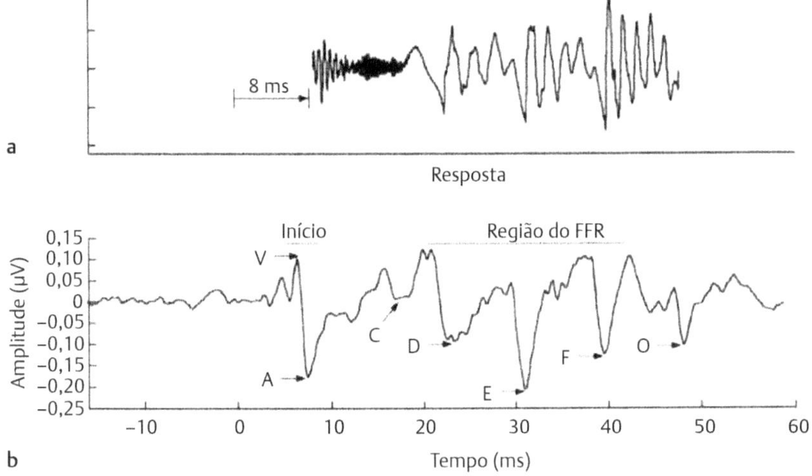

Fig. 7.12 (**a**) A forma de onda do sinal /da/ e (**b**) a forma de onda do potencial evocado auditivo do tronco encefálico pela fala de um indivíduo. As regiões de início e de *frequency-following response* (FFR) do potencial evocado auditivo do tronco encefálico pela fala estão indicadas. (Adaptada de Hornickel *et al.*)[28]

encefálico evocada pela fala é complicada, mas acredita-se que o componente transiente seja indicativo do processamento neuronal de transições rápidas na/da/sílaba, enquanto a FFR reflete o processamento da vocalização na sílaba. Em condições de silêncio, tanto o componente transiente quanto a FFR são evidentes, mas a adição de ruído de fundo atenua drasticamente o componente transiente, enquanto a FFR permanece.[30] O componente transiente do potencial evocado auditivo de tronco encefálico evocado pela fala também apresenta maior declínio com taxas de apresentação rápidas da sílaba do que o componente FFR com bloqueio de fase para a frequência fundamental da sílaba. Assim como a resposta transiente, os componentes de frequência mais alta na FFR são vulneráveis a taxas mais altas, sugerindo que os geradores neurais da FFR evocada pela fala são diferentes.[29] Tratos neurais diferentes dentro do tronco encefálico são os candidatos mais prováveis, pois várias linhas de evidência indicam que a FFR evocada pela fala não se origina de fontes cocleares ou corticais.[27] Portanto, a FFR evocada pela fala oferece um meio de examinar o processamento da fala no tronco encefálico. É amplamente aceito que o hemisfério cortical esquerdo do cérebro na maioria dos indivíduos é especializado para processar a fala e a linguagem. Estudos comportamentais de escuta dicótica indicaram que existe uma vantagem do ouvido direito para estímulos linguísticos, o que é consistente com a especialização do hemisfério cortical esquerdo. Usando a resposta do tronco encefálico evocada pela fala para explorar esse tópico em neurônios subcorticais, Hornickel *et al.*[28] descobriram que latências de forma de onda mais curtas e componentes de FFR mais robustos eram evidentes quando a sílaba/da/era apresentada à orelha direita em comparação com a orelha esquerda.

Referências

[1] Worden FG, Marsh JT. Frequency-following (microphonic-like) neural responses evoked by sound. Electroencephalogr Clin Neurophysiol. 1968;25(1):42–52

[2] Gerken GM, Moushegian G, Stillman RD, Rupert AL. Human frequency following responses to monaural and binaural stimuli. Electroencephalogr Clin Neurophysiol. 1975; 38(4):379–386

[3] Moushegian G, Rupert AL, Stillman RD. Laboratory note. Scalp-recorded early responses in man to frequencies in the speech range. Electroencephalogr Clin Neurophysiol. 1973; 35(6):665–667

[4] Davis H, Hirsh SK. The audiometric utility of brain stem responses to low frequency sounds. Audiology. 1976; 15(3):181–195

[5] De Boer E, Machiels MB, Kruidenier C. Low-level frequency-following response. Audiology. 1977; 16(3):229–240

[6] Clinard CG, Tremblay KL, Krishnan AR. Aging alters the perception and physiological representation of frequency: evidence from human frequencyfollowing response recordings. Hear Res. 2010; 264(1–2):48–55

[7] Basu M, Krishnan A, Weber-Fox C. Brainstem correlates of temporal auditory processing in children with specific language impairment. Dev Sci. 2010; 13 (1):77–91

[8] Wible B, Nicol T, Kraus N. Atypical brainstem representation of onset and formant structure of speech sounds in children with language-based learning problems. Biol Psychol. 2004; 67(3):299–317

[9] Batra R, Kuwada S, Maher VL. The frequency-following response to continuous tones in humans. Hear Res. 1986; 21(2):167–177

[10] Sohmer H, Pratt H, Kinarti R. Sources of frequency following responses (FFR) in man. Electroencephalogr Clin Neurophysiol. 1977; 42(5):656–664

[11] Krizman J, Kraus N. Analyzing the FFR: A tutorial for decoding the richness of auditory function. Hear Res. 2019; 382:107779

[12] Yamada O, Marsh RR, Handler SD. Contributing generator of frequencyfollowing response in man. Scand Audiol. 1982; 11(1):53–56

[13] Galbraith GC, Bagasan B, Sulahian J. Brainstem frequency-following response recorded from one vertical and three horizontal electrode derivations. Percept Mot Skills. 2001; 92(1):99–106

[14] Chimento TC, Schreiner CE. Selectively eliminating cochlear microphonic contamination from the frequency-following response. Electroencephalogr Clin Neurophysiol. 1990; 75(2):88–96

[15] Hoormann J, Falkenstein M, Hohnsbein J, Blanke L. The human frequencyfollowing response (FFR): normal variability and relation to the click-evoked brainstem response. Hear Res. 1992; 59(2):179–188

[16] Galbraith GC, Threadgill MR, Hemsley J, et al. Putative measure of peripheral and brainstem frequency-following in humans. Neurosci Lett. 2000; 292(2):123–127

[17] Ballachanda BB, Rupert A, Moushegian G. Asymmetric frequency-following responses. Am Acad Audiol. 1994; 5(2):133–137

[18] Ballachanda BB, Moushegian G. Frequency-following response: effects of interaural time and intensity differences. Am Acad Audiol. 2000; 11(1):1–11

[19] Rickman MD, Chertoff ME, Hecox KE. Electrophysiological evidence of nonlinear distortion products to two-tone stimuli. Acoust Soc Am. 1991; 89(6):2818–2826

[20] Bhagat SP, Champlin CA. Evaluation of distortion products produced by the human auditory system. Hear Res. 2004; 193(1–2):51–67

[21] Elsisy H, Krishnan A. Comparison of the acoustic and neural distortion product at 2f1-f2 in normal-hearing adults. Int Audiol. 2008; 47(7):431–438

[22] Krishnan A. Human frequency-following responses to two-tone approximations of steady-state vowels. Audiol Neurotol. 1999; 4(2):95–103

[23] Pandya PK, Krishnan A. Human frequency-following response correlates of the distortion product at 2F1-F2. Am Acad Audiol. 2004; 15(3):184–197

[24] Purcell DW, John MS, Picton TW. Concurrent measurement of distortion product otoacoustic emissions and auditory steady state evoked potentials. Hear Res. 2003; 176(1–2):128–141

[25] Krishnan A. Human frequency-following responses: representation of steadystate synthetic vowels. Hear Res. 2002; 166(1–2):192–201

[26] Krishnan A, Agrawal S. Human frequency-following response to speech-like sounds: correlates of off-frequency masking. Audiol Neurotol. 2010; 15(4):221–228

[27] Chandrasekaran B, Kraus N. The scalp-recorded brainstem response to speech: neural origins and plasticity. Psychophysiology. 2010; 47(2):236–246

[28] Hornickel J, Skoe E, Kraus N. Subcortical laterality of speech encoding. Audiol Neurotol. 2009; 14(3):198–207

[29] Krizman JL, Skoe E, Kraus N. Stimulus rate and subcortical auditory processing of speech. Audiol Neurotol. 2010; 15(5):332–342

[30] Russo N, Nicol T, Musacchia G, Kraus N. Brainstem responses to speech syllables. Clin Neurophysiol. 2004; 115(9):2021–2030

8 Respostas Auditivas de Estado Estável

Jackie M. Davie ▪ Derek Petti ▪ Elizabeth D. Leigh

Resumo

A resposta auditiva de estado estável (ASSR) é um teste eletrofisiológico objetivo usado para avaliar informações específicas da orelha e da frequência. A ASSR é usada para prever o grau e o tipo de perda auditiva em pacientes de qualquer idade que não conseguem responder de forma confiável à audiometria de tons puros. A ASSR é recomendada para recém-nascidos e bebês ou para crianças e adultos de qualquer idade que sejam incapazes de fornecer informações audiológicas precisas em testes comportamentais ou que tenham apresentado resultados de testes comportamentais que não sejam confiáveis ou estejam incompletos. A ASSR também pode ser usada em indivíduos com atrasos no desenvolvimento e/ou pseudo-hipoacusia. As vantagens da ASSR em relação ao potencial evocado auditivo de tronco encefálico (ABR) incluem a capacidade de obter respostas de várias frequências de forma binaural e simultânea e de diferenciar entre graus severos e profundos de perda auditiva. As limitações incluem a falta de evidências que apoiem os fatores de correção específicos do fabricante, especialmente para condução óssea, e a incapacidade de observar as formas de onda em tempo real para avaliar um artefato. Este capítulo apresenta uma revisão da literatura, avanços nos parâmetros de resposta, parâmetros de medição, aplicações clínicas, um protocolo clínico recomendado e exemplos de casos que devem ajudar estudantes e clínicos a obterem uma melhor compreensão da ASSR.

Palavras-chave: resposta auditiva de estado estável, modulação de amplitude, modulação de frequência

8.1 Introdução

Uma mudança está ocorrendo no mundo da estimativa do limiar eletrofisiológico devido aos recentes avanços significativos na ASSR. A ASSR é um potencial evocado auditivo gerado por uma série de estímulos repetidos. A capacidade de obter e analisar essas respostas de forma mais eficiente nos últimos anos possibilitou maior velocidade e precisão na obtenção de limiares audiométricos estimados para pacientes de todas as idades com diferentes graus de perda auditiva.[1] Descobriu-se que a precisão das ASSRs é comparável ao dos potenciais evocados auditivos de tronco encefálico (ABR) para estimar os limiares audiométricos, com a vantagem de que as ASSRs podem ser obtidas em uma fração do tempo e são analisadas estatisticamente, de modo que não dependem da interpretação clínica das formas de onda para a determinação da resposta. Considerando os benefícios e as limitações mínimas, a ASSR pode tornar-se a técnica de avaliação de limiar multifrequencial preferida dos audiologistas pediátricos.[2]

Originalmente relatadas como respostas a um estímulo modulado de 40 Hz,[3] as respostas evocadas de estado estável são potenciais evocados que se sincronizam em fase a mudanças rápidas em um sinal flutuante. Os primeiros estímulos modulados de 40 Hz mudaram de amplitude 40 vezes por segundo, dando aos estímulos uma aparência de onda senoidal contínua quando vistos temporalmente. As respostas de estado estável (SSR) podem ser provocadas em resposta a estímulos auditivos, visuais e somatossensoriais, cada um criando um potencial evocado com padrão semelhante medido em seus respectivos córtices. As flutuações de amplitude da resposta refletem a taxa de modulação do estímulo. Quando um sinal auditivo de estado estável é usado, o potencial evocado é geralmente chamado de ASSR.

Os potenciais de ASSR são analisados de forma diferente da maioria dos outros potenciais evocados auditivos. O *software* comercial extrai SSR sobrepostos, cuja média é calculada ao longo do tempo, e a análise estatística assistida por computador é aplicada para determinar a presença ou a ausência de uma resposta. Quando apresentadas em uma abordagem de busca de limiar, as medições de ASSR demonstraram ser preditoras confiáveis e precisas do limiar auditivo na maioria das populações clínicas.[1,4,5] A tecnologia atual de ASSR elimina a suposição na previsão dos limiares audiométricos. Quando avaliadas nos níveis supralimiares, as ASSRs também foram usadas para avaliar a função neural em casos de diferenças psicológicas e de desenvolvimento, resultando em variações de ASSR entre os córtices.

Este capítulo apresenta uma revisão da literatura, avanços nos parâmetros de resposta, parâmetros de medição, aplicações clínicas, um protocolo clínico recomendado e exemplos de casos que devem ajudar estudantes e clínicos a obterem uma melhor compreensão da ASSR.

8.2 Visão Geral Histórica da ASSR

A literatura mais antiga sobre SSRs veio de trabalhos nos campos visual e somatossensorial no início da década de 1970.[6,7] Descobriu-se que as respostas a estímulos visuais repetitivos (p. ex., luzes piscando) provocavam uma resposta no córtex visual,[7] enquanto os estímulos somatossensoriais (p. ex., pulsos na mão) provocavam respostas em duas regiões corticais separadas,[6] resultando em uma sucessão de deflexões positivas e negativas repetitivas quando as respostas eletrofisiológicas registradas eram calculadas ao longo do tempo. As variações no estímulo resultaram em mudanças nas respostas evocadas.

As SSRs evocadas auditivamente surgiram posteriormente na literatura da Austrália,[8-10] dos Estados Unidos[3] e do Canadá[11] no início da década de 1980, com foco na ASSR de 40 Hz. Descobriu-se que a SSR visual e a ASSR eram semelhantes em dois aspectos: as respostas pareciam ocorrer em uma faixa de frequência de modulação (MF) semelhante (ou seja, 13-60 Hz para a SSR visual *vs.* 1-100 Hz para a ASSR), e descobriu-se que MFs diferentes provocavam respostas em diferentes *loci* centrais. Verificou-se que as MFs mais lentas provocavam uma resposta mais alta em cada via respectiva em comparação com as MFs mais rápidas tanto para a SSR visual quanto para a ASSR.

As primeiras pesquisas com as ASSRs relataram que as respostas a estímulos auditivos de 40 Hz são um potencial composto que inclui ondas Na-Pa sobrepostas da região de latência média que abrange desde o tálamo até o córtex auditivo. Essas respostas de 40 Hz foram registradas de forma confiável em níveis de estímulo próximos aos limiares audiométricos comportamentais. A amplitude da resposta de 40 Hz diminuiu à medida que a intensidade do estímulo foi reduzida, e a função amplitude-intensidade foi mais acentuada perto do limiar. Esses resultados mostraram-se promissores para o uso da ASSR de 40 Hz como uma ferramenta objetiva para estimar a sensibilidade auditiva.[12]

Além da SSR de 40 Hz, outros potenciais evocados auditivos de estado estável incluem o microfonismo coclear (CM) e a *frequency-following response* (FFR). O que hoje é geralmente chamado de ASSR também foi descrito anteriormente como resposta de acompanhamento de modulação de amplitude (AMFR), resposta de acompanhamento de envelope (EFR), SSR e potencial evocado auditivo de estado estável (ASSEP).

Até o momento, a ASSR tem sido usada para estimativa de limiar[1,5,11,13-29] e medidas supralimiares usando estímulos complexos.[30-36] A ASSR ganhou popularidade no mundo da psicologia como uma medida da diferença neural em pacientes com esquizofrenia,[37-40] transtorno do espectro do autismo (ASD),[41] dificuldades de aprendizagem e outras patologias.[42-45] Antes de prosseguirmos, vamos revisar algumas terminologias cruciais.

8.3 Terminologia

A ASSR difere do potencial evocado auditivo mais comumente conhecido, o ABR, em dois aspectos principais: os parâmetros de apresentação do estímulo (p. ex., modulações de amplitude e frequência) e a forma como as respostas registradas são analisadas. As ASSRs são provocadas usando estímulos tonais de frequência única ou múltipla que são rapidamente modulados de várias maneiras. Os estímulos são definidos por uma frequência portadora (CF), uma MF e uma profundidade de modulação de amplitude (AM), que podem ser manipuladas independentemente. O resultado é uma resposta elétrica registrada a partir de eletrodos de superfície que imitam ou seguem as características temporais e espectrais do sinal de evocação. As respostas são analisadas usando um algoritmo estatístico que ajuda a prever a presença ou a ausência da resposta em um determinado nível de intensidade.

8.3.1 Resposta em Estado Estável

As SSRs são respostas eletrofisiológicas a estímulos periódicos que provocam respostas neurais repetidas. As SSRs, como CM, a FFR e a ASSR, são diferentes das respostas transientes, como o ABR, a resposta de latência média (MLR) e os potenciais corticais evocados tardios (p. ex., P1, N1, P2, P300 etc.). Os potenciais transientes flutuam em amplitude e latência com várias apresentações de estímulos, enquanto as SSRs mantêm sua amplitude e fase durante apresentações prolongadas de estímulos e tempo de registro.[45] Lembre-se de que em Acústica a fase é o intervalo de tempo entre a apresentação do estímulo e a resposta, representada como o estágio no ciclo de movimento; ela é representada como um ângulo, em um círculo, de 0 a 360 graus. Além disso, ao contrário dos potenciais evocados transientes, que são analisados no domínio temporal, as SSRs são analisadas mais comumente no domínio da frequência, usando algoritmos de detecção automatizados. Em outras palavras, os examinadores confiarão mais nos resultados das técnicas de análise espectral ou de fase do que nas funções de latência e amplitude. As técnicas de análise de ASSR são descritas mais adiante neste capítulo.

8.3.2 Frequência da Portadora

A CF de uma ASSR tonal é a frequência na qual o examinador está interessado em obter uma resposta do paciente, como a frequência de teste para outros potenciais evocados auditivos, como o ABR. A CF está associada à região da cóclea, ao longo da membrana basilar, em que as células ciliadas são ativadas em resposta à apresentação de um estímulo. A ▶ Fig. 8.1 mostra um exemplo de sinal com CF de 500 Hz. A quantidade de excitação da membrana basilar que ocorre na CF depende da intensidade do estímulo, sendo que estímulos de maior intensidade resultam em maior excitação coclear. As CFs típicas usadas para registrar a ASSR são semelhantes às frequências de oitava utilizadas na audiometria comportamental; no entanto, alguns equipamentos comerciais também podem testar oitavas intermediárias e altas frequências estendidas.

8.3.3 Frequência de Modulação

MF é a frequência na qual a atividade eletroencefalográfica (EEG) é sincronizada para disparar. Assim como a taxa de repetição ou de estímulo usada no ABR, a MF é derivada pelo cálculo do período da MF. Lembre-se de que, em Acústica, o período é a recíproca da frequência ($T = 1/f$), portanto, se um estímulo for modulado 100 vezes em um segundo, a MF será de 10 Hz (T = 1.000 milissegundos/100 Hz = 10 Hz). Na ASSR, a MF corresponde às taxas de disparo neural, e a MF pode variar de taxas baixas (p. ex., abaixo de 30 Hz) até taxas altas (p. ex., > 60 Hz). A MF é frequentemente usada de forma intercambiável com a taxa de modulação, pois está relacionada com a taxa de disparo neural. As MFs mais comuns usadas nos testes de ASSR disponíveis comercialmente são 40 e 90 Hz. A MF também determina em que ponto da via auditiva a resposta é gerada, sendo que as MF mais baixas (ou seja, mais lentas) provocam respostas mais altas na via auditiva. Lembre-se de que as respostas da psicologia e da fisiologia eliciadas na parte superior da via auditiva são altamente afetadas pelo estado de excitação e pelo *status* de desenvolvimento do paciente. Portanto, se a MF for menor que 40 Hz, a ASSR pode desaparecer rapidamente se o paciente adormecer. Isso é especialmente verdadeiro se o participante for jovem ou tiver uma via auditiva subdesenvolvida. O impacto da MF na ASSR é discutido mais adiante neste capítulo. A ▶ Fig. 8.1 mostra um exemplo de sinal com uma MF de 40 Hz, como visto no painel inferior. O sinal tem uma apresentação construtiva máxima que ocorre a cada 25 milissegundos, o que significa que ele se repete a uma taxa de 40 Hz (f = 1.000/25 milissegundos = 40 Hz).

8.3.4 Modulação de Amplitude

Os estímulos AM são estímulos que mudam de amplitude em um período específico. Na ASSR, a CF é modulada em amplitude em uma taxa e profundidade especificadas. A taxa de modulação refere-se à frequência com que a amplitude é modulada em ciclos por segundo, ou Hz, enquanto a profundidade da modulação é o termo associado ao grau de alteração na amplitude do sinal e é relatada como uma porcentagem. Quanto maior a taxa de modulação, mais rápida é a modulação. Quanto maior a porcentagem da profundidade da modulação, maior a alteração na amplitude do estímulo. A taxa de AM controla a propagação espectral, de modo que taxas mais altas aumentam a excitação da frequência na membrana basilar, enquanto a profundidade da modulação afeta a amplitude da resposta. Na maioria dos casos, o sinal de frequência mais alta é a CF e o sinal de frequência mais baixa serve como taxa de AM, a menos que o estímulo empregue modulação mista (MM).[46] A AM é o tipo mais comum de apresentação de estímulo de ASSR em sistemas disponíveis comercialmente. Na ▶ Fig. 8.1, o efeito construtivo e destrutivo da CF de 500 Hz com as modulações de 460 e 540 Hz cria uma alteração na amplitude do sinal resultante, como o Eclipse da *interacoustics*, que utiliza uma variação do estímulo CW, mostrado no painel inferior. Esse sinal tem 100% de AM à medida que o sinal muda de 100% para 0%.

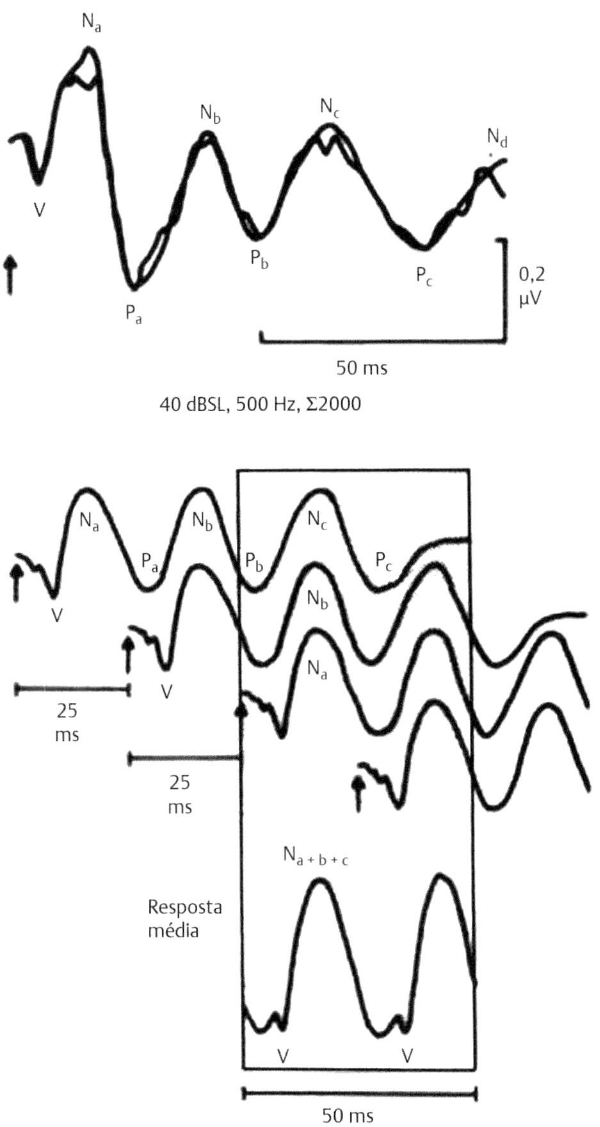

Fig. 8.1 Exemplo de construção de um estímulo modulado em amplitude (AM) de 40 Hz pela adição de três tons puros. O tom de 500 Hz (parte superior) é a frequência portadora (CF); os tons de 460 e 540 Hz (os dois do meio) são os tons de banda lateral na frequência de modulação (MF) de 40 Hz. O estímulo AM resultante é a soma dos três tons. As duas linhas verticais na figura indicam áreas de construção (~12,5 milissegundos) e destruição (125 milissegundos) no estímulo AM resultante.

8.3.5 Modulação de Frequência

Semelhante aos estímulos de ASSR AM, que são modulados apenas em sua amplitude, um estímulo modulado em frequência (FM) é alterado apenas no domínio espectral, enquanto a amplitude é mantida constante.[47] Para criar um estímulo FM, são feitas alterações na frequência e na fase do CF. Embora a energia primária permaneça na CF, a modulação da frequência em uma porcentagem designada permite que a ASSR seja coletada a partir da taxa de modulação especificada.

8.3.6 Modulação Mista

Um estímulo também pode ser modulado simultaneamente nos domínios de amplitude e frequência, criando um estímulo MM.[12] No caso do MM, a CF terá uma FM com porcentagens de AM e FM de 0% a 100% que caracterizam a extensão em que a CF é modulada em amplitude e frequência em cada ciclo da forma de onda do estímulo.

8.3.7 Estímulo Cosseno

Um estímulo adicional viável usado na aquisição de ASSR não envolve nenhuma manipulação de AM ou FM. O estímulo de cosseno, também conhecido como estímulo CW, envolve a adição de várias ondas de cosseno de frequências diferentes para produzir um sinal periódico complexo.[48] As ondas de cosseno são semelhantes às ondas senoidais, exceto pelo fato de que as ondas de cosseno estão defasadas em 90 graus em relação às ondas senoidais, e essa designação é importante no processo de análise da resposta de frequência. A diferença de frequência entre todas as ondas cossenoides em um estímulo CW normalmente é a mesma, pois isso controlará a taxa de repetição do estímulo. O número de ondas senoidais ou cossenoidais adicionadas (normalmente ~7) determina o quanto a membrana basilar é estimulada.

A maioria dos sistemas ASSR comerciais utiliza apenas sinais AM; no entanto, há pelo menos um sistema, o Intelligent Hearing Systems SmartEP, que permite a opção de adicionar uma manipulação FM definida pelo usuário aos estímulos, se desejado, e outro sistema, o Interacoustics Eclipse, que utiliza uma variação do estímulo CW.

8.3.8 Análise de Frequência (Fourier)

As respostas eletrofisiológicas, como o ABR, a eletrococleografia (ECochG) e MLR, são normalmente exibidas no espectro de tempo, onde as alterações na amplitude (medidas em microvolts ou µV) são marcadas em função do tempo. As ASSRs raramente são exibidas no espectro de tempo devido a seus estímulos e respostas complexos, mas, se fossem, as respostas pareceriam mais próximas de uma onda senoidal do que as de ABR ou MLR. Em vez disso, é realizado um processo chamado análise de frequência ou de Fourier. A análise de Fourier é uma maneira de decompor uma forma de onda complexa e determinar seus componentes espectrais (ou seja, de frequência). Um tipo diferente de gráfico chamado espectro é usado para mostrar a amplitude dos componentes. Os componentes, chamados de componentes espectrais, são exibidos como linhas verticais. As amplitudes de MFs específicas são então comparadas com as outras respostas e com o ruído. A relação sinal-ruído da resposta pode ser calculada e analisada estatisticamente para determinar a presença da resposta. Uma discussão completa sobre a análise da resposta será apresentada mais adiante neste capítulo.

8.3.9 Coerência de Fase

A coerência de fase (PC) é uma medida usada para descrever as relações matemáticas e físicas entre as respostas do EEG. Especificamente, a PC é uma técnica de detecção de resposta objetiva que combina informações sobre a amplitude das respostas na MF ou próxima a ela, obtidas por meio da transformada rápida de Fourier (FFT), com o ângulo de fase dessas mesmas respostas para determinar se uma resposta está presente ou ausente.

8.4 Geradores Neurais

Os locais dos geradores neurais da ASSR são complexos, pois variam de acordo com a taxa de modulação dos estímulos eliciadores. Em geral, quanto mais rápido for o estímulo MF, menor será a resposta ASSR gerada na via auditiva. Descobriu-se que as taxas de modulação lentas (ou seja, < 20 Hz) são geradas a partir do córtex auditivo primário.[37,49,50,51] Descobriu-se que as taxas de modulação em torno de 40 a 60 Hz são geradas a partir do córtex auditivo primário, do mesencéfalo auditivo e do tálamo.[49,52,53] As taxas de modulação acima de 60 Hz, no entanto, têm geradores neurais semelhantes aos do ABR, como o tronco encefálico auditivo inferior.[12,52,53,54,55]

A compreensão dos geradores neurais da ASSR ajuda a explicar por que algumas SSRs desaparecem quando os pacientes adormecem. A observação de respostas eletrofisiológicas que ocorrem acima do nível do tronco encefálico depende do estado de excitação e da idade de desenvolvimento do paciente, pois as MFs estão na faixa de ondas cerebrais do estado de sono. O uso de taxas de estimulação mais baixas (ou seja, ≤ 40 Hz) enquanto o paciente está dormindo pode impedir a aquisição de uma ASSR, mesmo que a via auditiva esteja funcionando normalmente, especialmente em pacientes mais jovens. Taxas de estímulo mais baixas devem ser usadas somente com pacientes acordados, pois elas provocam uma resposta mais alta na via auditiva.

Descobriu-se que a frequência da AM altera a origem da ASSR, conforme medida com magnetoencefalografia (MEG). Alguns estudos de MEG[56,57] confirmaram que as taxas de AM acima de 40 Hz provocaram maior atividade neural nas regiões corticais auditivas direitas mais posteriores em comparação com as taxas abaixo de 15 Hz, que provocaram respostas mais fortemente associadas às localizações anteriores e laterais da mesma região. Entretanto, o bloqueio de fase para os estímulos AM específicos não foi isolado em uma única região, mas ocorreu em uma faixa mais ampla do córtex auditivo. A capacidade de ver áreas específicas de excitação para várias AM pode ser limitada pela velocidade de processamento nas avaliações de MEG e fMRI; em outras palavras, o córtex auditivo funciona mais rápido do que a tecnologia atualmente disponível para medi-lo.[56]

8.5 Parâmetros de Estímulo

Os estímulos ASSRs podem ser apresentados como CFs únicas ou, alternativamente, como vários estímulos apresentados simultaneamente. Cada CF pode ser modulada em amplitude, FM ou modulada em ambos os domínios. O uso de tons específicos de frequência e/ou estímulos de *chirp* pode ser considerado para o teste de ASSR. A maioria dos sistemas atuais disponíveis comercialmente tem opções para os dois tipos de estímulo, embora as versões proprietárias do estímulo *chirp* sejam ligeiramente diferentes.

8.5.1 Taxa e Profundidade de Modulação

A melhor taxa de modulação para provocar a ASSR depende principalmente da idade do indivíduo e de seu estado de alerta.[57] As respostas são maiores e consideradas presentes com mais frequência em uma taxa de modulação próxima a 40 Hz para adultos em comparação com bebês que têm respostas maiores em uma taxa de modulação próxima a 80 Hz. Lins e Picton[47] mediram as ASSRs de 1.000 Hz moduladas em 39, 49, 81 e 93 Hz apresentadas a 60 dB SPL (nível de pressão sonora). Os resultados mostraram que as ASSRs de 40 Hz eram três a quatro vezes maiores do que as ASSRs de 80 Hz para os indivíduos adultos testados. Além disso, o estudo constatou que a amplitude da ASSR de 40 Hz foi significativamente reduzida durante o sono, enquanto a amplitude da ASSR de 80 Hz foi mantida. Aoyagi *et al.*[52,58] investigaram as ASSRs em adultos com audição normal e descobriram que as respostas mais robustas foram observadas para taxas de 40 e 80 Hz.

As ASSRs moduladas em amplitude são influenciadas pelo grau de profundidade de modulação, que pode variar de nenhuma modulação (ou seja, 0% de profundidade de modulação) a uma profundidade máxima de modulação de 100%. Milford e Birchall[59] registraram ASSR de AM em CFs de 1.000, 2.000, 4.000 e 8.000 Hz com uma taxa de 40 Hz em uma faixa de profundidades de modulação de 25% a 100% em indivíduos com e sem perda auditiva. As ASSRs máximas foram observadas em profundidades de modulação de 75% a 95%. Rees *et al.*[60] mediram as ASSRs de AM com um CF de 1.000 Hz de adultos com audição normal a taxas de modulação de 4, 10 e 80 Hz e profundidades de modulação variando de 0% a 100%. A magnitude da ASSR aumentou linearmente de 0% a 100% de modulação. Em contraste, Kuwada *et al.*[61] relataram uma coorte de adultos com perda auditiva, para os quais as ASSRs para aumentar a profundidade de modulação foram essencialmente lineares de 0% a 50%; no entanto, aumentos adicionais na profundidade de modulação além de 50% não resultaram em ASSR significativamente maiores.

8.5.2 Estímulos *Chirp* de Banda Larga e Banda Estreita

O *chirp* é uma forma de onda senoidal que tem uma varredura ascendente na frequência para fazer a correspondência inversa com o arranjo tonotópico da transmissão coclear. Versões de *chirps* têm sido usadas em comunicação digital (p. ex., radar) desde que o primeiro *chirp* foi patenteado por Sidney Darlington em 1954.[62] A primeira aplicação à eletrofisiologia auditiva foi discutida por Shore e Nuttall,[63] mas a maioria dos audiologistas está familiarizada com o *chirp* refinado discutido por Stürzebecher *et al.*[48] e depois por Elberling *et al.*[64] e Elberling e Don.[65] Na eletrofisiologia auditiva, o estímulo do *chirp* é modulado em frequência e tempo para levar em conta o atraso coclear-neural. Esse deslocamento espectral alinha o espectro de frequência de acordo com a organização tonotópica da membrana basilar para melhorar o bloqueio de fase neural. Especificamente, os componentes de frequência mais baixa são deslocados no tempo de forma mais precoce no sinal em relação aos componentes de alta frequência do mesmo estímulo, de modo que todas as áreas da membrana basilar sejam estimuladas simultaneamente e não em sucessão, como aconteceria com um estímulo de clique. Foi demonstrado que os estímulos de *chirp* melhoram a relação sinal-ruído da resposta em comparação com os cliques, mesmo quando apresentados em uma alta taxa de estímulo[64], devido à sua capacidade de sincronizar geradores neurais normalmente assíncronos.[65]

Os *chirps* com filtro de banda, ou de banda estreita, são versões específicas de frequência do *chirp* de banda larga, da mesma forma que os *tone bursts* são versões mais específicas de frequência do estímulo de clique. O desenvolvimento de estímulos de *chirp* com filtro de banda melhorou significativamente a capacidade de obter registros rápidos e confiáveis de ASSR em toda a faixa de frequências audíveis .[66] Descobriu-se que os estímulos de *chirp* com filtro de banda provocam respostas de grande amplitude, tornando as respostas mais fáceis de identificar e medir em comparação com os estímulos de clique e *tone burst* em cenários de teste de ABR. O uso do equipamento ASSR de geração atual com *chirps* filtrados por banda pode revelar limiares eletrofisiológicos até 14 dB melhores do que os ABRs com *tone burst*, o que pode resultar na redução do tempo total de teste.[1,67]

8.5.3 Intensidade

À medida que a intensidade do estímulo aumenta, a amplitude da ASSR também aumenta; no entanto, esse efeito também interage com a CF. Kuwada *et al.*[61] traçaram funções de amplitude-intensidade em indivíduos com audição normal para CF de 250, 1.000, 4.000 e 8.000 Hz. A amplitude da ASSR aumentou com o aumento da intensidade, mas as inclinações para as funções de 250 e 1.000 Hz foram mais acentuadas do que as funções de 4.000 e 8.000 Hz. Rodriguez *et al.*[68] mediram os efeitos da intensidade e da frequência na ASSR em indivíduos com audição normal e em indivíduos com perda auditiva. Em indivíduos com audição normal, a amplitude da ASSR aumentou com a elevação da intensidade acima do limiar. Achados semelhantes foram observados para as funções de intensidade de amplitude. As ASSRs registradas em indivíduos com perda auditiva têm um aumento mais acentuado nas amplitudes de resposta do que as ASSRs registradas em indivíduos com audição normal, em que as amplitudes para a ASSR de 500 Hz foram maiores do que para a ASSR de 2.000 Hz. Um resultado interessante e ainda não explicado foi o fato de os indivíduos com perda auditiva terem amplitudes de ASSR de 2000 Hz maiores do que os indivíduos com audição normal.[68] Uma possível explicação é o recrutamento coclear em NPS mais altos para locais específicos ao longo da membrana basilar.

Picton *et al.*[69] mediram as ASSRs para varreduras de intensidade ascendente e descendente e descobriram que os limiares poderiam ser estimados por esse método com a mesma precisão que os limiares estimados por etapas discretas de intensidade. As amplitudes das ASSRs de 1.000 e 2.000 Hz saturaram em intensidades superiores a 60 dB NPS, mas as ASSRs de 500 e 4.000 Hz continuaram a aumentar em amplitude acima de 60 dB NPS. Os autores fazem três considerações ao usar o método de intensidade de varredura para estimar limiares comportamentais: (1) o tempo de teste deve aumentar em intensidades próximas ao limiar devido às SNRs mais baixas nas ASSRs, (2) as ASSRs de múltiplas frequências mostram interações de frequências para 1.000 e 2.000 Hz em intensidades mais altas e (3) as funções de intensidade de amplitude são lineares em orelhas normais, mas não lineares em orelhas com perda auditiva.

8.5.4 ASSR de Frequência Única *Versus* Múltipla

As ASSRs mostram uma especificidade de local distinta ao longo da membrana basilar para frequências audiométricas (ou seja, 500, 1.000, 2.000 e 4.000 Hz) apresentadas a ≤ 60 dB SPL,[49] semelhante à especificidade de local para outros testes eletrofisiológicos usados para estimativa de limiar (p. ex., o ABR e a MLR). Nas ASSRs de frequência única, uma CF é apresentada a uma única orelha por vez. Uma vantagem das ASSRs, no entanto, é que várias frequências podem ser apresentadas simultaneamente, cada uma em uma MF diferente, em um paradigma chamado ASSR de multifrequência. MF ligeiramente diferentes são usadas para cada CF, de modo que as respostas podem ser analisadas separada e teoricamente sem interação. A ASSR multifrequencial tem sido usada para estimar a sensibilidade auditiva e avaliar a resposta do sistema auditivo a estímulos complexos.

A amplitude da ASSR não é significativamente alterada pela presença de mais de uma CF na maioria das condições de teste, especialmente quando a sensibilidade auditiva está dentro dos limites normais. Lins e Picton[47] mostraram que as amplitudes de resposta a ASSR de 80 Hz não eram significativamente diferentes quando as ASSRs eram apresentadas como uma única CF, em uma combinação de quatro CF em uma orelha ou em uma combinação de um total de oito CF em ambas as orelhas, desde que as CFs fossem separadas por pelo menos uma oitava e apresentadas a 60 dB SPL ou menos. Isso também é verdadeiro para adultos com audição normal quando se usa uma MF de 40 Hz.[70] No entanto, para estímulos de intensidade mais alta (ou seja, 75-80 dB SPL) com uma MF de 80 Hz, as amplitudes na condição de multifrequência de quatro estímulos (ou seja, quatro frequências em uma orelha) diminuem para 52% a 58% de sua amplitude em relação à condição de estímulo único,[71,72,73] sem nenhuma outra diminuição quando quatro frequências são apresentadas simultaneamente em ambas as orelhas.[73] Para a MF de 40 Hz em adultos, a amplitude da ASSR diminui para ~60% quando a apresentação é alterada de frequência única para multifrequência em uma orelha, e mais 33% quando a multifrequência é apresentada em ambas as orelhas.[47,70,71] Quando uma ASSR de 40 Hz é registrada em intensidades > 60 dB SPL (ou seja, 75-80 dB SPL), são observadas interações negativas semelhantes às relatadas para uma ASSR de 80 Hz, com uma diminuição adicional na amplitude observada para a apresentação de multifrequência em ambas as orelhas.[70,71]

Com a diminuição da amplitude da resposta, o tempo total do teste deve ser aumentado para obter respostas multifrequenciais a esses estímulos de intensidade mais alta; no entanto, como resultado da capacidade de testar quatro frequências simultaneamente, esse tempo de teste estendido ainda é mais eficiente do que a execução da ASSR de frequência única, pelo menos para adultos com audição normal ao usar uma MF de 80 Hz,[71] ou para adultos com perda auditiva neurossensorial ao usar MF de 40 ou 80 Hz.[74] Embora tenham sido observadas reduções adicionais na amplitude de resposta para ASSR de 80 Hz em bebês ao testar multifrequências em ambas as orelhas simultaneamente em relação ao teste de frequência única ou multifrequência em apenas uma orelha, o teste de multifrequência ainda foi considerado a metodologia de teste mais eficiente, pelo menos para bebês com audição normal.[75] Embora os resultados combinados desses estudos apoiem a técnica de ASSR multifrequencial, é provável que haja situações em que seja mais eficiente usar estímulos únicos (p. ex., quando você já obteve limiares em frequências adjacentes ou, possivelmente, quando os bebês têm mais do que um grau moderadamente grave de perda auditiva). São necessários estudos futuros para avaliar essas interações em bebês com diferentes graus e configurações de perda auditiva.

8.5.5 ASSR de Condução Óssea

Assim como o ABR, as ASSRs podem ser obtidas em pacientes usando um vibrador ósseo como transdutor. As ASSRs de condução óssea têm o potencial de apresentar artefatos elevados e detecção de respostas falso-positivas mesmo em níveis de apresentação de estímulo baixos a moderados. A probabilidade de registrar uma resposta que seja um artefato de estímulo eletromagnético é muito maior para ASSR com condução óssea do que para ASSR com condução aérea. O artefato é produzido pelo vibrador ósseo e pelo cabo, que devem ser blindados para evitar que o artefato elétrico seja captado pelos eletrodos ou pelos cabos dos eletrodos. O artefato de estímulo na resposta óssea pode ser reduzido da seguinte forma: (1) aumentando a taxa de amostragem de 1.000 para 1.250 ou 1.600 Hz; (2) blindando o transdutor e o cabo do transdutor com blindagem trançada e, em seguida, conectando o transdutor e o cabo ao aterramento; e (3) colocando o transdutor e o cabo longe dos eletrodos.[76] Esses fatores reduzem significativamente o artefato de estímulo eletromagnético na ASSR, especialmente acima de níveis de estímulo moderados (p. ex., ≥ 60 dB HL). O desenvolvimento recente do transdutor para condução óssea RadioEar B81 provou reduzir a dispersão espectral e o artefato em indivíduos com audição normal no ABR,[77] mas não foi investigado para as ASSRs até o momento.

Os limiares conduzidos pelo osso são importantes quando existe a possibilidade de perda auditiva, especialmente em bebês e crianças que não conseguem fornecer respostas comportamentais precisas. Diversos fatores podem influenciar os limiares de ASSR conduzidas pelo osso, como a colocação e o acoplamento do vibrador ao crânio e a presença ou ausência de um efeito de oclusão. Há relatos de que os efeitos de oclusão são insignificantes, mas presentes (cerca de 8 dB) em bebês jovens, especialmente a 500 Hz.[76] Os bebês apresentam vários problemas nos testes devido ao tamanho menor da cabeça, o que proíbe o uso de *headbands* de aço do tamanho de adultos e crianças e a necessidade de manter o bebê dormindo. É necessário um posicionamento cuidadoso do vibrador ósseo com o máximo de conforto para evitar que o bebê seja acordado durante o teste.

Small *et al.*[78] investigaram os efeitos da colocação do vibrador ósseo (ou seja, fronte, osso temporal e locais da mastoide), o efeito da oclusão e o acoplamento do vibrador ósseo (*headband* de aço, colocação manual ou faixa elástica) nos limiares de ASSR em bebês. Não foram encontradas diferenças significativas no limiar ou na amplitude entre os locais do osso temporal e da mastoide, entre orelhas ocluídas e não ocluídas ou entre os métodos de acoplamento. É possível registrar ASSR de condução óssea em bebês com menos de 6 meses usando um elástico ou um método portátil (com treinamento adequado), uma colocação na mastoide ou no osso temporal e com as orelhas ocluídas ou não. A colocação na fronte deve ser evitada devido aos limiares significativamente mais baixos do que os observados com a colocação na mastoide ou no osso temporal.

Small e Stapells[79] relataram que bebês de 2 a 11 meses de idade tinham aproximadamente 10 a 20 dB de atenuação interaural para ASSR de condução óssea para as frequências de oitava entre 500 e 4.000 Hz. Os adultos de 18 a 40 anos de idade não apresentaram atenuação interaural para as ASSRs de condução óssea. Esses resultados devem ser considerados ao usar ASSRs com condução óssea para isolar as contribuições cocleares em bebês com menos de 12 meses. Os limiares de ASSR por condução óssea são de 9 a 15 dB mais fracos do que os limiares comportamentais por condução óssea para as frequências de oitava entre 500 e 4.000 Hz.[14,76,79] O uso clínico da ASSR por condução óssea quando existem assimetrias na condução aérea dependerá da publicação de dados normativos de bebês com perdas auditivas sensorioneurais , condutivas e mistas.

Ao registrar as ASSRs em níveis próximos ao limiar, muitas vezes é importante apresentar um mascaramento contralateral para isolar a orelha de teste. Maki *et al.*[80] mediram os efeitos do ruído contralateral nas ASSRs registradas em taxas de modulação de 40 e 80 Hz em 11 indivíduos com audição normal. Grandes efeitos foram encontrados a 40 Hz (ou seja, redução na amplitude e menos respostas detectadas), mas efeitos mínimos foram encontrados a 80 Hz. Esses resultados sugerem que o uso de mascaramento contralateral para isolar a orelha de teste para altas taxas de modulação (p. ex., 80 Hz) é viável.

Pérola

Lightfoot[81] desenvolveu vários guias úteis para determinar o nível de mascaramento mais adequado para técnicas de eletrofisiologia, incluindo a ASSR. Ele recomenda uma fórmula para o nível de mascaramento que leva em conta o nível do estímulo, os níveis de atenuação interaural normalizados pela idade e os níveis de mascaramento relativos (nível do mascarador = nível do estímulo – atenuação interaural + nível de mascaramento relativo). Além disso, a calculadora permite a seleção do equipamento específico do fabricante devido à variação dos métodos usados para mascaramento. O *site* com as calculadoras está localizado em https://eratraining.co.uk/resources.html.

Quando avaliada em adultos com e sem perda auditiva neurossensorial no sistema Multi-MASTER, a ASSR por condução óssea foi capaz de identificar corretamente os limiares como normais ou elevados em 92% dos participantes para 1.000, 2.000 e 4.000 Hz; esse número caiu para 89% quando 500 Hz foram adicionados à análise.[79,82] Em bebês, crianças pequenas e adultos, os sistemas Multi-MASTER e GSI Audera superestimaram os limiares de ASSR por condução óssea na faixa de 20 a 30 dB.[83,84] No entanto, os dados que usam os sistemas IHS Smart EP e Interacoustics Eclipse indicaram uma melhor concordância entre a ASSR por condução óssea e os limiares comportamentais por condução óssea.[85,86] Devido à limitação dos dados disponíveis, não se sabe ao certo se as melhorias na ASSR por condução óssea e na concordância dos limiares comportamentais se devem aos estímulos aprimorados (p. ex., NB *chirps*), à análise de resposta ou a uma combinação de ambos.

8.6 Parâmetros de Medição

8.6.1 Equipamentos e Suprimentos

É necessário um sistema de potencial evocado auditivo aprovado pela Food and Drug Administration (FDA) para realizar testes de ASSR. Esse sistema provavelmente também incluirá a capacidade de realizar vários outros potenciais evocados, além da ASSR. É recomendável um recurso de dois canais para evitar a necessidade de troca de eletrodos externos durante o teste, especialmente ao testar crianças pequenas, nas quais o teste é normalmente concluído em um estado de sono natural.

Os suprimentos para o teste são semelhantes aos do teste ABR, que podem incluir, entre outros, eletrodos descartáveis ou reutilizáveis, gel para preparação da pele, compressas preparadas com álcool, creme ou pasta para condução de eletrodos, fita cirúrgica, compressas de gaze e pontas de fone de ouvido de inserção de tamanho pediátrico e adulto.

Existem diferenças entre os equipamentos de ASSR dos fabricantes no que diz respeito aos parâmetros de registro disponíveis, bem como se esses parâmetros de registro podem ou não ser manipulados pelo médico. Para a maioria dos ambientes, as CFs na faixa de 500 a 4.000 Hz podem ser suficientes, enquanto outros exigirão acesso a frequências mais baixas ou mais altas (p. ex., monitoramento ototóxico). Os centros de implante coclear podem exigir faixas mais altas de saída de estímulo máximo para diferenciar entre perdas auditivas severas e profundas.

A facilidade de uso também é um fator que pode ser utilizado para a tomada de decisões sobre o equipamento. Os testes pediátricos em sono natural frequentemente exigem pausas e mudanças rápidas e em tempo real nos protocolos de teste à medida que a criança muda de estado de sono. Ter acesso a esses dois recursos ajuda a evitar a aquisição de respostas atribuídas a artefatos em vez de respostas fisiológicas verdadeiras.

No mínimo, o equipamento deve permitir as opções de fone de ouvido de inserção e transdutor conduzido por osso. A adição de uma opção de fone de ouvido supra-aural é útil em casos de atresia/estenose aural quando um fone de ouvido de inserção não pode ser utilizado ou totalmente inserido.

Por fim, a maioria dos sistemas de ASSR contemporâneos inclui fatores de correção específicos do fabricante, aplicados automaticamente a partir dos limiares eletrofisiológicos ASSR em dBnHL (decibéis de nível auditivo normal) para limiares comportamentais estimados em dBeHL (decibéis de nível auditivo estimado) com base no transdutor usado, bem como na idade do paciente e no grau de perda auditiva. É importante pesquisar completamente a origem desses fatores de correção e tomar uma decisão informada sobre quando eles podem ser aplicados com precisão. Para sistemas com fatores de correção incorporados, os programas de *software* normalmente oferecem ao médico a capacidade de imprimir um audiograma comportamental estimado com base na conversão do limiar de ASSR. Alguns sistemas têm uma configuração-padrão que ajusta automaticamente o limiar, enquanto outros permitem manter o limiar eletrofisiológico sem correção, informando apenas o limiar de ASSR em dBnHL. Procure a possibilidade de inserir seus próprios fatores de correção e fazer com que o sistema gere automaticamente um audiograma comportamental estimado com base neles.

Pérola

A maioria dos módulos de ASSR disponíveis comercialmente é incorporada aos sistemas de potencial evocado existentes, sendo necessária apenas a compra de *software* adicional para começar a usar a ASSR. Como o local e a configuração do teste de ASSR são, na maioria dos casos, idênticos aos testes de ABR, a troca entre esses dois potenciais evocados é tão fácil quanto o clique de um botão.

8.6.2 Configuração do Teste e Preparação do Paciente

O teste ASSR deve ser realizado no mesmo ambiente recomendado para o teste ABR. O teste deve ser realizado em uma cabine de som ou em uma sala silenciosa com o mínimo de ruído elétrico. Se for necessária sedação/anestesia, é permitido um centro cirúrgico, uma sala de procedimentos ou uma sala de cirurgia. O espaço deve incluir uma área adequada para o descanso de bebês e crianças pequenas, que pode ser os braços de um dos pais sentado em uma cadeira confortável, ou um berço, carrinho de bebê ou cadeirinha de carro. Adultos e crianças mais velhos podem sentar-se na posição vertical, reclinada ou deitar-se confortavelmente durante o teste. Independentemente da posição, certifique-se de que o pescoço do participante esteja relaxado, pois a extensão e a tensão dos músculos do pescoço aumentam o ruído miogênico e reduzem a relação sinal-ruído.

Para crianças, o teste de ASSR é mais bem realizado quando o paciente está dormindo profundamente por um período prolongado de tempo, permitindo o registro de respostas eletrofisiológicas limpas e de baixo ruído. Recomenda-se o sono natural, mas quando isso não puder ser garantido, pode ser necessária a sedação. Os pais/responsáveis por pacientes com menos de 6 meses de idade podem ser orientados, no momento do agendamento da consulta de ASSR, a privar a criança de sono e alimentação antes do início do teste (incluindo o tempo em trânsito). Os pais/responsáveis serão solicitados a alimentar a criança após a preparação do eletrodo para ajudar a induzir o sono. Ocasionalmente, é necessário que uma avaliação eletrofisiológica completa seja realizada em duas ou mais sessões de teste. É aconselhável preparar o paciente ou os pais para essa possibilidade ao agendar a consulta inicial.

8.6.3 Parâmetros de Gravação

As alterações feitas nos parâmetros de gravação terão um impacto direto nos resultados das medições de ASSR, inclusive nas configurações dos filtros passa-altas e passa-baixas, na rejeição de artefatos, na duração do teste, nas frequências portadoras e no tipo e na profundidade da modulação. No entanto, a pesquisa sobre o impacto de cada um desses parâmetros nos resultados da ASSR não é nem de longe tão extensa quanto a do teste ABR, devido ao ressurgimento relativamente recente do uso clínico do teste ASSR. Recomenda-se que os filtros passa-banda analógicos de EEG para o registro da ASSR de frequência única e/ou multifrequência para estímulos conduzidos pelo ar e/ou pelo osso estejam na faixa de 30 a 300 Hz.[14,90] Pelo menos um sistema clinicamente disponível, o Interacoustics Eclipse, varia o filtro passa-alto com base na taxa de modulação e elimina o filtro passa-baixo para acessar as ASSRs para harmônicos mais altos da taxa de modulação.

O monitoramento do EEG que avalia o ruído residual e a amplitude da resposta, ou o nível do artefato, será fundamental para determinar a presença/ausência da resposta. Alguns sistemas disponíveis no mercado monitoram automaticamente as estimativas de ruído residual.[91] A maioria dos sistemas também tem rejeições manuais de artefatos de entrada que podem ser manipulados pelo médico. O nível de rejeição mais baixo que pode ser executado continuamente com o paciente no estado mais relaxado possível deve ser selecionado e utilizado.

Estímulos de menor intensidade e intensidades próximas ao limiar provavelmente exigirão tempos de teste mais longos. Os recém-nascidos também têm amplitudes de resposta mais baixas do que os bebês e as crianças mais velhos, portanto, são necessários níveis de ruído mais baixos.[92] Normalmente, é necessário menos tempo de registro para pacientes quietos, dormindo ou sedados.[93,94] O tempo de teste-padrão varia de acordo com o fabricante, mas, na maioria dos casos, pode ser estendido no caso de uma resposta quase presente ao final do tempo de teste-padrão alocado. As gerações mais antigas dos módulos ASSR produziam correlações mais fracas entre limiares eletrofisiológicos e comportamentais para graus mais leves de perda auditiva;[95] no entanto, algumas pesquisas sugerem que o registro por períodos mais longos resulta em melhores previsões de graus menores de perda auditiva.[93] Se os examinadores apresentarem os estímulos ASSR apenas por curtos períodos (ou seja, < 90 segundos), é improvável que prevejam com precisão os limiares comportamentais para graus menores de perda auditiva (ou audição normal).[94]

Conforme discutido anteriormente neste capítulo, as variações na MF nos domínios de amplitude ou frequência são o que permite a aquisição da ASSR. Devem ser empregadas MF exclusivas para cada frequência individual para permitir a coleta binaural simultânea. Alguns módulos modernos de ASSR implementam apenas AM com seus estímulos, enquanto outros empregam um MM, combinando as vantagens da modulação de amplitude e de frequência. Pelo menos um estudo recomenda o uso de MM, pois foi demonstrado que ele produz a previsão mais precisa dos limiares audiométricos de tom puro em relação ao AM isoladamente.[47]

8.6.4 Procedimentos de Testes Clínicos

A otoscopia deve ser realizada antes do teste para determinar se o meato acústico auditivo externo está ocluído por cerume ou outros detritos. Os meatos acústicos externos de bebês recém-nascidos podem estar ocluídos por vérnix ou cerume e são propensos ao colapso do meato, o que pode afetar as medições. Como a impactação de cerume é comum em crianças e adultos que apresentam problemas de perda auditiva, é importante documentar o estado do meato acústico externo e as implicações para fins de interpretação do teste.

As medidas de imitância acústica devem ser realizadas antes do teste de ASSR para avaliar o *status* do sistema da orelha média do paciente bilateralmente, quando possível. Observe que a presença de patologia da orelha média não é uma contraindicação para o teste, e o teste de ASSR não deve ser adiado até que a patologia seja eliminada, pois o teste de condução óssea está disponível na maioria dos sistemas comerciais.

Em seguida, prepare cuidadosamente a pele do paciente. Consulte o Capítulo 20 para obter detalhes sobre a preparação do paciente. Van der Reijden *et al.*[87] relataram a montagem otimizada de eletrodos para as ASSRs em bebês de 0 a 5 meses de idade. Várias posições de eletrodos foram avaliadas, incluindo ínion, Pz, nuca, Fpz, M2, Ml, F4, F3, A2, Al e Cz. O menor número de respostas foi registrado do ínion para Cz em bebês, e a maioria das ASSRs foi registrada da mastoide ipsilateral para Cz. Isso contrasta com os dados de adultos, que mostraram que a melhor montagem de eletrodos foi a de ínion referenciada a Cz.[88] A montagem de eletrodos para bebês deve ser da mastoide ipsilateral a Cz e, para adultos, de ínion a Cz. Para crianças com mais de 6 meses, tanto a mastoide ipsilateral a Cz quanto o ínion a Cz devem ser registrados porque o fechamento das fontanelas posterolaterais é provavelmente a causa da discrepância entre bebês e adultos, e o momento do fechamento não é exatamente conhecido.

A colocação de eletrodos para ASSR de frequência única *versus* múltiplas frequências foi investigada. Van Dun *et al.*[89] relataram que o posicionamento ideal dos eletrodos dependia da taxa de modulação da ASSR e do número de CF usadas. O posicionamento ideal do eletrodo para ASSRs de frequência única a 80 a 100 Hz foi a parte posterior da cabeça e as mastoides. O posicionamento ideal dos eletrodos para ASSR de frequência múltipla e supralimiar de 80 a 100 Hz foi para eletrodos colocados em Oz, P3 e mastoide, com Cz como referência e eletrodo terra na clavícula. A 10 Hz, o posicionamento ideal dos eletrodos para ASSR de frequência única foi a parte posterior da cabeça (Oz, P4 e P3) e as mastoides, mas para ASSR de frequência múltipla, o melhor posicionamento dos eletrodos foi F4 e F3, com Cz como referência e o eletrodo terra na clavícula.

Pérola

Não deixe eletrodos ou fios pendurados no rosto do paciente. Aponte os eletrodos para a parte de trás e para o topo da cabeça. Em seguida, puxe-os para trás como um rabo de cavalo e prenda-os juntos no topo ou na parte de trás da cabeça. Também está disponível uma rede de malha que ajuda a prender os eletrodos de forma organizada na cabeça, como uma touca de meia. Faça uma trança com os fios restantes ou conecte-os com fita adesiva e conduza o feixe até o amplificador ou a caixa de som. Esses procedimentos ajudam a melhorar a rejeição de modo comum e garantem que o paciente tenha menos probabilidade de agarrar e puxar os eletrodos. Certifique-se de que os cabos dos eletrodos estejam longe de quaisquer cabos de estímulo e que não estejam sobre os transdutores, especialmente o oscilador ósseo.

Coloque os transdutores nas orelhas do paciente ou dentro deles. Antes e depois da colocação dos eletrodos, certifique-se de que o paciente esteja confortável (p. ex., seco, alimentado etc.) para que o sono não seja interrompido no caso de bebês e crianças pequenas, ou que os movimentos sejam minimizados no caso de adultos. Verifique periodicamente o posicionamento do transdutor e a impedância do eletrodo durante o teste, especialmente se a gravação se tornar ruidosa, pois os fones de ouvido e os eletrodos podem-se deslocar.

Depois que o paciente estiver dormindo ou relaxado, imóvel e quieto, e os eletrodos e transdutores forem colocados, o teste eletrofisiológico começa. A sequência e a intensidade do teste ficam a critério do médico, com base no histórico do caso, nas avaliações anteriores e no estado do sono; no entanto, recomendamos o seguinte:

1. Protocolo do teste de ABR com clique/*chirp* supralimiar para descartar o transtorno do espectro da neuropatia auditiva (ANSD), especialmente no caso de recém-nascidos inicialmente triados com ABR automatizada devido ao histórico da unidade de terapia intensiva neonatal (NICU) e/ou hiperbilirrubinemia. Se houver evidência de ANSD no teste de ABR com *click* supralimiar, o teste de ASSR não deve ser realizado. Em casos de ANSD, o teste de ASSR pode revelar respostas esporádicas ou elevadas sem correlação confiável com os limiares comportamentais.[48] Essas respostas podem representar respostas do MC em vez do tronco encefálico ou córtex auditivo.
2. Teste completo de limiar de ABR usando estímulos *chirp* NB a 2.000 Hz em ambas as orelhas para estimar os níveis iniciais para a ASSR bilateralmente.
3. Inicie o teste de ASSR, começando em um nível de intensidade moderado, ou 10 a 20 dBnNA acima do limiar *chirp NB* de ABR obtido na etapa 2. Diminua em etapas de 10 dB até que a resposta esteja ausente. Se o tempo permitir, aumente em 5 dB a partir da resposta ausente para estimar o limiar com mais precisão. Observação: Com o teste de ASSR, as respostas presentes levam muito menos tempo do que as ausentes; portanto, uma abordagem ascendente normalmente não é eficiente em termos de tempo. Normalmente, a repetição de uma resposta presente não é necessária, a menos que haja ruído elétrico externo ou fisiológico interno durante os registros. Se uma resposta não for detectada dentro de um período de tempo especificado, aumente a intensidade até obter uma resposta e continue o procedimento de *bracketing*. Assim como no teste ABR, o limiar eletrofisiológico é atribuído à menor intensidade na qual uma resposta é obtida para cada frequência; no entanto, para determinar um limiar para essa intensidade, deve haver respostas presentes em intensidades mais altas. Pelo menos uma resposta deve ser obtida em um nível mais alto do que o limiar obtido para descartar a possibilidade de ruído fisiológico ou externo como motivo da resposta positiva.
4. Também é razoável que examinadores experientes (que reconhecem o impacto do estado do paciente) iniciem os testes em níveis de triagem para identificar rapidamente limiares normais ou quase normais. Esses níveis variam de acordo com o equipamento usado devido a variações nos parâmetros de estímulo e registro entre os fabricantes.
5. Se várias frequências estiverem sendo apresentadas simultaneamente, o *bracketing* precisará ser modificado quando houver um declive ou aumento na perda auditiva do paciente, pois a maioria dos sistemas disponíveis comercialmente não consegue obter respostas precisas de frequências com mais de 20 dB de diferença. A maioria dos sistemas não consegue apresentar CF com qualquer diferença de intensidade durante o teste de multifrequência.
6. Em casos de perda auditiva em rampa, limiares díspares entre as orelhas ou graus mais severos de perda auditiva, pode ser aconselhável mudar para um paradigma de teste de frequência única para simplificar o processo de *bracketing* e evitar interações que prolonguem a duração do teste. Apesar dos decréscimos na amplitude do teste de multifrequência, no entanto, dois estudos relataram que a ASSR de multifrequência ainda pode ser mais eficiente do que a de frequência única.[74,75] Esses achados sugerem que podem ocorrer interações na cóclea e/ou no cérebro em resposta à apresentação de múltiplos estímulos a 60 dB SPL nas orelhas dos bebês.
7. Após a conclusão da ASSR por condução aérea, a ASSR por condução óssea deve ser realizada em qualquer frequência em que os limiares da ASSR por condução aérea estejam fora da faixa normal. Alguns equipamentos comerciais limitam as

frequências de teste disponíveis para a ASSR por condução óssea devido a resultados espúrios em 500 Hz e abaixo. Ao testar a condução óssea em bebês, o cruzamento pode ser reduzido em relação ao que é visto em crianças mais velhas e adultos devido às diferenças significativas na estrutura do crânio de bebês e adultos. No entanto, o mascaramento contralateral ainda é recomendado para garantir que a orelha não testada seja isolada para o teste de condução óssea, especialmente porque a visualização da forma de onda em registros ipsilaterais e contralaterais não pode ser obtida com a ASSR para determinar a origem da resposta. A colocação na fronte para a ASSR por condução óssea deve ser evitada porque produz amplitudes de resposta menores[96] e limiares mais altos do que a colocação na mastoide e no temporal, que produz limiares equivalentes, pelo menos em bebês prematuros.[78]

8. Os limiares de condução óssea da ASSR são mais precisos quando apresentados em níveis de baixa intensidade. Respostas artificiais foram detectadas em níveis de audição moderados a severos, tornando a interpretação difícil quando há perda auditiva significativa.[97,98] Bebês com mais do que um grau leve de perda auditiva podem precisar de limiares de condução óssea medidos usando ABR específica de frequência, a menos que haja probabilidade de perda auditiva condutiva.
9. Qualquer disparidade entre os limiares de ASSR de condução aérea e ABR tonal de condução óssea deve ser verificada com ABR tonal conduzida pelo ar.

8.6.5 Detecção de Resposta

Tradicionalmente, as respostas bloqueadas por fase, como o ABR, são identificadas no domínio do tempo traçando a amplitude da tensão do eletrodo de registro como uma função do tempo pós-estímulo. A presença ou ausência de uma resposta é então identificada pela inspeção visual da forma de onda de tempo, à medida que o observador tenta determinar se os picos da resposta correspondem à frequência do estímulo. A natureza subjetiva das análises da forma de onda temporal reduz a confiabilidade da medição e pode levar a uma subestimação da sensibilidade auditiva.[99] Por outro lado, as medições de ASSR incluem medidas mais objetivas de detecção de resposta.

Como mencionado anteriormente na seção de terminologia, a ASSR é visualizada no domínio espectral, com respostas divididas por FFT para fornecer uma visão espectral da energia que ocorre em um MF especificado. Os resultados da FFT podem ser analisados usando um teste-F estatístico para determinar objetivamente a presença ou ausência de uma resposta a um tom de CF. Para garantir que a resposta não seja aleatória, a FFT na MF é comparada com a FFT de outras atividades de EEG dentro dos intervalos de frequência ao redor da MF.[71] Se a amplitude da resposta na MF for significativamente maior do que a energia do EEG nas frequências acima e abaixo da MF, conforme determinado pelo algoritmo no *software*, então se diz que há uma resposta para o tom de CF apresentado naquela intensidade de estímulo, desde que também atenda aos critérios de uma amplitude mínima esperada para uma ASSR. Clinicamente, cada sistema de ASSR define um ponto de parada estatístico (p. ex., um nível alfa tipicamente $p < 0{,}05$) como critério para determinar se a amplitude da resposta naquela MF é significativamente maior do que o EEG presente nas faixas de frequência adjacentes. A maioria dos sistemas também define um critério de nível máximo de ruído para evitar que fatores externos espúrios, como ruído fisiológico, sejam erroneamente contados como respostas auditivas.

Outra técnica para analisar a ASSR baseia-se em medições feitas não do espectro da resposta, mas da fase da resposta. Como a fase da ASSR é bloqueada para o sinal de entrada, é possível determinar o ângulo de fase resultante das respostas e plotá-las de acordo. As respostas neurais verdadeiras a uma CF em uma MF específica devem ocorrer todas em ângulos de fase semelhantes, pois a resposta é quase sinusoidal. Portanto, ao traçar a fase resultante de toda a energia do EEG, é teoricamente possível distinguir as respostas do ruído de fundo do EEG, pois as respostas serão agrupadas no mesmo ângulo de fase em um gráfico polar. O ruído de fundo do EEG, entretanto, ocorrerá em fases aleatórias. Essa técnica de detecção de ASSR é chamada de PC,[100] e é apresentada em equipamentos clínicos como um valor de coerência de fase ao quadrado (PC2). Esses valores de PC2 variam de 0,0 a 1,0 em uma escala normalizada, em que 0,0 representa a ausência de PC e 1,0 representa uma PC completa das respostas de EEG.

Como a amplitude da ASSR é relativamente pequena, a detecção da resposta próxima ao limiar pode ser difícil de ser separada do ruído de fundo do EEG. Como resultado, Dobie e Wilson[101] introduziram o teste de coerência magnitude-quadrado, que combina os dois algoritmos de detecção de resposta de ASSR discutidos anteriormente (ou seja, fases espectrais e amplitude), que mais tarde demonstrou ser mais eficaz na detecção da resposta do que confiar apenas na fase ou na amplitude.[102]

Como a ASSR é quase sinusoidal, há um grande componente espectral na MF, chamado de frequência fundamental, e também um número significativo de frequências harmônicas em múltiplos inteiros da frequência fundamental. Pelo menos dois sistemas disponíveis comercialmente, o GSI Audera e o IHS Smart EP, utilizam um algoritmo de detecção de resposta que leva em conta a fase e a amplitude das respostas auditivas na frequência fundamental da MF e também para os harmônicos da resposta, pois isso demonstrou melhorar a detecção da resposta.[103]

8.6.6 Relatórios de Resultados

Haverá muitos casos pediátricos em que a avaliação eletrofisiológica será a única informação de limiar audiológico adquirida antes do momento em que resultados confiáveis de testes comportamentais possam ser obtidos. Alguns pacientes com atrasos graves no desenvolvimento nunca serão testados comportamentalmente com sucesso. É importante lembrar que a ASSR, assim como o ABR, não é um teste de capacidade auditiva ou de processamento perceptual consciente; uma ASSR presente indica que o estímulo do teste produziu uma resposta eletroquímica no mecanismo auditivo periférico que foi transmitida ao nível do tronco encefálico e/ou do córtex. Embora a ASSR possa fornecer uma estimativa da sensibilidade auditiva em frequências específicas e discretas, o audiograma de limiar comportamental ainda é o padrão-ouro para a avaliação da audição, sempre que puder ser obtido de forma confiável.

Conforme mencionado anteriormente, os fatores de correção são normalmente aplicados aos limiares da ASSR para estimar os níveis de audição comportamental. A diferença entre os limiares comportamentais e a ASSR varia de acordo com a CF, a gravidade da perda auditiva e o tipo de estímulo.[14] Os resultados da ASSR devem ser analisados e sintetizados em relação a outras medidas objetivas e subjetivas que foram realizadas, inclusive os achados comportamentais de conduções aérea e óssea, imitância, ABR e emissões otoacústicas (OAE). Ao relatar os achados da ASSR, não se esqueça de incluir um texto que indique que os resultados não são uma previsão exata da sensibilidade auditiva. Esse texto pode ser "os resultados dos testes de ASSR revelaram respostas que estão correlacionadas com limiares comportamentais [em uma faixa especificada] para as frequências testadas".

8.7 Efeitos do Assunto

8.7.1 Estado de Sono e Atenção

Conforme mencionado anteriormente, o estado de sono do paciente pode afetar significativamente a ASSR, principalmente com relação à taxa de modulação utilizada, embora pesquisas mais recentes sugiram que isso não seja universalmente verdadeiro. Cohen *et al.*[104] e Plourde *et al.*[46] mediram os limiares de ASSR em indivíduos dormindo e sedados com audição normal em comparação com adultos acordados. De forma semelhante a estudos anteriores, verificou-se que as amplitudes da ASSR foram reduzidas quando os pacientes foram testados com taxas de modulação mais baixas em um estado de sono. A amplitude da ASSR foi ainda mais reduzida pela anestesia. Posteriormente, Lins e Picton[47] confirmaram esses achados anteriores, com a amplitude da ASSR de 40 Hz significativamente reduzida durante o sono, enquanto a amplitude da ASSR de 80 Hz foi mantida. Embora não sejam utilizadas clinicamente nos sistemas atuais de ASSR, as ASSRs para MF de frequência muito baixa (ou seja, < 10 Hz) foram consideradas significativamente maiores em amplitude em adultos dormindo do que em adultos acordados.[105]

Pesquisas recentes de Mühler *et al.*[106] usando estímulos de *chirp* de banda estreita desafiam a suposição anterior de que os bebês não podem ser testados usando uma MF de 40 Hz, a menos que estejam acordados. As ASSRs usando uma MF de 40 Hz foram registradas em mais de 30 bebês enquanto eles estavam sedados. Os limiares de ASSR foram registrados em todas as 30 crianças, e as respostas foram minimamente elevadas em relação aos limiares obtidos com o *chirp* ABR realizado na mesma sessão. Apesar desses resultados, a maioria dos sistemas atuais permite que os usuários selecionem entre protocolos adultos e pediátricos, sendo que os protocolos adultos usam MF próximas a 40 Hz e os protocolos pediátricos/de sono usam MF próximas a 80 a 90 Hz.

O papel da atenção nas ASSRs tem sido estudado, com resultados variados. Embora alguns estudos tenham demonstrado que a atenção ativa ao estímulo da ASSR não teve efeito sobre a amplitude ou a fase da resposta a 40 Hz,[107,108] pelo menos um estudo demonstrou alterações de amplitude específicas de uma região do córtex.[109] As ASSRs foram consideradas mais robustas no hemisfério esquerdo quando os indivíduos prestaram atenção a uma alteração no envelope temporal (ritmo) dos estímulos apresentados à orelha direita em comparação com a condição de estimulação esquerda/hemisfério direito em um estudo realizado por Ross *et al.*[109] Com base nessa diferença hemisférica, a ASSR agora está sendo considerada para pesquisas não auditivas nos campos do desenvolvimento e da psicologia anormal – mais discussões sobre aplicações da ASSR supralimiar podem ser encontradas mais adiante neste capítulo.

8.7.2 Efeitos da Maturação

Em geral, as taxas e amplitudes de detecção de ASSR aumentam com o aumento da idade, desde a infância até o início da vida adulta.[52,110,111] Savio *et al.*[110] encontraram mudanças significativas na maturação da ASSR em bebês de até 12 meses de idade. Sua pesquisa mostrou que a detectabilidade da ASSR aumentava com o aumento da idade e que a taxa de aumento era mais acentuada para as CF mais altas. Como resultado, verificou-se que os limiares da ASSR diminuíam com o aumento da idade, um efeito que também era mais rápido para as CF mais altas. A amplitude aumentou com o avanço da idade, especialmente para a faixa etária de 0 a 6 meses, embora essa alteração não tenha sido tão acentuada para as ASSRs de 500 Hz quanto foi para as ASSRs de frequência mais alta.

Maurizi *et al.*[112] registraram ASSR de 40 Hz para um estímulo de 500 Hz em recém-nascidos e crianças de 5 a 8 anos. Os resultados mostraram que o limiar da ASSR foi de aproximadamente 40 dBnNA em recém-nascidos e de aproximadamente 20 dBnNA em crianças mais velhas. A ASSR de 40 Hz foi mais estável e repetível de teste para teste em crianças mais velhas em comparação com os recém-nascidos. Os autores concluíram que a ASSR de 40 Hz não era confiável para estimar os limiares de baixa frequência em recém-nascidos. Conforme mencionado, a ASSR é mais robusta em crianças para uma MF de 80 Hz e mais robusta a 40 Hz em adultos. Pethe *et al.*[113] estudaram a ASSR em indivíduos com idades entre 2 meses e 14 anos. Eles descobriram que a idade em que a ASSR de 40 Hz se tornou maior do que a ASSR de 80 Hz foi aos 13 anos e, aos 14 anos, a ASSR de 40 Hz era semelhante à ASSR de 40 Hz dos adultos.

Purcell *et al.*[114] encontraram diferenças significativas na taxa de modulação que produziu as maiores amplitudes com base na idade de seus participantes. Um grupo jovem teve as maiores respostas agrupadas em 41 Hz, enquanto o grupo mais velho teve um pico em 37 Hz. Poulsen *et al.*[115] registraram as ASSRs em pessoas de 19 a 45 anos para determinar o efeito da meia-idade na amplitude e latência da ASSR. As ASSRs de 40 Hz aumentaram em amplitude e diminuíram em variabilidade com o aumento da idade. Além disso, a MF que provocou a maior amplitude aumentou com o avanço da idade.

8.8 Aplicações Clínicas

8.8.1 Estimativa de Limiar

A principal aplicação clínica da ASSR é a estimativa do limiar comportamental, conforme descrito em grande parte da literatura apresentada ao longo deste capítulo. A ASSR tem sido usada para triagens auditivas neonatais[24,110,116] e para estimar limiares auditivos em crianças,[1,14,15,18-20] adultos,[5,13-15,17,117] e pacientes com implante coclear.[15,16,25]

Os primeiros estudos sugeriram que a precisão da estimativa do limiar pelos ASSR dependia principalmente da idade do sujeito e do limiar comportamental subjacente. Em bebês e crianças pequenas, os limiares da ASSR eram, em média, cerca de 20 a 45 dB mais altos do que os limiares comportamentais.[14,18] Em adultos com audição normal, as diferenças de limiar entre as ASSRs e as respostas comportamentais eram de 11 a 14 dB para 500, 1.000, 2.000 e 4.000 Hz.[14] No entanto, os problemas anteriores com discrepâncias tão grandes parecem ter sido resolvidos com avanços posteriores nos tipos de estímulo e na detecção de respostas. Os avanços na ASSR mostraram que a ASSR é um melhor preditor do limiar comportamental do que era antes. Estudos recentes concluíram que as estimativas de limiares eletrofisiológicos estão significativamente mais próximas dos limiares comportamentais do que na literatura anterior. Estudos recentes encontraram altas correlações positivas e significativas (acima de 90%) entre os limiares medidos em todas as frequências ao comparar a ASSR com os ABRs de clique e a ASSR com as médias comportamentais de tons puros.[118] Dessa forma, a ASSR foi considerada precisa na determinação do grau dos limiares auditivos, desde a audição normal até as perdas profundas.[118] As correções de limiar na tecnologia atual da ASSR são comparáveis àquelas observadas com o uso de ABR tonais,[26,118] em que fatores de correção entre 5 e 15 dB são aplicados, dependendo da frequência do estímulo. Como resultado, François *et al.*[119] afirmam que a ASSR é uma maneira confiável de determinar os limiares auditivos em crianças menores de 6 anos. Apesar desses avanços, pesquisas contínuas precisam ser realizadas nessa área para todas as faixas etárias.

8.8.2 Aplicações de Supralimiar

As ASSRs podem ser usadas para identificar a codificação temporal neural deficiente que pode estar por trás da percepção da fala ou de diferenças de desenvolvimento, como o ASD. As pistas temporais em um sinal são codificadas por determinados neurônios, que se prendem aos padrões dinâmicos de tempo presentes nos harmônicos e no envelope do sinal. Em outras palavras, um código neural para o processamento temporal é baseado na capacidade de bloqueio de fase dos neurônios. Os neurônios do sistema auditivo bloqueiam a fase dos estímulos de baixa frequência[120] (e do envelope de baixa frequência dos estímulos de alta frequência[121-123]). Os potenciais elétricos produzidos em resposta às características temporais de um sinal podem ser registrados no couro cabeludo para mostrar a capacidade de bloqueio de fase em ouvintes individuais. Apenas recentemente os pesquisadores começaram a usar as ASSRs supralimiares para melhorar nossa compreensão de como o sistema auditivo responde a estímulos semelhantes à fala. A fala é caracterizada, em parte, por mudanças dinâmicas na amplitude e na frequência, que o sistema auditivo deve resolver para que ocorra uma percepção precisa da fala. Vários recursos importantes da fala (p. ex., o tempo de início da voz e a frequência fundamental) ocorrem em altas taxas de modulação de amplitude e frequência.

A relação entre a ASSR e o desempenho de reconhecimento de palavras foi examinada em jovens com audição normal,[32] em adultos mais velhos com e sem perda auditiva,[31] e em adultos mais jovens e mais velhos com perda auditiva mínima.[34] Além disso, foram encontradas relações significativas entre a detecção de características fonêmicas e a ASSR em bebês.[30] Por fim, Santarelli e Conti[124] mostraram uma correlação significativa entre a pontuação de identificação de fonemas e a amplitude da ASSR.

Dimitrijevic *et al.*[32] demonstraram que a amplitude e a detecção da ASSR aumentavam com a elevação do nível de apresentação e que o desempenho do reconhecimento de palavras melhorava à medida que o nível de apresentação aumentava em indivíduos jovens com audição normal. Foi encontrada uma correlação significativa entre o número de ASSR detectadas e a amplitude da ASSR com a porcentagem de desempenho de reconhecimento de palavras corretas.

As ASSRs supralimiares têm sido usadas para investigar o processamento temporal em indivíduos com dislexia. McAnally e Stein[125] encontraram ASSRs significativamente menores em um grupo de indivíduos disléxicos em comparação com um grupo de indivíduos não disléxicos. Uma relação significativa entre uma medida comportamental do processamento temporal (funções de transferência de modulação temporal) e a amplitude da ASSR também foi observada em indivíduos disléxicos.[126] Esses resultados mostram que os ouvintes com processamento temporal ruim têm menos bloqueio de fase para estímulos AM, sugerindo uma função para as ASSRs na medição do processamento temporal.

A ASSR também tem sido usada para mostrar mudanças relacionadas com a idade na codificação de sinais alterados no tempo.[33,34] Os ouvintes mais jovens, ao contrário dos mais velhos, mostraram uma vantagem no bloqueio de fase para ASSR de baixa frequência (p. ex., 500 Hz) em comparação com ASSR de alta frequência (p. ex., 2.000 Hz). Menos ASSR de 500 Hz foram detectadas nos indivíduos mais velhos na taxa de modulação de 90 Hz em comparação com os indivíduos mais jovens, e essa detecção reduzida foi significativamente correlacionada ao desempenho de reconhecimento de palavras.[34] Esse trabalho sugere que existem efeitos da idade para medidas de processamento temporal e indica a necessidade de uma avaliação mais aprofundada da relação entre SSR de uma série de parâmetros de ASSR e o desempenho de compreensão da fala em uma mensagem concorrente, incluindo dados de ouvintes com baixo desempenho de reconhecimento de palavras.

A ASSR pode ser usada para avaliar as anormalidades da banda gama (~30-80 Hz) e a hipótese é que elas contribuem para a disfunção cerebral e os sintomas clínicos em distúrbios psiquiátricos, como esquizofrenia,[127] ASD,[128,129] transtorno de estresse pós-traumático,[130] e transtorno de déficit de atenção e hiperatividade.[131]

8.9 Estudos de Caso

8.9.1 Caso 1

"Jorge", de 3 anos e 5 meses, foi trazido à clínica devido a preocupações com um atraso na fala e na linguagem. Especificamente, sua mãe relata que ele não estava falando tão bem quanto seus outros irmãos na mesma idade. Jorge nasceu em El Salvador e imigrou para os Estados Unidos no ano anterior. Ele não passou por uma triagem auditiva no nascimento, mas sua mãe não relata preocupações significativas com a gravidez ou o parto, e não havia histórico familiar conhecido de perda auditiva. Jorge tinha timpanometria normal e reflexos musculares da orelha média ipsilaterais presentes. As emissões otoacústicas por produto de distorção (DPOAEs) estavam ausentes em todas as frequências bilateralmente. Jorge era tímido, mas cooperou e foi condicionado a realizar a audiometria com confiabilidade razoável. Os resultados dos testes iniciais sugeriram uma perda auditiva neurossensorial moderada e plana bilateralmente. Como ele é cooperativo e obediente, foi agendado para um ABR e uma ASSR em sono natural para confirmar o teste comportamental.

Jorge retornou em 2 semanas para um teste de ABR e ASSR. Embora não tenha dormido durante o teste, ele descansou tranquilamente com bons registros de EEG, indicando ruído miogênico mínimo. O ABR neurodiagnóstic foi avaliad em 75 dBnHL e confirmou a boa integridade neural com ABR reprodutíveis com latências simétricas para a onda V a um estímulo alternado. O teste ASSR foi então concluído para determinar um audiograma estimado. Os resultados sugeriram uma perda auditiva neurossensorial leve a moderada bilateralmente. Jorge foi então equipado com uma amplificação binaural.

Após 1 ano de uso de amplificação e serviços de intervenção precoce, Jorge retorna para repetir o audiograma comportamental. O audiograma comportamental repetido foi quase idêntico ao audiograma original de ASSR, sugerindo que as discrepâncias do resultado inicial entre os limiares comportamentais e de ASSR provavelmente se deveram à obtenção de níveis mínimos de resposta em vez de limiares audiométricos verdadeiros. Consulte a ▶ Fig. 8.2 para ver uma exibição dos dados brutos da ASSR, o audiograma estimado da ASSR e os limiares auditivos comportamentais.

8.9.2 Caso 2

"Grace" nasceu com 41 semanas de gestação, sem complicações durante a gravidez ou o parto, sem histórico de NICU ou hiperbilirrubinemia. Há um histórico familiar de perda auditiva bilateral na infância – um primo materno. Grace foi inicialmente encaminhada devido a alterações na triagem auditiva neonatal por DPOAE somente na orelha esquerda, mas posteriormente falhou na triagem de DPOAE bilateralmente na triagem ambulatorial 1 mês depois. O teste diagnóstico inicial de ABR/ASSR foi realizado aos

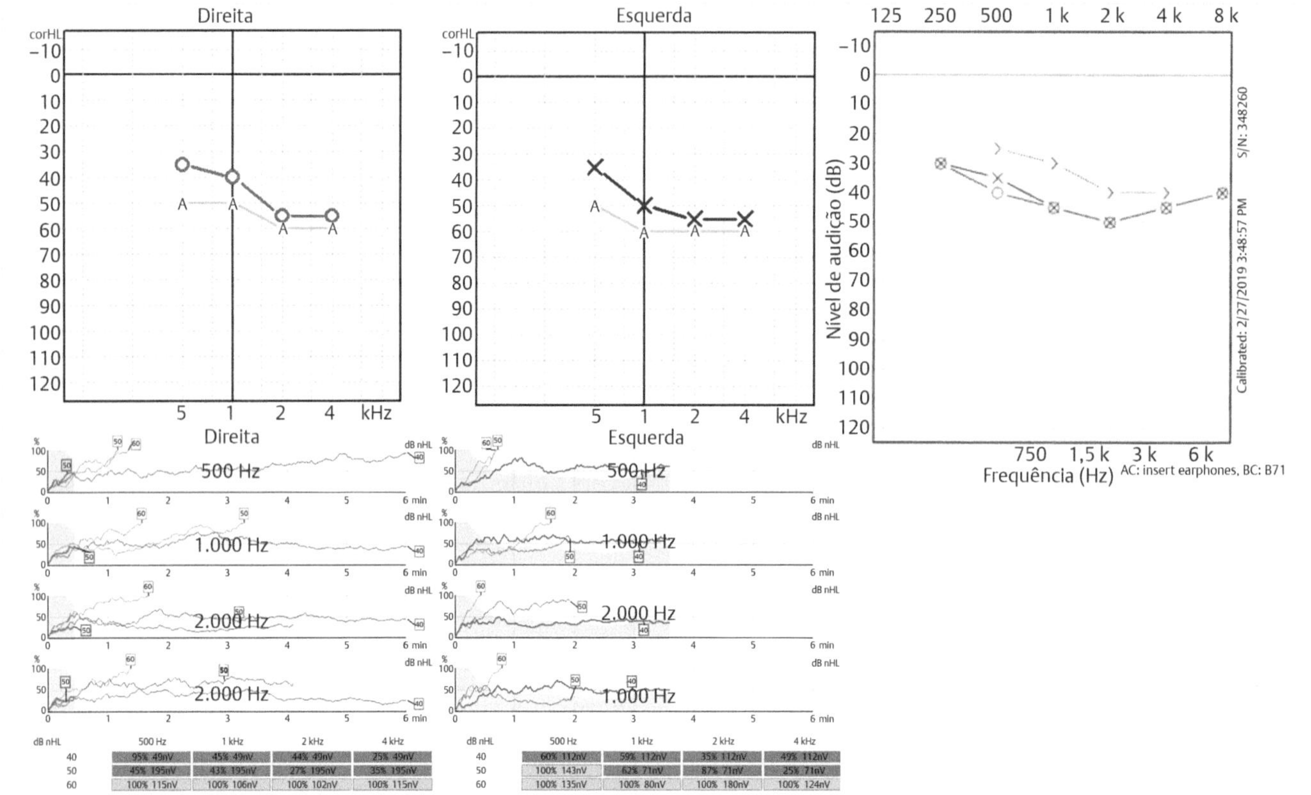

Fig. 8.2 Resultados do teste para o caso 1. Os resultados incluem uma exibição dos dados brutos da resposta auditiva de estado estável (ASSR), o audiograma estimado da ASSR e os limiares auditivos comportamentais. Os dados brutos são exibidos como a porcentagem da relação sinal-ruído durante o tempo de teste para cada um dos níveis de apresentação. A tabela de dados exibe a amplitude da resposta final e a porcentagem de detecção da resposta. O audiograma estimado registrou os níveis de resposta com e sem correções. Os dados são do sistema ASSR Eclipse da Interacoustics.

6 meses de idade (atrasado devido ao fechamento por COVID-19), que revelou ausência de DPOAE de 800 a 8.000 Hz bilateralmente e limiares de ASSR consistentes com respostas dentro dos limites normais de 500 a 4.000 Hz bilateralmente, de acordo com os fatores de correção do *software* ASSR. No entanto, um teste de ABR *tone burst* no mesmo dia revelou uma perda auditiva leve em 2.000 Hz na orelha esquerda antes de o paciente acordar do sono natural e o teste foi interrompido. Três semanas depois, um teste tonal ABR revelou uma perda auditiva neurossensorial bilateral de 500 a 4.000 Hz, de ascendente leve em rampa, em mordida de biscoito (*cookie bite*), consistente com o teste comportamental realizado outras 3 semanas depois. Os resultados desse teste demonstram uma possível supercorreção dos limiares de ASSR no *software* do fabricante quando os limiares eletrofisiológicos estão dentro da faixa de perda auditiva leve, o que demonstra a necessidade de obter e utilizar fatores de correção específicos do local para o teste de ASSR.

8.9.3 Caso 3

"David" nasceu com 37 semanas de gestação. A gravidez foi complicada pela placenta prévia e pelo diagnóstico pré-natal de microcefalia, cardiomegalia e citomegalovírus (CMV) materno. O peso ao nascer estava ligeiramente abaixo da faixa normal, com 2.405 g.

O CMV salivar e o CMV urinário foram ambos positivos ao nascimento. Antes da alta da NICU, após 8 dias de monitoramento, David falhou na triagem auditiva pelo ABR somente na orelha esquerda. O teste diagnóstico de ABR *tone burst* aos 4 meses de idade revelou perda auditiva neurossensorial em rampa de leve a moderada de 500 a 4.000 Hz na orelha esquerda. A ausência de DPOAE e de reflexo de ruído de banda larga ipsilateral foram consistentes com o grau e o tipo de perda auditiva na orelha esquerda. Um timpanograma normal com tom de sonda de 1.000 Hz foi obtido na orelha esquerda, consistente com a mobilidade normal da membrana timpânica no momento do teste. O teste de condução óssea mascarado ASSR foi concluído na orelha esquerda no mesmo dia para verificar o diagnóstico de perda auditiva neurossensorial obtido por meio do teste ABR; os resultados indicaram limiares elevados consistentes com perda auditiva neurossensorial de 2.000 a 4.000 Hz; no entanto, uma resposta normal foi obtida a 1.000 Hz por meio de condução óssea na orelha esquerda, sugerindo perda auditiva condutiva somente nessa frequência. Essa frequência foi repetida e o mesmo resultado ocorreu uma segunda vez – no entanto, dessa vez com o vibrador ósseo na mão do examinador, próximo à cabeça do paciente, mas não contra a cabeça do paciente, o que é consistente com um artefato do próprio vibrador ou possivelmente até mesmo do ruído de mascaramento contralateral. Isso destaca a necessidade de verificação cruzada dos achados eletrofisiológicos e um lembrete de que um único teste para pacientes pediátricos raramente é suficiente para o diagnóstico.

8.9.4 Caso 4

"Aaliyah" nasceu a termo, em uma gravidez geriátrica, com uma cesariana de emergência devido a um parto com vértice transversal baixo. Aaliyah teve peso normal ao nascer, sem histórico de

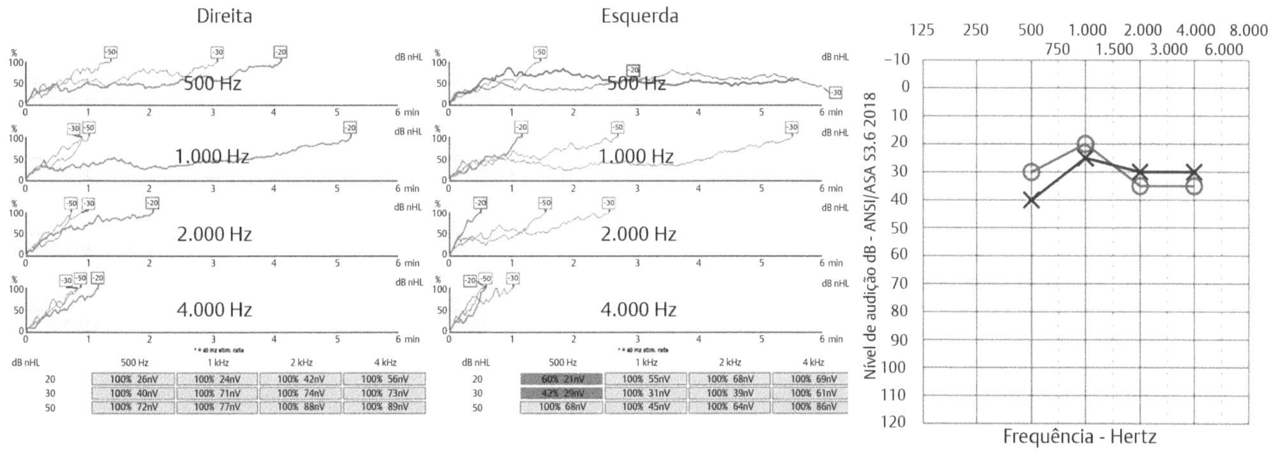

Fig. 8.3 Resultados do teste para o caso 2. Os resultados mostram o audiograma estimado da resposta auditiva de estado estável (ASSR) supercorrigida e as respostas brutas comparadas com o audiograma comportamental. O audiograma estimado com base na ASSR registrou os níveis de resposta com e sem correções. O audiograma estimado foi supercorrigido em comparação com o audiograma obtido pelo comportamento, sugerindo que a audição da criança estava principalmente na faixa normal. Os dados são do sistema ASSR Eclipse da Interacoustics.

NICU ou hiperbilirrubinemia; no entanto, ela nasceu com microtia congênita de grau 1/2 e estenose do meato acústico externo do lado direito. Ela passou na triagem de DPOAE do recém-nascido na orelha esquerda e foi encaminhada na orelha direita. O teste eletrofisiológico de diagnóstico por meio de ABR e ASSR foi concluído aos 2 meses de idade. O teste de condução aérea de ASSR na orelha direita revelou respostas correlacionadas com uma perda auditiva ascendente moderadamente severa a leve de 500 a 4.000 Hz, imediatamente seguida por um teste de ASSR por condução óssea mascarado na orelha direita. Com base na configuração da perda auditiva obtida por meio do teste de condução aérea e nas anormalidades estruturais visíveis da orelha direita, foi iniciado um teste de ASSR por condução óssea com mascaramento em níveis normais e, devido à natureza condutiva da perda, foi obtido em frequências de oitava de 1.000 a 4.000 Hz em menos de 2 minutos. Aaliyah acordou do sono natural logo em seguida, evidenciando a vantagem significativa da melhor duração geral do teste de ASSR em relação ao ABR em alguns casos, especialmente no caso de respostas normais por condução óssea.

8.9.5 Caso 5

"Arjun" nasceu prematuro com 32 semanas de gestação, com um peso muito baixo ao nascer de 1.389 g. Arjun permaneceu na NICU por 3 semanas em ventilação assistida e recebeu 48 horas de fototerapia. Antes da alta, Arjun passou na triagem de ABR do recém-nascido bilateralmente. Uma avaliação audiológica comportamental foi tentada aos 2 anos e 3 meses de idade devido a preocupações dos pais com relação ao desenvolvimento da linguagem da fala e comportamentos consistentes com ASD. Naquela época, não foi possível obter respostas confiáveis; no entanto, o paciente tinha timpanogramas normais com reflexos ipsilaterais presentes de 500 a 4.000 Hz bilateralmente. Foi tomada a decisão de sedar essa criança para obter limiares precisos, tendo em vista a incapacidade de obtê-los por meio de exames comportamentais. Recentemente, a FDA dos EUA começou a alertar que o uso repetido ou prolongado de anestésicos gerais e drogas sedativas durante cirurgias ou procedimentos em crianças com menos de 3 anos de idade pode afetar negativamente o desenvolvimento do cérebro das crianças – como resultado, recomenda-se a menor duração de sedação necessária para concluir um procedimento.[132]

Para esse paciente, os testes de ABR e ASSR foram concluídos de 500 a 4.000 Hz em cada ouvido, produzindo respostas normais bilateralmente dentro dessa faixa de frequência em ambos os testes eletrofisiológicos. O teste ABR total levou aproximadamente 20 minutos, enquanto o teste ASSR total levou apenas 6 minutos, o que indica a vantagem do tempo total de duração do teste ASSR sobre o ABR nos casos em que as respostas do paciente estão correlacionadas com a audição normal.

8.10 Conclusão

A ASSR é um teste eletrofisiológico objetivo usado para avaliar informações específicas da orelha e da frequência para a previsão do grau e do tipo de perda auditiva em pacientes de qualquer idade que não conseguem responder de forma confiável à audiometria tonal. Conforme discutido anteriormente neste capítulo, a cóclea é estimulada na frequência do tom portador. O cérebro percebe a modulação do tom. Supõe-se que a região da cóclea que está sendo estimulada pela CF (p. ex., 1.000 Hz) deve estar intacta para que o tronco encefálico responda à taxa de modulação (p. ex., 80 Hz), produzindo uma resposta de ASSR. A ASSR é recomendada para recém-nascidos e bebês, ou para crianças e adultos de qualquer idade que sejam incapazes de fornecer informações audiológicas precisas em testes comportamentais ou que tenham apresentado resultados de testes comportamentais que não sejam confiáveis ou estejam incompletos. As populações podem incluir aquelas com atrasos no desenvolvimento e/ou pseudo-hipoacusia.

As vantagens do ASSR em relação ao ABR incluem a capacidade de obter respostas de várias frequências de forma binaural e simultânea, bem como a capacidade de diferenciar entre graus severos e profundos de perda auditiva. As limitações incluem a falta de evidências que apoiem os fatores de correção específicos do fabricante, especialmente para condução óssea, e a incapacidade de observar as formas de onda em tempo real para avaliar artefatos. A ASSR oferece uma técnica complementar ao ABR, mas pode ser usada como uma verificação cruzada com o ABR *tone burst* ou como uma medida de limiar específica de frequência independente, uma vez que a integridade neural tenha sido assegurada com um ABR *click* ou *chirp*.[2]

Referências

[1] Sininger YS, Hunter LL, Hayes D, Roush PA, Uhler KM. Evaluation of speedand accuracy of next-generation auditory steady state response and auditory brainstem response audiometry in children with normal hearing and hearing loss. Ear Hear. 2018; 39(6):1207–1223

[2] Sininger YS, Hunter LL, Roush PA, Windmill S, Hayes D, Uhler KM. Protocol for rapid, accurate, electrophysiologic, auditory assessment of infants and toddlers. J Am Acad Audiol. 2020; 31(6):455–468

[3] Galambos R, Makeig S, Talmachoff PJA. A 40-Hz auditory potential recorded from the human scalp. Proc Natl Acad Sci U S A. 1981; 78(4):2643–2647

[4] Van Maanen A, Stapells DR. Normal multiple auditory steady-state response thresholds to air-conducted stimuli in infants. J Am Acad Audiol. 2009; 20 (3):196–207

[5] Vander Werff KR, Brown CJ. Effect of audiometric configuration on threshold and suprathreshold auditory steady-state responses. Ear Hear. 2005; 26(3): 310–326

[6] Namerow NS, Sclabassi RJ, Enns NF. Somatosensory responses to stimulus trains: normative data. Electroencephalogr Clin Neurophysiol. 1974; 37(1): 11–21

[7] Regan D. Evoked Potentials in Psychology, Sensory Physiology and Clinical Medicine. Hoboken, NJ: John Wiley & Sons; 1972

[8] Rickards FW. The Auditory Steady State Response: From the Beginning. Auditory Steady-State Response: Generation, Recording and Clinical Application. San Diego, CA: Plural publishing Inc.; 2008:1–10

[9] Rickards F, Clark GM. Steady-state evoked potentials in humans to continuous amplitude modulated tones. J Acoust Soc Am. 1982; 72 Suppl 1:S54

[10] Rickards FW, Clarke GM. Steady state evoked potentials to amplitude modulated tones. In: Noda RH, Barber C, eds. Evoked Potentials II. Boston, MA: Butterworth; 1986:163–168

[11] Stapells DR, Linden D, Suffield JB, Hamel G, Picton TW. Human auditory steady state potentials. Ear Hear. 1984; 5(2):105–113

[12] Picton TW, John MS, Dimitrijevic A, Purcell D. Human auditory steady-state responses. Int J Audiol. 2003; 42(4):177–219

[13] Chambers RD, Meyer TA. Reliability of threshold estimation in hearingimpaired adults using the AMFR. J Am Acad Audiol. 1993; 4(1):22–32

[14] Lins OG, Picton TW, Boucher BL, et al. Frequency-specific audiometry using steady-state responses. Ear Hear. 1996; 17(2):81–96

[15] Mauer G, Döring WH, Hamacher V, Bell C. Amplitude modulation following response in children as a clinical audiometric tool. Am J Otol. 1997; 18(6) Suppl:S111–S112

[16] Ménard M, Gallego S, Truy E, Berger-Vachon C, Durrant JD, Collet L. Auditory steady-state response evaluation of auditory thresholds in cochlear implant patients. Int J Audiol. 2004; 43 Suppl 1:S39–S43

[17] Picton TW, Dimitrijevic A, Perez-Abalo MC, Van Roon P. Estimating audiometric thresholds using auditory steady-state responses. J Am Acad Audiol. 2005; 16(3):140–156

[18] Rance G, Roper R, Symons L, et al. Hearing threshold estimation in infants using auditory steady-state responses. J Am Acad Audiol. 2005; 16(5):291–300

[19] Swanepoel D, Erasmus H. Auditory steady-state responses for estimating moderate hearing loss. Eur Arch Otorhinolaryngol. 2007; 264(7):755–759

[20] Yang CH, Chen HC, Hwang CF. The prediction of hearing thresholds with auditory steady-state responses for cochlear implanted children. Int J Pediatr Otorhinolaryngol. 2008; 72(5):609–617

[21] Van Maanen A, Stapells DR. Multiple-ASSR thresholds in infants and young children with hearing loss. J Am Acad Audiol. 2010; 21(8):535–545

[22] Stapells DR. Frequency-specific ABR and ASSR threshold assessment in young infants. In: Seewald RC, Tharpe AM, eds. Comprehensive Handbook of Pediatric Audiology, 1st ed. San Diego, CA: Plural Publishing; 2011:409–448

[23] Chou YF, Chen PR, Yu SH, Wen YH, Wu HP. Using multi-stimulus auditory steady state response to predict hearing thresholds in high-risk infants. Eur Arch Otorhinolaryngol. 2012; 269(1):73–79

[24] Rodrigues GR, Lewis DR. Threshold prediction in children with sensorioneural hearing loss using the auditory steady-state responses and tone-evoked auditory brain stem response. Int J Pediatr Otorhinolaryngol. 2010; 74(5): 540–546

[25] Kandogan T, Dalgic A. Reliability of auditory steady-state response (ASSR): Comparing thresholds of auditory steady-state response (ASSR) with auditory brainstem response (ABR) in children with severe hearing loss. Indian J Otolaryngol Head Neck Surg. 2013; 65 Suppl 3:604–607

[26] Rodrigues GR, Lewis DR. Establishing auditory steady-state response thresholds to narrow band CE-chirps(®) in full-term neonates. Int J Pediatr Otorhinolaryngol. 2014; 78(2):238–243

[27] Lachowska M, Bohórquez J, Özdamar O. Simultaneous acquisition of 80 Hz ASSRs and ABRs from quasi ASSRs for threshold estimation. Ear Hear. 2012; 33(5):660–671

[28] Lee MY, Ahn SY, Lee HJ, Jung JY, Rhee CK, Suh MW. Narrow band CE-Chirp auditory steady-state response is more reliable than the conventional ASSR in predicting the behavioral hearing threshold. Auris Nasus Larynx. 2016; 43 (3):259–268

[29] Michel F, Jørgensen KF. Comparison of threshold estimation in infants with hearing loss or normal hearing using auditory steady-state response evoked by narrow band CE-chirps and auditory brainstem response evoked by tone pips. Int J Audiol. 2017; 56(2):99–105

[30] Cone B, Garinis A. Auditory steady-state responses and speech feature discrimination in infants. J Am Acad Audiol. 2009; 20(10):629–643

[31] Dimitrijevic A, John MS, Picton TW. Auditory steady-state responses and word recognition scores in normal-hearing and hearing-impaired adults. Ear Hear. 2004; 25(1):68–84

[32] Dimitrijevic A, John MS, van Roon P, Picton TW. Human auditory steadystate responses to tones independently modulated in both frequency and amplitude. Ear Hear. 2001; 22(2):100–111

[33] Grose JH, Mamo SK, Hall JW, III. Age effects in temporal envelope processing: speech unmasking and auditory steady state responses. Ear Hear. 2009; 30 (5):568–575

[34] Leigh-Paffenroth ED, Fowler CG. Amplitude-modulated auditory steadystate responses in younger and older listeners. J Am Acad Audiol. 2006; 17 (8):582–597

[35] Keitel C, Schröger E, Saupe K, Müller MM. Sustained selective intermodal attention modulates processing of language-like stimuli. Exp Brain Res. 2011; 213(2–3):321–327

[36] Laugesen S, Rieck JE, Elberling C, Dau T, Harte JM. On the cost of introducing speech-like properties to a stimulus for auditory steady-state response measurements. Trends Hear. 2018; 22(2):2331216518789302

[37] O'Donnell BF, Vohs JL, Krishnan GP, Rass O, Hetrick WP, Morzorati SL. The auditory steady-state response (ASSR): a translational biomarker for schizophrenia. Suppl Clin Neurophysiol. 2013; 62:101–112

[38] Tsuchimoto R, Kanba S, Hirano S, et al. Reduced high and low frequency gamma synchronization in patients with chronic schizophrenia. Schizophr Res. 2011; 133(1–3):99–105

[39] Thuné H, Recasens M, Uhlhaas PJ. The 40-Hz auditory steady-state response in patients with schizophrenia: a meta-analysis. JAMA Psychiatry. 2016; 73 (11):1145–1153

[40] Spencer KM, Niznikiewicz MA, Nestor PG, Shenton ME, McCarley RW. Left auditory cortex gamma synchronization and auditory hallucination symptoms in schizophrenia. BMC Neurosci. 2009;10:85

[41] Seymour RA, Rippon G, Gooding-Williams G, Sowman PF, Kessler K. Reduced auditory steady state responses in autism spectrum disorder. Mol Autism. 2020; 11(1):56

[42] Zhang W, Shiluk A, Rackelmann S, et al. The 40-Hz auditory steady-state response: A sensitive and predictive biomarker of perceptual learning during cognitive training. Schizophr Bull. 2017; 43 Suppl 1:S183–S184

[43] De Vos A, Vanvooren S, Ghesquière P, Wouters J. Subcortical auditory neural synchronization is deficient in pre-reading children who develop dyslexia. Dev Sci. 2020; 23(6):e12945

[44] Poelmans H, Luts H, Vandermosten M, Boets B, Ghesquière P, Wouters J. Auditory steady state cortical responses indicate deviant phonemic-rate processing in adults with dyslexia. Ear Hear. 2012; 33(1):134–143

[45] Chen T, Lu S, Qian P, Chen G, Hu N. An automatic detection method for 40-Hz auditory steady state response and its application in prognosis of comatose patients. Clin Neurophysiol. 2020; 131(3):703–715
[46] Plourde G, Stapells DR, Picton TW. The human auditory steady-state evoked potentials. Acta Otolaryngol Suppl. 1991; 491:153–159, discussion 160
[47] Lins OG, Picton TW. Auditory steady-state responses to multiple simultaneous stimuli. Electroencephalogr Clin Neurophysiol. 1995; 96(5):420–432
[48] John MS, Dimitrijevic A, van Roon P, Picton TW. Multiple auditory steadystate responses to AM and FM stimuli. Audiol Neurotol. 2001; 6(1):12–27
[49] Stürzebecher E, Cebulla M, Elberling C, Berger T. New efficient stimuli for evoking frequency-specific auditory steady-state responses. J Am Acad Audiol. 2006; 17(6):448–461
[50] Herdman AT, Lins O, Van Roon P, Stapells DR, Scherg M, Picton TW. Intracerebral sources of human auditory steady-state responses. Brain Topogr. 2002; 15(2):69–86
[51] Hari R, Hämäläinen M, Joutsiniemi SL. Neuromagnetic steady-state responses to auditory stimuli. J Acoust Soc Am. 1989; 86(3):1033–1039
[52] Aoyagi M, Kiren T, Furuse H, et al. Effects of aging on amplitude-modulation following response. Acta Otolaryngol Suppl. 1994a; 511:15–22
[53] Tichko P, Skoe E. Frequency-dependent fine structure in the frequencyfollowing response: The byproduct of multiple generators. Hear Res. 2017; 348:1–15
[54] Cone-Wesson B, Dowell RC, Tomlin D, Rance G, Ming WJ. The auditory steady-state response: comparisons with the auditory brainstem response. J Am Acad Audiol. 2002; 13(4):173–187, quiz 225–226
[55] Herdman AT, Stapells DK. Auditory steady-state response thresholds of adults with sensorineural hearing impairments. Int J Audiol. 2003; 42(5): 237–248
[56] Weisz N, Lithari C. Amplitude modulation rate dependent topographic organization of the auditory steady-state response in human auditory cortex. Hear Res. 2017; 354:102–108
[57] Levi EC, Folsom RC, Dobie RA. Amplitude-modulation following response (AMFR): effects of modulation rate, carrier frequency, age, and state. Hear Res. 1993; 68(1):42–52
[58] Aoyagi M, Kiren T, Furuse H, et al. Pure-tone threshold prediction by 80-Hz amplitude-modulation following response. Acta Otolaryngol Suppl. 1994b; 511(511):7–14
[59] Milford CA, Birchall JP. Steady-state auditory evoked potentials to amplitude- modulated tones in hearing-impaired subjects. Br J Audiol. 1989; 23 (2):137–142
[60] Rees A, Green GG, Kay RH. Steady-state evoked responses to sinusoidally amplitude-modulated sounds recorded in man. Hear Res. 1986; 23(2): 123–133
[61] Kuwada S, Batra R, Maher VL. Scalp potentials of normal and hearingimpaired subjects in response to sinusoidally amplitude-modulated tones. Hear Res. 1986; 21(2):179–192
[62] Sidney D. Pulse transmission. U.S. Patent No. 2,678,997. May 18, 1954
[63] Shore SE, Nuttall AL. High-synchrony cochlear compound action potentials evoked by rising frequency-swept tone bursts. J Acoust Soc Am. 1985; 78(4): 1286–1295
[64] Elberling C, Don M, Cebulla M, Stürzebecher E. Auditory steady-state responses to chirp stimuli based on cochlear traveling wave delay. J Acoust Soc Am. 2007; 122(5):2772–2785
[65] Elberling C, Don M. Auditory brainstem responses to a chirp stimulus designed from derived-band latencies in normal-hearing subjects. J Acoust Soc Am. 2008; 124(5):3022–3037
[66] Elberling C, Don M. A direct approach for the design of chirp stimuli used for the recording of auditory brainstem responses. J Acoust Soc Am. 2010; 128 (5):2955–2964
[67] Vander Werff KR. Accuracy and time efficiency of two ASSR analysis methods using clinical test protocols. J Am Acad Audiol. 2009; 20(7):433–452
[68] Rodriguez R, Picton T, Linden D, Hamel G, Laframboise G. Human auditory steady state responses: effects of intensity and frequency. Ear Hear. 1986; 7 (5):300–313
[69] Picton TW, van Roon P, John MS. Human auditory steady-state responses during sweeps of intensity. Ear Hear. 2007; 28(4):542–557
[70] Fontaine CM, Stapells DM. Efficiency of single versus multiple stimuli for 40-Hz auditory steady-state responses. Paper presented at: Proceedings of the 20th Biennial Symposium of the International Evoked Response Audiometry Study Group (IERASG); 2007; Bled, Slovenia
[71] John MS, Lins OG, Boucher BL, Picton TW. Multiple auditory steady-state responses (MASTER): stimulus and recording parameters. Audiology. 1998; 37(2):59–82
[72] Armstrong M, Stapells DM. Multiple-stimulus interactions in the brainstem (80 Hz) and cortical (14 & 40 Hz) auditory steady-state responses. Paper presented at: Proceedings of the 20th Biennial Symposium of the International Evoked Response Audiometry Study Group (IERASG); 2007; Bled, Slovenia
[73] Wood LL. Multiple Brainstem Auditory Steady-State Response Interactions for Different Stimuli [M.S. thesis]. Vancouver, Canada: School of Audiology and Speech Sciences, University of British Columbia; 2009
[74] Ishida IM, Stapells DR. Multiple-ASSR interactions in adults with sensorineural hearing loss. Int J Otolaryngol. 2012; 2012:802715
[75] Hatton J, Stapells DR. The efficiency of the single- versus multiple-stimulus auditory steady state responses in infants. Ear Hear. 2011; 32(3):349–357
[76] Brooke RE, Brennan SK, Stevens JC. Bone conduction auditory steady state response: investigations into reducing artifact. Ear Hear. 2009; 30 (1):23–30
[77] Keceli S, Stenfelt S. Measurements of bone conduction auditory brainstem response with the new audiometric bone conduction transducer Radioear B81 < sup/ > . Int J Audiol. 2018; 57(8):577–583
[78] Small SA, Hatton JL, Stapells DR. Effects of bone oscillator coupling method, placement location, and occlusion on bone-conduction auditory steady-state responses in infants. Ear Hear. 2007; 28(1):83–98
[79] Small SA, Stapells DR. Normal ipsilateral/contralateral asymmetries in infant multiple auditory steady-state responses to air- and bone-conduction stimuli. Ear Hear. 2008; 29(2):185–198
[80] Maki A, Kawase T, Kobayashi T. Effects of contralateral noise on 40-Hz and 80-Hz auditory steady-state responses. Ear Hear. 2009; 30(5):584–589
[81] Lightfoot G. ERA Training & Consultancy Ltd. https://eratraining.co.uk/resources.html. Published 2019. Accessed November 9, 2020
[82] Ishida IM, Cuthbert BP, Stapells DR. Multiple auditory steady state response thresholds to bone conduction stimuli in adults with normal and elevated thresholds. Ear Hear. 2011; 32(3):373–381
[83] Casey KA, Small SA. Comparisons of auditory steady state response and behavioral air conduction and bone conduction thresholds for infants and adults with normal hearing. Ear Hear. 2014; 35(4):423–439
[84] Ismaila N, El-Saiid E, Sebaii AE, Fadel H. Reliability of auditory steady-state response to bone conduction stimuli in assessing hearing loss in children. Egypt J Otolaryngol. 2016; 32(3):196–201
[85] Garcia MV, de Azevedo MF, Biaggio EPV, Didone DD, Testa JRG. Auditory steady-state responses air and bone conducted in children from zero to six months with and without conductive impairments. Rev CEFAC. 2014; 16(3): 699–706
[86] Dabbous AO, El-Shennawy AM, Medhat MM, Abdel-Latief DF. Narrow band CE-Chirp stimulus in auditory steady state response threshold estimation in normal hearers and patients with various degrees of sensorineural hearing loss. Hear Balance Commun. 2017; 15(4):199–213
[87] van der Reijden CS, Mens LH, Snik AF. EEG derivations providing auditory steady-state responses with high signal-to-noise ratios in infants. Ear Hear. 2005; 26(3):299–309
[88] van der Reijden CS, Mens LH, Snik AF. Signal-to-noise ratios of the auditory steady-state response from fifty-five EEG derivations in adults. J Am Acad Audiol. 2004; 15(10):692–701
[89] Van Dun B, Wouters J, Moonen M. Optimal electrode selection for multichannel electroencephalogram based detection of auditory steady-state responses. J Acoust Soc Am. 2009; 126(1):254–268

[90] Bohórquez J, Ozdamar O. Generation of the 40-Hz auditory steady-state response (ASSR) explained using convolution. Clin Neurophysiol. 2008; 119 (11):2598–2607
[91] Vander Werff KR, Prieve BA, Georgantas LM. Infant air and bone conduction tone burst auditory brain stem responses for classification of hearing loss and the relationship to behavioral thresholds. Ear Hear. 2010; 31(3):379
[92] John MS, Brown DK, Muir PJ, Picton TW. Recording auditory steady-state responses in young infants. Ear Hear. 2004; 25(6):539–553
[93] Dimitrijevic A, John MS, Van Roon P, et al. Estimating the audiogram using multiple auditory steady-state responses. J Am Acad Audiol. 2002; 13(4): 205–224
[94] Rance G, Rickards F. Prediction of hearing threshold in infants using auditory steady-state evoked potentials. J Am Acad Audiol. 2002; 13(5):236–245
[95] Johnson TA, Brown CJ. Threshold prediction using the auditory steady-state response and the tone burst auditory brain stem response: a within-subject comparison. Ear Hear. 2005; 26(6):559–576
[96] American National Standards Institute. Specification for Audiometers S3.6–1996. New York, NY: American National Standards Institute; 1996
[97] Small SA, Stapells DR. Artifactual responses when recording auditory steady-state responses. Ear Hear. 2004; 25(6):611–623
[98] Swanepoel W, Ebrahim S, Friedland P, Swanepoel A, Pottas L. Auditory steady-state responses to bone conduction stimuli in children with hearing loss. Int J Pediatr Otorhinolaryngol. 2008; 72(12):1861–1871
[99] Aoyagi M, Fuse T, Suzuki T, Kim Y, Koike Y. An application of phase spectral analysis to amplitude-modulation following response. Acta Otolaryngol Suppl. 1993; 504:82–88
[100] Picton TW, Vajsar J, Rodriguez R, Campbell KB. Reliability estimates for steady-state evoked potentials. Electroencephalogr Clin Neurophysiol. 1987; 68(2):119–131
[101] Dobie RA, Wilson MJ. Analysis of auditory evoked potentials by magnitudesquared coherence. Ear Hear. 1989; 10(1):2–13
[102] Cebulla M, Stürzebecher E, Wernecke KD. Objective detection of the amplitude modulation following response (AMFR). Audiology. 2001; 40(5):245–252
[103] Cebulla M, Stürzebecher E, Elberling C. Objective detection of auditory steady-state responses: comparison of one-sample and q-sample tests. J Am Acad Audiol. 2006; 17(2):93–103
[104] Cohen LT, Rickards FW, Clark GM. A comparison of steady-state evoked potentials to modulated tones in awake and sleeping humans. J Acoust Soc Am. 1991; 90(5):2467–2479
[105] Tlumak AI, Durrant JD, Delgado RE, Boston JR. Steady-state analysis of auditory evoked potentials over a wide range of stimulus repetition rates in awake vs. natural sleep. Int J Audiol. 2012; 51(5):418–423
[106] Mühler R, Rahne T, Mentzel K, Verhey JL. 40-Hz multiple auditory steadystate responses to narrow-band chirps in sedated and anaesthetized infants. Int J Pediatr Otorhinolaryngol. 2014; 78(5):762–768
[107] Lazzouni L, Ross B, Voss P, Lepore F. Neuromagnetic auditory steady-state responses to amplitude modulated sounds following dichotic or monaural presentation. Clin Neurophysiol. 2010; 121(2):200–207
[108] Linden RD, Picton TW, Hamel G, Campbell KB. Human auditory steady-state evoked potentials during selective attention. Electroencephalogr Clin Neurophysiol. 1987; 66(2):145–159
[109] Ross B, Picton TW, Herdman AT, Pantev C. The effect of attention on the auditory steady-state response. Neurol Clin Neurophysiol. 2004; 2004:22
[110] Savio G, Cárdenas J, Pérez Abalo M, González A, Valdés J. The low and high frequency auditory steady state responses mature at different rates. Audiol Neurotol. 2001; 6(5):279–287
[111] Rojas DC, Maharajh K, Teale PD, et al. Development of the 40 Hz steady state auditory evoked magnetic field from ages 5 to 52. Clin Neurophysiol. 2006; 117(1):110–117
[112] Maurizi M, Almadori G, Paludetti G, Ottaviani F, Rosignoli M, Luciano R. 40-Hz steady-state responses in newborns and in children. Audiology. 1990; 29(6): 322–328
[113] Pethe J, Mühler R, Siewert K, von Specht H. Near-threshold recordings of amplitude modulation following responses (AMFR) in children of different ages. Int J Audiol. 2004; 43(6):339–345
[114] Purcell DW, John SM, Schneider BA, Picton TW. Human temporal auditory acuity as assessed by envelope following responses. J Acoust Soc Am. 2004; 116(6):3581–3593
[115] Poulsen C, Picton TW, Paus T. Age-related changes in transient and oscillatory brain responses to auditory stimulation in healthy adults 19–45 years old. Cereb Cortex. 2007; 17(6):1454–1467
[116] Cone-Wesson B, Parker J, Swiderski N, Rickards F. The auditory steady-state response: full-term and premature neonates. J Am Acad Audiol. 2002; 13(5): 260–269
[117] Griffiths SK, Chambers RD. The amplitude modulation-following response as an audiometric tool. Ear Hear. 1991; 12(4):235–241
[118] Ehrmann-Müller D, et al. Using ASSR with narrow-band chirps to evaluate hearing in children and adults. Eur Arch Otorhinolaryngol. 2021; 278 (1):49–56
[119] François M, Dehan E, Carlevan M, Dumont H. Use of auditory steady-state responses in children and comparison with other electrophysiological and behavioral tests. Eur Ann Otorhinolaryngol Head Neck Dis. 2016 Nov; 133(5):331–335
[120] Rose JE, Brugge JF, Anderson DJ, Hind JE. Phase-locked response to lowfrequency tones in single auditory nerve fibers of the squirrel monkey. J Neurophysiol. 1967; 30(4):769–793
[121] Møller AR. Coding of sounds with rapidly varying spectrum in the cochlear nucleus. J Acoust Soc Am. 1974; 55(3):631–640
[122] Rees A, Møller AR. Responses of neurons in the inferior colliculus of the rat to AM and FM tones. Hear Res. 1983; 10(3):301–330
[123] Yin TC, Kuwada S, Sujaku Y. Interaural time sensitivity of high-frequency neurons in the inferior colliculus. J Acoust Soc Am. 1984; 76(5):1401–1410
[124] Santarelli R, Conti G. Generation of auditory steady-state responses: linearity assessment. Scand Audiol Suppl. 1999; 51 Suppl:23–32
[125] McAnally KI, Stein JF. Scalp potentials evoked by amplitude-modulated tones in dyslexia. J Speech Lang Hear Res. 1997; 40(4):939–945
[126] Menell P, McAnally KI, Stein JF. Psychophysical sensitivity and physiological response to amplitude modulation in adult dyslexic listeners. J Speech Lang Hear Res. 1999; 42(4):797–803
[127] Gandal MJ, Edgar JC, Klook K, Siegel SJ. Gamma synchrony: towards a translational biomarker for the treatment-resistant symptoms of schizophrenia. Neuropharmacology. 2012; 62(3):1504–1518
[128] Gandal MJ, Edgar JC, Ehrlichman RS, Mehta M, Roberts TP, Siegel SJ. Validating γ oscillations and delayed auditory responses as translational biomarkers of autism. Biol Psychiatry. 2010; 68(12):1100–1106
[129] Rojas DC, Wilson LB. γ-band abnormalities as markers of autism spectrum disorders. Biomarkers Med. 2014; 8(3):353–368
[130] Huang MX, Yurgil KA, Robb A, et al. Voxel-wise resting-state MEG source magnitude imaging study reveals neurocircuitry abnormality in active-duty service members and veterans with PTSD. Neuroimage Clin. 2014; 5:408–419
[131] Wilson TW, Wetzel MW, White ML, Knott NL. Gamma-frequency neuronal activity is diminished in adults with attention-deficit/hyperactivity disorder: a pharmaco-MEG study. J Psychopharmacol. 2012; 26(6):771–777
[132] Food & Drug Administration. FDA Drug Safety Communication: FDA review results in new warnings about using general anesthetics and sedation drugs in young children and pregnant women. https://www.fda.gov/drugs/drugsafety- and-availability/fda-drug-safety-communication-fda-review-resultsnew- warnings-about-using-general-anesthetics-and. Published December 14, 2016. Accessed October 19, 2020

9 Respostas de Média Latência

Ashley W. Harkrider

Resumo

As respostas de média latência (MLR) têm sido ativamente pesquisadas desde sua descoberta no final da década de 1950. À medida que os protocolos de registro e análise e os equipamentos disponíveis comercialmente se tornaram mais refinados, as MLR foram incorporadas com mais frequência em baterias de testes abrangentes para avaliações auditivas e neurológicas em indivíduos de todas as idades. Além disso, uma melhor compreensão dos fatores que afetam a detectabilidade e a morfologia das MLR otimiza sua utilidade como ferramenta de diagnóstico e reabilitação para indivíduos com distúrbios de comunicação.

Palavras-chave: respostas de média latência, potencial evocado auditivo, resposta auditiva de média latência, artefato muscular auricular posterior

9.1 Visão geral

As MLRs, também conhecidas como resposta auditiva de média latência (AMLR), foram relatadas pela primeira vez por Geisler *et al.* em 1958.[1] É um potencial evocado auditivo (AEP) transiente composto por três a quatro picos positivos e negativos que aparecem aproximadamente de 10 a 80 milissegundos em relação ao início do estímulo. As MLRs seguem os potenciais evocados auditivos de tronco encefálico (ABR) em latência e precedem os potenciais corticais obrigatoriamente lentos (também chamados de respostas de latência tardia [LLRs]; ▶ Fig. 9.1). A MLR é maior em amplitude do que o ABR e menor do que a LLR. Acredita-se que as MLRs sejam geradas principalmente por neurônios no nível do tálamo e do córtex[2] em resposta a estímulos acústicos e elétricos, como cliques, *tone bursts* e sons de fala de curta duração, e foram descritas como uma medida do primeiro nível de processamento auditivo direcionado (que precede o processamento cognitivo complexo) no nível médio do sistema auditivo.[3] A MLR é uma resposta de campo distante que pode ser medida de forma não invasiva usando eletrodos gravados na superfície. Ela é considerada uma resposta mesógena, o que significa que suas características dependem de fatores extrínsecos ao paciente (p. ex., estímulo ou parâmetros de registro) e intrínsecos ao paciente (p. ex., nível de alerta, atenção aos estímulos, lateralidade). Apesar de sua dependência de características intrínsecas, a MLR foi registrada de forma confiável em animais e humanos de todas as idades, dormindo ou sedados. Devido à latência da MLR, ela pode ser confundida por artefatos do músculo auricular posterior (PAM).[4] Por esse motivo, é importante apoiar a cabeça e o pescoço do indivíduo para minimizar o PAM durante o registro da MLR. Além disso, a maior parte da energia da MLR está na faixa de frequência de 10 a 100 Hz. Portanto, ela pode ser obscurecida por artefatos elétricos, que têm sua maior energia em aproximadamente 50 a 60 Hz. Ao contrário do ABR, um filtro de rejeição de entalhe centrado em 50 ou 60 Hz não pode ser usado para minimizar os artefatos elétricos ao registrar as MLRs, pois também rejeitaria grande parte da energia das MLRs. Esses possíveis desafios podem ser superados com princípios cuidadosos de medição e interpretação, tornando a MLR um AEP robusto e de fácil utilização clínica que fornece informações valiosas sobre a integridade do sistema auditivo em ouvintes normais e com deficiência.

9.2 Componentes da MLR

Os componentes da MLR são frequentemente definidos como Na, Pa e Nb, com Pb às vezes incluído. Se um componente for rotulado com um "N", ele é um pico negativo, enquanto um "P" indica um pico positivo. Os picos com designações "a" precedem os picos com designações "b" na latência. Os componentes anteriores da MLR (Na, Pa) parecem ser gerados a partir de estruturas subcorticais e corticais em torno do nível das radiações talamocorticais, enquanto os componentes posteriores (Nb, Pb) originam-se principalmente do córtex.

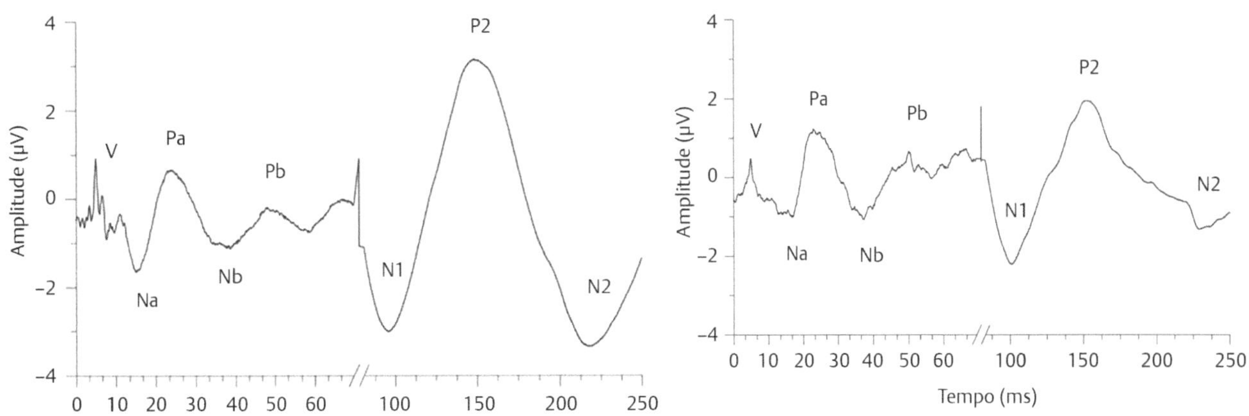

Fig. 9.1 Grandes formas de onda médias que representam a potencial evocado auditivo de tronco encefálico (ABR), a resposta de latência média (MLR) e a resposta de latência tardia (LLR) em conjunto, obtidas de um grupo de jovens adultos com audição normal. (As LLRs foram registradas separadamente e anexadas aos ABRs e MLR registradas simultaneamente, o que explica a quebra no eixo horizontal). O painel esquerdo mostra os potenciais evocados auditivos (AEPs) para *um tone burst* de 70 dB nHL, 500 Hz, enquanto o painel direito mostra os AEPs para um *tone burst* de 70 dB nHL, 3.000 Hz.

9.2.1 Componente Na

Normalmente, o Na surge em torno de 18 a 20 milissegundos em relação ao início do estímulo, dependendo do tipo de estímulo usado. Tanto as estruturas subcorticais quanto as corticais parecem contribuir para a onda Na.[5,6,7,8] O componente Na é registrado de forma confiável em indivíduos com sistemas auditivos normais e serve como um marcador visual robusto para o início da MLR. É uma resposta obrigatória que é ditada por parâmetros de estímulo e registro e geralmente não é afetada pelo estado do indivíduo. Isso pode ser devido ao fato de que a formação reticular mesencefálica não parece contribuir para o Na.[9] No entanto, é preciso lembrar que o Na pode ser afetado por respostas miogênicas (consulte a seção sobre PAM abaixo). Os dados de localização da fonte atribuem à porção posteromedial do giro e do sulco de Heschl a geração do Na.[10] Embora não tão sistematicamente quanto as ondas do ABR, o Na é influenciado por alterações na intensidade, na frequência e na taxa do estímulo. Especificamente, o Na aumentará em latência e diminuirá em amplitude com reduções na intensidade e na frequência e diminuirá em latência e amplitude com aumentos na taxa de repetição.[11-14]

9.2.2 Componente Pa

A Pa ocorre em aproximadamente 28 a 33 milissegundos em relação ao início do estímulo e, em geral, acredita-se que seja proveniente do lobo temporal e/ou da via talamocortical.[15,16,17] Dados mais detalhados de localização da fonte sugerem que a ativação simultânea do giro e do sulco de Heschl, do plano temporal e do giro temporal superior[10,18] gera a Pa. Além disso, a amplitude da Pa diminui ligeiramente com reduções no estado de alerta, o que implica uma pequena contribuição da formação reticular para sua presença.[19,20] Ela também é afetada pela intensidade, frequência e velocidade do estímulo. Em geral, a Pa diminui em amplitude e aumenta em latência com a diminuição da intensidade do estímulo[13] ou da frequência. É menos claro como a Pa é influenciada pela taxa de estímulo, com alguns estudos indicando uma diminuição na amplitude e latência com um aumento na taxa de estímulo[12,14] e outros mostrando nenhum efeito.[21] Assim como o Na, a Pa é registrada de forma confiável em indivíduos com sistemas auditivos normais. Por esse motivo, Na e Pa são os componentes da MLR considerados mais úteis para avaliações clínicas. Não é incomum ver interpretações clínicas de MLR com base nas latências absolutas de Na e Pa e na amplitude de pico a pico de Na-Pa. A amplitude média de Na-Pa é de aproximadamente 600 nV, embora o intervalo da amplitude de pico a pico na população com audição normal seja bastante grande.

9.2.3 Componente de Nb

A latência de Nb geralmente fica em torno de 35 a 45 milissegundos em relação ao início do estímulo. É um pouco menos confiável do que Na ou Pa, talvez porque seja mais influenciado pelo estado de alerta e atenção do que os componentes anteriores da MLR. Por esse motivo, não é surpreendente que a formação reticular supostamente desempenhe um papel primordial na geração de Nb, assim como o giro supratemporal[18] e o córtex auditivo primário. Como o Nb é tão variável mesmo entre controles normais, ele não é tão bem estudado quanto o Na e a Pa. Portanto, sabe-se menos sobre a influência das características do estímulo (p. ex., frequência, intensidade, taxa) sobre a amplitude ou a latência da resposta.

9.2.4 Componente Pb

O Pb geralmente não é incluído nos estudos de MLR porque é variável e inconsistentemente presente em indivíduos com sistemas auditivos normais.[22] De forma semelhante ao Nb, essa variabilidade provavelmente se deve à influência da formação reticular em sua geração. Quando presente, a Pb ocorre em aproximadamente 50 a 75 milissegundos em relação ao início do estímulo e é atribuída à ativação da porção anterolateral do giro de Heschl, do plano temporal, do giro temporal superior, das áreas corticais auditivas secundárias e da formação reticular.[10,18] Sugeriu-se que ela pode ser mais bem visualizada com o uso de estímulos de alto nível apresentados em uma taxa de repetição lenta de menos de 1/s.[23,24] No entanto, tanto o Nb quanto o Pb estão presentes com mais frequência quando são usados estímulos de sequência de comprimento máximo em altas taxas de repetição em comparação com os estímulos tradicionais de taxa de repetição mais lenta.[11,12,25,26] O Pb também é conhecido como P1, P50 ou P60[27] e, às vezes, é incluído como o primeiro pico na série de componentes que formam a LLR.

9.3 Aplicações Clínicas

9.3.1 Estimativa de Limiar Comportamental

Há várias vantagens supostas no uso da MLR para a estimativa do limiar comportamental. Primeiro, os geradores talâmicos e corticais da MLR não são tão dependentes da sincronia neural quanto os do ABR. Portanto, ao contrário do ABR, as MLR podem ser registradas mesmo havendo dessincronia neural causada por danos no nível do oitavo nervo ou do tronco encefálico, permitindo o uso da MLR para avaliação objetiva do mecanismo auditivo periférico nesses casos. Em segundo lugar, estímulos de durações mais longas (p. ex., *tone bursts* de ≤ 10 milissegundos) podem ser usados para obter a MLR e a resposta será quase tão robusta quanto se fosse evocada por um estímulo transiente (p. ex., clique de 100 μs). Isso pode ser uma vantagem ao estimar os limiares, pois quanto maior a duração do estímulo, mais específica é a frequência. Em terceiro lugar, o teste de MLR requer a transdução de informações auditivas da periferia para o córtex, consistente com a via testada durante os exames audiométricos comportamentais. Além disso, a amplitude da MLR é maior e a relação sinal-ruído é melhor do que a do ABR.[13,28,29] Isso pode ser uma vantagem para a detecção de um AEP, especialmente em níveis de estímulo que se aproximam do limiar, embora alguns dados sugiram que esse aspecto não produz estimativas de limiar mais precisas do que o ABR.[13] Por fim, em contraste com a onda V do ABR, que é consideravelmente reduzida próximo ao limiar na orelha com deficiência auditiva em comparação com a orelha com audição normal, as amplitudes de Na-Pa registradas no limiar ou próximo a ele em orelhas com deficiência auditiva são apenas ligeiramente menores do que as registradas em orelhas com audição normal no limiar. Isso sugere que o dano coclear tem um efeito prejudicial maior sobre a função do oitavo nervo e dos geradores do tronco encefálico em comparação com os geradores subcorticais e corticais, onde a redundância neural nas vias centrais e/ou a plasticidade podem permitir respostas mais normais.[13]

Ao usar a MLR para estimar o limiar, na maioria das vezes, a presença e a replicabilidade do complexo Na-Pa são avaliadas em frequências e níveis de intensidade variados, pois foi demonstrado que o Na e o Pa são registrados de forma confiável para estímulos tonais em ouvintes normais e com deficiência auditiva.[2,13,29-34] Minimamente, o Na e o Pa registrados do lado ipsilateral (Cz-Ai) são analisados, embora os registros contralaterais (Cz-Ac) possam ser úteis para fins de identificação. Geralmente, os limia-

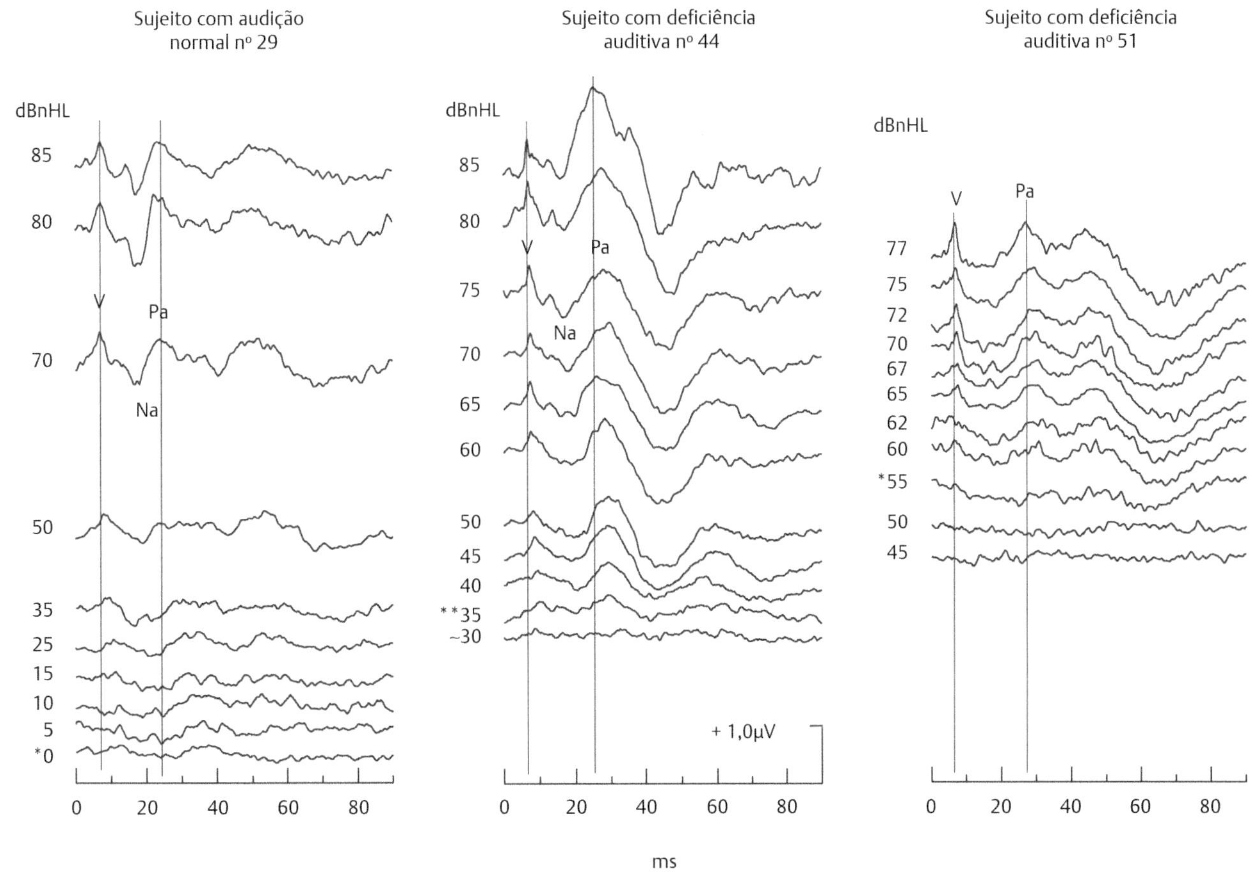

Fig. 9.2 Respostas de latência média (MLRs) durante a estimativa do limiar auditivo em um ouvinte com audição normal e dois ouvintes com deficiência auditiva. Os limiares estimados usando apenas a MLR são marcados com um ~, enquanto os estimados usando o potencial evocado auditivo de tronco encefálico (ABR) e a MLR são marcados com um **. (Adaptada de Nousak e Stapells.)[13]

res estimados usando MLRs evocadas por tom isoladamente[30,32] ou simultaneamente com a medição do ABR[13,29] estão dentro de 10 dB dos limiares comportamentais em adultos com audição normal e adultos com perda auditiva se as condições de teste forem boas (▶ Fig. 9.2).

9.3.2 MLRs de Neurodiagnóstico

As MLRs podem ser usadas para avaliar a integridade e a função do sistema nervoso auditivo central.[35] Os dados sugerem que a MLR é uma parte valiosa da bateria de testes para identificar déficits relacionados com patologias das vias talamocorticais, incluindo, entre outros, surdez central/cortical,[36-39] esclerose múltipla[40-42] déficits de processamento auditivo,[40,43-47] dificuldades de aprendizagem,[46-49] lesão cerebral traumática,[50-52] acidente vascular encefálico ,[53] e demência.[54] Também foi demonstrado que as MLRs são influenciadas por estimulantes e depressores comumente usados que afetam a função neural, como nicotina em uso agudo [55] ou crônico,[56] álcool em uso crônico,[57] e agentes anestésicos.[26,58,59]

Em geral, acredita-se que os componentes da MLR reflitam as respostas das vias auditivas primárias centrais e possivelmente incluindo o colículo inferior, as divisões multissensoriais secundárias do tálamo e as vias talamocorticais e a formação reticular. Conforme mencionado anteriormente, a MLR não é tão vulnerável quanto ao ABR à dissincronia no nível do oitavo nervo ou do tronco encefálico, de modo que as vias auditivas subcorticais e corticais podem ser avaliadas mesmo na presença de anormalidades no oitavo nervo ou no tronco encefálico inferior e com um ABR comprometido. Além disso, como as MLRs é tão resistente a estímulos de *tone burst* quanto com estímulos de clique, o teste neural em um paciente com perda auditiva periférica ainda pode ser realizado de forma confiável escolhendo uma frequência de *tone burst* na faixa de melhor audição do paciente para evocar uma MLR neurodiagnóstica.

Ao usar a MLR para fins de neurodiagnóstico, na maioria das vezes a morfologia, a amplitude e a latência de Na e Pa evocadas por estímulos de clique de intensidade moderadamente alta apresentados a cada orelha separadamente são avaliadas em vários locais de eletrodos. Os locais dos eletrodos geralmente incluem posicionamentos centrais (ou seja, Cz e/ou Pz) e hemisféricos esquerdo e direito (ou seja, C3 e C4, ou C5 e C6, ou T3 e T4). Ao contrário do ABR, as medidas de amplitude parecem ser mais sensíveis do que as medidas de latência.[35] No entanto, atrasos na latência da MLR são relatados em vários distúrbios neurológicos quando comparados com controles neurologicamente normais.[60] A simetria de resposta para a orelha e o hemisfério é esperada na criança ou no adulto neurotípico, tornando as diferenças de orelha ou hemisféricas uma boa medida clínica.[27,35,40,47,61] Por esse motivo, possíveis diferenças de orelha e/ou eletrodo devem ser examinadas.

Os efeitos da orelha ocorrem quando, independentemente do local do eletrodo, a estimulação de uma orelha produz respostas de amplitude menor e/ou latência mais longa do que quando se estimula a outra orelha. Os efeitos de eletrodo ocorrem quando, independentemente da orelha de estimulação, o eletrodo em um hemisfério revela respostas com amplitudes reduzidas e/ou latências mais longas do que as medidas no outro hemisfério. Em geral, as anormalidades de MLR (ou seja, ausência de forma de onda, amplitudes reduzidas, latências aumentadas) estão presentes no eletrodo mais próximo da lesão, enquanto as MLRs registradas nos eletrodos do lado oposto da lesão são normais (▶ Fig. 9.3).

Os efeitos da orelha são mais frequentemente devidos à perda auditiva periférica e não revelam necessariamente informações sobre o local da lesão.[35,62] Ao usar uma abordagem de bateria de testes, incluindo testes fisiológicos como emissões otoacústicas (OAEs), limiares de reflexo acústico (ARTs), ABRs, MLRs e LLRs, é possível começar a delimitar uma região (se não o local) da lesão. Por exemplo, a ausência de MLR e LLR na presença de OAEs, ART e ABR normais sugere envolvimento subcortical/cortical. OAEs presentes, ARTs ausentes e ABR ausente ou distorcida, e MLR e LLR presentes sugerem envolvimento do nervo auditivo e/ou tronco encefálico inferior. Ausência de OAEs, ART elevados ou ausentes e ABR, MLR e LLR anormais podem ser consistentes com perda auditiva coclear moderada a grave. OAEs ausentes, ARTs elevados e ABR, MLR e LLR normais ou quase normais podem sugerir perda auditiva coclear leve. Como sempre, há exceções a esses padrões. No entanto, as MLRs podem e devem ser considerados uma parte valiosa da bateria de testes ao avaliar possíveis patologias do sistema auditivo ou ao monitorar a recuperação de danos neurais (consulte ▶ Fig. 9.4, por exemplo).

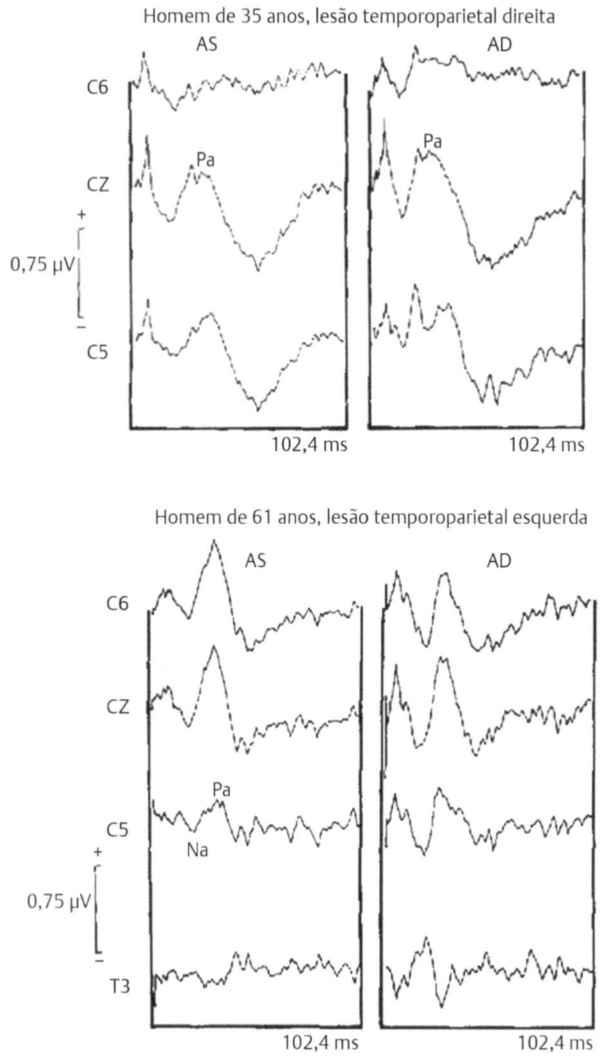

Fig. 9.3 Formas de onda da resposta de latência média (MLR) obtidas de dois indivíduos, um com lesão no córtex cerebral do lado direito (painéis superiores) e outro com lesão no córtex cerebral do lado esquerdo (painéis inferiores). Nos painéis superiores, observe o padrão comum de MLR ausentes registradas a partir de eletrodos sobre o hemisfério direito danificado e as MLRs normais registradas a partir do vértice e do hemisfério esquerdo, independentemente do ouvido de estimulação. Nos painéis inferiores, observe o outro padrão comum de MLRs reduzidas registradas a partir de eletrodos sobre o hemisfério esquerdo danificado e as MLRs normais registradas a partir do vértice e do hemisfério direito, independentemente da orelha de estimulação. (Adaptada de Kileny P, Paccioretti D, Wilson AF. Effects of cortical lesions on middle-latency auditory evoked responses [MLR]. Electroencephalogr Clin Neurophysiol 1987;66(2):114-115.)

9.3.3 Avaliação da Candidatura e da Função do Implante Coclear

Tanto as MLRs evocadas acusticamente[63-65] quanto as MLRs evocadas eletricamente (eMLRs)[64,66-68] são comparáveis em termos de morfologia, latência e limiar em ouvintes com implantes cocleares. As latências absolutas das eMLRs são mais curtas devido à estimulação direta das células ganglionares espirais.[68,69] Para comparação, a Pa surge em torno de 26 milissegundos e Pb em torno de 56 milissegundos para estímulos elétricos de nível moderado (▶ Fig. 9.5). As eMLRs têm sido usadas para determinar a extensão da sobrevivência neural em animais[64] e humanos,[7,70,71] e para fornecer informações importantes ao estabelecer a candidatura ao implante coclear. A eMLR também tem sido usada

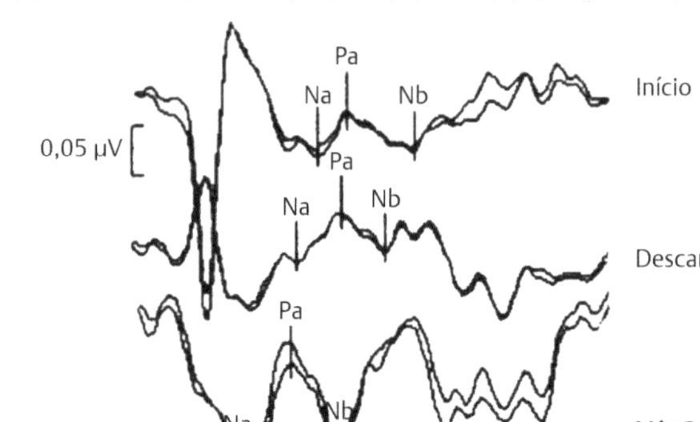

Fig. 9.4 Melhoria nas formas de onda da resposta de latência média (MLR) que espelham a recuperação do AVC. (Adaptada de Rojas Sosa *et al.*)[53]

para avaliar os padrões de ativação e o desempenho do implante coclear em adultos[67,68,72,73] e crianças.[66,67,74,75]

Uma das limitações do uso de estímulos elétricos para a obtenção de PEA é que as respostas neurais de latência precoce (p. ex., ABR evocada eletricamente [eABR]) são obscurecidas pelo artefato do estímulo. A eMLR tem latências mais longas do que a eABR e é visível além do artefato de estímulo, mesmo quando são usados pulsos elétricos de até 10 milissegundos de duração, o que praticamente elimina essa preocupação. Além disso, a amplitude, a latência e a morfologia da eMLR parecem não ser afetadas por durações mais longas de estímulos de pulso elétrico (p. ex., 10 milissegundos), o que sugere que as eMLR podem ser evocadas pelo início do estímulo e não pela duração.[74] A capacidade de obter eMLR robustas e inalteradas com estímulos de duração mais longos em comparação com os de curta duração é uma vantagem da MLR ao testar os níveis de limiar de corrente. Isso se deve, em grande parte, ao fato de os estímulos mais longos terem melhor especificidade de frequência, uma das razões pelas quais os limiares comportamentais são medidos usando estímulos de tom puro com 500 milissegundos ou mais de duração. Também pode ser devido a diferenças na integração temporal de estímulos curtos e repetitivos em relação a estímulos longos e contínuos.[75] Seja qual for a explicação, quanto maior for a duração dos estímulos elétricos, mais precisamente as respostas fisiológicas predizem os limiares comportamentais.

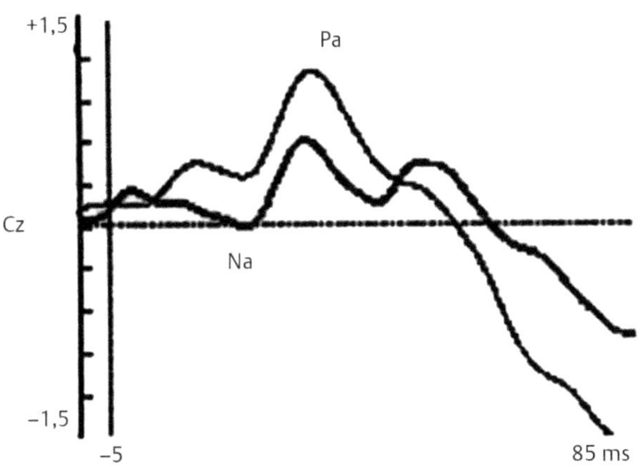

Fig. 9.5 Formas de onda da resposta de latência média evocada eletricamente (eMLR) de usuários de implante coclear (CI) em comparação com as formas de onda da resposta de latência média (MLR) de ouvintes com audição normal (NH). A *linha em negrito* representa a média geral dos dados de 12 usuários de implante de CI. A *linha fina* representa os dados da média geral de 12 ouvintes com audição normal. (Adaptada de Kelly *et al.*)[76]

A detectabilidade da eMLR no momento da implantação pode depender da idade do paciente. Gordon *et al.* descobriram que a detectabilidade das MLRs eletrônicas obtidas de crianças no momento da cirurgia é baixa, esteja a criança sedada ou acordada.[66] Eles sugeriram que as MLRs eletrônicas podem não ser ideais para avaliar os níveis de estimulação ou a função do dispositivo no pós-operatório imediato em crianças, já que as MLRs são afetadas pela imaturidade das vias neurais.[66] Em contraste, em adultos anestesiados, a taxa de detecção de MLRs eletrônicas no momento do implante é de até 96%,[68] talvez porque as vias neurais para o córtex estejam totalmente desenvolvidas.

Em geral, a MLR tem sido eficaz na avaliação da influência dos implantes cocleares no sistema auditivo do indivíduo implantado. Vários estudos examinaram a plasticidade do sistema auditivo em indivíduos com períodos variados de privação auditiva (surdez) antes e depois de receberem implantes cocleares usando a eMLR[66,68] e a MLR evocada acusticamente.[76] Gordon *et al.*[66] descobriram que a detectabilidade da eMLR aumenta, as amplitudes aumentam e as latências diminuem com o uso do implante coclear em crianças, sugerindo plasticidade no mesencéfalo e nas vias corticais após um período de privação em resposta a um aumento na atividade auditiva por meio do implante (▶ Fig. 9.6). De acordo com o uso de MLRs evocadas acusticamente, Kelly *et al.*[76] descobriram que a amplitude do Na era menor em adultos com uma duração mais longa do que mais curta de perda auditiva pré-implantação. Além disso, Wang *et al.*[68] demonstraram uma relação entre a duração da privação auditiva antes do implante e as eMLRs pós-implante, com uma distribuição pior, latências

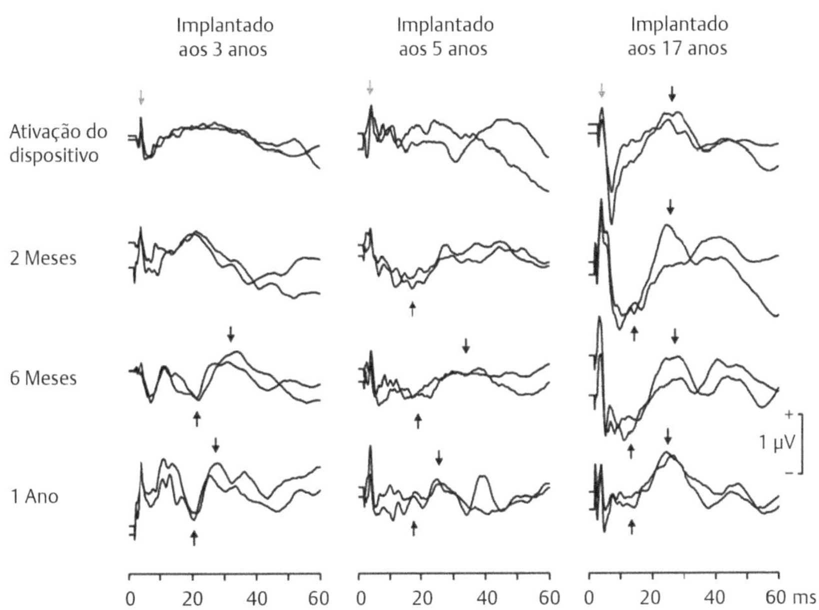

Fig. 9.6 Formas de onda de resposta de latência média evocada eletricamente (eMLR) variando do momento do implante coclear (linha superior) a 1 ano pós-implante (linha inferior) para três ouvintes de 3 anos (coluna da esquerda) a 17 anos (coluna da direita) na idade do implante. (Adaptada de Gordon *et al.*)[66]

mais longas e amplitudes menores de Pa quando os adultos implantados eram surdos pré *versus* pós-linguais.

Embora alguns pesquisadores tenham relatado que as eMLRs não são consistentes com o desempenho comportamental em usuários adultos de implante coclear,[73] outros encontraram correlações significativas entre as características das eMLRs e as habilidades de percepção da fala.[68,72,77] Especificamente, parece que a morfologia semelhante entre os eletrodos, amplitudes maiores de Na-Pa e limiares mais baixos de Na-Pa estão associados a melhores desempenhos durante o teste de percepção da fala no silêncio. Além disso, os limiares da eMLR estão altamente correlacionados aos níveis de limiar (T) e conforto (C) em adultos implantados.[68] Os dados sugerem que o uso da eMLR como uma ferramenta para avaliar a função cortical auditiva em usuários adultos de implante coclear pode fornecer informações úteis ao estimar a reabilitação auditiva pós-operatória. Até o momento, nenhum estudo relatou a correlação da eMLR com o desempenho comportamental em crianças com implantes cocleares.

9.4 Considerações Clínicas Sobre o Registro de MLR

9.4.1 Protocolo Recomendado

A ▶ Tabela 9.1 inclui protocolos recomendados de estímulo, registro e análise para testes de MLR. Os parâmetros exatos escolhidos dependerão da finalidade clínica da medição da MLR (p. ex., estimativa do limiar audiométrico *vs.* avaliação neurodiagnóstica), do paciente (p. ex., criança *vs.* adulto), dos recursos do seu equipamento de AEP e do ambiente de teste. O ABR e a MLR podem ser medidos simultaneamente, desde que as configurações do filtro passa-banda, as taxas e durações dos estímulos e o número de médias de estímulos sejam ajustados para maximizar o registro de ambos os AEPs.[40,78,79] A medição simultânea das duas respostas pode ser vantajosa em termos de tempo quando ambas fazem parte de uma bateria de testes recomendada para um caso clínico.

9.4.2 Número de Canais de Eletrodos Disponíveis para Registro

Sempre que possível, deve ser usada uma configuração de eletrodos verticais de quatro canais, com referência ao sistema internacional de eletrodos 10-20.[80] As impedâncias dos eletrodos medidas a 30 Hz devem ser inferiores a 5 kΩ e estar a uma distância de 2 kΩ entre si. Os eletrodos não inversores normalmente incluem Cz, C3 e C4 com o lóbulo da orelha de teste (Ai), a ponta do nariz ou a nuca como eletrodo inversor. O eletrodo terra pode ser colocado na testa (Fz ou Fpz) ou no lóbulo da orelha contralateral (Ac) à orelha estimulada. Os eletrodos associados ao quarto canal devem ser colocados acima e abaixo de um dos olhos para que o eletro-oculograma possa ser usado para desenvolver uma regra de rejeição de piscar de olhos durante a coleta de dados. Semelhante ao PAM, o artefato de piscar os olhos assemelha-se à MLR em amplitude, latência e morfologia e pode ser confundido com ela ou sobrepujá-la.[26] A rejeição dos movimentos oculares

Tabela 9.1 Protocolos clínicos recomendados para obter e avaliar a resposta de média latência (MLR)

Parâmetro	Recomendação	Comentários
Tipo de estímulo	Cliques, *tone bursts*	Depende da finalidade do MLR
Duração do estímulo	Menos de 10 ms	
Taxa de estímulo	7,1-17,1/s	Consulte os dados referentes à sequência de comprimento máximo
Intensidade do estímulo	70 dBnHL	Variável se houver busca de limiar
Modo de estímulo	Monaural	
Janela de tempo	0-70 ms	0 ms = início do estímulo
Médias de sinal	500-1.000	Depende dos níveis de ruído
Replicações	Pelo menos 1	1.000 médias, ≥ 1 replicação
500 médias, ≥ 2 replicações		
Corte passa-alto	10 Hz	
Corte passa-baixo	300 Hz	
Filtro de entalhe de 50 ou 60 Hz	Desligado	
Número de canais de eletrodos	2-4	Mínimo de 1 para testes de limite Mínimo de 1 eletrodo em cada hemisfério se o exame neural for realizado
Eletrodos não inversores	Cz, C3, C4	
Eletrodo de inversão	Ai ou nariz ou nuca	O lóbulo da orelha é melhor do que a mastoide
Rejeição de artefatos	±100 µV	Definido para rejeitar 10% das médias
Rejeição de piscar de olhos	Eletrodos acima/abaixo do olho	Ou use a rejeição de artefatos
Estado do ouvinte	Acordado, relaxado e quieto	Sono leve OK
Medidas de latência	Latências absolutas (ms)	Na e Pa em cada eletrodo
Medidas de amplitude	Pico a pico (µV)	Na-Pa
Diferenças hemisféricas	Na-Pa de C3-inv. *vs.* C4-inv.	≥ 50% considerado anormal
Diferenças de orelha	Na-Pa de estímulos RE *vs.* LE	≥ 50% considerado anormal

minimiza drasticamente os efeitos de confusão do artefato de piscar os olhos na resposta.

Atualmente, muitos sistemas de AEP disponíveis comercialmente não permitem mais do que uma configuração de eletrodos de dois canais. Se estiver usando a MLR para estimar os limiares, um canal deve ser dedicado apenas à coleta de dados da MLR (Cz-Ai ou nariz) e o outro ao registro do eletro-oculograma. No entanto, se a MLR estiver sendo obtida para avaliação neurodiagnóstica, devem-se usar ambos os canais para a coleta de dados de MLR, a fim de permitir o exame das diferenças hemisféricas na amplitude Na-Pa. Se dois canais de dados de MLR forem necessários para o teste de um determinado paciente, também é possível usar o circuito de rejeição de artefato para minimizar o artefato de piscar os olhos na resposta eletroencefalográfica (EEG). Para isso, após a colocação do eletrodo, mas antes do teste, peça ao ouvinte que pisque lenta e naturalmente cada vez que ouvir o estímulo. Em seguida, defina o nível de rejeição de artefato de modo que fique abaixo dos níveis de amplitude do artefato de piscar os olhos.

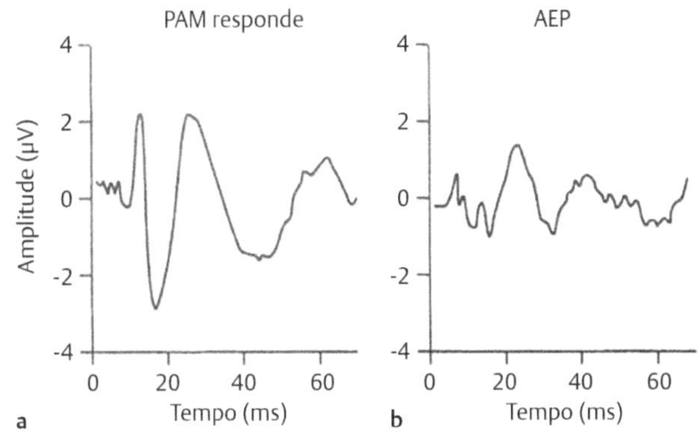

Fig. 9.7 Uma forma de onda de resposta de latência média (MLR) com artefato do músculo auricular posterior (PAM) precedendo-a na latência (a). Uma MLR sem artefato PAM (b). (Adaptada de Bell *et al.*)[58]

9.4.3 Estado do Paciente

Artefato do Músculo Auricular Posterior

Em geral, os participantes devem estar reclinados com a cabeça e o pescoço bem apoiados. Eles devem ser instruídos a relaxar, permanecer quietos e imóveis, com os olhos abertos, e não dormir. Se, em seu histórico de caso, os participantes relatarem uma tendência a ranger os dentes (p. ex., distúrbios da articulação temporomandibular ou TMJ), eles devem ser lembrados com frequência de relaxar a mandíbula para evitar os efeitos de confusão das respostas do PAM devido ao movimento do músculo auricular posterior logo atrás da orelha. Mesmo indivíduos sem distúrbios da ATM podem apresentar um artefato de PAM em resposta a estímulos auditivos, portanto, é importante garantir que o movimento do PAM seja minimizado ao obter MLR. O PAM não será removido da resposta como outros ruídos, pois está sincronizado com o estímulo de evocação.[58] A latência, a amplitude e a morfologia do artefato PAM são semelhantes às d o s componentes Na-Pa da MLR e podem levar o Na e a Pa a uma latência mais longa do que o normal e reduzir suas amplitudes (▶ Fig. 9.7). Por esse motivo, muitas vezes o PAM é confundido com a própria MLR. No entanto, embora a resposta do PAM seja bipolar, ela é consistentemente mais precoce na latência do que o Na e a Pa, com um pico negativo que ocorre em torno de 12 a 15 milissegundos (contra uma faixa de latência do Na de aproximadamente 18 a 20 milissegundos), um pico positivo subsequente e outro grande pico negativo em torno de 45 milissegundos, que pode ser confundido com o Nb (que normalmente cai entre 35 e 45 milissegundos). Além disso, o artefato PAM tem uma amplitude de aproximadamente 5 μV, que é um pouco maior do que a resposta neural.[58] Foi demonstrado que a colocação dos eletrodos nos lóbulos das orelhas, no nariz ou na nuca[58], em vez de nas mastoides, diminui a influência do PAM na MLR.[4] Além disso, o uso de estímulos de intensidade mais baixa pode reduzir ou eliminar o PAM em alguns ouvintes,[26] assim como relaxantes musculares e anestesia.[26,58]

Idade, Sono e Sedação

A MLR tem sido obtida de forma confiável em indivíduos de qualquer idade, desde que a resposta seja coletada com estímulos e parâmetros de registro apropriados durante a vigília, sono leve ou REM.[19,21,33,81-83] Além disso, o clínico deve estar ciente de que a morfologia da MLR pode diferir significativamente entre bebês e crianças pequenas e adultos. Exemplos de MLR de recém-nascidos e bebês podem ser vistos na ▶ Fig. 9.8 e de recém-nascidos até a idade adulta na ▶ Fig. 9.9. Alguns relatam que Na[61,84,85] e Pa[82] não são afetados pela idade durante os primeiros anos de vida. Outros pesquisadores sugerem que as latências de Na[81,82] e Pa[21,81] diminuem com a idade, possivelmente devido à mielinização no tronco encefálico.[82] Frequentemente, não há evidência de Nb ou Pb em registros de bebês em relação aos adultos.[33,81] Aproximadamente aos 5 a 7 anos de idade, a latência de Na e Pa diminui para valores de adultos, Nb torna-se mais bem definido e a variabilidade da resposta diminui até a idade adulta.[21,61,85] Ao discutir a influência da maturação na MLR, deve-se observar também que alguns pesquisadores[86,87] demonstraram morfologia mais pobre, amplitudes menores e latências mais longas em adultos mais velhos (~60 anos de idade ou mais) em comparação com adultos mais jovens, mesmo quando os limiares auditivos são normais ou quase normais.

A maior variabilidade nas formas de onda de MLR em bebês e crianças pequenas pode ser devida, em parte, a relatos de que bebês e crianças pequenas dormindo profundamente ou sedados têm formas de onda menos confiáveis e mais voláteis do que adolescentes e adultos,[19,88] possivelmente porque, embora os contribuintes subcorticais para os componentes anteriores de MLR estejam desenvolvidos em bebês e crianças pequenas, os geradores corticais não estão.[33,89,90] Em adultos sob anestesia *versus* controles normais acordados, as amplitudes dos componentes da MLR são reduzidas, embora os níveis de ruído miogênico e do EEG também sejam reduzidos, melhorando a qualidade da MLR. As alterações de latência com a anestesia têm sido menos consistentes, com alguns relatando nenhum efeito[26] e outros relatando latências aumentadas.[91] Alguns pesquisadores sugerem que a MLR pode ser usada para sinalizar a profundidade da anestesia,[58,92] enquanto outros encontraram muita variabilidade dentro do sujeito para essa finalidade e sugerem que ela pode ser mais adequada como uma medida de consciência durante a sedação.[26] Em consonância com esse objetivo, os dados demonstram que em todos os casos em que a Pa estava ausente nas MLRs obtidas de pacientes gravemente comatosos (▶ Fig. 9.10), o resultado foi a morte ou a progressão para um estado vegetativo permanente.[93,94]

Ao contrário dos adultos, a MLR foi relatada como difícil de ser obtida de forma confiável em bebês ou crianças sob anestesia ou sedação.[66,83] No entanto, embora os achados iniciais sugerissem que apenas 20% dos bebês tivessem formas de onda de Na e Pa registráveis,[89] dados subsequentes demonstraram que as MLRs podem ser obtidas em 90% a 100% dos recém-nascidos e

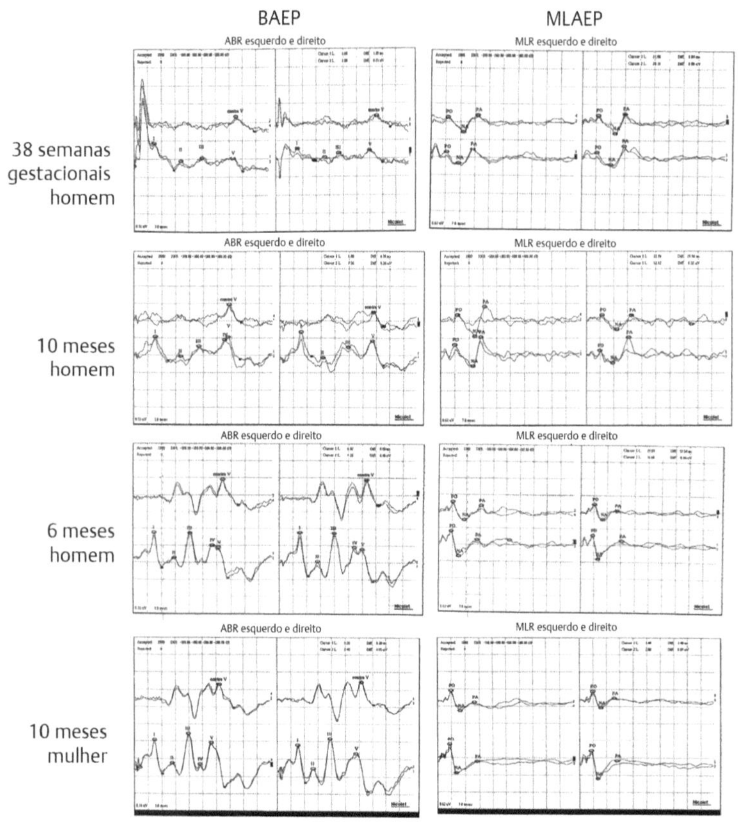

Fig. 9.8 Formas de onda exemplares do potencial evocado auditivo do tronco encefálico (ABR; coluna da esquerda) e da resposta de latência média (MLR; coluna da direita) de recém-nascidos e bebês durante o primeiro ano de vida. (Adaptada de Luo *et al.*)[82]

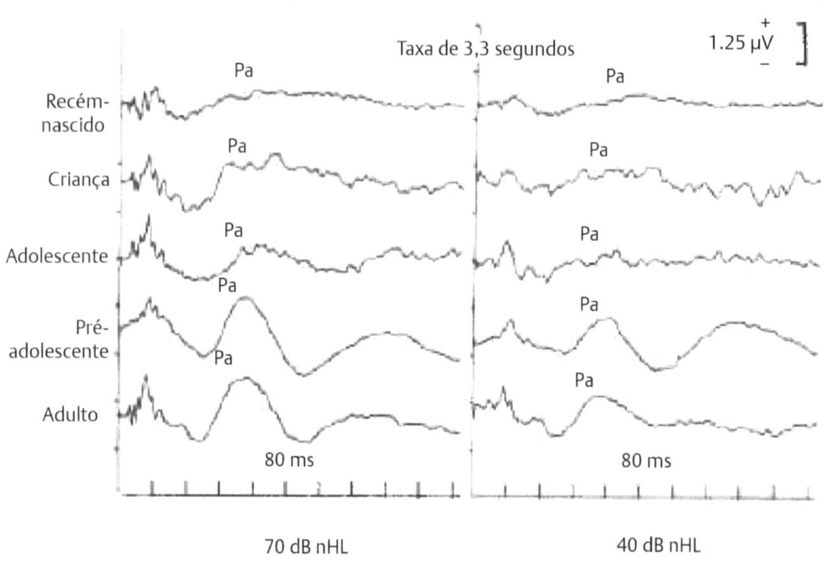

Fig. 9.9 Exemplo de formas de onda de resposta de latência média (MLR) de cinco grupos etários de ouvintes com audição normal, de recém-nascidos (parte superior) a adultos (parte inferior), evocadas por estímulos de clique de 70 dB nHL (painel esquerdo) e 40 dB nHL (painel direito). (Adaptada de Tucker e Ruth.)[21]

crianças pequenas dormindo ou sedadas para estímulos de clique de intensidade moderada e baixa em taxas de estímulo lentas e moderadas.[19,21,81,82,85] Uma investigação das alterações de MLR antes e durante diferentes estágios da anestesia geral em crianças entre 2 e 12 anos de idade resultou na medição de MLR estáveis (▶ Fig. 9.11), com latências de MLR aumentando durante a indução e a manutenção da anestesia e recuperando os valores pré-operatórios após a interrupção da anestesia.

O efeito da anestesia nas amplitudes de MLR em bebês tem sido menos consistente, mas, ao contrário das amplitudes reduzidas relatadas em adultos,[91] as amplitudes geralmente parecem aumentar em crianças pequenas.[81,95]

Destros

O fato de ser destro afeta muitas medidas comportamentais e fisiológicas do sistema auditivo e a MLR não é exceção. As latências de MLR têm sido consistentemente relatadas como sendo mais longas em indivíduos canhotos do que em destros.[3,96,97] Latências mais longas, especialmente para Pb, têm sido interpretadas como

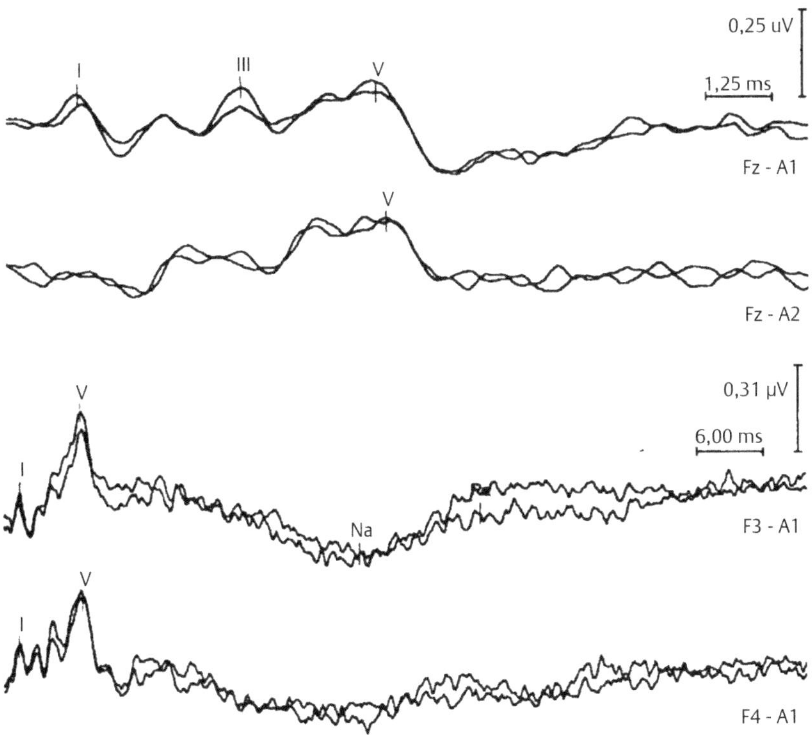

Fig. 9.10 Potencial evocado auditivo de tronco encefálico (ABR) normal e ausência de Pa da resposta de latência média (MLR) consistente com resultado negativo ruim (morte ou falta de retorno à consciência) em pacientes em coma persistente. As duas formas de onda superiores são apenas ABR. As duas formas de onda inferiores são ABR e MLR. (Adaptada de Logi *et al.*)[94]

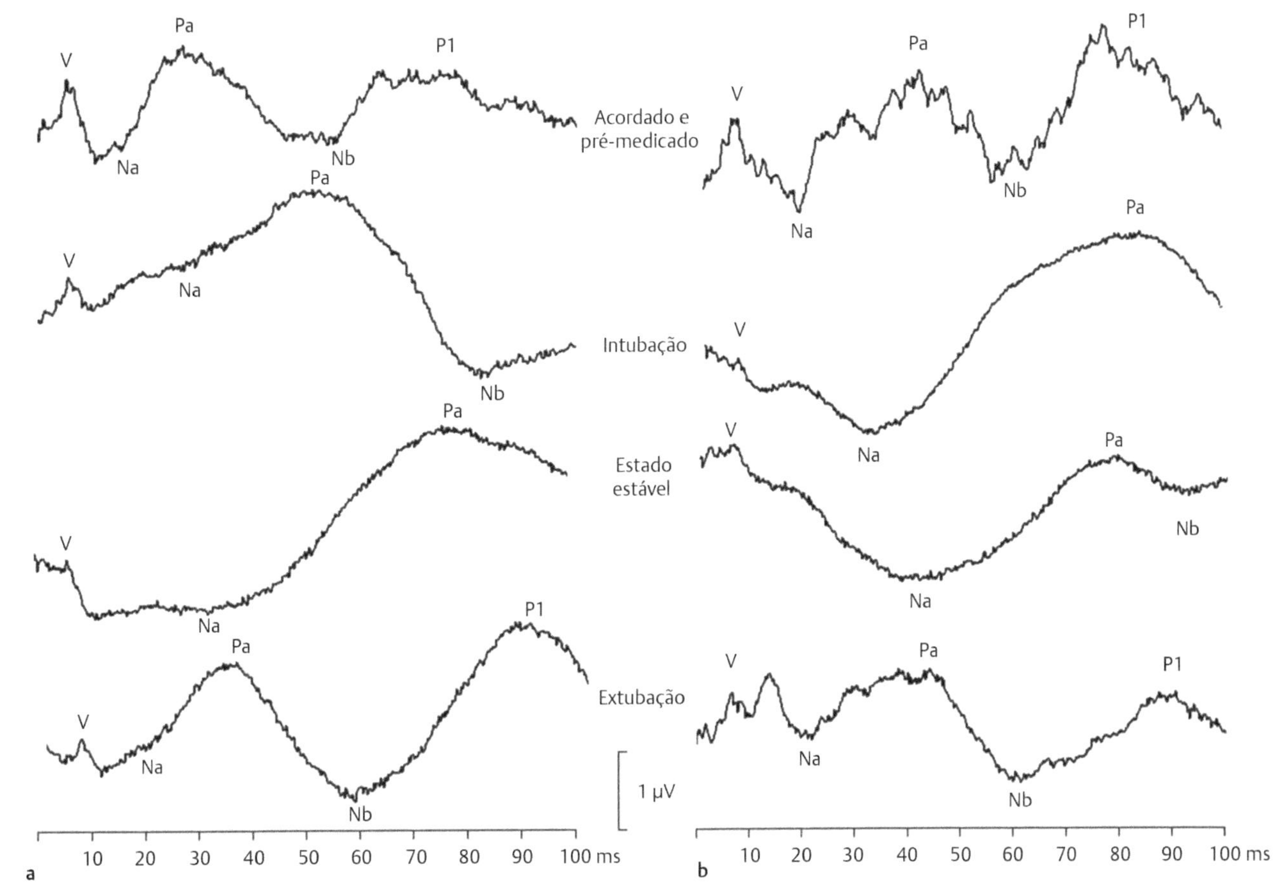

Fig. 9.11 Respostas de latência média (MLR) de um menino de 4 anos (**a**) e de um menino de 7 anos (**b**) antes, durante e após a administração da anestesia. (Adaptada de Daunderer *et al.*)[81]

se ouvintes canhotos requeressem mais tempo de processamento e/ou têm mais tempo de transmissão através do corpo caloso conectando os córtices auditivos direito e esquerdo do que ouvintes destros.[3,96] O efeito da lateralidade nas amplitudes de MLR tem sido menos consistente. Hood *et al.*[96] não encontraram nenhum impacto da lateralidade na amplitude e Stewart *et al.*[97] encontraram amplitudes de Pa e Pb menores em indivíduos canhotos. Por meio do uso de mapeamento topográfico do cérebro, os pesquisadores relataram amplitudes maiores de Pa e Pb, interpretadas como reflexo de um número maior de fibras nervosas do corpo coloso sendo ativadas em indivíduos canhotos em comparação com destros.[3] A distribuição geral do couro cabeludo e as comparações dentro do sujeito das amplitudes dos vários componentes de MLR por hemisfério também são afetadas pela lateralidade, embora os efeitos não tenham sido consistentes.[3,96,97] São necessários mais dados para determinar se o impacto da lateralidade na MLR deve ser um fator a ser considerado em casos clínicos.

9.4.4 Ambiente de Teste

Devido à sobreposição de energia espectral com MLR e ruído elétrico, a filtragem de passagem de banda não eliminará o ruído elétrico de 50 ou 60 Hz de uma resposta de MLR. Todos os testes de MLR devem ser realizados em uma sala com tratamento acústico, com o equipamento de AEP (p. ex., computador) localizado do lado de fora. Pode ser necessário apagar as luzes e desconectar todos os equipamentos elétricos não utilizados (p. ex., TV ou DVD *player*) dentro da sala de teste para minimizar a confusão de energia elétrica de 50 ou 60 Hz. Além disso, manter curtos os cabos dos eletrodos do couro cabeludo até o pré-amplificador minimizarão o ruído elétrico na resposta. Para evitar artefatos de estímulo, os estímulos de polaridade alternada devem ser fornecidos por meio de fones de ouvido de inserção, de preferência com blindagem elétrica, e deve-se tomar cuidado para manter os cabos dos eletrodos separados dos cabos do transdutor.

Referências

[1] Geisler CD, Frishkopf LS, Rosenblith WA. Extracranial responses to acoustic clicks in man. Science. 1958; 128(3333):1210–1211
[2] Borgmann C, Ross B, Draganova R, Pantev C. Human auditory middle latency responses: influence of stimulus type and intensity. Hear Res. 2001; 158(1–2):57–64
[3] Mohebbi M, Mahmoudian S, Alborzi MS, Najafi-Koopaie M, Farahani ED, Farhadi M. Auditory middle latency responses differ in right- and left-handed subjects: an evaluation through topographic brain mapping. Am J Audiol. 2014; 23(3):273–281
[4] Matas CG, Neves IF, Carvalho FM, Leite RA. Post-auricular muscle reflex in the middle latency evoked auditory response. Rev Bras Otorrinolaringol (Engl Ed). 2009; 75(4):579–585
[5] Hashimoto I. Auditory evoked potentials from the human midbrain: slow brain stem responses. Electroencephalogr Clin Neurophysiol. 1982; 53(6): 652–657
[6] Jacobson GP, Privitera M, Neils JR, Grayson AS, Yeh HS. The effects of anterior temporal lobectomy (ATL) on the middle-latency auditory evoked potential (MLAEP). Electroencephalogr Clin Neurophysiol. 1990; 75(3): 230–241
[7] Kileny PR, Kemink JL. Electrically evoked middle-latency auditory potentials in cochlear implant candidates. Arch Otolaryngol Head Neck Surg. 1987; 113 (10):1072–1077
[8] Scherg M, Vajsar J, Picton TW. A source analysis of the late human auditory evoked potentials. J Cogn Neurosci. 1989; 1(4):336–355
[9] Kraus N, McGee T, Littman T, Nicol T. Reticular formation influences on primary and non-primary auditory pathways as reflected by the middle latency response. Brain Res. 1992; 587(2):186–194
[10] Yvert B, Fischer C, Bertrand O, Pernier J. Localization of human supratemporal auditory areas from intracerebral auditory evoked potentials using distributed source models. Neuroimage. 2005; 28(1):140–153
[11] Bell SL, Allen R, Lutman ME. The feasibility of maximum length sequences to reduce acquisition time of the middle latency response. J Acoust Soc Am. 2001; 109(3):1073–1081
[12] Nagle S, Musiek FE. Morphological changes in the middle latency response using maximum length sequence stimuli. J Am Acad Audiol. 2009; 20(8): 492–502
[13] Nousak JK, Stapells DR. Auditory brainstem and middle latency responses to 1 kHz tones in noise-masked normally-hearing and sensorineurally hearingimpaired adults. Int J Audiol. 2005; 44(6):331–344
[14] Ozdamar O, Bohórquez J, Ray SSP. P(b)(P(1)) resonance at 40 Hz: effects of high stimulus rate on auditory middle latency responses (MLRs) explored using deconvolution. Clin Neurophysiol. 2007; 118(6):1261–1273
[15] Buchwald JS, Erwin R, Van Lancker D, Guthrie D, Schwafel J, Tanguay P. Midlatency auditory evoked responses: P1 abnormalities in adult autistic subjects. Electroencephalogr Clin Neurophysiol. 1992; 84(2):164–171
[16] Erwin R, Buchwald JS. Midlatency auditory evoked responses: differential effects of sleep in the human. Electroencephalogr Clin Neurophysiol. 1986; 65 (5):383–392
[17] Woods DL, Clayworth CC, Knight RT, Simpson GV, Naeser MA. Generators of middle- and long-latency auditory evoked potentials: implications from studies of patients with bitemporal lesions. Electroencephalogr Clin Neurophysiol. 1987; 68(2):132–148
[18] Yvert B, Crouzeix A, Bertrand O, Seither-Preisler A, Pantev C. Multiple supratemporal sources of magnetic and electric auditory evoked middle latency components in humans. Cereb Cortex. 2001; 11(5):411–423
[19] Collet L, Duclaux R, Challamel MJ, Revol M. Effect of sleep on middle latency response (MLR) in infants. Brain Dev. 1988; 10(3):169–173
[20] Osterhammel PA, Shallop JK, Terkildsen K. The effect of sleep on the auditory brainstem response (ABR) and the middle latency response (MLR). Scand Audiol. 1985; 14(1):47–50
[21] Tucker DA, Ruth RA. Effects of age, signal level, and signal rate on the auditory middle latency response. J Am Acad Audiol. 1996; 7(2):83–91
[22] Nelson MD, Hall JW, III, Jacobson GP. Factors affecting the recordability of auditory evoked response component Pb (P1). J Am Acad Audiol. 1997; 8(2): 89–99
[23] Dietrich S, Barry SJ, Parker DE. Middle latency auditory responses in males who stutter. J Speech Hear Res. 1995; 38(1):5–17
[24] Tucker DA, Dietrich S, Harris S, Pelletier S. Effects of stimulus rate and gender on the auditory middle latency response. J Am Acad Audiol. 2002; 13 (3):146–153, quiz 171–172
[25] Bell SL, Allen R, Lutman ME. Optimizing the acquisition time of the middle latency response using maximum length sequences and chirps. J Acoust Soc Am. 2002; 112(5, Pt 1):2065–2073
[26] Notley SV, Bell SL, Smith DC. Auditory evoked potentials for monitoring during anaesthesia: a study of data quality. Med Eng Phys. 2010; 32(2):168–173
[27] Tucker DA, Dietrich S, McPherson DL, Salamat MT. Effect of stimulus intensity level on auditory middle latency response brain maps in human adults. J Am Acad Audiol. 2001; 12(5):223–232
[28] Musiek FE, Geurkink NA. Auditory brainstem and middle latency evoked response sensitivity near threshold. Ann Otol Rhinol Laryngol. 1981; 90(3, Pt 1): 236–240
[29] Scherg M, Volk SA. Frequency specificity of simultaneously recorded early and middle latency auditory evoked potentials. Electroencephalogr Clin Neurophysiol. 1983; 56(5):443–452
[30] Barajas JJ, Exposito M, Fernandez R, Martin LJ. Middle latency response to a 500-Hz tone pip in normal-hearing and in hearing-impaired subjects. Scand Audiol. 1988; 17(1):21–26

[31] Fukushima EM, Penteado de Castro N, Jr. A study of logon-evoked middle latency responses in female subjects with normal hearing. Rev Bras Otorrinolaringol (Engl Ed). 2007; 73(3):308–314
[32] Kavanagh KT, Domico WD, Crews PL, McCormick VA. Comparison of the intrasubject repeatability of auditory brain stem and middle latency responses elicited in young children. Ann Otol Rhinol Laryngol. 1988; 97 (3, Pt 1):264–271
[33] Kraus N, Smith DI, Reed NL, Stein LK, Cartee C. Auditory middle latency responses in children: effects of age and diagnostic category. Electroencephalogr Clin Neurophysiol. 1985; 62(5):343–351
[34] Maurizi M, Ottaviani F, Paludetti G, Rosignoli M, Almadori G, Tassoni A. Middle-latency auditory components in response to clicks and low- and middle-frequency tone pips (0.5–1 kHz). Audiology. 1984; 23(6):569–580
[35] Musiek F, Nagle S. The middle latency response: a review of findings in various central nervous system lesions. J Am Acad Audiol. 2018; 29(9): 855–867
[36] Musiek FE, Charette L, Morse D, Baran JA. Central deafness associated with a midbrain lesion. J Am Acad Audiol. 2004; 15(2):133–151, quiz 172–173
[37] Praamstra P, Hagoort P, Maassen B, Crul T. Word deafness and auditory cortical function. A case history and hypothesis. Brain. 1991; 114(Pt 3): 1197–1225
[38] Setzen G, Cacace AT, Eames F, et al. Central deafness in a young child with Moyamoya disease: paternal linkage in a Caucasian family: two case reports and a review of the literature. Int J Pediatr Otorhinolaryngol. 1999; 48(1):53–76
[39] Tanaka Y, Kamo T, Yoshida M, Yamadori A. 'So-called' cortical deafness. Clinical, neurophysiological and radiological observations. Brain. 1991; 114(Pt 6):2385–2401
[40] Musiek FE, Charette L, Kelly T, Lee W, Musiek E. Hit and false positive rates for the middle latency response in patients with central nervous system involvement. J Am Acad Audiol. 1999; 10:124–132
[41] Stach V, Hudson M. Middle and late auditory evoked potentials in multiple sclerosis. Semin Hear. 1990; 11:221–230
[42] Versino M, Bergamaschi R, Romani A, et al. Middle latency auditory evoked potentials improve the detection of abnormalities along auditory pathways in multiple sclerosis patients. Electroencephalogr Clin Neurophysiol. 1992; 84 (3):296–299
[43] Abdollahi FZ, Lotfi Y, Moosavi A, Bakhshi E. Binaural interaction component of middle latency response in children suspected of central auditory processing disorder. Indian J Otolaryngol Head Neck Surg. 2019; 71(2):182–185
[44] Chermak GD, Musiek FE. Central Auditory Processing Disorders. San Diego, CA: Singular; 1997
[45] Fifer RC, Sierra-Irizarry B. Clinical applications of the auditory middle latency response. Am J Otol. 1988; 9 Suppl:47–56
[46] Mattsson TS, Lind O, Follestad T, et al. Electrophysiological characteristics in children with listening difficulties, with or without auditory processing disorder. Int J Audiol. 2019; 58(11):704–716
[47] Purdy SC, Kelly AS, Davies MG. Auditory brainstem response, middle latency response, and late cortical evoked potentials in children with learning disabilities. J Am Acad Audiol. 2002; 13(7):367–382
[48] Arehole S, Augustine LE, Simhadri R. Middle latency response in children with learning disabilities: preliminary findings. J Commun Disord. 1995; 28(1): 21–38
[49] Romero AC, Funayama CA, Capellini SA, Frizzo AC. Auditory middle latency response and phonological awareness in students with learning disabilities. Int Arch Otorhinolaryngol. 2015; 19(4):325–330
[50] Korzyukov O, Pflieger ME,Wagner M, et al. Generators of the intracranial P50 response in auditory sensory gating. Neuroimage. 2007; 35(2):814–826
[51] Munjal SK, Panda NK, Pathak A. Relationship between severity of traumatic brain injury (TBI) and extent of auditory dysfunction. Brain Inj. 2010; 24(3): 525–532
[52] Washnik NJ, Anjum J, Lundgren K, Phillips S. A review of the role of auditory evoked potentials in mild traumatic brain injury assessment. Trends Hear. 2019; 23:2331216519840094
[53] Rojas Sosa MC, Fraire Martínez MI, Olvera Gómez JL, Jáuregui-Renaud K. Early auditory middle latency evoked potentials correlates with recovery from aphasia after stroke. Clin Neurophysiol. 2009; 120(1):136–139
[54] Jessen F, Kucharski C, Fries T, et al. Sensory gating deficit expressed by a disturbed suppression of the P50 event-related potential in patients with Alzheimer's disease. Am J Psychiatry. 2001; 158(8):1319–1321
[55] Harkrider AW, Champlin CA. Acute effect of nicotine on non-smokers: II. MLRs and 40-Hz responses. Hear Res. 2001; 160(1–2):89–98
[56] Ramkissoon I, Chambers RD. Effects of chronic and acute smoking on AMLRs in older and younger listeners. Int J Audiol. 2008; 47(12):715–723
[57] Ahveninen J, Jääskeläinen IP, Pekkonen E, et al. Post-withdrawal changes in middle-latency auditory evoked potentials in abstinent human alcoholics. Neurosci Lett. 1999; 268(2):57–60
[58] Bell SL, Smith DC, Allen R, Lutman ME. Recording the middle latency response of the auditory evoked potential as a measure of depth of anaesthesia. A technical note. Br J Anaesth. 2004; 92(3):442–445
[59] Sloan TB. Anesthetics and the brain. Anesthesiol Clin North America. 2002; 20(2):265–292
[60] Pialarissi PR, Almeida FS, Camanducaia LC, Jorge JJ, Jr. Middle-latency auditory responses in neurological diseases. Rev Bras Otorrinolaringol (Engl Ed). 2007; 73(4):540–548
[61] Schochat E, Musiek FE. Maturation of outcomes of behavioral and electrophysiologic tests of central auditory function. J Commun Disord. 2006; 39 (1):78–92
[62] Musiek FE, Lee WW. The auditory brain stem response in patients with brain stem or cochlear pathology. Ear Hear. 1995; 16(6):631–636
[63] Alemi R, Lehmann A. Middle latency responses to optimized chirps in adult cochlear implant users. J Am Acad Audiol. 2019; 30(5):396–405
[64] Kileny PR, Kemink JL, Miller JM. An intrasubject comparison of electric and acoustic middle latency responses. Am J Otol. 1989; 10(1):23–27
[65] Purdy SC, Kelly AS. Change in speech perception and auditory evoked potentials over time after unilateral cochlear implantation in postlingually deaf adults. Semin Hear. 2016; 37(1):62–73
[66] Gordon KA, Papsin BC, Harrison RV. Effects of cochlear implant use on the electrically evoked middle latency response in children. Hear Res. 2005; 204 (1–2):78–89
[67] Shallop JK, Beiter AL, Goin DW, Mischke RE. Electrically evoked auditory brain stem responses (EABR) and middle latency responses (EMLR) obtained from patients with the nucleus multichannel cochlear implant. Ear Hear. 1990; 11 (1):5–15
[68] Wang B, Cao K, Wei C, Gao Z, Li H. Evaluating auditory pathway by electrical auditory middle latency response and postoperative hearing rehabilitation. J Invest Surg. 2019; 32(6):542–551
[69] Miyamoto RT. Electrically evoked potentials in cochlear implant subjects. Laryngoscope. 1986; 96(2):178–185
[70] Black FO, Lilly DJ, Fowler LP, Stypulkowski PH. Surgical evaluation of candidates for cochlear implants. Ann Otol Rhinol Laryngol Suppl. 1987; 96(1, Pt 2) Suppl:96–99
[71] Game CJA, Gibson WPR, Pauka CK. Electrically evoked brain stem auditory potentials. Ann Otol Rhinol Laryngol. 1987; 96 Suppl:94–95
[72] Firszt JB, Chambers And RD, Kraus N. Neurophysiology of cochlear implant users II: comparison among speech perception, dynamic range, and physiological measures. Ear Hear. 2002; 23(6):516–531
[73] Makhdoum MJ, Groenen PA, Snik AF, van den Broek P. Intra- and interindividual correlations between auditory evoked potentials and speech perception in cochlear implant users. Scand Audiol. 1998; 27(1):13–20
[74] Davids T, Valero J, Papsin BC, Harrison RV, Gordon KA. Effects of stimulus manipulation on electrophysiological responses in

pediatric cochlear implant users. Part I: duration effects. Hear Res. 2008; 244(1-2):7-14
[75] Davids T, Valero J, Papsin BC, Harrison RV, Gordon KA. Effects of stimulus manipulation on electrophysiological responses of pediatric cochlear implant users. Part II: rate effects. Hear Res. 2008; 244(1-2):15-24
[76] Kelly AS, Purdy SC, Thorne PR. Electrophysiological and speech perception measures of auditory processing in experienced adult cochlear implant users. Clin Neurophysiol. 2005; 116(6):1235-1246
[77] Groenen P, Snik A, van den Broek P. Electrically evoked auditory middle latency responses versus perception abilities in cochlear implant users. Audiology. 1997; 36(2):83-97
[78] Musiek FE, Baran JA, Shinn J. Assessment and remediation of an auditory processing disorder associated with head trauma. J Am Acad Audiol. 2004; 15 (2):117-132
[79] Tampas JW, Harkrider AW. Auditory evoked potentials in females with high and low acceptance of background noise when listening to speech. J Acoust Soc Am. 2006; 119(3):1548-1561
[80] Jasper HH. Report of the committee on methods of clinical examination in electro-encephalography. The ten-twenty electrode system. Electroencephalogr Clin Neurol. 1958; 10 Suppl:371-375
[81] Daunderer M, Feuerecker MS, Scheller B, Pape NB, Schwender D, Kuhnle GE. Midlatency auditory evoked potentials in children: effect of age and general anaesthesia. Br J Anaesth. 2007; 99(6):837-844
[82] Luo JJ, Khurana DS, Kothare SV. Brainstem auditory evoked potentials and middle latency auditory evoked potentials in young children. J Clin Neurosci. 2013; 20(3):383-388
[83] McGee T, Kraus N, Killion M, Rosenberg R, King C. Improving the reliability of the auditory middle latency response by monitoring EEG delta activity. Ear Hear. 1993; 14(2):76-84
[84] McPherson DL, Tures C, Starr A. Binaural interaction of the auditory brainstem potentials and middle latency auditory evoked potentials in infants and adults. Electroencephalogr Clin Neurophysiol. 1989; 74(2):124-130
[85] Suzuki T, Hirabayashi M. Age-related morphological changes in auditory middle-latency response. Audiology. 1987; 26(5):312-320
[86] Amenedo E, Díaz F. Effects of aging on middle-latency auditory evoked potentials: a cross-sectional study. Biol Psychiatry. 1998; 43(3):210-219
[87] Woods DL, Clayworth CC. Age-related changes in human middle latency auditory evoked potentials. Electroencephalogr Clin Neurophysiol. 1986; 65(4): 297-303
[88] Kraus N, McGee T, Comperatore C. MLRs in children are consistently present during wakefulness, stage 1, and REM sleep. Ear Hear. 1989; 10(6):339-345
[89] Kraus N, McGee T. Clinical applications of the middle latency response. J Am Acad Audiol. 1990; 1(3):130-133
[90] Stapells DR, Galambos R, Costello JA, Makeig S. Inconsistency of auditory middle latency and steady-state responses in infants. Electroencephalogr Clin Neurophysiol. 1988; 71(4):289-295
[91] Schwender D, Conzen P, Klasing S, Finsterer U, Pöppel E, Peter K. The effects of anesthesia with increasing end-expiratory concentrations of sevoflurane on midlatency auditory evoked potentials. Anesth Analg. 1995; 81(4):817-822
[92] Bell AH, Meredith MA, Van Opstal AJ, Munoz DP. Stimulus intensity modifies saccadic reaction time and visual response latency in the superior colliculus. Exp Brain Res. 2006; 174(1):53-59
[93] Fischer C, Luauté J. Evoked potentials for the prediction of vegetative state in the acute stage of coma. Neuropsychol Rehabil. 2005; 15(3-4): 372-380
[94] Logi F, Fischer C, Murri L, Mauguière F. The prognostic value of evoked responses from primary somatosensory and auditory cortex in comatose patients. Clin Neurophysiol. 2003; 114(9):1615-1627
[95] Prosser S, Arslan E. Does general anaesthesia affect the child's auditory middle latency response (MLR)? Scand Audiol. 1985; 14(2):105-107
[96] Hood LJ, Martin DA, Berlin CI. Auditory evoked potentials differ at 50 milliseconds in right- and left-handed listeners. Hear Res. 1990; 45(1-2): 115-122
[97] Stewart MG, Jerger J, Lew HL. Effect of handedness on the middle latency auditory evoked potential. Am J Otol. 1993; 14(6):595-600

10 Potenciais Relacionados com Eventos Corticais

Curtis Billings ▪ Letitia White-Minnis ▪ Samuel R. Atcherson

Resumo

Os potenciais relacionados a eventos corticais (CERPs) compreendem uma ampla categoria de potenciais evocados auditivos (AEPs), incluindo vários tipos sensoriais e cognitivos importantes, com uma ampla variedade de terminologia para classificá-los ou agrupá-los. Conforme descrito no Capítulo 1, os CERPs são classificados por suas latências, origem anatômica geral e comportamentos de resposta neural a tipos de estímulos transitórios, de estado estável e sustentados. Neste capítulo, abordamos informações relacionadas com o potencial evocado auditivo tardio (complexo P1-N1-P2), ao *mismatch negativity* (MMN) e ao potencial cognitivo P3.

Palavras-chave: cortical, potencial relacionado a eventos, potencial evocado, tardio, *mismatch negativity*, cognitivo, P3

10.1 Introdução

Pauline A. Davis[1] é frequentemente creditada pela descoberta do CERP quando observou mudanças em um registro eletroencefalográfico (EEG) em resposta a sons abruptos. Sua descoberta passou a ser chamada de "potencial de vértice" e, mais tarde, de potencial evocado auditivo tardio (LAEP), devido à sua amplitude máxima na parte superior central da cabeça. Foi por meio dessa descoberta que o marido de Pauline, Hallowell Davis, e seus colegas, realizaram um número impressionante de experimentos entre as décadas de 1930 e 1960. Durante vários anos, o "santo graal" do potencial de vértice para H. Davis seria seu eventual uso como um meio objetivo de estimar limiares comportamentais (audiograma) em bebês e outros pacientes difíceis de testar. Os CERPs, assim como os LAEP podem de fato ser usados para estimar os limiares comportamentais,[2,3] mas foram amplamente substituídos pelo potencial evocado auditivo de tronco encefálico (ABR) e, até certo ponto, pela resposta auditiva de estado estável (ASSR). Os registros de CERP geralmente exigem pacientes acordados (olhos abertos), alertas e quietos, o que pode ser um desafio para crianças pequenas. No entanto, a vantagem sobre o ABR é que eles podem fornecer algumas informações funcionais sobre o córtex auditivo e outras estruturas e processos de ordem superior. O *mismatch negativity* (MMN) descoberto por Näätänen *et al.*[4] é outro CERP que parece refletir um processamento de discriminação pré-consciente de dois ou mais sons diferentes e não exige que os pacientes prestem atenção ativa aos estímulos. Por fim, o P3 , descoberto por Sutton *et al.*,[5,6] é um CERP positivo tardio (300 a 600 milissegundos) que é evocado por estímulos desviantes (ou seja, infrequentes ou alvo) apresentados em uma sequência de outros estímulos mais repetitivos e padrão (frequentes ou não alvo) (p. ex., um paradigma *oddball*). O P3 parece refletir tanto características exógenas (ou seja, desenvolvimento a partir de fatores externos ao indivíduo, como o estímulo) quanto endógenas (ou seja, desenvolvimento a partir de fatores internos ao indivíduo, como a atenção). Por exemplo, como um potencial exógeno, o ouvinte deve primeiro ser capaz de discriminar entre os estímulos-padrão e desviantes. Em geral, quanto mais difícil for a tarefa de discriminação, mais longa será a latência e menor será a amplitude.[7] O fato de que o P3 também pode surgir para estímulos omitidos demonstra seu papel como um potencial cognitivo endógeno.[8] A ▶ Fig. 10.1 mostra as três ondas CERPs (ou seja, LAEP, MMN e P3) evocadas usando o paradigma *oddball* em um exemplo de caso clínico.

Em contraste com os potenciais de latência precoce (p. ex., ABR), os CERPs exibem latências de ≥ 50 milissegundos, exigindo taxas de estimulação mais lentas, e exibem voltagens maiores no couro cabeludo, exigindo menos apresentações de estímulo. Além disso, os CERPs têm um curso de tempo de maturação mais longo, geralmente são influenciadas pelo estado do paciente e são mais suscetíveis aos efeitos do treinamento. Uma grande variedade de estímulos de fala e não fala pode ser usada, com as tentativas contendo um único estímulo ou dois ou mais estímulos diferentes. Paradigmas *oddball* , que envolvem relativamente menos

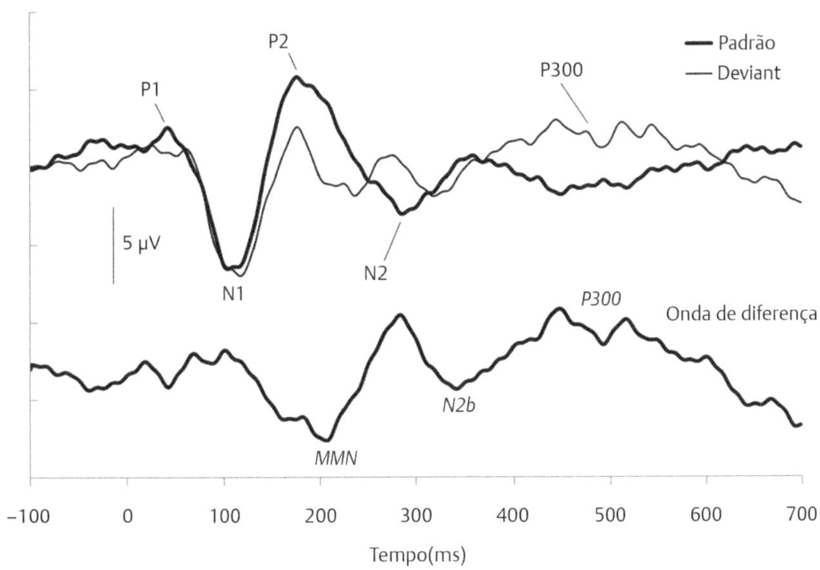

Fig. 10.1 Picos típicos do potencial cortical relacionado com eventos (CERP). Essas formas de onda foram derivadas usando um paradigma *oddball* com explosões de tons de 1.000 Hz (padrão) e 2.000 Hz (desviante). O paciente foi solicitado a contar mentalmente o número de estímulos desviantes ouvidos. Após os registros de estímulos estranhos, a onda de diferença foi calculada subtraindo-se a forma de onda padrão da forma de onda desviante, o que permite uma melhor visualização da *mismatch negativity* (MMN) e N2b. (Observação: o paciente tinha um histórico de várias lesões na cabeça relacionadas com acidentes automobilísticos com queixas de dificuldade para ouvir, apesar da sensibilidade auditiva normal. O pico de P3 apresentou uma pequena amplitude e uma latência maior do que a esperada.)

estímulos desviantes em uma sequência de estímulos-padrão diferentes, porém mais frequentes, são utilizados nos registros de MMN e P3. Ao contrário do P3, o MMN é mais bem visualizado quando se subtrai a forma de onda média desviante da forma de onda média-padrão. O LAEP é uma resposta obrigatória que não requer um paradigma estranho ou a média separada de estímulos diferentes. No entanto, quando o estímulo de evocação contém uma alteração discriminável em sua duração, um segundo complexo P1-N1-P2, geralmente menor, pode ser evocado, o que foi denominado complexo de alteração acústica (ACC).[9] Embora todos os CERPs representem atividade no nível do córtex, identificar os geradores neuroanatômicos precisos de cada pico é, na melhor das hipóteses, difícil, principalmente devido às inúmeras contribuições que se sobrepõem temporal e espacialmente. Cada um dos três CERP é analisado em detalhes na seção a seguir.

10.2 Potencial Evocado Auditivo Tardio

10.2.1 Descrição da Forma de Onda

Os LAEPs estavam entre os primeiros a serem registrados muito antes de a média do sinal estar disponível.[1] Com a média do sinal, os picos P1, N1, P2 e N2 puderam ser identificados, ocorrendo em sucessão entre 50 e 250 milissegundos após o início do estímulo.[10] As letras P e N referem-se a tensões positivas e negativas, respectivamente. O pico P1 é o mais precoce dos LAEPs e supõe-se que seja o mesmo que o pico Pb da resposta de latência média (MLR).[11] O complexo N1-P2 é considerado a característica mais estável e saliente do LAEP, pois é provocado por praticamente qualquer estímulo com uma mudança relativamente abrupta, inclusive o início do estímulo e interrupções em estímulos em andamento.[10,12,13,14] O pico N2 é a última das ondas do ABR. Embora o N2 tenha sido amplamente ignorado no campo da audiologia devido à necessidade de que os pacientes estejam relativamente acordados e alertas, sua amplitude realmente se torna maior com o início do sono.[15] No entanto, esse pico não deve ser confundido com o pico N2b, que é frequentemente associado ao MMN e ao P3 em registros de paradigmas *oddball*.[16] Com estímulos de nível moderadamente alto, os picos N1 e P2 podem atingir amplitudes de até 5 µV independentemente e têm amplitudes de pico a pico de cerca de 10 µV. Por fim, as latências e amplitudes parecem apresentar boa confiabilidade no teste-reteste usando estímulos de tons e de fala natural.[17,18]

Considerações Especiais

Com frequência, um CERP é rotulado como exógeno (eliciado externamente) ou endógeno (eliciado internamente); no entanto, na realidade, a maioria das respostas apresenta algumas características de ambas as categorias. Por exemplo, o LAEP pode ser provocado por praticamente qualquer alteração acústica no ambiente, mas também pode ser modulado por fatores cognitivos, como atenção e memória. Os examinadores que desejarem se concentrar apenas no aspecto "auditivo" dos CERP acabarão percebendo que as características exógenas e endógenas precisarão ser consideradas em todos os momentos.

10.2.2 Geradores Neurais

O P1 parece surgir de fontes do córtex auditivo primário, especificamente do giro de Heschl, mas também pode ter contribuições da área talâmica e das áreas de associação auditiva.[19-22] O N1 parece ter várias fontes corticais temporalmente sobrepostas e espacialmente distribuídas. Essas fontes incluem a ativação dos giros de Heschl e do *planum temporale* (resultando em dipolos orientados radial e tangencialmente), com contribuições de fontes frontocentrais, do giro cingulado e de outras áreas de associação auditiva no lobo temporal lateral e parietal.[15,17,23-31] O P2 parece ser gerado na vizinhança do córtex auditivo primário dentro do lobo temporal.[32,33] O N2 provavelmente surge dos lobos frontais, do sistema límbico ou de outras estruturas subcorticais obscuras.[34,35]

Armadilha

Não se pode presumir que a colocação de eletrodos no couro cabeludo sobre o lobo temporal (ou qualquer outro local) refletirá a atividade somente naquele local. Lembre-se de que provavelmente há vários geradores que se sobrepõem temporalmente e são ativados de forma sincronizada. Além disso, a magnitude de um LAEP será determinada, em grande parte, pela orientação e força dos dipolos dos geradores, bem como pela localização do eletrodo de referência, que pode ou não estar captando atividade.

Considerações Especiais

A nomenclatura do potencial relacionado a eventos pode ser confusa para clínicos iniciantes porque vários termos são usados com frequência para se referir ao mesmo potencial. Por exemplo, o LAEP também foi chamado de resposta tardia ou de longa latência (LLR), resposta auditiva tardia (ALR), potencial de vértice lento (SVP), potencial evocado auditivo cortical (CAEP) e resposta obrigatória. Os termos fazem referência a alguma característica da resposta, como tempo após o início do estímulo (por exemplo, precoce, médio ou tardio), velocidade de apresentação do estímulo (por exemplo, rápido ou lento), anatomia (por exemplo, tronco encefálico ou cortical) ou alguma outra propriedade específica da resposta (por exemplo, obrigatória ou cognitiva). Além disso, picos específicos nas formas de onda são às vezes rotulados de acordo com o fato de serem positivos ou negativos e suas latências aproximadas após o início do estímulo (por exemplo, *P50*, *N100*, *P200*, *N250* e *P300*).
No entanto, eles são enganosos porque a latência real pode variar de pessoa para pessoa e dependendo do tipo de estímulo ou tarefa implementada. Portanto, é recomendável usar termos como *P1* (ou *Pb*), *N1*, *P2* e *N2* para gravações de paradigmas não-*oddball* e *N2b*, *P3a* (ignorar) e *P3b* (atender) para gravações de paradigmas *oddball*, sempre que possível.

10.2.3 Parâmetros de Estímulo e Registro

Como dito anteriormente, os LAEPs podem ser provocados por praticamente qualquer alteração acústica. Embora os LAEPs possam ser eliciados com cliques, eles são mais comumente eliciados com *tone bursts* de curta duração e com estímulos de fala e semelhantes à fala. A maioria dos sistemas clínicos é capaz de registrar os LAEPs com alguns pequenos ajustes no protocolo de teste. A ▶ Tabela 10.1 mostra os parâmetros de estímulo e registro comumente usados para os LAEPs.

Embora P1, N1 e P2 sejam frequentemente agrupados como um complexo, a maioria dos estudos do LAEP concentrou-se no pico N1, conforme evidenciado por várias revisões extensas da literatura sobre esse pico isoladamente.[15,36,37,38] No entanto, o pico P1 tem recebido atenção substancial nos últimos 15 anos porque pode servir como um marcador de desenvolvimento ou maturação para o desenvolvimento do sistema nervoso auditivo central.[39,40]

Como os LAEPs são respostas transientes, eles respondem bem a estímulos com tempos de subida/descida relativamente rápidos de até ~50 milissegundos.[41,42] Estímulos com durações gerais longas não são necessários; no entanto, eles podem ser úteis em estudos de estimativa de limiar.[43] O clínico deve estar ciente de que foi demonstrado que para o N1 e o P2 a latência diminui e a amplitude aumenta à medida que o platô do estímulo de *tone burst* aumentou de 9 para 128 milissegundos.[44] Quando as durações dos estímulos são longas (várias centenas de milissegundos ou mais), também pode ser observado um LAEP *offset*, que é menor em amplitude do que o LAEP *onset*, mas similarmente sensível a uma variedade de características do estímulo.[45] Entretanto, os geradores neurais que dão origem aos LAEPs *offset e onset* podem ser ligeiramente diferentes.[46,47] Além disso, os estímulos de longa duração podem produzir um potencial de negatividade sustentado que persiste enquanto o estímulo estiver ligado.[48] Para produzir um LAEP *onset* limpo, os estímulos de *tone burst* com tempos de subida/descida de 10 a 20 milissegundos e um platô de 50 a 80 milissegundos funcionam razoavelmente bem. Os efeitos da modelagem do envelope do estímulo em *tone bursts* podem ser irrelevantes no nível cortical, devido aos tempos de subida e platô mais longos, mas geralmente são aplicadas rampas lineares ou de Blackman. A polaridade do estímulo também parece ser irrelevante para todos os CERPs. O nível de intensidade no qual os estímulos são apresentados varia de acordo com o tipo de estímulo usado e o objetivo da avaliação. Os níveis de intensidade calibrados variam dependendo de determinados parâmetros de estímulo e da instrumentação adequada (consulte o Capítulo 21).

No mínimo, é necessário um sistema de eletrodos de dois canais, com um eletrodo não inversor colocado no local de interesse (geralmente Cz) e o outro eletrodo não inversor colocado acima ou abaixo de um olho para detectar e rejeitar a atividade de piscar os olhos. Um único eletrodo de inversão pode ser colocado no lóbulo da orelha ipsilateral ou contralateral. Por fim, o eletrodo terra pode ser colocado no alto da fronte ou no lóbulo da orelha não utilizado. Como os dois eletrodos não inversores compartilharão o mesmo local do eletrodo inversor, as referências são conectadas com um cabo *jumper*. A montagem do eletrodo anterior, mais uma vez, é o mínimo. Idealmente, seria preferível ter quatro ou mais canais para adicionar pelo menos mais um eletrodo lateral a um olho e um ou mais eletrodos adicionais na cabeça (p. ex., registros C3-Cz-C4). Com registros multicanais, como os registros C3 e C4, é possível usar uma configuração de lóbulo da orelha vinculado. Ou seja, cada lóbulo da orelha terá

Tabela 10.1 Parâmetros de estímulo sugeridos e considerações de registro para potenciais evocados auditivos tardios

	Parâmetros de estímulo
Tipo	*Tone bursts* (frequências do audiograma) e outros estímulos não linguísticos (tempo de subida/descida de 10 a 20 milissegundos, platô de 20 a 60 milissegundos, linear ou rampa Blackman) Fala ou semelhante à fala (palavras, consoantes-vogais ou estímulos vocálicos) Cliques (embora geralmente não recomendados)
Intensidade	60-70 dB peSPL (nível de pressão sonora equivalente ao pico, supralimiar) variável em decréscimos de 5 a 10 dB (estimativa de limiar)
Polaridade	Rarefação, mas geralmente não é relevante (consulte o texto)
Taxa	0,7-1,7/s (dependerá da duração do estímulo e da janela de tempo)
Apresentações	500 por teste (podem ser necessários de 50 a 1.000, dependendo das características do paciente durante o teste e da quantidade de ruído)
Transdutor	ER-3A (ou alto-falante com aparelhos auditivos e implantes cocleares)
	Considerações sobre o registro
Eletrodos	Cz (não invertido), lóbulo da orelha ipsilateral ou contralateral (invertido e não vinculado) e Fpz (terra) Acima ou abaixo de um olho (com sistema de dois canais e, se houver mais canais disponíveis, um eletrodo lateral a um olho)
Amplificação	50.000 a 75.000 vezes
Rejeição de artefatos	±100 μV
Pontos de dados	256 pontos (~426 amostras/s) ou 512 pontos (~853 amostras/s)
Janela de tempo	-100 a 500 milissegundos ou mais (dependerá da taxa de estimulação e das latências de pico desejadas)
Filtros	0,1 a 100 Hz durante a aquisição e filtragem digital *off-line* de 1-20 Hz ou 1-40 Hz
Replicações	Um mínimo de dois

um eletrodo de inversão, mas será eletricamente conectado ao conectar os dois eletrodos no mesmo cabo *jumper*. Como alternativa, a re-referenciação pode ser aplicada matematicamente em linha com muitos sistemas modernos de AEP; se esse for o caso, as mastoides fisicamente ligadas não são recomendadas devido a limitações no número de canais disponíveis.

Pérola

Reservar pelo menos um canal do sistema AEP para detectar piscadas e rejeitar varreduras contaminadas é importante para todos os CERPs devido ao espectro e à magnitude das piscadas. A localização do eletrodo não inversor para a detecção de piscadas pode ser na crista infraorbital ou supraorbital de um olho e na linha média da pupila.

10.2.4 Parâmetros de Medição

Latência e Amplitude

A medição de latências é bastante fácil e direta, com P1 ocorrendo em 50 milissegundos, N1 ocorrendo em qualquer lugar entre 90 e 150 milissegundos, P2 ocorrendo em qualquer lugar entre 160 e 200 milissegundos e N2 ocorrendo entre 300 e 350 milissegundos.[49] Em geral, o ponto máximo ou central da onda larga é selecionado. Com configurações de filtro de aquisição ampla (p. ex., 0,1-100 Hz), as formas de onda podem parecer mais "ruidosas" e podem deixar os examinadores menos experientes inseguros sobre quais picos selecionar se houver vários próximos. Filtragem digital *off-line* adicional pode ser aplicada para "suavizar" a forma de onda. Especificamente, o LAEP é de baixa frequência (▶ Fig. 10.2), de modo que o corte passa-baixo pode ser definido para até 15 Hz. No entanto, recomenda-se um filtro passa-baixo de 30 a 40 Hz para evitar a distorção da forma de onda. O *cutoff* passa-alto pode ser deixado em 0,1 Hz, mas não deve ser aumentado para mais de 1 Hz, acima do qual pode ocorrer alguma distorção da forma de onda. É sempre melhor obter as formas de onda mais limpas possíveis durante a gravação real e contar com filtragem ou suavização adicional somente quando necessário ou conforme definido pelos protocolos, devido aos possíveis efeitos nas formas de onda.[50] As medidas de amplitude podem ser obtidas usando medidas de amplitude pico a pico (ou pico a vale), linha de base a pico ou média (ou seja, amplitude média em um determinado intervalo de latência). O método usado dependerá da finalidade da medição. Por exemplo, para determinar a presença de uma resposta, a amplitude de pico a pico N1-P2 pode ser a mais adequada devido à sua estabilidade,[51] enquanto perguntas específicas sobre os efeitos N1 sugeririam uma medida de linha de base a pico para evitar a inclusão de efeitos P2.

Considerações Especiais

O fato de a escala do LAEP ser positiva para cima ou negativa para cima geralmente é uma questão de preferência pessoal. Embora os picos positivos sejam geralmente apresentados como ascendentes, os pesquisadores que estão chamando a atenção para N1 podem optar por uma escala negativa ascendente. Seja qual for o modo de definição da escala, os valores de voltagem devem corresponder.

Considerações Especiais

As linhas de base pré-estímulo são uma parte essencial da resposta registrada e, se possível, devem sempre ser incluídas ao examinar os dados. Como nenhuma atividade relacionada a eventos deve estar presente durante esse período, ele é usado para avaliar a quantidade de ruído na resposta, não relacionada ao estímulo. Uma regra geral é verificar se o pico de interesse é pelo menos duas a três vezes maior do que a atividade no período pré-estímulo. McPherson *et al.*[52] recomendam que o período pré-estímulo seja de pelo menos 10% da janela de análise desejada. Para obter medidas de linha de base até o pico, um período de pré-estímulo relativamente plano é útil porque é usado para corrigir a linha de base da janela de época.

10.2.5 Efeitos do Paciente

Atividade Relacionada com os Olhos

Em contraste com os potenciais precoces, os LAEPs são altamente suscetíveis à influência de vários estados cerebrais do EEG. Por exemplo, quando um paciente está acordado, mas relaxado com os olhos fechados, é produzida uma onda grande e contínua com frequências de EEG entre 8 e 12 Hz, que pode sobrepor-se em tempo e amplitude a determinados picos do LAEP. Para manter os

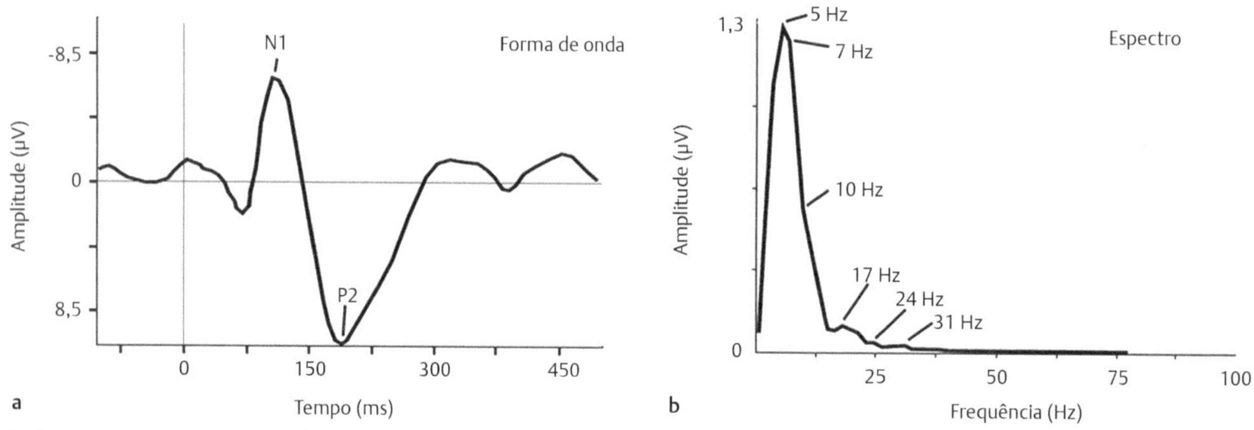

Fig. 10.2 Ilustração da transformada rápida de Fourier (FFT) em uma forma de onda do potencial evocado auditivo tardio (LAEP). (**a**) Forma de onda média do LAEP representada no domínio do tempo (milissegundos). (**b**) Aplicando a FFT na forma de onda, a energia espectral é representada no domínio da frequência (Hz), com energia de até ~50 Hz. A maior energia espectral ocorre em cerca de 5 Hz.

pacientes alertas, eles podem ler um livro em silêncio (revistas não são recomendadas) ou assistir a um filme legendado com o mínimo de áudio possível.

Com a exigência de se manter os olhos abertos para os registros do LAEP, surge o possível problema das piscadelas oculares. As piscadas oculares podem ter uma amplitude bastante grande, obscurecendo completamente o LAEP, principalmente se o paciente sincronizar as piscadas oculares com os estímulos. Evitar ou minimizar a atividade de piscar os olhos no LAEP registrado pode ser feito de várias formas. Primeiro, o paciente pode ser instruído a relaxar e a minimizar todas as formas de movimento, inclusive as piscadas de olhos. Infelizmente, alguns pacientes podem se esforçar muito para não piscar (introduzindo atividade miogênica indesejada), podem aumentar a frequência de suas piscadas (devido à percepção de olho seco) ou podem introduzir uma variável indesejada no LAEP, em que a prevenção de piscadas se torna uma tarefa de atenção. Dizer simplesmente ao paciente para relaxar e não prestar atenção ao estímulo pode ser tudo o que é necessário. Como alternativa, assistir a um vídeo legendado ajudará a estimular o relaxamento e a minimizar a atividade de piscar os olhos para a maioria dos pacientes. Um método eficaz para lidar com as piscadas de olhos é usar eletrodos ao redor do olho para que as piscadas de olhos que atingirem os níveis de rejeição de artefatos não sejam incluídas na média. Os níveis de rejeição de artefatos devem ser definidos como baixos o suficiente para rejeitar qualquer artefato grande e indesejado, mas altos o suficiente para que o EEG em andamento não seja afetado. Os efeitos das piscadas de olhos também podem ser removidos usando filtros espaciais ou procedimentos de análise de componentes independentes.

Pérola

Colocar bolas de algodão na pálpebra superior de cada olho aberto tem sido útil em alguns casos para reduzir a atividade de piscar os olhos. Lembre-se de que as piscadas de olhos ainda podem ser registradas (e não serem detectadas pela rejeição de artefatos), mas suas amplitudes provavelmente serão muito menores e toleráveis.

Considerações Especiais

Pesquisadores e examinadores perguntaram se assistir a um vídeo legendado com áudio ligado ou desligado poderia ter um efeito na forma de onda do LAEP. McArthur *et al.*[53] demonstraram que tanto P1 quanto N1 são altamente resistentes a assistir a vídeos, e P2 pode ser degradado (mais ainda com a presença do som do vídeo). P2 pode ser suscetível à degradação porque está na faixa de latência dos processos associados ao MMN e a P3.

Atenção

Os efeitos da atenção no LAEP são amplos e variados, mas, em geral, N1 tende a se tornar maior em amplitude,[54] enquanto P2 se torna menor.[55] Acredita-se que P2 diminua em amplitude devido ao aumento de uma negatividade de processamento (chamada Nd) que surge durante a atenção seletiva.[55]

Perda Auditiva

Há uma falta significativa de dados na área dos efeitos das perdas de auditivas sobre o LAEP. Por um lado, alguns estudos não demonstram diferenças nos picos N1 e P2 entre pessoas com audição normal e pessoas com perda auditiva[56,57,58] enquanto outros demonstraram atrasos de latência em pessoas com perda auditiva.[9,59] Os efeitos mistos da perda auditiva podem ser devidos a uma liberação auditiva central da inibição (resultando em aumento da atividade neural) que se acredita compensar a diminuição da atividade neural excitatória da periferia.[60] Em uma investigação preliminar da privação auditiva em adultos jovens e de meia-idade com e sem perda auditiva, Buckley[61] demonstrou que, embora as latências não fossem diferentes entre os grupos, as amplitudes de P1, N1 e P2 eram significativamente diferentes entre os grupos quando os estímulos eram apresentados com base no SL (nível sensorial) em vez de em um nível de intensidade fixo. Billings *et al.*[56] também mostraram efeitos da idade na amplitude de P2 e N2 ao comparar um grupo jovem e um grupo idoso, ambos com audição normal até 4.000 Hz. Como a perda auditiva também está associada ao avanço da idade, são necessárias mais pesquisas para entender as interações dessas variáveis.

Desenvolvimento e Maturação

Devido à localização dos geradores no córtex, os picos dos LAEPs têm um curso de tempo de maturação muito mais longo do que o esperado para o ABR (cerca de 2 anos até a morfologia adulta) e a MLR (cerca de 10 a 12 anos até a morfologia adulta). Embora os LAEPs passem por grandes mudanças no desenvolvimento durante a infância, os geradores subjacentes são funcionais no nascimento.[62] Acredita-se que os picos dos LAEPs atinjam a morfologia adulta durante a puberdade.[63,64] Bishop *et al.*,[65] no entanto, sugerem que há três períodos de desenvolvimento claramente distinguíveis para os LAEPs: 5 a 12 anos, 13 a 16 anos e idade adulta. Como os picos dos LAEPs podem ser registrados em bebês,[62,64] Sharma *et al.*[40] usaram o pico P1 como um biomarcador do desenvolvimento auditivo. Com a estimulação auditiva adequada, espera-se que a latência de P1 diminua com a idade. O uso do P1 dessa forma pode ter aplicações clínicas na avaliação da eficácia dos ajustes de aparelhos auditivos e implantes cocleares e até mesmo como uma ferramenta objetiva na decisão de mudar de aparelhos auditivos para um implante coclear. A ▶ Fig. 10.3 ilustra a diferença maturacional no LAEP para uma criança de 18 meses e um adulto jovem. Observe a proeminência de P1 na criança com uma latência de aproximadamente 120 milissegundos. Ao atingir a puberdade, espera-se que todos os LAEPs apareçam e mudem de latência para se tornarem mais semelhantes aos do adulto.

10.2.6 Aplicações Clínicas

Há várias aplicações clínicas em potencial para os LAEPs. Em alguns casos, um sistema de potencial evocado clínico-padrão é tudo o que é necessário. Em outros casos, podem ser necessários equipamentos mais sofisticados (p. ex., equipamentos que permitam o registro do encefalograma contínuo em vez de apenas médias de épocas), técnicas de estimulação ou análise acima e além dos recursos do sistema clínico-padrão. Os LAEP podem ser registrados em diversas populações de pacientes, incluindo indivíduos com perda auditiva, transtorno do espectro da neuropatia auditiva (ANSD) e usuários de próteses auditivas ou implantes cocleares. Assim, na breve revisão de algumas das aplicações clínicas que se seguem, os leitores devem estar cientes de que as técnicas descritas podem ter amplas aplicações clínicas com muitos fatores e grupos de pacientes que ainda precisam ser examinados.

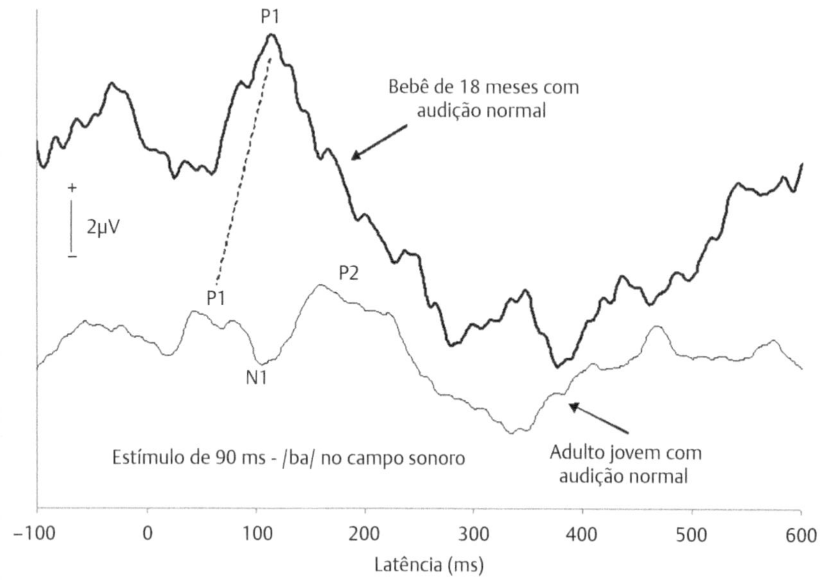

Fig. 10.3 Diferenças maturacionais nos potenciais evocados auditivos tardios (LAEPs). Observe as diferenças na morfologia da forma de onda entre a criança de 18 meses e o adulto jovem, ambos com audição normal. Espera-se que o pico proeminente de P1 em 100 milissegundos para a criança diminua em latência, e espera-se que N1 e P2 surjam e se desenvolvam até a puberdade. As apresentações do estímulo (/ba/) foram feitas por meio de um alto-falante para a criança e fones de ouvido ER-3A para o adulto.

Neurodiagnóstico

Embora os médicos estejam mais propensos a usar ABR e MLR, os LAEPs ainda têm um lugar importante no neurodiagnóstico.

Embora a alta variabilidade intersujeito e a falta de dados normativos sejam limitações atuais, à medida que vários distúrbios auditivos forem mais bem compreendidos, os LAEPs podem ajudar no diagnóstico diferencial. Os LAEPs já demonstraram alguns padrões anormais em pacientes com zumbido,[66] ANSD,[67] lesões corticais,[68] lesões cerebrais difusas ,[69] e processamento auditivo e problemas de linguagem/aprendizagem.[70,71,72] Embora não seja o foco deste livro, os LAEPs demonstraram ser anormais em uma variedade de transtornos psiquiátricos.

Audiometria de Resposta Evocada Cortical

O desejo de usar os LAEPs para estimar (ou validar) os limiares auditivos existem desde a época de Hallowell Davis.[73] No entanto, os médicos abandonaram em grande parte os LAEPs para essa aplicação em favor do ABR devido à sua facilidade de uso e ao fato do ABR poder ser realizada enquanto o paciente está dormindo (ideal para recém-nascidos). A principal limitação do ABR é que ele não fornece nenhuma informação funcional para além do tronco encefálico. Assim, o ABR é insuficiente para ajudar em casos médico-legais de perda auditiva não orgânica ou exagerada.[2,74,75] Foi demonstrado que os limiares dos LAEPs estão dentro de 10 dB dos limiares comportamentais em mais de 80% das vezes em populações de pacientes com doença de Ménière e perda auditiva induzida por ruído.[2,76] Recentemente, no entanto, houve um interesse renovado no uso dos PEALL para estimar os limiares auditivos em bebês com técnicas estatísticas objetivas, como o T2 de Hotelling.[77,78] O *software* e as técnicas de medição, conforme descrito por Lightfoot e Kennedy,[2] Golding *et al.*,[78] e Carter *et al.*,[77] têm implementação limitada nos sistemas comerciais de potencial evocado.

Dispositivos Auditivos

Os LAEPs podem ser particularmente úteis clinicamente para ajudar a ajustar ou verificar dispositivos auditivos, como próteses auditivas ou implantes cocleares. Além disso, os LAEPs podem ser sensíveis aos efeitos da estimulação auditiva no sistema auditivo central (ou seja, alterações no processamento cerebral ao longo do tempo), seja essa estimulação acústica (condução aérea e óssea) ou elétrica. Um desafio atual é levar em conta as modificações adicionais de processamento que as próteses auditivas e os implantes cocleares introduzem no sinal (o leitor interessado é direcionado à edição especial do Volume 2014 *Hearing Aids and the Brain* no *International Journal of Otolaryngology*). Como resultado, os LAEPs assistidos parecem ser mais úteis para representar se um sinal assistido está atingindo o córtex (ou seja, detecção fisiológica), semelhante a um limiar assistido comportamental, em vez de auxiliar na discriminação entre a adequação de diferentes configurações de próteses auditivas ou outras diferenças supralimiares (ou seja, discriminação fisiológica). Para uma revisão dos usos e limitações dos LAEPs assistidos, consulte Billings.[79] Outras aplicações para implantes e próteses auditivas ancoradas no osso também foram exploradas.[80-82] Alguns usuários de implante coclear apresentam um grande artefato relacionado ao estímulo que obscurece os picos do LAEP (▶ Fig. 10.4). Várias técnicas foram sugeridas na literatura para neutralizar esse problema.[40,80-84]

Treinamento Auditivo

Os neurônios do córtex parecem ter uma enorme capacidade de mudança. Eles não são apenas influenciados pelo ambiente e pela experiência,[36,85] mas também são afetados por deficiências do sistema auditivo periférico[22] e pelo treinamento.[86,87] Em geral, N1 e P2 podem ser modificados com o treinamento auditivo. Em crianças com déficits de processamento auditivo ou dificuldades de aprendizagem, a eficácia do treinamento auditivo formal (p. ex., Earobics, Cognitive Concepts, Cambridge, MA) também pode ser avaliada com o uso do LAEP.[72] Warrier *et al.*[72] descobriram que algumas crianças com dificuldades de aprendizagem apresentavam padrões anormais de tempo de resposta N2 no ruído, mas eles melhoraram para dentro dos limites normais após o treinamento.

Comparações/Previsões entre Cérebro e Comportamento

Outro possível uso clínico dos LAEP s é em combinação com medidas comportamentais. A capacidade de entender a fala no

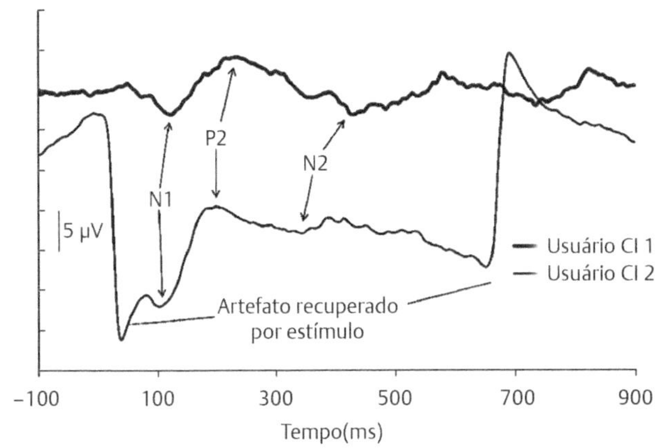

Fig. 10.4 O artefato relacionado com o estímulo está presente em alguns usuários de implante coclear. As formas de onda nesta figura foram obtidas com uma explosão de tom de 656 microssegundos (1 kHz) apresentada a 80 dB SPL (nível de pressão sonora) no campo sonoro com os eletrodos Cz (não inversor) e o lóbulo da orelha não implantada (inversor). Um terceiro eletrodo colocado na crista infraorbital abaixo de um olho (no lado sem implante) foi usado para captar a atividade de piscar os olhos. Ambos os pacientes adultos com implantes cocleares eram usuários do Advanced Bionics CII (Advanced Bionics Corp., Valencia, CA) com processadores retroauriculares Auria Harmony e microfones em T. Observe as diferenças nas formas de onda do potencial evocado auditivo tardio (LAEP), com o usuário 2 do CI apresentando um grande artefato relacionado com o estímulo no início e no final do tom de 656 microssegundos.

ruído de fundo pode ser particularmente variável; é possível que os LAEPs ajudem a explicar partes dessa variabilidade. Foram encontradas correlações significativas, de moderadas a fortes, entre os LAEPs e as habilidades de compreensão da fala no ruído.[88-90] Além disso, descobriu-se que os LAEPs preveem os limiares comportamentais de sentenças e palavras no ruído (ou seja, o ponto de 50% na função psicométrica) com uma precisão de 2 a 3 dB.[91] Com melhorias adicionais nos modelos de previsão, é possível que os LAEPs possam ser usados para complementar as medidas comportamentais em pacientes difíceis de testar.

10.3 Negatividade de Incompatibilidade

10.3.1 Descrição da Forma de Onda

Como mencionado anteriormente, o MMN foi descoberto por Risto Näätänen *et al.* em 1978.[4] É um AEP que atinge um pico de aproximadamente 100 a 250 milissegundos após o início do estímulo e acredita-se que represente a detecção da mudança de estímulo.[4,92-95] Kraus[96] descreveu o MMN como uma "representação sensorial central" que ocorre após a codificação periférica. Em um sentido muito geral, ele pode ser considerado como um limite fisiológico de diferença ou discriminação.[97] Ele foi aplicado a uma ampla variedade de atributos sonoros usando estímulos de fala e não fala. Esses atributos incluem alterações na intensidade, frequência e duração. Os MMN também foram registrados para omissões sonoras, *gaps* nos estímulos, mudanças espaciais e mudanças na assincronia do início do estímulo.

Como a eliciação do MMN não requer atenção por parte do ouvinte,[98] ele é considerado uma resposta pré-atentiva. Ele foi registrado em bebês ao nascer,[99] em adultos adormecidos,[100] e em alguns pacientes em coma.[101] Devido à sua natureza pré-atentiva e ao fato de poder ser registrado em recém-nascidos, bem como em pacientes adormecidos e em coma, pode-se prever um alto grau de popularidade clínica. Infelizmente, esse não é o caso atualmente. O MMN carece de utilidade clínica devido às técnicas de registro que demandam muito tempo, às baixas relações sinal-ruído (RSR), que tornam a identificação de respostas um desafio, e à falta de consistência entre os achados comportamentais e eletrofisiológicos em nível individual.[102,103] Existe uma grande quantidade de literatura sobre o MMN, e os pesquisadores continuam a procurar maneiras de melhorar sua utilidade clínica.

O MMN é evocado usando um paradigma *oddball*[104,105] no qual um estímulo desviante ocasional (também conhecido como estímulo-alvo ou raro) é misturado a uma série de estímulos-padrão (também conhecidos como estímulos frequentes). Para facilitar a identificação e a avaliação da resposta, a média dos estímulos-padrão e desviantes é calculada separadamente, e uma onda de diferença é obtida. Três técnicas foram desenvolvidas para extrair o MMN do registro de EEG. Para o primeiro procedimento, a forma de onda eliciada pelo estímulo-padrão no paradigma *oddball* é subtraída da forma de onda eliciada pelo estímulo desviante. Para a segunda técnica, os registros são obtidos para um paradigma-padrão de *oddball*, bem como para uma sequência de estímulos desviantes apresentados isoladamente. A resposta dos estímulos desviantes isolados é então subtraída da resposta aos mesmos estímulos desviantes quando eles são apresentados como parte do *oddball*. Para essa técnica, é importante controlar as diferenças refratárias entre a condição de estímulos desviantes isolados e os desviantes apresentados na condição *oddball*.[106] A terceira técnica de extração envolve o registro de respostas a duas sequências *oddball* separadas. O estímulo-padrão em uma execução de teste torna-se o estímulo desviante na segunda execução de teste. A resposta ao estímulo quando ele era padrão na primeira execução é então subtraída da resposta ao mesmo estímulo quando ele era desviante na segunda execução do teste. O terceiro procedimento não é muito popular devido às restrições de tempo envolvidas na obtenção de respostas a duas sequências estranhas. O método usado para coletar o MMN dependerá da importância da sobreposição com a resposta N1. Embora sejam respostas distintas, sua sobreposição no tempo exige uma separação cuidadosa usando as técnicas mais demoradas se quisermos garantir que não haja efeitos do N1 no MMN.[107]

10.3.2 Geradores Neurais

Há vários locais presumidos de geração do MMN. Os principais geradores em adultos estão localizados na superfície superior do lobo temporal nos córtices auditivos primário e secundário. Fontes frontais e subcorticais também podem estar envolvidas.[108,109] Um estudo magnetoencefalográfico (MEG) realizado por Hari *et al.*[32] forneceu a primeira evidência direta do papel do córtex auditivo na geração do MMN. Estudos subsequentes de MEG corroboraram a descoberta de que o córtex auditivo está envolvido na geração do MMN,[110] com respostas maiores nos locais dos eletrodos frontocentrais em adultos. Acredita-se que o processamento específico de características de um estímulo, conhecido como processamento paralelo, ocorra durante a geração do MMN.[111] Ao observar a relação entre os processos ativados por diferentes tipos de desvios, os pesquisadores descobriram que os processos pelos quais as diferentes características provocam um MMN são, pelo menos em parte, independentes uns dos outros.[112-116]

10.3.3 Parâmetros de Estímulo e Registro

O MMN pode ser eliciado por diferenças mínimas de estímulo, mesmo aquelas que se aproximam dos limiares de discriminação comportamental.[93,117,118] Em geral, à medida que a magnitude da diferença entre os estímulos-padrão e alvo aumenta, a amplitude da resposta do MMN aumenta e a latência diminui.[4,117-119] Isso é verdade apenas até certo ponto. Como o MMN é sobreposto pelo N1, se a magnitude da diferença entre os estímulos desviantes e padrão for muito grande, a latência do MMN pode aproximar-se da faixa de latência da resposta do N1, criando uma possível sobreposição e dificuldade de interpretação.[120] Além disso, se a diferença entre os estímulos-padrão e desviantes for muito grande, será mais difícil para os ouvintes ignorarem os estímulos. Se a atenção do ouvinte se desviar para o desviante quando ele ocorrer, uma resposta P3a poderá ser provocada, o que poderia reduzir ou eliminar o MMN. Acredita-se que desvios de até 10% produzam MMN que são minimamente afetados pela sobreposição de respostas N1 e P3.[121]

Os parâmetros de registro sugeridos podem ser encontrados na ▶ Tabela 10.2. Essa tabela ilustra um paradigma no qual é usado um único desviante. Pakarinen *et al.*[123] sugeriram um paradigma de múltiplas características no qual vários desviantes ao longo de diferentes dimensões são usados para obter um perfil de discriminação auditiva. No estudo mencionado acima, os autores sugerem o uso de quatro tipos diferentes de desvios (ou seja, frequência, intensidade, duração e intervalo) em três magnitudes de desvio para uso em um ambiente clínico. Em outras palavras, seriam apresentadas três sequências de estímulo separadas. Cada sequência conteria todos os tipos de desvio. As sequências seriam diferentes umas das outras na magnitude da diferença entre os estímulos-padrão e desviantes. Por exemplo, uma sequência pode conter desvios que são facilmente discriminados do padrão. As outras sequências se tornariam mais difíceis ao diminuir a magnitude da diferença entre os estímulos-padrão e desviantes. Os desviantes seriam todos apresentados na mesma sequência de estímulos estranhos, com o tom-padrão ocorrendo com uma probabilidade de 60%. Cada tipo diferente de desviante ocorreria com uma probabilidade de 10%. Nesse paradigma, os estímulos se alternam com cada outro tom sendo o padrão ou um dos desviantes. Os autores sugerem que um paradigma de múltiplas características permitiria que os clínicos construíssem um perfil de discriminação auditiva, que poderia fornecer informações sobre o desenvolvimento do sistema auditivo, plasticidade e resposta ao treinamento auditivo. Para obter mais detalhes sobre os parâmetros de estímulo que são apropriados para diferentes tipos de estímulos (ou seja, frequência *vs.* intensidade *vs.* variantes temporais), o leitor deve consultar Duncan *et al.*[124]

Tabela 10.2 Resumo dos parâmetros de registro da negatividade de incompatibilidade usando um único paradigma desviante

Parâmetros de registro e estímulo	
Filtro (Hz)	0,1-10 ou 0,1-30 Hz[a]
Janela	-50 a 500 ms
Eletrodos não inversores	Fz, Cz, C3, C4 e um canal bipolar para monitorar as piscadas de olhos
Eletrodo de inversão	Mastoide ou nariz[b]
Probabilidade de desvio	5-20%
ISI	50 a 4.000 milissegundos[c]
Número total de varreduras	Pelo menos 1.400 (consulte Probabilidade desviante)

[a] Sinkkonen e Tervaniemi[120] recomendam um corte superior de 10 Hz para otimizar a quantificação das medidas de latência. Duncan *et al.*[124] recomendam um corte superior mais convencional de 30 Hz.
[b] Walker-Black e Stuart[122] encontraram a melhor morfologia de forma de onda/presença de resposta usando uma referência de mastoide, em comparação com referências de nariz ou de mastoide ligada. Duncan *et al.*[124] recomendam uma referência nasal para que a reversão da resposta na mastoide possa ser visualizada. A referência nasal foi recomendada por Näätänen,[95,] mas pode ser difícil clinicamente devido ao alto nível de artefato.[138]
[c] A taxa de estimulação depende do tipo de desvio.[15] Para estímulos simples e de curta duração, 300 ms são adequados.[138]

10.3.4 Parâmetros de Medição

Determinar se um MMN está presente ou ausente em ouvintes individuais pode ser muito desafiador por vários motivos. Em primeiro lugar, a amplitude da resposta é pequena e está inserida em uma grande quantidade de ruído de fundo, criando uma SNR ruim. Nos primórdios do registro de MMN, a resposta era identificada por meio de inspeção visual das formas de onda. Devido à dificuldade inerente de identificar o MMN visualmente, os pesquisadores recentemente abandonaram a inspeção visual e passaram a usar outros meios, inclusive a medição da área sob a curva, a análise integrada do MMN e a análise de componentes principais. Como o MMN não é uma ferramenta clínica comumente usada, esses métodos não serão descritos em profundidade aqui. (Para uma análise aprofundada de outros métodos de quantificação do MMN, consulte McGee *et al.*,[125] Petermann *et al.*[126]). Deve-se observar que não há um consenso claro sobre a melhor abordagem clínica para quantificar o MMN.

Latência e Amplitude

Ao avaliar e quantificar o MMN, a latência e a amplitude estão entre os parâmetros comumente medidos. Acredita-se que esses parâmetros reflitam a magnitude da diferença física entre o estímulo desviante e o padrão.[127] O MMN geralmente ocorre entre 100 e 250 milissegundos. Como é uma deflexão ampla e negativa da linha de base, pode não haver um pico claro na resposta. Quando a inspeção visual era um meio comum de identificação da resposta, o início e o início da latência eram frequentemente medidos. As amplitudes do MMN variam de aproximadamente 0,5 a 5 μV, com valores comuns de 1 a 2 μV. Mais uma vez, em estudos que usaram a inspeção visual para identificar a resposta, geralmente foi escolhida a amplitude do pico mais negativo no intervalo de latência.

Topografia

Além de observar a latência e a amplitude, é útil observar a topografia do couro cabeludo ao avaliar a presença de um MMN. Em geral, a resposta é maior nas regiões frontocentrais. Além disso, ao usar uma montagem de registro em que o nariz serve como eletrodo de inversão, uma inversão na polaridade da resposta pode ser observada nos eletrodos da mastoide (em relação aos eletrodos não inversores).

10.3.5 Efeitos do Assunto

Efeitos de Desenvolvimento/Maturação

Em geral, mudanças maturacionais significativas são observadas na topografia do MMN desde a infância até a idade adulta, principalmente nos locais dos eletrodos frontais e esquerdos. Com base nisso, parece que os geradores do MMN podem não estar maduros na infância.[128-130] Entretanto, ele está consistentemente presente em crianças para frequência,[129,131] duração,[128] e contrastes de estímulo de fala.[132]

Além das alterações topográficas, as alterações de latência são observadas com a maturação. Foram relatadas reduções na latência durante a infância.[128,130,133] Pode-se sugerir que a velocidade dos processos subjacentes à discriminação diminui desde a infância. Embora convincentes, esses resultados não foram demonstrados de forma consistente.[93] Além disso, alguns pesquisadores descobriram que as crianças têm amplitudes de MMN maiores do que os adultos.[134] Não é de surpreender que um exame de dados de crianças leve a uma apreciação da considerável variabilidade nas amplitudes de MMN dentro das faixas etárias e dentro de um único participante.[129]

Efeitos do Envelhecimento

O MMN não só muda à medida que os centros neurais subjacentes que o sustentam amadurecem, mas também pode fornecer informações sobre o processo natural de envelhecimento, como um índice neural da plasticidade do sistema auditivo.[135] Os pesquisadores descobriram que, com o avanço da idade, a duração do traço da memória sensorial auditiva diminui,[136] sugerindo uma redução da plasticidade neural.

Anormalidades Neurológicas

O MMN pode servir como um indicador do estado funcional do córtex, bem como do potencial sensorial e/ou perceptual. Além disso, os distúrbios do processamento automático ou da plasticidade neural podem ser investigados com o uso do MMN.[137] Como indicador do estado funcional do córtex, a amplitude do MMN é maior quando a vigilância da tarefa é aumentada.[138] O MMN é atenuado na presença de sedativos[139,140] e álcool.[141] Com base nessa linha de pensamento, Kane *et al.*[101] sugeriram o uso do MMN no prognóstico de pacientes em coma (para uma revisão, consulte Daltrozzo *et al.*[142]). O MMN também pode servir como uma ferramenta para a avaliação da reabilitação aural de implantados cocleares.[92,143]

As habilidades de discriminação auditiva também foram estudadas usando o MMN em vários distúrbios neurológicos, incluindo dislexia,[94,144] esquizofrenia (para uma revisão, consulte Michie[145]), doença de Parkinson,[146] doença de Alzheimer,[147] afasia,[148] disfasia,[128] e distúrbios de aprendizagem em pediatria.[92] De modo geral, a avaliação das formas de onda de média geral do grupo indica que as amplitudes do MMN são atenuadas nessas populações patológicas.

10.3.6 Aplicações Clínicas

A aplicação clínica para fins de avaliação da discriminação auditiva em ouvintes individuais é limitada no momento devido a preocupações com relação aos métodos e às características de operação do teste. As pesquisas continuam com esforços direcionados para melhorar a SNR da resposta e reduzir o tempo de gravação. Muitos estudos na literatura sobre o MMN relatam formas de onda com média de grupo e informam que, para dados gerais de grupo, as respostas médias do MMN são menores para diferentes populações de pacientes, mas faltam dados sobre a capacidade do MMN de identificar patologias em ouvintes individuais (ou seja, sensibilidade). Por fim, a confiabilidade do teste-reteste foi relatada como estando entre $r = 0,3$ e 0,6, sugerindo que o MMN é útil em nível de grupo, mas não em nível individual.[149-152]

10.4 P3 Potencial Cognitivo

10.4.1 Descrição da Forma de Onda

O P3, descoberto por Sutton *et al.*,[5] é um CERP que geralmente ocorre entre 250 e 500 milissegundos, mas pode atingir o pico em até 600 milissegundos. Ele é provocado quando um ouvinte discrimina conscientemente um estímulo desviante infrequente em uma cadeia de estímulos-padrão frequentes (ou seja, paradigma *oddball*). Como a discriminação e a atenção conscientes são necessárias, o P3 é frequentemente chamado de resposta cognitiva. Conforme descrito anteriormente neste capítulo, o P3 é influenciado por fatores exógenos e endógenos. Isso foi demonstrado nas modalidades auditiva,[5] somatossensorial[153] e visual.[154] Na modalidade auditiva, a frequência, a intensidade e a duração do estímulo estão entre os muitos parâmetros que podem ser variados para provocar a resposta. Devido à vasta natureza da literatura sobre P3, este capítulo apresenta uma introdução e uma breve visão geral da resposta e sua aplicação clínica.

O P3 é chamado assim porque segue os picos P1 e P2 do LAEP e é máximo em cerca de 300 milissegundos. A resposta pode ser dividida em duas ondas: P3a e P3b. A P3a ocorre em resposta a grandes diferenças de estímulo e não depende da atenção, enquanto a P3b reflete a discriminação, que ocorre somente quando o ouvinte está ativamente atento.[155,156] O foco deste capítulo é a P3b.

Para obter a resposta, os ouvintes são solicitados a contar ou apertar um botão quando os sons-alvo ocorrem.[157,158] Por ser uma resposta robusta, o P3 é normalmente visível com médias compostas de 20 a 30 varreduras dos estímulos-alvo,[159] com respostas máximas ocorrendo na região parietal central do couro cabeludo.[160] Acredita-se que o P3 seja um índice neural do tempo dos processos cognitivos, especificamente a sucessão e a velocidade dos processos mentais.[5,161] Além disso, a memória de curto prazo e a tomada de decisões são refletidas pelo P3.[162-164] Os fatores endógenos que influenciam o P3 incluem o estado de excitação e a atenção.[165] Os fatores exógenos que influenciam o P3 incluem a probabilidade de apresentação de um alvo, bem como o nível de dificuldade da tarefa de discriminação.[166]

10.4.2 Geradores Neurais

Os geradores neurais precisos do P3 não são claros; no entanto, foram sugeridas várias fontes, tanto corticais quanto subcorticais.[24,167] Acredita-se que o hipocampo, que faz parte do sistema límbico, desempenhe um papel na geração do P3.[168,169] Além disso, foram sugeridas contribuições talâmicas.[170] Além disso, como a atenção seletiva é um processo subjacente envolvido na resposta P3, vias como a formação reticular mesencefálica, o tálamo medial e o córtex pré-frontal também podem estar envolvidos.[171,172] Do ponto de vista cortical, a região frontal do cérebro,[157,173] as regiões centroparietais,[174,175] e o córtex auditivo[176] são indicados na geração da resposta.

10.4.3 Parâmetros de Estímulo/Registro

Em virtude do fato de o P3 ser principalmente uma resposta endógena, ele é menos influenciado pelos parâmetros do estímulo do que os potenciais anteriores, mais exógenos,[177] mas não é totalmente independente dos parâmetros do estímulo. O ouvinte deve ser capaz de distinguir entre o estímulo desviante e o padrão, e quanto mais fácil for a tarefa de discriminação, mais robusta será a resposta P3. Por exemplo, se um ouvinte for solicitado a identificar um tom desviante de 1.000 Hz em uma sequência estranha com tons-padrão de 2.000 Hz, a resposta resultante será mais robusta e mais precoce em latência do que se o desviante de 1.000 Hz fosse apresentado em uma série de tons-padrão de 1.200 Hz.

Os efeitos da frequência do estímulo[178,179], intensidade[178,180] e duração[155,181] no P3 foram amplamente estudados. Os pesquisadores observaram o quanto os estímulos desviantes e padrão devem ser diferentes para evocar uma resposta P3. Em geral, a latência diminui e a amplitude aumenta à medida que as diferenças entre os estímulos desviantes e padrão se tornam mais discrimináveis. Consulte a ▶ Tabela 10.3 para ver um paradigma P3 sugerido.

10.4.4 Parâmetros de Medição

A latência e a amplitude são índices importantes na quantificação e na avaliação das respostas de P3. Ambos os índices variam de acordo com os parâmetros de estímulo empregados, bem como com fatores do sujeito, como memória e velocidade de processamento. Acredita-se que a latência do P3 reflita o tempo de classificação do estímulo e pode servir como um índice da atividade neural subjacente à velocidade da alocação da atenção e das operações de memória imediata.[182185] Curiosamente, quanto mais confiante o ouvinte estiver em relação à discriminação, mais precoce será a latência. A latência é medida desde o início do estímulo até o ponto de maior amplitude (pico) da resposta P3. Em muitos casos, há vários picos na faixa de latência do P3. Foram sugeridas estratégias diferentes, incluindo o método de interseção,[186] em que a latência é calculada como o ponto médio da positividade de P3, medida a partir do ponto inicial em que a forma de onda cruza a linha de base no início da resposta até o ponto no final da resposta em que a forma de onda cruza a linha de base. Outro método, chamado latência de área faccional, consiste em identificar a área da positividade e marcar a latência em alguma fração predeterminada do total. Por exemplo, a latência de área fracionada de 50% seria o ponto em que metade da área cai em cada lado do valor da latência. Obviamente, o método mais simples seria escolher a latência do pico mais positivo na janela P3.

A amplitude reflete a alocação de recursos de atenção.[187] Há vários métodos para determinar a amplitude do P3. Assim como em outros picos do CERP, podem ser usados os métodos de linha de base para pico ou pico para pico. Além disso, é possível usar a amplitude média ou a área sob a curva em um intervalo específico. Esses últimos métodos ajudam a levar em conta as imprecisões na medição da amplitude do pico que podem resultar de diferentes níveis de ruído em condições ou execuções. Para uma análise do efeito do ruído nas medidas de pico, consulte Luck.[188]

Tabela 10.3 Exemplo de paradigma P3

Parâmetros de estímulo	
Tipo	Explosão de tons com tempos de início/deslocamento longos e platô prolongado (10-50-10). Os tons devem variar em uma dimensão e ser facilmente distinguíveis (ou seja, 1.000 Hz padrão *versus* desviante de 2.000 Hz)
Intensidade	Os estímulos devem ser facilmente ouvidos, portanto, recomendam-se níveis moderados. Níveis de apresentação mais suaves exigirão mais médias e, portanto, maior tempo de registro
Probabilidade de desvio	20%; a apresentação dos desviantes é "pseudoaleatória", com a restrição de que um desviante nunca deve seguir imediatamente outro desviante – sempre deve haver pelo menos dois estímulos padrão entre os desviantes e o desviante nunca deve ser apresentado primeiro na sequência
Taxa	1/s
Parâmetros de gravação	
Janela de tempo	-100 a 700 ms se forem usados estímulos tonais; se for a fala forem usados estímulos, estenda a janela de tempo para 800 ms
Filtros	0,1 a 100 Hz
Locais de eletrodos	No mínimo, eletrodos não inversores em Fz, Cz e Pz. Se desejar obter informações hemisféricas, use eletrodos não inversores adicionais. Eletrodo de inversão nos lóbulos das orelhas ou nas mastoides ligadas. Eletrodos oculares acima e abaixo do olho para monitorar e corrigir artefatos de piscar os olhos

10.4.5 Efeitos do Paciente

Efeitos da Maturação

A mielinização ocorre por vários anos após o nascimento nas vias auditivas superiores em humanos.[189] De acordo com Buchwald,[190] o P3 não está maduro até o início da adolescência. A latência diminui sistematicamente com o desenvolvimento[158,191,192] até a idade adulta, quando começa a aumentar. O P3 pode ser registrado em bebês e crianças, mas se esperam latências atrasadas resultantes do aumento do tempo de processamento. Além disso, devido à atenção e à vigilância da tarefa necessárias, podem-se esperar desafios no registro da resposta na população pediátrica.

Efeitos do Envelhecimento

Os efeitos do envelhecimento no P3 foram demonstrados por muitos autores. Polich[193] apresentou uma meta-análise dessa pesquisa. Há uma grande variação nos achados relatados como resultado das diferenças nos métodos de pesquisa. Em geral, a latência do P3 aumenta com a idade em alguns milissegundos por ano. Estima-se que, após a idade adulta jovem, a latência aumenta cerca de 1,25 a 1,4 milissegundo por ano.[194,195] Também são observadas reduções na amplitude. Além das alterações na amplitude e na latência, a confiabilidade do P3 diminui com a idade.[196]

Distúrbios do Processamento Auditivo

Jirsa e Clontz[70] estudaram o P3 em crianças com transtornos do processamento auditivo (APDs). Eles descobriram que as crianças com APD apresentavam latências de resposta mais longas e amplitudes reduzidas em relação a um grupo-controle normal com a mesma idade. Embora não tenha sido estatisticamente significativo, as crianças com APD que tiveram o melhor desempenho na bateria de testes comportamentais também apresentaram as latências mais curtas do P3. Além disso, houve um alto grau de variabilidade nas respostas das crianças com APD e em um grupo-controle normal com a mesma idade, embora a variabilidade tenha sido maior no grupo com APD.

Jirsa[197] investigou ainda mais o uso do P3 em crianças com APD quando avaliou a utilidade clínica do uso do P3 como um índice eletrofisiológico de mudança comportamental após a intervenção. Jirsa relatou latências de resposta reduzidas e amplitudes aumentadas em crianças que receberam intervenção.

As medidas não se alteraram em indivíduos de controle de APD que não receberam intervenção ou em um grupo-controle normal. Jirsa sugeriu que as medidas de latência e amplitude do P3 são sensíveis a mudanças no estado clínico após um programa de tratamento, mas recomendou que os resultados fossem interpretados com cautela.

10.4.6 Aplicações Clínicas

Clinicamente, o P3 tem sido usado para avaliar uma variedade de condições patológicas, incluindo esquizofrenia, doença de Parkinson,[198] insuficiência renal crônica,[199] alcoolismo crônico,[200] demência senil,[191,192,201] doença de Alzheimer,[202] lesões cerebrovasculares, traumatismo craniano, tumores cerebrais,[203-205] e afasia.[206] Foi relatada uma boa quantidade de variabilidade entre os indivíduos nas medidas de latência e amplitude, o que levou Picton e Hillyard[207] a sugerir que o P3 pode correlacionar-se mais com o grau de disfunção cognitiva geral do que com qualquer distúrbio específico. Foi proposto que o P3 poderia ser útil no monitoramento do progresso durante e após a terapia, pois é estável entre os ouvintes, e uma diminuição na latência implicaria um aumento na capacidade cognitiva.[160]

10.5 Conclusões

Os CERPs são uma classe ampla de tipos sensoriais e cognitivos com uma história rica em várias disciplinas. Alguns CERPs entraram na rotina de neurodiagnóstico de alguns médicos (p. ex., o complexo P1-N1-P2) e podem ser facilmente registrados com equipamentos clínicos-padrão. Outros, entretanto, permanecem bem dentro dos limites de um laboratório ou de clínicas especializadas para o estudo da percepção da fala, da atenção e de outros processos de ordem superior. Nos campos baseados na audição, espera-se que passemos a confiar cada vez mais nos CERPs à medida que novos conhecimentos forem adquiridos sobre o cérebro e que as técnicas forem mais refinadas e se tornarem mais acessíveis aos clínicos.

Referências

[1] Davis PA. Effects of acoustic stimuli on the waking human brain. J Neurophysiol. 1939; 2(2):494–499

[2] Lightfoot G, Kennedy V. Cortical electric response audiometry hearing threshold estimation: accuracy, speed, and the effects of stimulus presentation features. Ear Hear. 2006; 27(5):443–456

[3] Musiek FE, Froke R, Weihing J. The auditory P300 at or near threshold. J Am Acad Audiol. 2005; 16(9):698–707

[4] Näätänen R, Gaillard AW, Mäntysalo S. Early selective-attention effect on evoked potential reinterpreted. Acta Psychol (Amst). 1978; 42(4):313–329

[5] Sutton S, Braren M, Zubin J, John ER. Evoked-potential correlates of stimulus uncertainty. Science. 1965; 150(3700):1187–1188

[6] Sutton S, Tueting P, Zubin J, John ER. Information delivery and the sensory evoked potential. Science. 1967; 155(3768):1436–1439

[7] Polich J, Howard L, Starr A. Stimulus frequency and masking as determinants of P300 latency in event-related potentials from auditory stimuli. Biol Psychol. 1985; 21(4):309–318

[8] McCullagh J, Weihing J, Musiek F. Comparisons of P300 s from standard oddball and omitted paradigms: implications to exogenous/endogenous contributions. J Am Acad Audiol. 2009; 20(3):187–195, quiz 219

[9] Martin BA, Boothroyd A. Cortical, auditory, event-related potentials in response to periodic and aperiodic stimuli with the same spectral envelope. Ear Hear. 1999; 20(1):33–44

[10] Hay IS, Davis H. Slow cortical evoked potentials: interactions of auditory, vibro-tactile and shock stimuli. Audiology. 1971; 10(1):9–17

[11] Ponton C, Eggermont JJ, Khosla D, Kwong B, Don M. Maturation of human central auditory system activity: separating auditory evoked potentials by dipole source modeling. Clin Neurophysiol. 2002; 113(3):407–420

[12] Atcherson SR, Gould HJ, Mendel MI, Ethington CA. Auditory N1 component to gaps in continuous narrowband noises. Ear Hear. 2009; 30(6):687–695

[13] Davis H, Zerlin S. Acoustic relations of the human vertex potential. J Acoust Soc Am. 1966; 39(1):109–116

[14] Dimitrijevic A, Michalewski HJ, Zeng FG, Pratt H, Starr A. Frequency changes in a continuous tone: auditory cortical potentials. Clin Neurophysiol. 2008; 119(9):2111–2124

[15] Näätänen R, Picton T. The N1 wave of the human electric and magnetic response to sound: a review and an analysis of the component structure. Psychophysiology. 1987; 24(4):375–425

[16] Patel SH, Azzam PN. Characterization of N200 and P300: selected studies of the Event-Related Potential. Int J Med Sci. 2005; 2(4):147–154

[17] Atcherson SR, Gould HJ, Pousson MA, Prout TM. Long-term stability of N1 sources using low-resolution electromagnetic tomography. Brain Topogr. 2006; 19(1–2):11–20

[18] Tremblay KL, Friesen L, Martin BA, Wright R. Test-retest reliability of cortical evoked potentials using naturally produced speech sounds. Ear Hear. 2003; 24(3):225–232

[19] Buchwald JS, Erwin R, Van Lancker D, Guthrie D, Schwafel J, Tanguay P. Midlatency auditory evoked responses: P1 abnormalities in adult autistic subjects. Electroencephalogr Clin Neurophysiol. 1992; 84(2):164–171

[20] Liégeois-Chauvel C, Musolino A, Badier JM, Marquis P, Chauvel P. Evoked potentials recorded from the auditory cortex in man: evaluation and topography of the middle latency components. Electroencephalogr Clin Neurophysiol. 1994; 92(3):204–214

[21] McGee T, Kraus N. Auditory development reflected by middle latency response. Ear Hear. 1996; 17(5):419–429

[22] Ponton CW, Eggermont JJ. Of kittens and kids: altered cortical maturation following profound deafness and cochlear implant use. Audiol Neurotol. 2001; 6(6):363–380

[23] Alcaini M, Giard MH, Thévenet M, Pernier J. Two separate frontal components in the N1 wave of the human auditory evoked response. Psychophysiology. 1994; 31(6):611–615

[24] Anderer P, Pascual-Marqui RD, Semlitsch HV, Saletu B. Differential effects of normal aging on sources of standard N1, target N1 and target P300 auditory event-related brain potentials revealed by low resolution electromagnetic tomography (LORETA). Electroencephalogr Clin Neurophysiol. 1998; 108(2): 160–174

[25] Giard MH, Perrin F, Echallier JF, Thévenet M, Froment JC, Pernier J. Dissociation of temporal and frontal components in the human auditory N1 wave: a scalp current density and dipole model analysis. Electroencephalogr Clin Neurophysiol. 1994; 92(3):238–252

[26] McCallum C, Curry SH. The form and distribution of auditory evoked potentials and CNVS when stimuli and responses are lateralized. In: Kornhuber HH, Deecke L, eds. Progress in Brain Research: Motivation, Motor and Sensory Processes of the Brain. Electrical Potentials, Behavior, and Clinical Use. New York, NY: Elsevier; 1980:767–775

[27] Pascual-Marqui RD, Michel CM, Lehmann D. Low resolution electromagnetic tomography: a new method for localizing electrical activity in the brain. Int J Psychophysiol. 1994; 18(1):49–65

[28] Picton TW, Alain C, Woods DL, et al. Intracerebral sources of human auditory-evoked potentials. Audiol Neurotol. 1999; 4(2):64–79

[29] Scherg M, Von Cramon D. Two bilateral sources of the late AEP as identified by a spatio-temporal dipole model. Electroencephalogr Clin Neurophysiol. 1985; 62(1):32–44

[30] Scherg M, Von Cramon D. Evoked dipole source potentials of the human auditory cortex. Electroencephalogr Clin Neurophysiol. 1986; 65(5): 344–360
[31] Wolpaw JR, Penry JK. A temporal component of the auditory evoked response. Electroencephalogr Clin Neurophysiol. 1975; 39(6):609–620
[32] Hari R, Hämäläinen M, Ilmoniemi R, et al. Responses of the primary auditory cortex to pitch changes in a sequence of tone pips: neuromagnetic recordings in man. Neurosci Lett. 1984; 50(1-3):127–132
[33] Vaughan HG, Jr, Ritter W. The sources of auditory evoked responses recorded from the human scalp. Electroencephalogr Clin Neurophysiol. 1970; 28(4): 360–367
[34] Kiehl KA, Laurens KR, Duty TL, Forster BB, Liddle PF. Neural sources involved in auditory target detection and novelty processing: an event-related fMRI study. Psychophysiology. 2001; 38(1):133–142
[35] Näätänen R. Processing negativity: an evoked-potential reflection of selective attention. Psychol Bull. 1982; 92(3):605–640
[36] Eggermont JJ, Ponton CW. The neurophysiology of auditory perception: from single units to evoked potentials. Audiol Neurotol. 2002; 7(2):71–99
[37] Hyde M. The N1 response and its applications. Audiol Neurotol. 1997; 2(5): 281–307
[38] Woods DL. The component structure of the N1 wave of the human auditory evoked potential. Electroencephalogr Clin Neurophysiol Suppl. 1995; 44 Suppl:102–109
[39] Eggermont JJ, Ponton CW, Don M,Waring MD, Kwong B. Maturational delays in cortical evoked potentials in cochlear implant users. Acta Otolaryngol. 1997; 117(2):161–163
[40] Sharma A, Martin K, Roland P, et al. P1 latency as a biomarker for central auditory development in children with hearing impairment. J Am Acad Audiol. 2005; 16(8):564–573
[41] Alain C, Woods DL, Covarrubias D. Activation of duration-sensitive auditory cortical fields in humans. Electroencephalogr Clin Neurophysiol. 1997; 104 (6):531–539
[42] Onishi S, Davis H. Effects of duration and rise time of tone bursts on evoked V potentials. J Acoust Soc Am. 1968; 44(2):582–591
[43] Grimes CT, Feldman AS. Evoked response thresholds for long and short duration tones. Audiology. 1971; 10(5):358–364
[44] Eddins AC, Peterson JR. Time-intensity trading in the late auditory evoked potential. J Speech Lang Hear Res. 1999; 42(3):516–525
[45] Baltzell LS, Billings CJ. Sensitivity of offset and onset cortical auditory evoked potentials to signals in noise. Clin Neurophysiol. 2014; 125(2):370–380
[46] Mittelman N, Bleich N, Pratt H. Early ERP components to gaps in white noise: Onset and offset responses. Int Congr Ser. 2005; 1278:3–6
[47] Noda K, Tonoike M, Doi K, et al. Auditory evoked off-response: its source distribution is different from that of on-response. Neuroreport. 1998; 9(11): 2621–2625
[48] Picton TW, Woods DL, Proulx GB. Human auditory sustained potentials. I. The nature of the response. Electroencephalogr Clin Neurophysiol. 1978; 45 (2):186–197
[49] Williams HL, Tepas DI, Morlock HC, Jr. Evoked responses to clicks and electroencephalographic stages of sleep in man. Science. 1962; 138 (3541):685–686
[50] Hall JW III. New Handbook of Auditory Evoked Responses. Boston, MA: Pearson Allyn & Bacon; 2007
[51] Zhang F, Eliassen J, Anderson J, Scheifele P, Brown D. The time course of the amplitude and latency in the auditory late response evoked by repeated tone bursts. J Am Acad Audiol. 2009; 20(4):239–250
[52] McPherson DL, Ballachanda BB, Kaf W. Middle and long latency auditory evoked potentials. In: Roeser RJ, Valente M, Hosford-Dunn H, eds. Audiology: Diagnosis. New York, NY: Thieme; 2007:443–477
[53] McArthur GM, Bishop DV, Proudfoot M. Do video sounds interfere with auditory event-related potentials? Behav Res Methods Instrum Comput. 2003; 35(2):329–333
[54] Hillyard SA, Hink RF, Schwent VL, Picton TW. Electrical signs of selective attention in the human brain. Science. 1973; 182(4108):177–180
[55] Hansen JC, Hillyard SA. Endogenous brain potentials associated with selective auditory attention. Electroencephalogr Clin Neurophysiol. 1980; 49 (3–4):277–290
[56] Billings CJ, Penman TM, McMillan GP, Ellis EM. Electrophysiology and perception of speech in noise in older listeners: effects of hearing impairment and age. Ear Hear. 2015; 36(6):710–722
[57] Adler G, Adler J. Auditory stimulus processing at different stimulus intensities as reflected by auditory evoked potentials. Biol Psychiatry. 1991; 29 (4):347–356
[58] Wall LG, Dalebout SD, Davidson SA, Fox RA. Effect of hearing impairment on event-related potentials for tone and speech distinctions. Folia Phoniatr (Basel). 1991; 43(6):265–274
[59] Oates PA, Kurtzberg D, Stapells DR. Effects of sensorineural hearing loss on cortical event-related potential and behavioral measures of speech-sound processing. Ear Hear. 2002; 23(5):399–415
[60] Caspary DM, Ling L, Turner JG, Hughes LF. Inhibitory neurotransmission, plasticity and aging in the mammalian central auditory system. J Exp Biol. 2008; 211(Pt 11):1781–1791
[61] Buckley KA. Effects of auditory deprivation on cortical processing. Hear J. 2003; 56(6):16–18
[62] Kushnerenko E, Ceponiene R, Balan P, Fellman V, Huotilaine M, Näätäne R. Maturation of the auditory event-related potentials during the first year of life. Neuroreport. 2002; 13(1):47–51
[63] Eggermont JJ, Ponton CW. Auditory-evoked potential studies of cortical maturation in normal hearing and implanted children: correlations with changes in structure and speech perception. Acta Otolaryngol. 2003; 123(2): 249–252
[64] Wunderlich JL, Cone-Wesson BK, Shepherd R. Maturation of the cortical auditory evoked potential in infants and young children. Hear Res. 2006; 212(1–2):185–202
[65] Bishop DV, Hardiman M, Uwer R, von Suchodoletz W. Maturation of the long-latency auditory ERP: step function changes at start and end of adolescence. Dev Sci. 2007; 10(5):565–575
[66] Santos Filha VA, Matas CG. Late Auditory evoked potentials in individuals with tinnitus. Rev Bras Otorrinolaringol (Engl Ed). 2010; 76(2):263–270
[67] Michalewski HJ, Starr A, Nguyen TT, Kong YY, Zeng FG. Auditory temporal processes in normal-hearing individuals and in patients with auditory neuropathy. Clin Neurophysiol. 2005; 116(3):669–680
[68] Knight RT, Hillyard SA, Woods DL, Neville HJ. The effects of frontal and temporal-parietal lesions on the auditory evoked potential in man. Electroencephalogr Clin Neurophysiol. 1980; 50(1–2):112–124
[69] Kileny P, Berry DA. Selective impairment of late vertex and middle latency auditory evoked responses. In: Mencher GT, Gerber SE, eds. The Multiply Handicapped Hearing Impaired Child. New York, NY: Grune & Stratton; 1983
[70] Jirsa RE, Clontz KB. Long latency auditory event-related potentials from children with auditory processing disorders. Ear Hear. 1990; 11(3):222–232
[71] Tonnquist-Uhlén I. Topography of auditory evoked cortical potentials in children with severe language impairment. Scand Audiol Suppl. 1996; 44 Suppl: 1–40
[72] Warrier CM, Johnson KL, Hayes EA, Nicol T, Kraus N. Learning impaired children exhibit timing deficits and training-related improvements in auditory cortical responses to speech in noise. Exp Brain Res. 2004; 157(4):431–441
[73] Davis H. Slow cortical responses evoked by acoustic stimuli. Acta Otolaryngol. 1965; 59(2–6):179–185
[74] Hone SW, Norman G, Keogh I, Kelly V. The use of cortical evoked response audiometry in the assessment of noise-induced hearing loss. Otolaryngol Head Neck Surg. 2003; 128(2):257–262
[75] Hyde M, Alberti P, Matsumoto N, Li YL. Auditory evoked potentials in audiometric assessment of compensation and medicolegal patients. Ann Otol Rhinol Laryngol. 1986; 95(5, Pt 1):514–519

[76] Prasher D, Mula M, Luxon L. Cortical evoked potential criteria in the objective assessment of auditory threshold: a comparison of noise induced hearing loss with Ménière's disease. J Laryngol Otol. 1993; 107(9):780–786
[77] Carter L, Golding M, Dillon H, Seymour J. The detection of infant cortical auditory evoked potentials (CAEPs) using statistical and visual detection techniques. J Am Acad Audiol. 2010; 21(5):347–356
[78] Golding M, Pearce W, Seymour J, Cooper A, Ching T, Dillon H. The relationship between obligatory cortical auditory evoked potentials (CAEPs) and functional measures in young infants. J Am Acad Audiol. 2007; 18(2): 117–125
[79] Billings CJ. Uses and limitations of electrophysiology with hearing aids. Semin Hear. 2013; 34(4):257–269
[80] Friesen LM, Picton TW. A method for removing cochlear implant artifact. Hear Res. 2010; 259(1-2):95–106
[81] Rahne T, Ehelebe T, Rasinski C, Götze G. Auditory brainstem and cortical potentials following bone-anchored hearing aid stimulation. J Neurosci Methods. 2010; 193(2):300–306
[82] Zhang F, Samy RN, Anderson JM, Houston L. Recovery function of the late auditory evoked potential in cochlear implant users and normal-hearing listeners. J Am Acad Audiol. 2009; 20(7):397–408
[83] Atcherson SR, Damji Z, Upson S. Applying a subtraction technique to minimize cochlear implant artifact with soundfield and direct audio input stimulations. Cochlear Implants Int. 2011; 12(4):234–237
[84] Gilley PM, Sharma A, Dorman M, Finley CC, Panch AS, Martin K. Minimization of cochlear implant stimulus artifact in cortical auditory evoked potentials. Clin Neurophysiol. 2006; 117(8):1772–1782
[85] Gilbert CD, Sigman M, Crist RE. The neural basis of perceptual learning. Neuron. 2001; 31(5):681–697
[86] Tremblay KL. Training-related changes in the brain: Evidence from human auditory-evoked potentials. Semin Hear. 2007; 28(2):120–132
[87] Tremblay KL, Shahin AJ, Picton T, Ross B. Auditory training alters the physiological detection of stimulus-specific cues in humans. Clin Neurophysiol. 2009; 120(1):128–135
[88] Bidelman GM, Howell M. Functional changes in inter- and intra-hemispheric cortical processing underlying degraded speech perception. Neuroimage. 2016; 124 Pt A:581–590
[89] Billings CJ, McMillan GP, Penman TM, Gille SM. Predicting perception in noise using cortical auditory evoked potentials. J Assoc Res Otolaryngol. 2013; 14(6):891–903
[90] Campbell J, Sharma A. Compensatory changes in cortical resource allocation in adults with hearing loss. Front Syst Neurosci. 2013; 7:71
[91] Billings CJ, Madsen BM. A perspective on brain-behavior relationships and effects of age and hearing using speech-in-noise stimuli. Hear Res. 2018; 369:90–102
[92] Kraus N, McGee TJ. Mismatch negativity in the assessment of central auditory function. Am J Audiol. 1994; 3(2):39–51
[93] Kraus N, McGee T, Micco A, Sharma A, Carrell T, Nicol T. Mismatch negativity in school-age children to speech stimuli that are just perceptibly different. Electroencephalogr Clin Neurophysiol. 1993; 88(2):123–130
[94] Kujala T, Kallio J, Tervaniemi M, Näätänen R. The mismatch negativity as an index of temporal processing in audition. Clin Neurophysiol. 2001; 112(9): 1712–1719
[95] Näätänen R. Attention and Brain Function. Mahwah, NJ: Lawrence Erlbaum; 1992
[96] Kraus N. Speech sound perception, neurophysiology, and plasticity. Int J Pediatr Otorhinolaryngol. 1999; 47(2):123–129
[97] Picton TW. The neurophysiological evaluation of auditory discrimination. Ear Hear. 1995; 16(1):1–5
[98] Novak GP, Ritter W, Vaughan HG, Jr, Wiznitzer ML. Differentiation of negative event-related potentials in an auditory discrimination task. Electroencephalogr Clin Neurophysiol. 1990; 75(4):255–275
[99] Alho K, Sainio K, Sajaniemi N, Reinikainen K, Näätänen R. Event-related brain potential of human newborns to pitch change of an acoustic stimulus. Electroencephalogr Clin Neurophysiol. 1990; 77(2):151–155
[100] Nielsen-Bohlman L, Knight RT, Woods DL, Woodward K. Differential auditory processing continues during sleep. Electroencephalogr Clin Neurophysiol. 1991; 79(4):281–290
[101] Kane NM, Curry SH, Butler SR, Cummins BH. Electrophysiological indicator of awakening from coma. Lancet. 1993; 341(8846):688
[102] Dalebout SD, Fox LG. Identification of the mismatch negativity in the responses of individual listeners. J Am Acad Audiol. 2000; 11(1):12–22
[103] Dalebout SD, Fox LG. Reliability of the mismatch negativity in the responses of individual listeners. J Am Acad Audiol. 2001; 12(5):245–253
[104] Hall JW III. Handbook of Auditory Evoked Responses. Boston, MA: Allyn & Bacon; 1992
[105] McPherson DL. Late Potentials of the Auditory System. San Diego, CA: Singular; 1996
[106] Walker LJ, Carpenter M, Downs CR, Cranford JL, Stuart A, Pravica D. Possible neuronal refractory or recovery artifacts associated with recording the mismatch negativity response. J Am Acad Audiol. 2001; 12(7):348–356
[107] Campbell T, Winkler I, Kujala T. N1 and the mismatch negativity are spatiotemporally distinct ERP components: disruption of immediate memory by auditory distraction can be related to N1. Psychophysiology. 2007; 44(4): 530–540
[108] Alho K, Sams M, Paavilainen P, Näätänen R. Small pitch separation and the selective-attention effect on the ERP. Psychophysiology. 1986; 23(2):189–197
[109] Näätänen R. The role of attention in auditory information processing as revealed by event-related potentials and other brain measures of cognitive function. Behav Brain Sci. 1990; 13(2):201–288
[110] Alho K. Cerebral generators of mismatch negativity (MMN) and its magnetic counterpart (MMNm) elicited by sound changes. Ear Hear. 1995; 16 (1):38–51
[111] Schairer KS, Gould HJ, Pousson MA. Source generators of mismatch negativity to multiple deviant stimulus types. Brain Topogr. 2001; 14(2):117–130
[112] Levänen S, Hari R, McEvoy L, Sams M. Responses of the human auditory cortex to changes in one versus two stimulus features. Exp Brain Res. 1993; 97 (1):177–183
[113] Schröger E. Processing of auditory deviants with changes in one versus two stimulus dimensions. Psychophysiology. 1995; 32(1):55–65
[114] Schröger E. Interaural time and level differences: integrated or separated processing? Hear Res. 1996; 96(1-2):191–198
[115] Takegata R, Paavilainen P, Näätänen R, Winkler I. Independent processing of changes in auditory single features and feature conjunctions in humans as indexed by the mismatch negativity. Neurosci Lett. 1999; 266(2):109–112
[116] Wolff C, Schröger E. MMN elicited by one-, two-, and three-dimensional deviants. J Psychophysiol. 1995; 9:384–385
[117] Sams M, Paavilainen P, Alho K, Näätänen R. Auditory frequency discrimination and event-related potentials. Electroencephalogr Clin Neurophysiol. 1985; 62(6):437–448
[118] Tiitinen H, May P, Reinikainen K, Näätänen R. Attentive novelty detection in humans is governed by pre-attentive sensory memory. Nature. 1994; 372 (6501):90–92
[119] Näätänen R, Paavilainen P, Reinikainen K. Do event-related potentials to infrequent decrements in duration of auditory stimuli demonstrate a memory trace in man? Neurosci Lett. 1989; 107(1-3):347–352
[120] Sinkkonen J, Tervaniemi M. Towards optimal recording and analysis of the mismatch negativity. Audiol Neurotol. 2000; 5(3-4):235–246
[121] Lang AH, Nyrke T, Ek M, Aaltonen O, Raimo Y, Näätänen R. Pitch discrimination performance and auditory event related potentials. In: Brunia CHM, Gaillard AWK, Kok A, eds. Psychophysiological Brain Research. Tilburg, the Netherlands: Tilburg University Press; 1990:294–298

[122] Walker-Black L, Stuart A. Effect of inverting electrode on mismatch negativity presence for perceptible/imperceptible tonal frequency contrasts. Int J Audiol. 2008; 47(11):708–714
[123] Pakarinen S, Takegata R, Rinne T, Huotilainen M, Näätänen R. Measurement of extensive auditory discrimination profiles using the mismatch negativity (MMN) of the auditory event-related potential (ERP). Clin Neurophysiol. 2007; 118(1):177–185
[124] Duncan CC, Barry RJ, Connolly JF, et al. Event-related potentials in clinical research: guidelines for eliciting, recording, and quantifying mismatch negativity, P300, and N400. Clin Neurophysiol. 2009; 120(11):1883–1908
[125] McGee T, Kraus N, Nicol T. Is it really a mismatch negativity? An assessment of methods for determining response validity in individual subjects. Electroencephalogr Clin Neurophysiol. 1997; 104(4):359–368
[126] PetermannM, Kummer P, Burger M, Lohscheller J, Eysholdt U, Döllinger M. Statistical detection and analysis ofmismatch negativity derived by a multi-deviant design from normal hearing children. Hear Res. 2009; 247(2):128–136
[127] Tervaniemi M. Pre-attentive processing of musical information in the human brain. J New Music Res. 1999; 28(3):237–245
[128] Korpilahti P, Lang HA. Auditory ERP components and mismatch negativity in dysphasic children. Electroencephalogr Clin Neurophysiol. 1994; 91 (4):256–264
[129] Kurtzberg D, Vaughan HG, Jr, Kreuzer JA, Fliegler KZ. Developmental studies and clinical application of mismatch negativity: problems and prospects. Ear Hear. 1995; 16(1):105–117
[130] Morr ML, Shafer VL, Kreuzer JA, Kurtzberg D. Maturation of mismatch negativity in typically developing infants and preschool children. Ear Hear. 2002; 23(2):118–136
[131] Ceponiene R, Cheour M, Näätänen R. Interstimulus interval and auditory event-related potentials in children: evidence for multiple generators. Electroencephalogr Clin Neurophysiol. 1998; 108(4):345–354
[132] Csépe V. On the origin and development of the mismatch negativity. Ear Hear. 1995; 16(1):91–104
[133] Shafer VL, Morr ML, Kreuzer JA, Kurtzberg D. Maturation of mismatch negativity in school-age children. Ear Hear. 2000; 21(3):242–251
[134] Kraus N, McGee T, Sharma A, Carrell T, Nicol T. Mismatch negativity event-related potential elicited by speech stimuli. Ear Hear. 1992; 13(3): 158–164
[135] Kraus N, McGee T, Carrell TD, Sharma A. Neurophysiologic bases of speech discrimination. Ear Hear. 1995; 16(1):19–37
[136] Pekkonen E, Rinne T, Reinikainen K, Kujala T, Alho K, Näätänen R. Aging effects on auditory processing: an event-related potential study. Exp Aging Res. 1996; 22(2):171–184
[137] Näätänen R. The mismatch negativity: a powerful tool for cognitive neuroscience. Ear Hear. 1995; 16(1):6–18
[138] Lang AH, Eerola O, Korpilahti P, Holopainen I, Salo S, Aaltonen O. Practical issues in the clinical application of mismatch negativity. Ear Hear. 1995; 16 (1):118–130
[139] Duncan CC, Kaye WH. Effects of clonidine on event-related potential measures of information processing. In Johnson R Jr., Rohrbaugh JW, Parasuraman R, eds. Current Trends in Event-Related Potential Research. Amsterdam: Elsevier; 1987:527–531
[140] Pietrowsky R, Fehm HL, Born J. An analysis of the effects of corticotrophin releasing hormone (h-CRH), adrenocoroticotropin (ATCH), and beta-endrophin on ERPs in humans. In Brunia CMH, Gaillard AWK, Kok A, eds. Psychophysical Brain Research. Tilburg, The Netherlands: Tilburg University Press; 1990:106–110
[141] Jääskeläinen IP, Pekkonen E, Alho K, Sinclair JD, Sillanaukee P, Näätänen R. Dose-related effect of alcohol on mismatch negativity and reaction time performance. Alcohol. 1995; 12(6):491–495
[142] Daltrozzo J, Wioland N, Mutschler V, Kotchoubey B. Predicting coma and other low responsive patients outcome using event-related brain potentials: a meta-analysis. Clin Neurophysiol. 2007; 118(3):606–614
[143] Ponton CW, Don M. The mismatch negativity in cochlear implant users. Ear Hear. 1995; 16(1):131–146
[144] Baldeweg T, Richardson A, Watkins S, Foale C, Gruzelier J. Impaired auditory frequency discrimination in dyslexia detected with mismatch evoked potentials. Ann Neurol. 1999; 45(4):495–503
[145] Michie PT. What has MMN revealed about the auditory system in schizophrenia? Int J Psychophysiol. 2001; 42(2):177–194
[146] Pekkonen E, Jousmäki V, Reinikainen K, Partanen J. Automatic auditory discrimination is impaired in Parkinson's disease. Electroencephalogr Clin Neurophysiol. 1995; 95(1):47–52
[147] Pekkonen E, Jousmäki V, Könönen M, Reinikainen K, Partanen J. Auditory sensory memory impairment in Alzheimer's disease: an event-related potential study. Neuroreport. 1994; 5(18):2537–2540
[148] Aaltonen O, Tuomainen J, Laine M, Niemi P. Cortical differences in tonal versus vowel processing as revealed by an ERP component called mismatch negativity (MMN). Brain Lang. 1993; 44:139–152
[149] Escera C, Grau C. Short-term replicability of the mismatch negativity. Electroencephalogr Clin Neurophysiol. 1996; 100(6):549–554
[150] Frodl-Bauch T, Kathmann N, Möller HJ, Hegerl U. Dipole localization and test-retest reliability of frequency and duration mismatch negativity generator processes. Brain Topogr. 1997; 10(1):3–8
[151] Joutsiniemi SL, Ilvonen T, Sinkkonen J, et al. The mismatch negativity for duration decrement of auditory stimuli in healthy subjects. Electroencephalogr Clin Neurophysiol. 1998; 108(2):154–159
[152] Schröger E. Measurement and interpretation of the mismatch negativity. Behav Res Methods Instrum Comput. 1998; 30:131–145
[153] Yamaguchi S, Knight RT. Age effects on the P300 to novel somatosensory stimuli. Electroencephalogr Clin Neurophysiol. 1991; 78(4):297–301
[154] Courchesne E, Hillyard SA, Galambos R. Stimulus novelty, task relevance and the visual evoked potential in man. Electroencephalogr Clin Neurophysiol. 1975; 39(2):131–143
[155] Polich J. Frequency, intensity, and duration as determinants of P300 from auditory stimuli. J Clin Neurophysiol. 1989; 6(3):277–286
[156] Squires NK, Squires KC, Hillyard SA. Two varieties of long-latency positive waves evoked by unpredictable auditory stimuli in man. Electroencephalogr Clin Neurophysiol. 1975; 38(4):387–401
[157] Courchesne E. Neurophysiological correlates of cognitive development: changes in long-latency event-related potentials from childhood to adulthood. Electroencephalogr Clin Neurophysiol. 1978; 45(4):468–482
[158] Kurtzberg D, Vaughan HG Jr, Kreuzer JA. Task related cortical potentials in children. In: Desmedt J, ed. Progress in Clinical Neurophysiology. Vol. 6. Cognitive Components in Cerebral Event Related Potentials and Selective Attention. Basel: Karger; 1979:216–223
[159] Polich J, Starr A. Evoked potentials in aging. In: Alpert JL, ed. Clinical Neurology of Aging. Oxford: Oxford University Press; 1984:49–177
[160] Polich J, Starr A. Middle, late and long latency auditory evoked potentials. In Moore BE, ed. Bases of Auditory Brainstem Evoked Responses. New York, NY: Grune & Stratton; 1983:345–361
[161] Kutas M, McCarthy G, Donchin E. Augmenting mental chronometry: the P300 as a measure of stimulus evaluation time. Science. 1977; 197(4305):792–795
[162] Donchin E. Presidential address, 1980. Surprise!...Surprise? Psychophysiology. 1981; 18(5):493–513
[163] Harrison J, Buchwald J, Kaga K. Cat P300 present after primary auditory cortex ablation. Electroencephalogr Clin Neurophysiol. 1986; 63(2):180–187
[164] Squires KC, Wickens C, Squires NK, Donchin E. The effect of stimulus sequence on the waveform of the cortical event-related potential. Science. 1976; 193(4258):1142–1146
[165] Picton TW, Hillyard SA. Human auditory evoked potentials. II. Effects of attention. Electroencephalogr Clin Neurophysiol. 1974; 36(2):191–199

[166]Donchin E, Coles MGH. Is the P300 component a manifestation of context updating? Behav Brain Sci. 1988; 11(3):357-374
[167]Hruby T, Marsalek P. Event-related potentials: the P3 wave. Acta Neurobiol Exp (Warsz). 2003; 63(1):55-63
[168]Halgren E, Squires NK, Wilson CL, Rohrbaugh JW, Babb TL, Crandall PH. Endogenous potentials generated in the human hippocampal formation and amygdala by infrequent events. Science. 1980; 210(4471):803-805
[169]McCarthy G, Wood CC, Alison T, Goff WR, Williamson PD, Spencer DD. Intracranial recordings of event related potentials in humans engaged in cognitive tasks. Abstr Soc Neurosci. 1982; 8:976
[170]Wood CC, Allison T, Goff WR, Williamson RD, Spencer DD. On the neural origin of P300 in man. In: Kornhubek HH, Deecke L, eds. Progress in Brain Research. Amsterdam: Elsevier; 1980:51-56
[171]Yingling CD, Hosobuchi Y. A subcortical correlate of P300 in man. Electroencephalogr Clin Neurophysiol. 1984; 59(1):72-76
[172]Yingling CD, Skinner JE. Gating of thalamic input to cerebral cortex by nucleus reticularis thalami. In: Desmedt JE, ed. Progress in Clinical Neurophysiology: Attention, Voluntary Contraction, and Event-Related Cerebral Potentials. New York, NY: Karger; 1977:70-96
[173]Desmedt JE, Debecker J. Wave form and neural mechanism of the decision P350 elicited without pre-stimulus CNV or readiness potential in random sequences of near-threshold auditory clicks and finger stimuli. Electroencephalogr Clin Neurophysiol. 1979; 47(6):648-670
[174]Goff ER, Allison T, Vaughan HG Jr. The functional neuroanatomy of event related potentials. In Callway E, Tueting P, Koslow SH, eds. Event-Related Potentials in Man. Academic Press; 1978:1-79
[175]Simson R, Vaughn HG, Jr, Ritter W. The scalp topography of potentials in auditory and visual discrimination tasks. Electroencephalogr Clin Neurophysiol. 1977; 42(4):528-535
[176]Richer F, Johnson RA, Beatty J. Sources of late components of the brain magnetic response. Abstr Soc Neurosci. 1983; 9:656
[177]Picton TW, Fitzgerald PG. A general description of the human auditory evoked potentials. In Moore EJ, ed. Bases of Auditory Brain-Stem Evoked Responses. New York, NY: Grune & Stratton; 1983:141-156
[178]Cass M, Polich J. P300 from a single-stimulus paradigm: auditory intensity and tone frequency effects. Biol Psychol. 1997; 46(1):51-65
[179]Vesco KK, Bone RC, Ryan JC, Polich J. P300 in young and elderly subjects: auditory frequency and intensity effects. Electroencephalogr Clin Neurophysiol. 1993; 88(4):302-308
[180]Polich J, Ellerson PC, Cohen J. P300, stimulus intensity, modality, and probability. Int J Psychophysiol. 1996; 23(1-2):55-62
[181]O'Brien PJ, Stuart A. The effect of auditory stimulus duration on the P300 response. J Speech Lang Pathol Audiol. 2001; 10(1):19-23
[182]Duncan-Johnson CC. Young Psychophysiologist Award address, 1980. P300 latency: a new metric of information processing. Psychophysiology. 1981; 18(3):207-215
[183]Magliero A, Bashore TR, Coles MGH, Donchin E. On the dependence of P300 latency on stimulus evaluation processes. Psychophysiology. 1984; 21(2): 171-186
[184]Polich J. Attention, probability, and task demands as determinants of P300 latency from auditory stimuli. Electroencephalogr Clin Neurophysiol. 1986; 63(3):251-259
[185]Polich J. Task difficulty, probability, and inter-stimulus interval as determinants of P300 from auditory stimuli. Electroencephalogr Clin Neurophysiol. 1987; 68(4):311-320
[186]Dalebout SD, Robey RR. Comparison of the intersubject and intrasubject variability of exogenous and endogenous auditory evoked potentials. J Am Acad Audiol. 1997; 8(5):342-354
[187]Sommer W, Matt J, Leuthold H. Consciousness of attention and expectancy as reflected in event-related potentials and reaction times. J Exp Psychol Learn Mem Cogn. 1990; 16(5):902-915
[188]Luck SJ. Quantifying ERP amplitudes and latencies. In: An Introduction to the Event-Related Potential Technique. 2nd ed. Cambridge, MA: The MIT Press; 2014:249-308
[189]Schochat E, Musiek FE. Maturation of outcomes of behavioral and electrophysiologic tests of central auditory function. J Commun Disord. 2006; 39 (1):78-92
[190]Buchwald JS. Comparison of plasticity in sensory and cognitive processing systems. Clin Perinatol. 1990; 17(1):57-66
[191]Goodin DS, Squires KC, Henderson BH, Starr A. Age-related variations in evoked potentials to auditory stimuli in normal human subjects. Electroencephalogr Clin Neurophysiol. 1978; 44(4):447-458
[192]Goodin DS, Squires KC, Starr A. Long latency event-related components of the auditory evoked potential in dementia. Brain. 1978; 101(4):635-648
[193]Polich J. Meta-analysis of P300 normative aging studies. Psychophysiology. 1996; 33(4):334-353
[194]Barajas JJ. The effects of age on human P3 latency. Acta Otolaryngol Suppl. 1990; 476 Suppl:157-160
[195]Picton TW, Stuss DT, Champagne SC, Nelson RF. The effects of age on human event-related potentials. Psychophysiology. 1984; 21(3):312-325
[196]Stenklev NC, Laukli E. Cortical cognitive potentials in elderly persons. J Am Acad Audiol. 2004; 15(6):401-413
[197]Jirsa RE. The clinical utility of the P3 AERP in children with auditory processing disorders. J Speech Hear Res. 1992; 35(4):903-912
[198]Hansch EC, Syndulko K, Cohen SN, Goldberg ZI, Potvin AR, Tourtellotte WW. Cognition in Parkinson disease: an event-related potential perspective. Ann Neurol. 1982; 11(6):599-607
[199]Cohen SN, Syndulko K, Rever B, Kraut J, Coburn J, Tourtellotte WW. Visual evoked potentials and long latency event-related potentials in chronic renal failure. Neurology. 1983; 33(9):1219-1222
[200]Pfefferbaum A, Horvath TB, Roth WT, Kopell BS. Event-related potential changes in chronic alcoholics. Electroencephalogr Clin Neurophysiol. 1979; 47(6):637-647
[201]Pfefferbaum A, Ford JM, RothWT, Kopell BS. Age-related changes in auditory event-related potentials. Electroencephalogr Clin Neurophysiol. 1980; 49 (3-4):266-276
[202]Brown WS, Marsh JT, LaRue A. Event-related potentials in psychiatry: differentiating depression and dementia in the elderly. Bull Los Angeles Neurol Soc. 1982; 47:91-107
[203]Ebner A, Haas JC, Lücking CH, Schily M, Wallesch CW, Zimmermann P. Event-related brain potentials (P300) and neuropsychological deficit in patients with focal brain lesions. Neurosci Lett. 1986; 64(3): 330-334
[204]Michalewski H, Rosenberg C, Starr A. Event-related potentials in dementia. In Cracco R, Bodis-Willner I, eds. Evoked Potentials. New York, NY: Alan R. Liss; 1986:521-528
[205]Musiek FE, Baran JA, Pinheiro ML. Duration pattern recognition in normal subjects and patients with cerebral and cochlear lesions. Audiology. 1990; 29(6):304-313
[206]Selinger M, Prescott TE, Shucard DW. Auditory event-related potential probes and behavioral measures of aphasia. Brain Lang. 1989; 36(3): 377-390PubMed
[207]Picton TW, Hillyard SA. Endogenous event-related potentials. In: Picton TW, ed. Human Event-Related Potentials: EEG Handbook. Amsterdam: Elsevier; 1988:361-426

11 Potenciais Miogênicos Evocados Vestibulares

Bre Myers

Resumo

O surgimento e a validação dos potenciais miogênicos evocados vestibulares (VEMPs) como uma medida clínica viável nas últimas duas décadas foi um importante passo à frente nas avaliações vestibulares. Historicamente, a avaliação do sistema vestibular periférico baseava-se principalmente no registro dos movimentos oculares durante a avaliação calórica e/ou rotacional. Embora os estudos calóricos e rotacionais continuem sendo a base da avaliação vestibular, eles têm limitações. As avaliações calóricas e rotacionais restringem-se a inferir a capacidade de resposta dos canais semicirculares horizontais por meio da medição do reflexo ocular vestibular e não fornecem nenhuma informação sobre os órgãos otolíticos ou a porção inferior do nervo vestibular. Ambos também podem gerar reações autonômicas desconfortáveis, inclusive náusea. Um benefício da inclusão de registros de campo distante de potenciais miogênicos evocados vestibulares é que isso amplia a avaliação para incluir as estruturas otolíticas, a porção inferior do VIII nervo craniano e porções do trato vestibulospinal. O teste de potencial evocado vestibular também é bem tolerado na maioria dos pacientes. Este capítulo descreve a descoberta e o refinamento do potencial miogênico evocado vestibular. As pesquisas sobre o estímulo ideal e os parâmetros de aquisição ainda estão em andamento, bem como a utilidade em várias populações de pacientes.

Palavras-chave: miogênico, VEMPs cervicais, VEMPs oculares, contração muscular tônica, reflexo vestibulocólico, esternocleidomastóideo, oblíquo inferior, fascículo longitudinal medial

11.1 Informações Históricas

Quando o labirinto da orelha interna foi inicialmente descrito pelos primeiros anatomistas, havia pouca ou nenhuma menção à sua função de detecção de movimento.[1] Antonio Scarpa foi o primeiro a descrever as estruturas da orelha interna e nomeou a seção "vestibular" em referência ao termo latino *vestibulum*, que significa entrada ou antecâmara.[1,2] Somente muito mais tarde foram descobertas as verdadeiras funções dos canais semicirculares e dos órgãos otolíticos que compõem a porção vestibular do labirinto.

Embora esteja além do escopo deste capítulo narrar as notáveis linhas de pesquisa multidisciplinares que contribuíram para nossa compreensão moderna do sistema vestibular, um resumo extremamente abreviado pode ser útil. As teorias mecânicas semicirculares foram amplamente postuladas por meio da observação dos movimentos oculares chamados "nistagmos". Vários mecanismos de estimulação, incluindo estudos rotacionais e calóricos (mudança de temperatura), pioneiros de Robert Barany, foram usados para estudar a ciência vestibular em condições normais e patológicas. Barany recebeu o Prêmio Nobel em 1914 por causa de sua extensa pesquisa nessa área. Nos anos seguintes, os pesquisadores começaram a investigar se o som poderia provocar alguma resposta do sistema vestibular. Em 1924, Pietre Tullio supôs que sons de alta intensidade poderiam causar uma resposta mediada vestibularmente, conforme evidenciado pelo aparecimento de nistagmo em pombos e coelhos quando uma terceira janela cirurgicamente induzida estava presente.

A "síndrome de Tullio" ou o "fenômeno de Tullio" continua sendo sinônimo de ativação do sistema vestibular associado à exposição a sons altos.[3] No entanto, foi somente em meados da década de 1960 que Bickford *et al.*[4] descobriram a resposta miogênica de curta latência a estímulos auditivos bilaterais, conhecida como resposta do ínion.[4] Isso foi obtido com a apresentação de um clique de banda larga de alta intensidade e a medição da atividade miogênica por meio de eletrodos de campo distante colocados no ínion, próximo à nuca. Eles supuseram que a forma de onda registrada era mediada pelo sistema vestibular, provavelmente de natureza sacular, pois as respostas estavam presentes em indivíduos com audição normal, bem como em indivíduos com perda auditiva neurossensorial profunda e sistemas vestibulares intactos. Em 1992, Colebatch e Halmagyi demonstraram a natureza ipsilateral da resposta e sugeriram que o órgão periférico específico provavelmente não era o canal semicircular horizontal em pacientes que foram submetidos a cortes seletivos do nervo vestibular.[5]

Colebatch *et al.* investigaram mais a fundo a resposta miogênica aos estímulos de clique e chegaram a várias conclusões importantes que servem de base para nossa compreensão atual dos VEMPs.[6] Uma observação importante foi a abolição da resposta em pacientes com perdas auditivas condutivas quando o estímulo era entregue por condução aérea, devido à redução do nível de pressão sonora (SPL) que chega até as estruturas vestibulares. Uma segunda descoberta foi a natureza bifásica e a latência estimada da forma de onda, que será discutida em mais detalhes posteriormente neste capítulo. Eles também observaram formas de onda mais tardias, que atribuíram às aferências cocleares. Embora o sáculo permaneça associado à detecção de som em alguns vertebrados de ordens inferiores, estudos confirmaram, por meio de registros de fibras aferentes únicas, que as fibras que emanam do sáculo por meio do nervo vestibular inferior podem ser ativadas por estímulos de baixa frequência e alta intensidade em gatos e outros mamíferos.[7,8] O mecanismo exato de ativação não é totalmente conhecido, pois as propriedades "acústicas vestigiais" ou a compressão da endolinfa devido à força mecânica são argumentos igualmente convincentes.[9]

Em 1995, o termo "potencial miogênico evocado vestibular" (VEMP) foi cunhado por Robertson e Ireland.[10] Atualmente, há dois tipos de VEMP sendo investigados e aplicados clinicamente. A técnica mais comum mede os VEMPs colocando um eletrodo de registro ativo no músculo esternocleidomastóideo (SCM). Isso é chamado de VEMP cervical ou cVEMP. A segunda e mais recente variação é registrada no músculo extraocular oblíquo inferior e é chamada de VEMP ocular ou oVEMP. Ambas as técnicas de registro serão discutidas neste capítulo.

Desde a identificação dessas respostas miogênicas evocadas pelo som, os pesquisadores têm tentado descobrir aplicações clinicamente úteis dessa medida relativamente fácil de obter do sistema vestibular. Vários pesquisadores investigaram os efeitos dos parâmetros de estímulo, como taxa, frequência, intensidade e modelagem.[11,12,13] Outros pesquisadores investigaram os efeitos da idade e do gênero.[14-16] Outros ainda investigaram essas respostas em indivíduos com patologias conhecidas do sistema vestibular e do sistema nervoso central.[17-20] Em 2014, foi compilado um relatório de consenso sobre as diretrizes para o uso clínico dos cVEMPs.[21]

11.1.1 Gravações Miogênicas *Versus* Sensoriais

A maioria das medidas eletrofisiológicas evocadas auditivamente captura as vias e estruturas sensoriais evocadas. Esses tipos de registros exigem milhares de varreduras para construir e, por fim, capturar a forma de onda desejada. Isso se deve a uma quantidade relativamente pequena de atividade elétrica na via nervosa auditiva central em comparação com a quantidade de outros ruídos (artefatos), sejam eles sensoriais ou musculares. Em geral, os pacientes são incentivados a permanecer deitados com os olhos fechados e os músculos relaxados para reduzir a interferência de artefatos durante os registros sensoriais evocados auditivos iniciais típicos. A aquisição desses potenciais evocados sensoriais requer a "rejeição de artefatos" para ser utilizada. Por outro lado, os potenciais miogênicos são respostas intensas, que podem ser consideradas artefatos em outros paradigmas sensoriais evocados. Devido à relativa robustez da resposta, as formas de onda miogênicas normalmente exigem menos de 200 varreduras para aparecer. O termo "miogênico" refere-se à atividade gerada pelo tecido muscular. Intuitivamente, a atividade elétrica registrável no tecido muscular é muito maior do que no sistema nervoso (sensorial) devido ao grande volume do tecido muscular em comparação com o limitado volume do sistema nervoso. Para capturar essas grandes respostas, os modos de rejeição de artefatos são, portanto, desativados.

11.2 Vias do Potencial Miogênico Evocado Vestibular

11.2.1 Potencial Miogênico Evocado Vestibular Cervical

A via do cVEMP origina-se no sáculo da orelha de estímulo, viajando pelo ramo inferior do nervo craniano (CN) VIII até os núcleos vestibulares. A via eferente viaja então pelo trato vestibulospinal medial ipsilateral, com efeitos miogênicos que podem ser medidos em vários pontos do corpo, principalmente no SCM (▶ Fig. 11.1). Acredita-se que essa resposta esteja associada ao reflexo vestibulocólico. Para captar a resposta desejada, o paciente deve manter a contração do músculo SCM durante o registro. Isso pode ser feito colocando-se o paciente em uma cadeira semirreclinada e pedindo que ele vire a cabeça para longe da orelha que está sendo estimulada e, em seguida, levante e mantenha a cabeça a alguns centímetros do apoio para a cabeça enquanto o estímulo é aplicado. Se o músculo SCM não estiver adequadamente ativado, nenhuma forma de onda será capturada.

11.2.2 Potencial Miogênico Evocado Vestibular Ocular

A via do oVEMP foi tema de debate por vários anos. Inicialmente, os pesquisadores acreditavam que o sáculo era o gerador periférico primário, semelhante ao cVEMP.[22] No entanto, a maioria dos estudos e pesquisadores atuais concorda que o utrículo é provavelmente responsável pela maior parte da resposta, com talvez uma pequena contribuição do sáculo.[23] Curiosamente, e ao contrário do cVEMP, o oVEMP é uma resposta bilateral. Depois de deixar os núcleos vestibulares, a via continua pelo fascículo longitudinal medial (MLF) através dos CNs III e IX, terminando no músculo extraocular oblíquo inferior. A forma de onda mais confiável é medida sob o olho contralateral à orelha de estímulo, embora os oVEMPs possam ocorrer bilateralmente (▶ Fig. 11.2).

11.3 Parâmetros de Estímulo/Coleta

11.3.1 Parâmetros de Estímulo

Os VEMPs foram obtidos com uma variedade de transdutores de estímulo, incluindo condução aérea, condução óssea e estimulação galvânica (elétrica). Os VEMPs também podem ser obtidos percutindo-se o crânio com um martelo de tendão. Embora a ativação da resposta possa ser obtida por métodos de percussão e estimulação galvânica, esses métodos não são tipicamente realizados na maioria dos ambientes clínicos e, portanto, não serão discutidos neste capítulo. Diversos estudos avaliaram a eficácia das características do estímulo, como clique *versus tone burst*, na produção da resposta desejada.[11,12,24] A maioria das pesquisas sugere que uma frequência baixa (500 Hz) e de alta intensidade

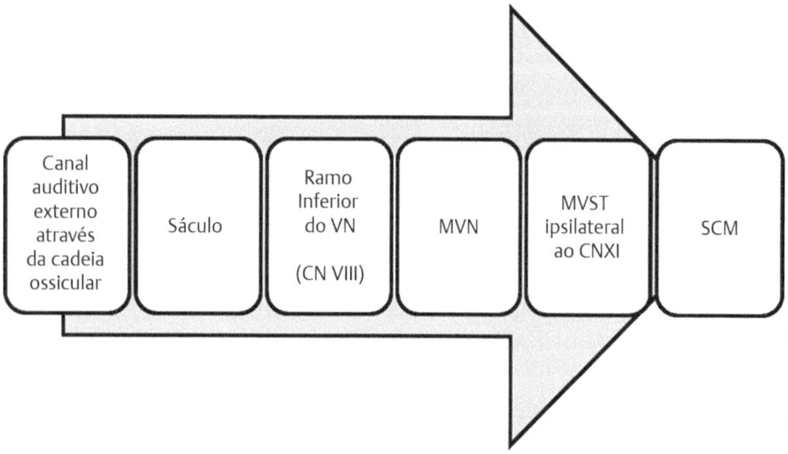

Fig. 11.1 Vias do potencial miogênico evocado vestibular cervical (cVEMP). O estímulo de condução aérea (AC) é apresentado através de um fone de ouvido inserido no canal auditivo externo. O estímulo viaja através da cadeia ossicular. O estímulo de condução óssea (BC), a estimulação galvânica e a batida proporcionam uma estimulação direta do sáculo. A despolarização ocorre devido à construção física da forma de onda do estímulo e à orientação das máculas do sáculo. Essa despolarização é transferida através do ramo inferior do nervo vestibular, que é uma parte do nervo craniano (CN) VIII. O CN VIII entra nos núcleos vestibulares (VN) na seção lateral. O impulso é então transferido para os núcleos vestibulares mediais ipsilaterais (MVN). O impulso então viaja através do trato espinhal vestibular medial ipsilateral (MVST) até o núcleo motor do NC XI, que então culmina em um lapso momentâneo de contração do músculo esternocleidomastóideo (SCM).

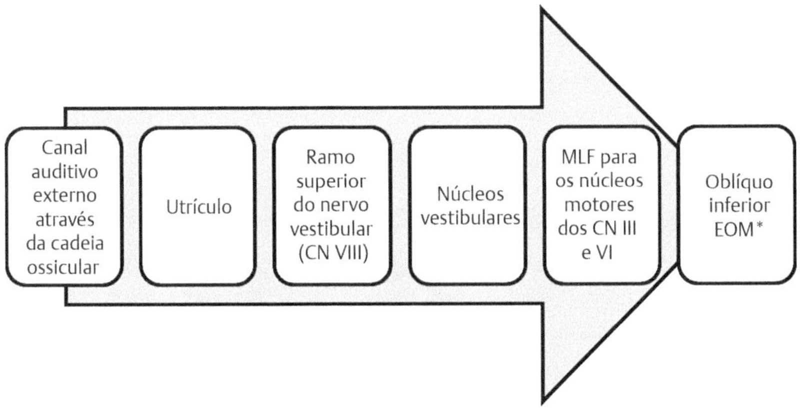

Fig. 11.2 Via do potencial miogênico evocado vestibular ocular (oVEMP). O estímulo de condução aérea (AC) é apresentado através de um fone de ouvido inserido no canal auditivo externo. O estímulo viaja através da cadeia ossicular. Presume-se que as máculas do utrículo sejam o principal gerador da resposta, embora não se possa excluir a contribuição do sacular. A despolarização aferente utricular é transferida através do ramo superior do nervo vestibular, que é uma parte do nervo craniano (CN) VIII. O NC VIII entra nos núcleos vestibulares (VN). Os sinais ipsilaterais e contralaterais viajam através do fascículo longitudinal medial (MLF) até os núcleos motores dos CNs III e VI. *A resposta oVEMP primária é obtida no músculo extraocular oblíquo inferior contralateral (EOM), embora respostas ipsilaterais e contralaterais possam ser obtidas em alguns indivíduos.

(≥ 90 dB nHL) produz respostas confiáveis de cVEMP e oVEMP em indivíduos saudáveis. A baixa frequência produz uma forma de onda mais longa e a alta intensidade fornece potência suficiente para, essencialmente, agitar as máculas do sáculo e penetrar no sistema vestibular. Os VEMPs exigem um envelope curto (subida/queda de 2 milissegundos, platô de 0 ms), *gating* de Blackman e uma taxa de estimulação lenta, variando de 3,3 a 13,3/s, com a maioria das diretrizes recomendando 5/s. Tanto os cVEMPs quanto os oVEMPs podem ser obtidos com o mesmo estímulo.

Portnuff *et al.* advertem que se deve prestar muita atenção à intensidade e à duração do estímulo, pois a chance de exceder os limites recomendados de exposição diária ao ruído é uma possibilidade real, principalmente em pediatria e naqueles que podem ser expostos ao ruído em sua vida diária.[25] A ▶ Tabela 11.1 fornece os parâmetros de estímulo recomendados e o protocolo sugerido para minimizar essa possibilidade.

Tabela 11.1 Parâmetros sugeridos de estímulo de *tone burst* de 500 Hz para reduzir a possibilidade de exceder os níveis de exposição ao ruído. (Adaptado de Portnuff et al.)[25]

Estímulo Parâmetro	Valor
Intensidade	Menor ou igual a 126 dB pSPL[a] (a conversão específica para dB nHL deve ser encontrada nas informações de calibração do equipamento e é de aproximadamente 90 dB nHL)
Duração	4 ms (p. ex., aumento/queda de 2 ms, platô de 0 ms)
Gating	Blackman
Número de varreduras	
cVEMP	< 100
oVEMP	< 150
Número de repetições	2 tentativas em nível de alta intensidade 2 tentativas em nível de baixa intensidade

Abreviações: cVEMP, potencial miogênico evocado vestibular cervical; oVEMP, potencial miogênico evocado vestibular ocular.
[a] Inclua a correção do volume do canal auditivo, se necessário.

11.3.2 Matrizes de Eletrodos

Feixes de Eletrodos de Potencial Miogênico Evocado Vestibular Cervical

Há várias matrizes de eletrodos aceitáveis que são usadas clinicamente e dependem do equipamento eletrofisiológico disponível. Um eletrodo comum ou terra pode ser colocado na fronte ou no esterno com o eletrodo não inversor colocado no terço superior do SCM contraído ipsilateral à orelha do estímulo e o eletrodo inversor colocado no terço superior do SCM contralateral (▶ Fig. 11.3). Essa configuração de canal único requer o uso de comutação de eletrodos, que pode ser selecionada nas configurações do amplificador de determinados equipamentos (p. ex., Biologic Navigator Pro). Uma técnica de registro de dois canais também pode ser usada.

Pérola

A amplitude da resposta do cVEMP é grande e depende da quantidade de contração do músculo SCM. Devem ser tomadas medidas para garantir uma contração equivalente para aumentar a validade da comparação intra-auricular.

Conjunto de Eletrodos de Potencial Miogênico Evocado Vestibular Ocular

Os registros de dois canais são ideais para oVEMP, pois a resposta contralateral tem a maior utilidade clínica potencial. Os eletrodos não inversores de cada canal são colocados diretamente abaixo de cada pupila na pálpebra inferior. Um terra pode ser colocado na fronte, e um eletrodo inversor compartilhado pode ser colocado no mento, no esterno ou até mesmo na ponte nasal. As primeiras montagens de eletrodos preconizavam a colocação do eletrodo de inversão diretamente abaixo do eletrodo não inversor. No entanto, isso caiu em desuso, pois a resposta desejada pode ser capturada pelo eletrodo inferior e afetar inadvertidamente a forma de onda desejada. Depois que os eletrodos são colocados, pede-se ao paciente que olhe para cima, para um alvo aproximadamente 30 graus acima da linha média, mantendo a cabeça paralela ao chão. Essa deflexão do olho para cima ajuda a posicionar o músculo extraocular oblíquo inferior mais próximo do eletrodo de registro (▶ Fig. 11.4).

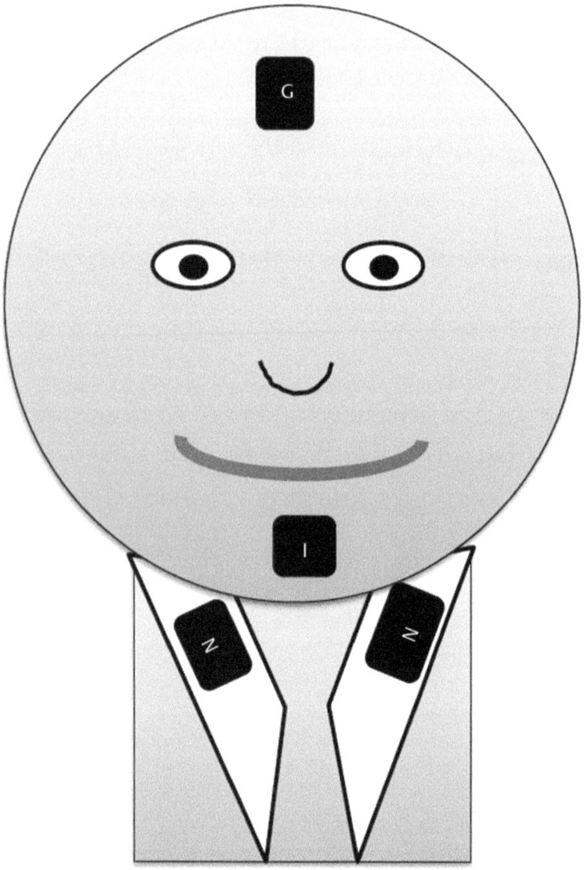

Fig. 11.3 Montagem de eletrodos do potencial miogênico evocado vestibular cervical (cVEMP). São aceitáveis registros de um ou dois canais. Um eletrodo terra (G) é colocado em Fz (meio da testa, próximo à linha do cabelo), eletrodos não inversores (N), ativos, são colocados na porção superior de um terço do músculo esternocleidomastóideo (ECM). Se aplicável, a alternância de eletrodos entre não inversores e inversores pode ser usada para permitir que o eletrodo no ECM contralateral seja o eletrodo de referência inversor. Se a troca de eletrodos não for possível, um eletrodo de inversão (I) pode ser colocado no queixo ou no esterno, se disponível. Pede-se ao paciente que contraia o ECM ipsilateral ao lado do estímulo durante cada conjunto de varreduras.

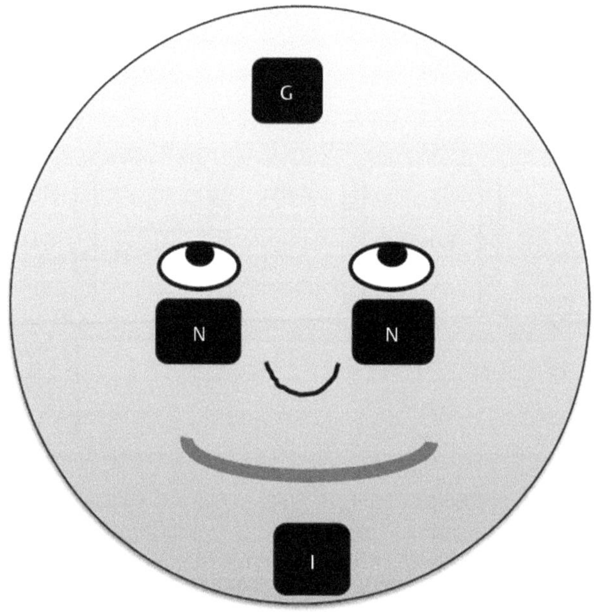

Fig. 11.4 Montagem de eletrodos do potencial miogênico evocado vestibular ocular (oVEMP). Recomenda-se um registro de dois canais para a aquisição do oVEMP, pois as respostas do oblíquo inferior ipsilateral e contralateral são medidas. O oVEMP contralateral é mais proeminente devido à natureza cruzada da via. Um eletrodo terra (G) é colocado em Fz (meio da testa, próximo à linha do cabelo), eletrodos não inversores (N), ativos, são colocados diretamente abaixo da pupila na pálpebra inferior e um eletrodo inversor (I) "saltado" pode ser colocado no queixo, na ponte do nariz ou no esterno, dependendo da disponibilidade. Durante a aquisição da forma de onda, o paciente é instruído a olhar para cima cerca de 30 graus, posicionando assim o oblíquo inferior bem próximo ao eletrodo de registro.

11.3.3 Parâmetros de Coleta

De acordo com um relatório de consenso de especialistas sobre a aplicação clínica de VEMP, o filtro passa-alto deve ser definido entre 5 e 30 Hz e o filtro passa-baixo entre 1.000 e 3.000 Hz.[21] O relatório também sugere a definição do ganho do amplificador para 2.500 a 5.000x, um nível de ganho muito menor do que o necessário para potenciais neurogênicos. Também é importante que a rejeição de artefatos não seja utilizada, devido ao tamanho da forma de onda.[21] O relatório também recomenda uma taxa de amostragem entre 2,5 e 40 kHz. Como mencionado anteriormente, são necessárias menos de 200 varreduras para obter uma forma de onda precisa. A coleta de mais varreduras por execução pode causar fadiga, principalmente durante as medidas de cVEMP, e, consequentemente, alterar a contração muscular tônica, reduzindo a resposta. O descanso deve ser dado entre as séries de varreduras para garantir a consistência.

11.4 Características da Forma de Onda

11.4.1 Forma de Onda do Potencial Miogênico Evocado Vestibular Cervical

O cVEMP é um lapso momentâneo de contração do SCM. Sua amplitude é altamente dependente da quantidade de contração e da atividade miogênica no SCM. Portanto, para avaliar e comparar adequadamente as formas de onda entre os lados, sugere-se a normalização da amplitude com base na atividade EMG subjacente. Alguns equipamentos oferecem paradigmas de monitoramento de EMG para garantir que a atividade EMG seja adequada e equalizada, de modo que as comparações de amplitude de orelha a orelha sejam mais válidas (▶ Fig. 11.5). O primeiro pico é identificado como p1 e ocorre cerca de 13 microssegundos após a estimulação, embora o tempo exato varie de acordo com o equipamento e os parâmetros de registro. O segundo pico é denominado n1 e ocorre aproximadamente em 23 milissegundos. Em algumas publicações, p1 e n1 são chamados de p13 e n23, respectivamente, devido ao tempo esperado. No entanto, como ocorreram mais variações e ajustes de protocolo, as ondas passaram a ser chamadas mais comumente de p1 e n1 (▶ Fig. 11.6). A amplitude das formas de onda p1-n1 pode variar muito entre os indivíduos e, como mencionado anteriormente, está associada à quantidade de contração sustentada no SCM.

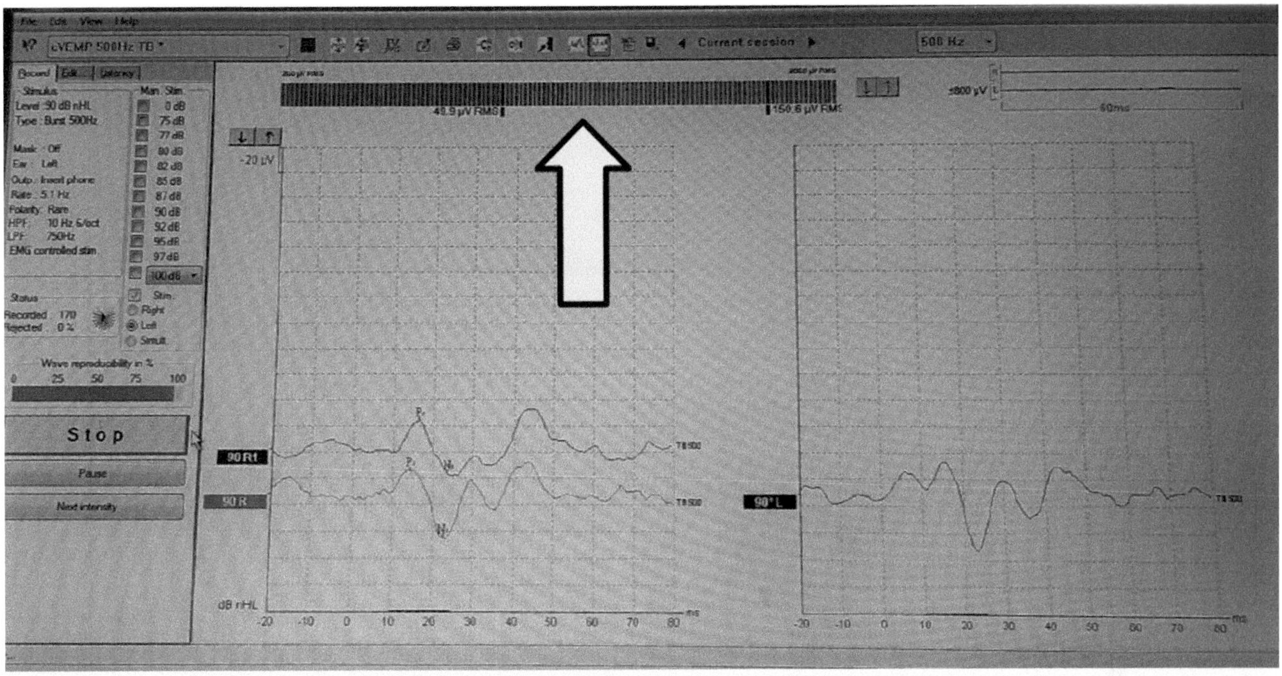

Fig. 11.5 Monitoramento eletromiográfico (EMG) durante o registro do potencial miogênico evocado vestibular cervical (cVEMP). O estímulo é apresentado somente quando a atividade EMG está dentro dos níveis desejados (49,9-150,5 μV), conforme indicado pela seta grande. Uma confirmação visual é exibida acima dos traçados da forma de onda.

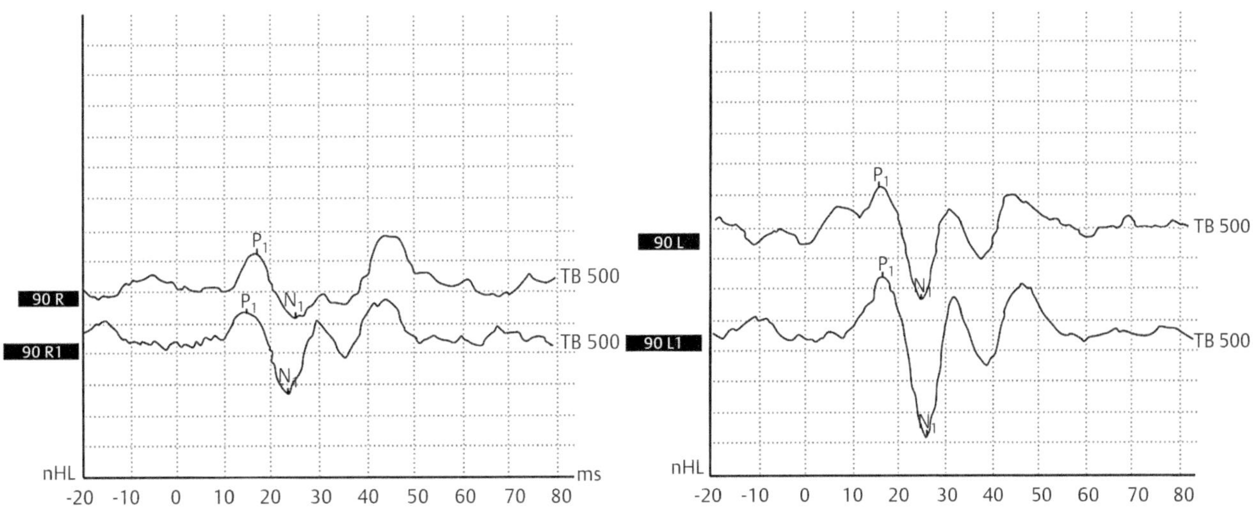

Fig. 11.6 Forma de onda do potencial miogênico evocado vestibular cervical (cVEMP). Formas de onda cVEMP marcadas para as orelhas direita e esquerda.

A relação exata com a quantidade de contração e os padrões de crescimento da amplitude do cVEMP ainda está sendo investigada. Um grupo investigou a mudança na amplitude devido à quantidade de contração muscular e a utilidade potencial das estratégias de normalização da amplitude e descobriu que as amplitudes do cVEMP nem sempre eram proporcionais aos níveis de EMG.[26] Eles também encontraram pontos de saturação, em que as medidas de amplitude se estabilizavam após um determinado nível de atividade EMG estar presente. A amplitude bruta das formas de onda p1-n1 do cVEMP pode variar entre 20 e 200 μV, com amplitudes normalizadas variando entre 0,1 e 3,0 μV em indivíduos normais.[21]

Pérola

O posicionamento adequado do eletrodo no SCM é importante durante o teste de VEMP. O eletrodo deve ser colocado no terço superior do SCM. Ocasionalmente, a inversão da forma de onda pode ser observada se o eletrodo não inversor estiver em uma posição muito baixa.

11.4.2 Forma de Onda do Potencial Miogênico Evocado Vestibular Ocular

O oVEMP é uma estimulação momentânea do músculo extraocular oblíquo inferior. Como mencionado anteriormente, ele pode ocorrer no músculo ipsilateral ao estímulo, mas foi constatado que é mais facilmente repetido no lado contralateral. O primeiro pico na forma de onda do oVEMP é um pico negativo, denominado n1, que ocorre entre 10 e 13 milissegundos em indivíduos normais. Esse pico é seguido por um pico positivo, P1, em aproximadamente 15 a 19 milissegundos (▶ Fig. 11.7). As amplitudes dos oVEMPs são consideravelmente menores do que as dos cVEMPs.

Um grupo investigou as características do oVEMP em 50 indivíduos saudáveis, com idades entre 8 e 88 anos, usando um estímulo de condução aérea de 500 Hz.[27] Em 90% dos indivíduos, as formas de onda foram registradas no olho contralateral à resposta e apenas aproximadamente 25% geraram uma forma de onda ipsilateral. Além disso, os resultados desse estudo mostraram que a amplitude média de n1-p1 foi de 4,4 µV (SD = 3,1) e a latência média de n1 foi de 12,4 milissegundos (SD = 1,0).[27]

11.5 Considerações Clínicas

11.5.1 Efeitos do Paciente

Efeitos do Envelhecimento

Tanto os cVEMPs quanto os oVEMPs devem estar presentes em crianças e adultos jovens saudáveis. A aquisição do VEMP na população pediátrica provou ser um teste eficiente e geralmente bem tolerado em crianças de 3 a 11 anos de idade.[28] Como mencionado anteriormente, os níveis de apresentação do estímulo precisam ser monitorados para não apresentar acidentalmente intensidades que excedam os limites de segurança devido aos volumes menores do canal auditivo na população pediátrica.[14,25] Um estudo avaliou os cVEMPs em bebês e encontrou semelhanças na amplitude em comparação com adultos jovens, sendo que a única diferença observada foi a latência mais curta da parte n1 da resposta.[29]

As normas de latência variam entre as populações adulta e pediátrica para cVEMP. Observou-se que os neonatos têm latências P1 maiores (14,2 milissegundos; SD = 0,4), provavelmente devido à taxa de maturação da bainha de mielina em comparação com bebês nascidos a termo (13,3 milissegundos com SD de 0,4).[30] As latências de P1 em crianças de 5 a 15 anos foram de 11,9 milissegundos (SD = 0,7), significativamente mais curtas do que em adultos de 23 a 38 anos, cuja latência média de P1 foi de 13,1 (SD = 0,7). Verificou-se que as latências de P1 são consistentes durante a vida adulta.[16] Além disso, as latências de p1 do cVEMP foram correlacionadas com o comprimento do pescoço em um estudo. Os resultados sugerem que as latências p1 atingem as normas para adultos quando o comprimento do pescoço é ≥ 15,3 cm.[31] As medidas de latência do oVEMP N1 não variaram entre as faixas etárias pediátricas ou adultas (12,4 milissegundos; SD = 1,0).[27]

Foi observado um declínio na amplitude e na presença de cVEMP e oVEMP em indivíduos com 50 a 60 anos ou mais.[15,32] Mais especificamente, Su *et al.*[15] descobriram que apenas 60% das orelhas testadas em um grupo de indivíduos com 60 anos ou mais demonstraram cVEMP repetíveis em comparação com cVEMP (98%) e oVEMP (90%) nas faixas etárias mais jovens. Além disso, os pesquisadores observaram reduções significativas na amplitude e aumentos nas latências de N1 na faixa etária de 60 anos ou mais.[15] As latências de P1 não foram significativamente diferentes entre as faixas etárias. Há algumas evidências de que os aumentos nas latências de N1 foram correlacionados com a idade, o que pode sugerir deterioração sacular ou neural.[15] Piker *et al.* descobriram que os oVEMPs estavam presentes em 100%

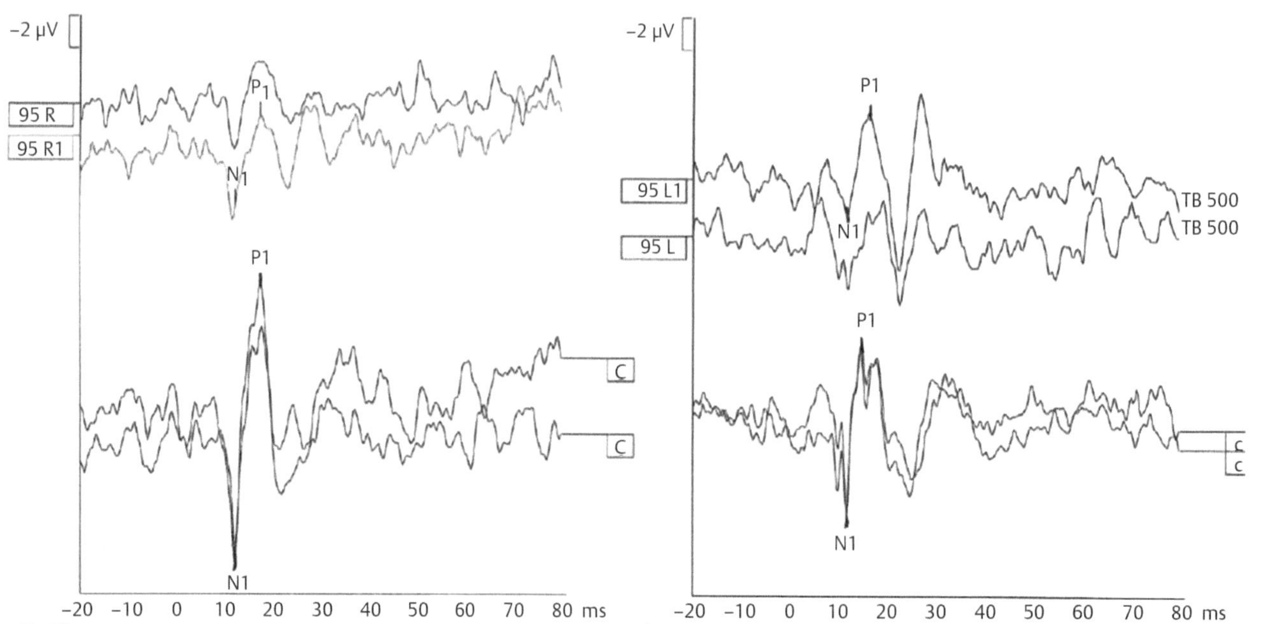

Fig. 11.7 Forma de onda do potencial miogênico evocado vestibular ocular (oVEMP). Registros ipsilaterais e contralaterais de oVEMPs. Os registros ipsilaterais são os traçados mais altos rotulados como "95 R" e "95 R1" para a orelha direita e "95L" e "95L1" para o estímulo da orelha esquerda. As formas de onda do lado contralateral estão localizadas logo abaixo e rotuladas como "C".

dos indivíduos com menos de 50 anos, diminuindo para 77% nos indivíduos com mais de 50 anos.[27] Eles também descobriram que a amplitude dos oVEMPs era significativamente menor nos indivíduos com 50 anos ou mais.

Gênero

Nenhum efeito de gênero foi consistentemente relatado na amplitude ou latência do cVEMP ou do oVEMP.[27,33]

Perda Auditiva

Tanto os cVEMPs quanto os oVEMPs não são afetados pela perda auditiva associada ao dano coclear ou à porção auditiva do CN VIII. No entanto, a perda auditiva que interrompe a transmissão do som para a cóclea, comumente chamada de perda auditiva "condutiva", pode resultar em formas de onda VEMP ausentes se o estímulo for fornecido por condução aérea. Se houver uma perda condutiva, os VEMPs podem ser provocados por condução óssea ou percussão no crânio, conforme descrito anteriormente. A resposta do VEMP não depende da percepção do som pelo indivíduo, mas é uma resposta gerada pela ativação dos órgãos otolíticos quando o SPL é suficiente para evocar uma resposta.

O transtorno do espectro da neuropatia auditiva (ANSD) é um tipo menos comum de perda auditiva que pode afetar crianças e adultos. A hipótese é que o ANSD afete as células ciliadas internas (IHCs), as sinapses entre as IHC s, as aferências auditivas, o nervo auditivo ou as estruturas auditivas superiores. Como se trata de um distúrbio de espectro, as apresentações individuais variam em termos de gravidade, estruturas específicas envolvidas e tempo de início, seja pré ou pós-lingual. Em vários estudos, verificou-se que os cVEMPs estavam ausentes na maioria dos adultos (86-91%) testados com ANSD de início pós-lingual.[34,35] Achados semelhantes de ausência de cVEMP foram observados em crianças com ANSD de início pós-lingual.[36] Curiosamente, os mesmos autores encontraram cVEMP intactos na grande maioria (92%) dos indivíduos pediátricos com ANSD de início pré-lingual.

Implante Coclear

Alguns pesquisadores descobriram que o implante coclear (CI) pode ter consequências vestibulares, inclusive aumento dos sintomas e anormalidades nos testes vestibulares, incluindo VEMP.[37,38] Devido ao risco conhecido de danos estruturais ao sáculo durante o implante de CI, as medidas de cVEMP pré e pós-operatórias são frequentemente obtidas. Jin *et al.* encontraram amplitude reduzida em um indivíduo e ausência de cVEMP durante o pós-implante em quatro de seis pacientes pediátricos com cVEMP presentes no pré-operatório.[37] Esses mesmos pesquisadores também encontraram evidências de que a estimulação elétrica é transmitida para a seção vestibular em indivíduos com malformações da orelha interna, como a displasia de Mondini. Um estudo maior publicado por Xu *et al.*, que incluiu oVEMP e cVEMP para pré e pós-implante de CI em 31 indivíduos, mostrou resultados semelhantes.[38] Especificamente, enquanto o cVEMP e o oVEMP estavam presentes em 71,1% e 67,7%, respectivamente, no pré-operatório, isso diminuiu para 12,9% e 32%, respectivamente, quando o CI foi ligado (19,2% e 34,8% com o CI desligado).

Exposição a Ruídos/Explosões

Embora as estruturas cocleares sejam mais suscetíveis à exposição a ruídos e explosões, há cada vez mais evidências de que o sáculo e o utrículo também sofrem danos com esse tipo de exposição.[20,39-41] Assim como a cóclea, que pode sofrer consequências temporárias ou permanentes da exposição ao ruído, o sistema vestibular também pode sofrer consequências, mais comumente o sáculo. Os efeitos temporários no sáculo foram demonstrados em modelos animais, observando-se o desaparecimento e o reaparecimento das formas de onda do cVEMP após a exposição de curto prazo ao ruído.[42] Mudanças permanentes no sistema vestibular também foram demonstradas em animais e em seres humanos. Formas de onda cVEMP ausentes são mais comuns em pessoas com histórico de exposição a tiroteio, exposição a explosões e perda auditiva induzida por ruído.[39] Tseng e Young descobriram que uma porcentagem significativa de indivíduos com perda auditiva induzida por ruído apresentava anormalidades em cVEMP (70%) e oVEMP (57%) em comparação com um grupo-controle com audição normal e idade compatível.[40] Além disso, descobriu-se que cVEMP ausentes após trauma acústico agudo preveem perda auditiva permanente com sensibilidade de 44% e especificidade de 100%.[20]

Distúrbios que Afetam o Labirinto Periférico

Síndrome da Terceira Janela

Seguindo os passos de Tullio, os VEMPs foram estudados em várias doenças da terceira janela, principalmente a deiscência do canal semicircular superior (SSCD). A SSCD é uma anormalidade estrutural que envolve a ausência ou o adelgaçamento de uma parte do canal ósseo que normalmente separa o canal semicircular superior da cavidade craniana. Os sintomas podem variar entre os pacientes. No entanto, alguns indivíduos com SSCD relataram vertigem/movimento dos olhos com sons de alta intensidade, autogerados ou externos, e percepção anormal de movimentos corporais autogerados. Alguns pacientes também apresentam perda auditiva condutiva ou mista. A origem da perda condutiva nesses pacientes deve-se a anomalias da orelha interna, diferentemente das alterações típicas da orelha externa ou média.[18] Conforme discutido anteriormente, a perda auditiva condutiva típica resultaria na abolição da resposta VEMP. Entretanto, em indivíduos com SSCD e a correspondente perda condutiva da orelha interna, observa-se um aumento das respostas do VEMP. Em vários estudos, os limiares do cVEMP foram significativamente menores nas orelhas com SSCD em comparação com as orelhas não afetadas do mesmo indivíduo e um grupo-controle.[17,43]

Patologias Paréticas

A neurite vestibular é um distúrbio vestibular comum que se caracteriza por vertigem de início agudo sem perda auditiva, plenitude ou zumbido. Um estudo prospectivo de 40 pacientes com neurite vestibular indicou que os oVEMPs estavam ausentes em 32 indivíduos inicialmente, o que diferia significativamente dos cVEMPs, que estavam ausentes ou anormais em 19 indivíduos na avaliação inicial.[44] Esses achados apoiam a ideia de que a neurite vestibular afeta predominantemente a porção superior do nervo vestibular, mas também pode afetar a porção inferior em alguns pacientes. Esses autores também relataram uma recuperação de cVEMP e oVEMP em 6 meses em alguns indivíduos, o que é uma consideração importante na aplicação clínica e no gerenciamento de pacientes.

Os schwannomas acústicos, embora de ocorrência rara, normalmente se originam das células de Schwann na porção distal da seção vestibular do CN VIII no meato acústico interno e compreendem aproximadamente 80% dos tumores do ângulo ponto-cerebelar.[45] À medida que o tumor cresce, podem ocorrer sintomas auditivos e vestibulares mais pronunciados. Um grupo encontrou uma correlação positiva significativa entre o tamanho do tumor e anormalidades/ausência de formas de onda de VEMP com diferenças de relação de amplitude (AR) interaural superiores a 35%.[46] Outro grupo descobriu que os oVEMPs usando métodos de condução aérea e óssea coletivamente foram mais sensíveis na detecção de tumores menores do que os cVEMPs.[45] São necessárias mais pesquisas e uma aplicação clínica cautelosa dos VEMPs nessa área.

Hidropsia Endolinfática

Os VEMPs em pacientes com hidropsia endolinfática podem estar reduzidos ou ausentes no lado afetado. Entretanto, devido à natureza transitória da condição, às variações nas apresentações iniciais e à falta de um diagnóstico definitivo, o uso dos VEMPs é limitado. A hidropsia endolinfática pode afetar o lado vestibular, mais comumente o sáculo, e/ou a cóclea. Foi observado o desaparecimento dos cVEMPs quando a hidropsia endolinfática afetou o sáculo.[47] Quanto mais grave o grau de hidropsia vestibular, conforme classificado por imagens especializadas, maior o número de cVEMPs anormais (ausentes).[47] Outros observaram uma mudança na sensibilidade da frequência, amplitudes maiores, para mais perto de 1.000 Hz em indivíduos com hidropsia endolinfática em comparação com um grupo-controle que exibiu amplitudes maiores de VEMP mais perto de 500 Hz.[48]

Distúrbios que Afetam o Sistema Nervoso Central

Inicialmente, grande parte da pesquisa sobre VEMP concentrava-se na patologia de órgãos terminais periféricos. No entanto, nos últimos 10 anos, houve uma expansão para incluir vários distúrbios do sistema nervoso central. Venhovens *et al.* revisaram a literatura sobre esse tópico e destacaram vários achados importantes sobre os efeitos dos VEMPs em vários distúrbios neurológicos centrais, incluindo doenças desmielinizantes, cerebrovasculares e neurodegenerativas, bem como enxaqueca.[49] A anormalidade mais comum do cVEMP observada em pacientes com a doença desmielinizante esclerose múltipla (MS) foi um aumento nas latências p1 e n1. Eles também observaram que as anormalidades do cVEMP de condução aérea estavam significativamente correlacionadas com a duração da doença e o relato de sintomas vestibulares. A mesma revisão também identificou vários estudos que constataram que as anormalidades do oVEMP de condução aérea, ou seja, latências significativamente aumentadas de n1, estavam presentes em 37% a 69% dos indivíduos com MS. Eles concluíram que os testes de cVEMP e oVEMP podem ser úteis para identificar o envolvimento do tronco encefálico em pessoas com MS.[49] Por outro lado, os autores da mesma revisão concluíram que o valor diagnóstico dos VEMPs na avaliação de doenças cerebrovasculares, neurodegenerativas e enxaqueca não é forte devido aos resultados variados e às deficiências metodológicas dos poucos estudos realizados até o momento nessas populações.[49]

A medição de cVEMP e oVEMP em pacientes com paralisia de Bell resultou em aumento significativo da assimetria de ganho e aumento das latências n1 durante o oVEMP em comparação com um grupo-controle sem diferenças significativas nas medidas de cVEMP.[50]

11.6 Interpretação Clínica

A inclusão de VEMP no protocolo de avaliação vestibular é uma fonte potencial de informações valiosas. A anormalidade mais comum encontrada no teste de VEMP é a ausência de uma resposta ao estímulo. As razões para essa ausência podem ser devidas a muitos fatores, inclusive idade, falta de contração adequada, perda auditiva condutiva, patologia do órgão final parético, disfunção do ramo inferior do CN VIII e/ou problemas da via eferente. Portanto, um histórico adequado do caso e procedimentos de teste cuidadosos são cruciais para uma interpretação precisa.

Outra anormalidade comum são as diferenças significativas nas amplitudes durante o teste de cVEMP. Como discutido anteriormente, as amplitudes de cVEMP variam muito entre os indivíduos. Consequentemente, nenhuma comparação de "amplitude absoluta" é útil. É importante lembrar que as amplitudes absolutas do cVEMP e do oVEMP foram consideradas significativamente menores em indivíduos normais com 50 anos ou mais.[32] Entretanto, as comparações de amplitude, conhecidas como medidas de AR, entre as orelhas do mesmo indivíduo foram consideradas clinicamente úteis na identificação de determinadas patologias. A menor amplitude absoluta (A_s) é subtraída da maior amplitude (A_l). A diferença é então dividida pela soma das duas amplitudes e multiplicada por 100 para se chegar a uma diferença percentual. A fórmula para calcular a AR é a seguinte:

$$AR = \left| \frac{A_l - A_s}{A_l + A_s} \right| \times 100$$

Em indivíduos normais, a AR durante o cVEMP variou entre 7,2% e 32% em vários estudos, com um *cutoff* anormal definitivo recomendado em 50% ou mais.[21] O limite superior (média mais 2 SD) da assimetria de amplitude para oVEMP foi de 34% em uma grande amostra de adultos e crianças.[27]

Recomendam-se estabelecer normas clínicas individuais usando parâmetros e equipamentos conforme ditado pelo protocolo da clínica e usar os resultados mencionados acima como diretrizes. Os parâmetros de estímulo variam entre os estudos mencionados acima e devem ser interpretados com a devida diligência.

11.7 Aplicação Clínica

O sistema vestibular periférico humano é composto por cinco estruturas sensoriais por ouvido, que se conectam a duas porções distintas do CN VIII. Os estudos calóricos e tradicionais de cadeira rotatória são capazes de avaliar apenas uma dessas estruturas, especificamente o canal semicircular horizontal e a porção superior do CN VIII. Ao incluir cVEMP e oVEMP, podemos expandir nossa avaliação do sistema vestibular periférico para incluir o sáculo, o utrículo, a porção inferior do CN VIII e outras vias do sistema nervoso central. Essa avaliação prudente pode proporcionar uma melhor compreensão de vários distúrbios que afetam as estruturas vestibulares periféricas e centrais. Como ainda estão em andamento mais pesquisas que investigam parâmetros específicos, técnicas de aquisição e várias populações de pacientes, a função dos VEMPs na avaliação vestibular ainda está sendo definida.

11.8 Conclusão

Os VEMPs estão se tornando uma ferramenta diagnóstica útil para identificar a disfunção dos órgãos otolíticos, bem como para avaliar as vias do sistema nervoso vestibular central anteriormente não investigadas. Ao integrar essas medidas aos protocolos de avaliação vestibular, é possível entender quais estruturas/vias estão envolvidas em várias patologias. Historicamente, a avaliação do sistema vestibular dependia predominantemente da medição do reflexo ocular vestibular por meio de estimulação calórica, estudos rotacionais e registro do nistagmo durante a avaliação do olhar. Embora essas medidas ainda sejam válidas e essenciais na avaliação vestibular, a incorporação de VEMP permite uma avaliação mais direta da porção inferior do nervo vestibular, do sáculo e do utrículo com pouco desconforto para o paciente.

Referências

[1] Goldberg JM, Wilson VJ, Cullen KE, et al. The Vestibular System: A Sixth Sense. New York, NY: Oxford University Press; 2012
[2] Grzybowski A, Sak J. Antonio Scarpa (1752–1832). J Neurol. 2013; 260(2): 695–696
[3] Halmagyi GM, Curthoys IS, Colebatch JG, Aw ST. Vestibular responses to sound. Ann N Y Acad Sci. 2005; 1039:54–67
[4] Bickford RG, Jacobson JL, Cody DTR. Nature of average evoked potentials to sound and other stimuli in man. Ann N Y Acad Sci. 1964; 112(1): 204–218
[5] Colebatch JG, Halmagyi GM. Vestibular evoked potentials in human neck muscles before and after unilateral vestibular deafferentation. Neurology. 1992; 42(8):1635–1636
[6] Colebatch JG, Halmagyi GM, Skuse NF. Myogenic potentials generated by a click-evoked vestibulocollic reflex. J Neurol Neurosurg Psychiatry. 1994; 57 (2):190–197
[7] Carey J, Amin N. Evolutionary changes in the cochlea and labyrinth: Solving the problem of sound transmission to the balance organs of the inner ear. Anat Rec A Discov Mol Cell Evol Biol. 2006; 288(4):482–489
[8] McCue MP, Guinan JJ, Jr. Acoustically responsive fibers in the vestibular nerve of the cat. J Neurosci. 1994; 14(10):6058–6070
[9] Zhou G, Cox LC. Vestibular evoked myogenic potentials: history and overview. Am J Audiol. 2004; 13(2):135–143
[10] Robertson DD, Ireland DJ. Vestibular evoked myogenic potentials. J Otolaryngol. 1995; 24(1):3–8
[11] Akin FW, Murnane OD, Proffitt TM. The effects of click and tone-burst stimulus parameters on the vestibular evoked myogenic potential (VEMP). J Am Acad Audiol. 2003; 14(9):500–509, quiz 534–535
[12] Cheng PW, Murofushi T. The effects of plateau time on vestibular-evoked myogenic potentials triggered by tone bursts. Acta Otolaryngol. 2001; 121 (8):935–938
[13] Noij KS, van Tilburg MJ, Herrmann BS, Marciniak P, Rauch SD, Guinan JJ, Jr. Toward optimizing VEMP: calculating VEMP inhibition depth with a generic template. Ear Hear. 2018; 39(6):1199–1206
[14] Rodriguez AI, Thomas MLA, Janky KL. Air-conducted vestibular evoked myogenic potential testing in children, adolescents, and young adults: thresholds, frequency tuning, and effects of sound exposure. Ear Hear. 2019; 40(1):192–203
[15] Su HC, Huang TW, Young YH, Cheng PW. Aging effect on vestibular evoked myogenic potential. Otol Neurotol. 2004; 25(6):977–980
[16] Welgampola MS, Colebatch JG. Vestibulocollic reflexes: normal values and the effect of age. Clin Neurophysiol. 2001; 112(11):1971–1979
[17] Colebatch JG, Day BL, Bronstein AM, et al. Vestibular hypersensitivity to clicks is characteristic of the Tullio phenomenon. J Neurol Neurosurg Psychiatry. 1998; 65(5):670–678
[18] Minor LB, Carey JP, Cremer PD, Lustig LR, Streubel SO, Ruckenstein MJ. Dehiscence of bone overlying the superior canal as a cause of apparent conductive hearing loss. Otol Neurotol. 2003; 24(2):270–278
[19] Rosengren SM, Aw ST, Halmagyi GM, Todd NP, Colebatch JG. Ocular vestibular evoked myogenic potentials in superior canal dehiscence. J Neurol Neurosurg Psychiatry. 2008; 79(5):559–568
[20] Sazgar AA, Dortaj V, Akrami K, Akrami S, Karimi Yazdi AR. Saccular damage in patients with high-frequency sensorineural hearing loss. Eur Arch Otorhinolaryngol. 2006; 263(7):608–613
[21] Papathanasiou ES, Murofushi T, Akin FW, Colebatch JG. International guidelines for the clinical application of cervical vestibular evoked myogenic potentials: an expert consensus report. Clin Neurophysiol. 2014; 125(4): 658–666
[22] Todd NPM, Rosengren SM, Aw ST, Colebatch JG. Ocular vestibular evoked myogenic potentials (OVEMPs) produced by air- and bone-conducted sound. Clin Neurophysiol. 2007; 118(2):381–390
[23] Curthoys IS, Manzari L. The oVEMP 10 years old - the neural evidence. A reply to Todd "the 'double dissociation' is based on a circular logic". Clin Neurophysiol. 2015; 126(3):645–646
[24] Deepak DT, Bhat JS, Kumar K. Ocular vestibular evoked myogenic potential using different test stimuli. ISRN Otolaryngol. 2013; 2013:161937
[25] Portnuff CDF, Kleindienst S, Bogle JM. Safe use of acoustic vestibular-evoked myogenic potential stimuli: protocol and patient-specific considerations. J Am Acad Audiol. 2017; 28(8):708–717
[26] Bogle JM, Zapala DA, Criter R, Burkard R. The effect of muscle contraction level on the cervical vestibular evoked myogenic potential (cVEMP): usefulness of amplitude normalization. J Am Acad Audiol. 2013; 24(2):77–88
[27] Piker EG, Jacobson GP, McCaslin DL, Hood LJ. Normal characteristics of the ocular vestibular evoked myogenic potential. J Am Acad Audiol. 2011; 22(4): 222–230
[28] Valente LM. Assessment techniques for vestibular evaluation in pediatric patients. Otolaryngol Clin North Am. 2011; 44(2):273–290, vii
[29] Sheykholeslami K, Megerian CA, Arnold JE, Kaga K. Vestibular-evoked myogenic potentials in infancy and early childhood. Laryngoscope. 2005; 115(8): 1440–1444
[30] Chen CN, Wang SJ, Wang CT, Hsieh WS, Young YH. Vestibular evoked myogenic potentials in newborns. Audiol Neurotol. 2007; 12(1):59–63
[31] Wang SJ, Yeh TH, Chang CH, Young YH. Consistent latencies of vestibular evoked myogenic potentials. Ear Hear. 2008; 29(6):923–929
[32] Nguyen KD, Welgampola MS, Carey JP. Test-retest reliability and age-related characteristics of the ocular and cervical vestibular evoked myogenic potential tests. Otol Neurotol. 2010; 31(5):793–802
[33] de Oliveira Barreto AC, Colafêmina JF, de Lemos Menezes P. Saccular sensitivity function measured by vestibular evoked myogenic potential. Acta Otolaryngol. 2011; 131(6):618–623
[34] Sazgar AA, Yazdani N, Rezazadeh N, Yazdi AK. Vestibular evoked myogenic potential (VEMP) in patients with auditory neuropathy: Auditory neuropathy or audiovestibular neuropathy? Acta Otolaryngol. 2010; 130(10): 1130–1134
[35] Sujeet KS, Niraj KS, Animesh B, Rajeshwari G, Sharanya R. Cervical vestibular evoked myogenic potentials and caloric test results in individuals with auditory neuropathy spectrum disorders. J Vestib Res. 2014; 24(4): 313–323
[36] El-Badry MM, Gamal R, Fawzy A. Evaluation of saccular and inferior vestibular nerve function in children with auditory neuropathy spectrum disorder. Eur Arch Otorhinolaryngol. 2018; 275(12):2925–2931
[37] Jin Y, Nakamura M, Shinjo Y, Kaga K. Vestibular-evoked myogenic potentials in cochlear implant children. Acta Otolaryngol. 2006; 126(2):164–169
[38] Xu XD, Zhang XT, Zhang Q, Hu J, Chen YF, Xu M. Ocular and cervical vestibularevoked myogenic potentials in children with cochlear implant. Clin Neurophysiol. 2015; 126(8):1624–1631
[39] Golz A, Westerman ST, Westerman LM, et al. The effects of noise on the vestibular system. Am J Otolaryngol. 2001; 22(3):190–196

[40] Tseng CC, Young YH. Sequence of vestibular deficits in patients with noise-induced hearing loss. Eur Arch Otorhinolaryngol. 2013; 270(7): 2021–2026
[41] Wang YP, Hsu WC, Young YH. Vestibular evoked myogenic potentials in acute acoustic trauma. Otol Neurotol. 2006; 27(7):956–961
[42] Hsu WC,Wang JD, Lue JH, Day AS, Young YH. Physiological and morphological assessment of the saccule in Guinea pigs after noise exposure. Arch Otolaryngol Head Neck Surg. 2008; 134(10):1099–1106
[43] Minor LB. Clinical manifestations of superior semicircular canal dehiscence. Laryngoscope. 2005; 115(10):1717–1727
[44] Magliulo G, Gagliardi S, Ciniglio Appiani M, Iannella G, Re M. Vestibular neurolabyrinthitis: a follow-up study with cervical and ocular vestibular evoked myogenic potentials and the video head impulse test. Ann Otol Rhinol Laryngol. 2014; 123(3):162–173
[45] Piras G, Brandolini C, Castellucci A, Modugno GC. Ocular vestibular evoked myogenic potentials in patients with acoustic neuroma. Eur Arch Otorhinolaryngol. 2013; 270(2):497–504
[46] Day AS, Wang CT, Chen CN, Young YH. Correlating the cochleovestibular deficits with tumor size of acoustic neuroma. Acta Otolaryngol. 2008; 128(7):756–760
[47] Katayama N, Yamamoto M, Teranishi M, et al. Relationship between endolymphatic hydrops and vestibular-evoked myogenic potential. Acta Otolaryngol. 2010; 130(8):917–923
[48] Node M, Seo T, Miyamoto A, Adachi A, Hashimoto M, Sakagami M. Frequency dynamics shift of vestibular evoked myogenic potentials in patients with endolymphatic hydrops. Otol Neurotol. 2005; 26(6):1208–1213
[49] Venhovens J, Meulstee J, Verhagen WIM. Vestibular evoked myogenic potentials (VEMPs) in central neurological disorders. Clin Neurophysiol. 2016; 127(1):40–49
[50] Krbot Skoric M, Adamec I, Habek M. Vestibular evoked myogenic potentials in Bell's palsy. Neurol Sci. 2014; 35(10):1599–1602

Seção III
Aplicações Clínicas e Estudos de Caso Relevantes

III

12 Utilidade Clínica da Eletrococleografia

Alfarghal Mohamad ▪ *Rosario La Gumina*

Resumo

A eletrococleografia (ECochG) tem sido usada clinicamente há décadas e é mais conhecida por seu uso no diagnóstico diferencial da doença de Ménière. A ECochG tem três componentes: o microfonismo coclear (CM), o potencial de somação (SP) e o potencial de ação (AP). O CM origina-se da atividade das células ciliadas externas, acredita-se que o SP esteja relacionado principalmente com a atividade das células ciliadas internas e o AP representa o disparo síncrono das fibras nervosas auditivas. O registro da ECochG pode ser realizado com diferentes tipos de eletrodos: TIPtrodes de folha de ouro para registro no meato acústico externo, tymptrodes para registro na membrana timpânica e eletrodos de agulha transtimpânicos para registro no promontório ou na janela redonda. O teste de ECochG pode ajudar no diagnóstico de uma série de distúrbios que sabidamente causam sintomas auditivos ou vestibulares. A relação de amplitude SP/AP aumentada devido ao aumento do SP pode ser observada na doença de Ménière, na fístula perilinfática e na deiscência do canal superior. A relação de área SP/AP aumentada devido à redução do AP pode ser observada na sinaptopatia coclear. A presença de CM, SP anormal e ondas ABRs ausentes são observadas no transtorno do espectro da neuropatia auditiva pré-sináptica (ANSD); por outro lado, a presença de CM, SP normal e ondas ABRs ausentes são observadas na ANSD pós-sináptica.

Palavras-chave: eletrococleografia, potencial de somação, potencial de ação, microfonismo coclear, relação SP/AP, doença de Ménière

12.1 Introdução

A eletrococleografia (ECochG) foi um dos primeiros testes de potencial evocado auditivo descobertos e é usada principalmente para avaliar as funções cocleares. A eletrococleografia envolve o registro de potenciais cocleares e do nervo auditivo evocados pelo som, o que tem propósitos clínicos e de pesquisa.[1,2] O protocolo do teste de eletrococleografia é semelhante ao protocolo do potencial evocado auditivo de tronco encefálico (ABR) de montagem horizontal, mas uma diferença é a importância do posicionamento do eletrodo ativo o mais próximo possível da cóclea e do nervo auditivo através do meato acústico. Há vários tipos diferentes de posicionamentos de eletrodos, dependendo do tipo de eletrodo usado e do treinamento do examinador, de modo que ele pode ser posicionado no interior do meato acústico externo quando se usam TIPtrodes, sobre a membrana timpânica quando se usam tymptrodes, ou na janela redonda ou promontório quando se usam eletrodos transtimpânicos. Os TIPtrodes e os tymptrodes são considerados eletrodos extratimpânicos, pois seu local de repouso final é no interior do meato acústico. Além disso, as ECochGs podem ser registradas eletricamente usando eletrodos intracocleares dentro de um feixe de eletrodos do implante coclear.[1-3] Esse teste de ECochG é mais conhecido como telemetria ou imagem de resposta neural.

12.2 Componentes da ECochG

A resposta da ECochG ocorre nos primeiros 2 a 3 milissegundos e é composta por três componentes: microfonismo coclear (CM), potencial de somação (SP) e potencial de ação (AP).[46]

Os CM são potenciais de corrente alternada (AC) que se originam predominantemente das células ciliadas externas (OHCs). O SP é uma resposta de corrente contínua (DC) gerada pelas células ciliadas do órgão de Corti. Ele representa um reflexo do padrão de tempo de deslocamento da partição coclear. Acredita-se que o SP seja gerado principalmente pelas células ciliadas internas (IHCs), embora um estudo tenha relatado que o SP foi registrado em orelhas de pombos, que não possuem IHCs.[5,7,8] Além disso, acredita-se que o SP resulte de distorções do CM. O SP aparece como uma saliência na inclinação ascendente do AP ou como um pico separado antes do AP. O pico do SP geralmente está na mesma direção que o AP, mas, em raras ocasiões, pode estar na direção oposta. A direção do SP e do AP também depende da colocação de eletrodos inversores e/ou não inversores.[5,9]

> **Considerações Especiais**
>
> Quando registrado com cliques de rarefação ou condensação de polaridade única, o CM aparece como uma série sinusoidal de picos ascendentes e descendentes, que imita a polaridade do estímulo e continua enquanto o estímulo continuar. A maior parte da interpretação clínica da ECochG requer a avaliação do SP e do AP, e a presença do CM pode frequentemente obscurecer o SP. Portanto, é preferível eliminar ou "cancelar" o CM com o uso de estímulos de polaridade alternada.

A resposta CM é normalmente registrada no ponto de deslocamento máximo da célula ciliada, enquanto a SP atinge seu máximo onde o efeito cumulativo de uma grande área da membrana basilar é restringido durante o alongamento. Isso aumenta a assimetria normal da deflexão para cima e para baixo, resultando em respostas mais robustas aos estímulos de rarefação do que aos estímulos acústicos de condensação.[4,5,10] O AP é comumente chamado de potencial de ação composto (ou CAP) devido à sua origem: o disparo simultâneo de milhares de fibras nervosas auditivas. A amplitude do AP geralmente excede a do SP e se manifesta em uma latência de aproximadamente 1,3 a 1,5 milissegundos em indivíduos saudáveis em intensidades mais altas. Notavelmente, o AP corresponde à onda I do ABR.

As respostas da ECochG dependem significativamente do tipo de eletrodo de registro usado. Os eletrodos do meato acústico externo produzem as menores respostas, enquanto os eletrodos transtimpânicos produzem as maiores. As respostas registradas pelos eletrodos transtimpânicos podem ser até sete vezes maiores do que as registradas no meato acústico externo. Embora o registro da membrana timpânica seja menos invasivo, ele ainda fornece respostas suficientemente grandes.[11]

12.3 Interpretação dos Resultados da ECochG

Para uma interpretação adequada dos resultados do teste de ECochG, o examinador deve identificar e rotular corretamente vários componentes da forma de onda e, em seguida, fazer comparações dos resultados com dados normativos.

Os marcadores essenciais usados durante a interpretação da ECochG normalmente incluem o SP, o AP e a linha de base da

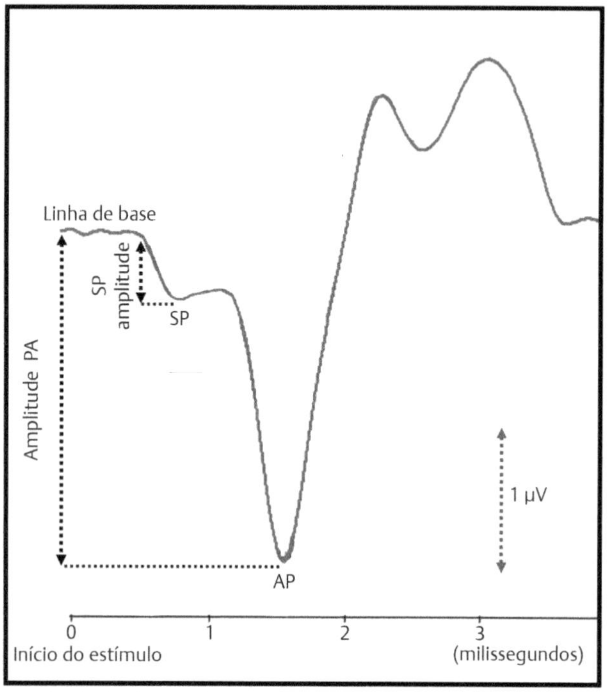

Fig. 12.1 Representação da medição da relação da amplitude do potencial de somação (SP)/potencial de ação (AP) na eletrococleografia (ECochG).

forma de onda (marcada antes do SP; ▶ Fig. 12.1). Depois de inserir os marcadores para cada componente, é possível obter a latência (milissegundos) e a amplitude (µV). Além disso, a relação de amplitude SP/AP ou a relação de área é calculada automaticamente em muitos sistemas de potencial evocado modernos. Medidas de ECochG menos usadas incluem (1) diferenças de latência do AP para cliques de rarefação e condensação, (2) ECochG de alta taxa de estímulo e (3) ECochG evocada por *tone burst* para analisar as características do SP. Se o examinador usar uma janela de tempo de registro mais longa, as ondas do ABR (p. ex., II, III e V) também poderão estar presentes para serem usadas na interpretação da via auditiva através do tronco encefálico. Os dados normativos para registros de ECochG dependem do eletrodo usado para a coleta de dados; geralmente, é usada uma porcentagem de corte mais alta para o TIPtrode do que para os eletrodos timpânicos ou transtimpânicos. Os dados normativos de ECochG coletados por Grasel *et al.*[5] com base em um grande estudo usando eletrodos de membrana timpânica (tymptrode) mostraram o seguinte:

- Nem todos os testes normais de ECochG apresentam SP.
- A relação média da amplitude SP/AP foi de 0,21. As relações normais de amplitude SP/AP variaram de 0,084 a 0,356, sendo que qualquer valor acima de 0,356 seria considerado anormal.
- A relação média da área SP/AP foi de 1,22. As proporções normais de área SP/AP variaram de 0,837 a 1,671, sendo que qualquer valor acima de 1,671 seria considerado anormal.
- A diferença média de latência entre os cliques de rarefação e condensação foi de 0,15.

Os dados normativos de SP/AP são variáveis na literatura. Enquanto Pappas *et al.*[12] acreditavam que qualquer resultado acima de 0,5 com ECochG extratimpânica é sugestivo de hidropsia endolinfática, Gibson[4] estabeleceu um valor de 0,33 com ECochG transtimpânica. Cada clínica deve obter seus próprios dados normativos.[1,4,6,12] Em orelhas normais, o AP produzido por sinais de polaridade de rarefação tem latências ligeiramente mais curtas (0,1-0,2 milissegundos) do que o AP produzido por sinais de polaridade de condensação. Essa diferença de latência torna-se significativamente maior na doença de Ménière (0,6-0,7 milissegundos).[10,13] Como um potencial pré-sináptico, o SP não será afetado pela adaptação. O aumento da taxa de repetição dos estímulos isolará o SP do AP, de modo que a ECochG de alta taxa é usada para abordar melhor o SP.[1] Com relação à razão da amplitude do SP/AP, a amplitude é medida da linha de base até o pico tanto para o SP quanto para o AP. Há menos variação na literatura sobre os cálculos da relação de amplitude SP/AP.[5] Os autores acreditam que uma linha de base suave (ou plana) é um indicador importante de registros adequados e é necessária para a interpretação precisa dos resultados da ECochG.

Pérola

A relação de amplitude SP/AP é calculada simplesmente dividindo o numerador (SP) do denominador (AP) e, em seguida, multiplicando esse valor por 100 para obter um valor percentual. Um exemplo de como a relação de área SP/AP pode ser calculada é (área SP + área AP)/área AP. No entanto, os examinadores são incentivados a entender como seu sistema de potencial evocado calcula a relação de amplitude SP/AP e a relação de área SP/AP antes de tomar decisões clínicas.

A relação de área SP/AP pode ser usada para uma melhor quantificação das respostas fisiológicas. Isso é semelhante ao uso de uma fórmula matemática para calcular a "área sob a curva". A relação da área SP/AP proposta por Ferraro *et al.*[13,14] é diferente da fórmula típica da área sob a curva. Ela foi baseada em sua observação do alargamento do complexo SP/AP devido ao aumento da distorção resultante da diferença de velocidade e amplitude da onda viajante da membrana basilar em resposta a estímulos de rarefação e condensação na presença de hidropsia endolinfática como uma característica da doença de Ménière.[13,14]

Al-Momani *et al.*[15] relataram um aumento na sensibilidade (até 92%) da ECochG no diagnóstico da doença de Ménière usando tanto a relação de amplitude SP/AP quanto a relação de área SP/AP. Existe a preocupação de que a relação área SP/AP possa ser vulnerável a uma morfologia normalmente variante da forma de onda SP-AP e, consequentemente, vulnerável ao aumento de resultados falso-positivos ou à redução da especificidade. Deve-se observar que há alguma controvérsia na literatura em relação ao valor diagnóstico da relação de área SP/AP. Por exemplo, Baba et al[16] relataram que a relação da área SP/AP pode não ter necessariamente maior sensibilidade no diagnóstico de hidropsia endolinfática da doença de Ménière; além disso, Oh *et al.*[17] não encontraram valor significativo para o uso da relação da área SP/AP no diagnóstico da doença de Ménière.

Recentemente, analisamos a fórmula da relação da área SP/AP na literatura publicada e em diferentes sistemas de potencial evocado e, surpreendentemente, encontramos algumas variações nos métodos usados para o cálculo da relação da área SP/AP. Apesar da atratividade do uso da relação de área SP/AP na interpretação da ECochG, não há consenso sobre como calcular as áreas SP e AP. É aconselhável que os médicos que interpretam a ECochG entendam como seu sistema de potencial evocado calcula a relação de amplitude SP/AP e a relação de área SP/AP. Cada clínica é incentivada a coletar seus próprios dados normativos, e cada fabricante de sistema de potencial evocado deve incluir uma explicação da fórmula de *software* usada para o cálculo da relação de amplitude SP/AP e da relação de área SP/AP. Os pesquisadores devem sempre destacar a fórmula usada na quantificação de seus dados. Acreditamos que a maior utilidade da ECochG em diferentes distúrbios da orelha interna exige a presença de diretrizes clínicas para o registro e a interpretação da ECochG.

12.3.1 ECochG na Doença de Ménière

A doença de Ménière é um desafio na prática clínica, pois seu diagnóstico é baseado em sintomas e depende principalmente da audiometria tonal.[18,19] O SP evocado por clique é comumente usado para a identificação de hidropsia. Ele aparece como uma resposta inicial que precede o AP. O SP para cliques é composto de contribuições das OHCs e das IHCs. Afirmou-se que um SP aumentado é uma indicação de hidropsia endolinfática.[20,21] Wuyts *et al.*[22] propuseram uma relação SP/AP para estimulação de cliques maior que 0,35 usando ECochG transtimpânica ou maior que 0,42 usando ECochG do meato acústico externo como indicativa de hidropsia. O alargamento da forma de onda SP/AP pode ser um indicador útil da doença de Ménière. Essa pode ser a justificativa por trás do uso posterior da relação de área SP/AP.[21] As ▶ Figuras 12.2 e 12.3 mostram exemplos de casos com amplitude SP/AP e relação de área SP/AP elevadas, respectivamente.

A ECochG não é usada rotineiramente para o diagnóstico da doença de Ménière, devido a preocupações com sua confiabilidade. Além disso, há pouco consenso sobre a técnica e a modalidade de estímulo a ser usada. A sensibilidade e a especificidade da ECochG registradas no meato acústico externo são tão baixas quanto 67% e 53%, respectivamente, e pode haver uma sensibilidade de até 83% com o uso de um eletrodo transtimpânico.[23-25] Os autores concordam com Ferraro[26] de que a ECochG pode ser a ferramenta diagnóstica clinicamente mais significativa nos estágios iniciais da hidropsia endolinfática, caracterizada por apenas distúrbios posturais modestos, sintomas auditivos transitórios vagos e nenhuma evidência de sinais cocleares ou vestibulares, ou nos casos em que há apenas perda auditiva neurossensorial e nenhum sinal ou sintoma vestibular. As relações SP/AP alteradas devido a mudanças hidrodinâmicas cocleares resultantes da hidropsia endolinfática geralmente estão presentes em diferentes estágios da doença.

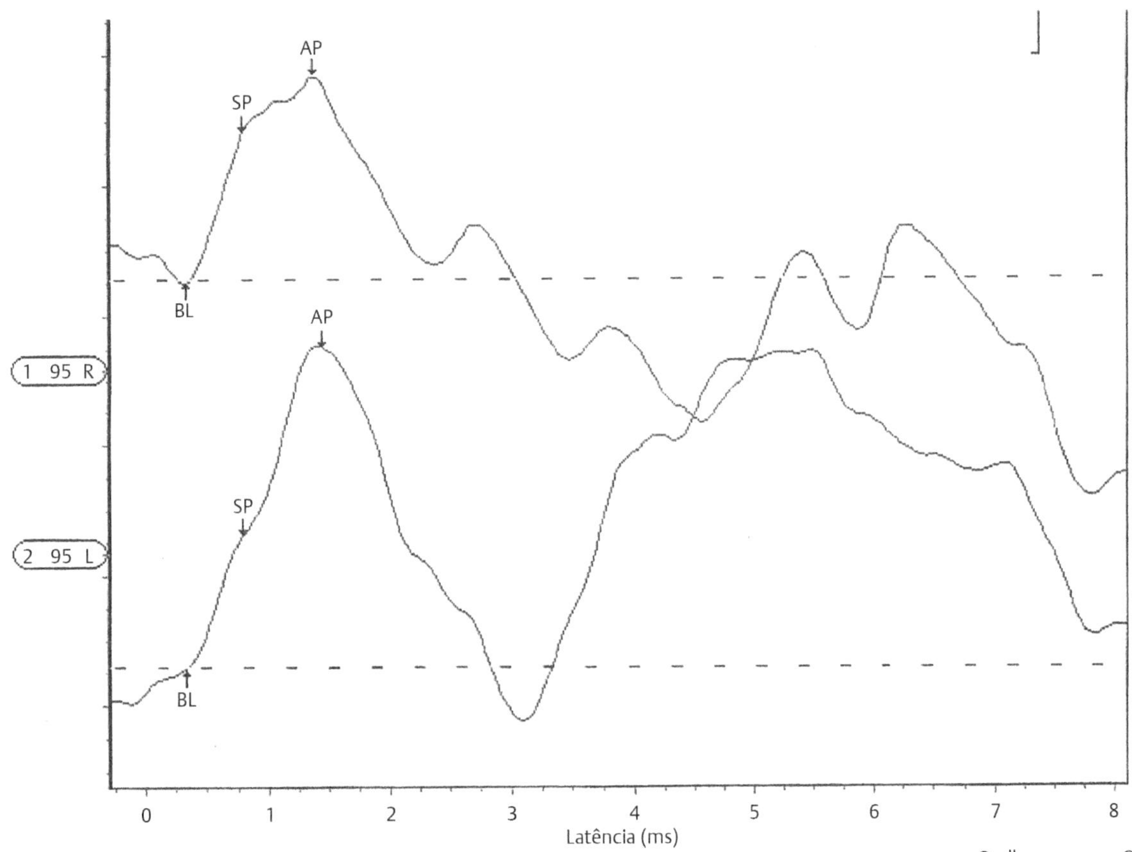

Orelha direita (R) — Orelha esquerda (L)

DADOS DA FORMA DE ONDA

		Protocolo	Tempo (ms) SP	Tempo (ms) AP	Amplitude (µV) BL	Amplitude (µV) SP	Amplitude (µV) AP	% SP/AP	Corr. Coef.
1	95 R	ECochg - 11,3 - SP/AP	0,78	1,37	0,17	0,28	0,39	71,79	
2	95 L	ECochg - 11,3 - SP/AP	0,78	1,45	-0,22	0,25	0,61	40,98	

Corr. Coef. = Coeficiente de correlação
Os valores de amplitude (µV) para SP e AP são calculados em relação à linha de base: SP-BL e AP-BL.

Fig. 12.2 Eletrococleografia (ECochG) normal registrada na orelha esquerda. Eletrococleografia anormal com relação potencial de somação (SP)/potencial de ação (PA) aumentada registrada na orelha direita de um homem de 46 anos diagnosticado como doença de Ménière à direita. O registro foi feito com o TIPtrode usando o Vivosonic Integrity V500, Evoked Potential System (Vivosonic, Eglinton, ON, Canadá). (Esta imagem foi fornecida por cortesia do Dr. Alfarghal Mohamad.)

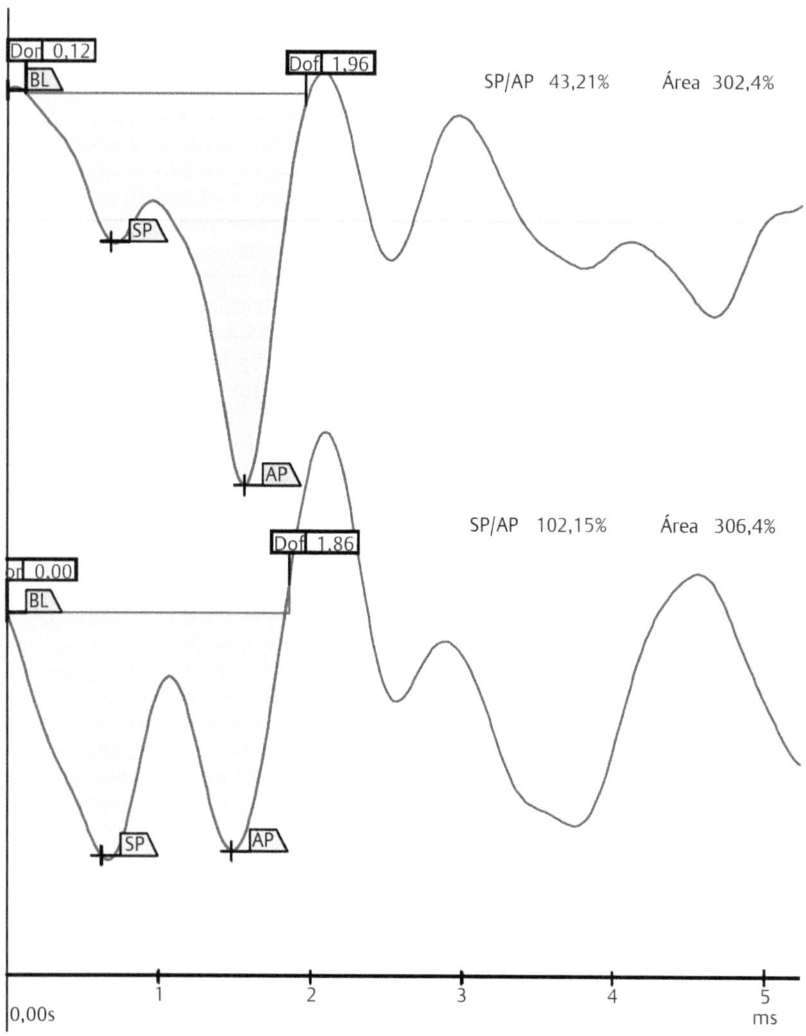

Fig. 12.3 Eletrococleografia de membrana timpânica (ECochG), de um paciente que teve uma crise vertiginosa associada à doença de Ménière após registrar potencial de somação (SP)/potencial de ação (AP) normais. Durante a crise, a ECochG mostrou respostas SP/AP em forma de W e uma relação SP/AP acentuadamente aumentada. O registro foi feito com o eletrodo TM-Wick e cliques de polaridade alternada usando o sistema Socrates EP da Hedera Biomedics, Villanova, Bolonha, Itália. (Esta imagem foi fornecida por cortesia do Dr. Rosario La Gumina.)

12.3.2 Teste de Desidratação (Glicerol)

O teste de desidratação é um complemento valioso para a ECochG. A desidratação forçada ou prescrita pode reduzir drasticamente a hidropsia endolinfática com uma sensação imediata de bem-estar do paciente e recuperação da audição. Isso pode dar uma indicação sobre a eficácia do tratamento e fornecer algumas informações prognósticas. Tanto a furosemida quanto o glicerol foram usados na literatura, e acredita-se que o efeito diurético da furosemida seja mais eficaz para o compartimento vestibular, enquanto o glicerol é mais eficaz para o compartimento coclear. O glicerol é administrado por via oral em uma dose de 0,5 gm/kg. Foi relatada uma diminuição na relação SP/AP após a desidratação; o efeito máximo geralmente é observado após 2 horas.[27-29] Na Itália, às vezes, uma combinação de furosemida 40 mg + metilprednisolona 40 mg é injetada por via intramuscular para um teste de desidratação. A ▶ Fig. 12.4 mostra um exemplo de caso de redução progressiva dos valores anormais da relação SP/AP após a administração de furosemida intramuscular + metilprednisolona.

12.3.3 Sobreposição entre a Doença *de* Ménière e a Migrânea Vestibular

O diagnóstico da doença de Ménière continua a ser baseado na apresentação clínica e no monitoramento dos sinais e sintomas dos pacientes. A perda auditiva é obrigatória para o diagnóstico. Os sintomas auditivos geralmente ocorrem mesmo anos antes ou concomitantemente ao primeiro ataque vertiginoso, "sempre violento". No início dos sintomas, quando o diagnóstico é incerto, a ECochG mostra um padrão anormal quando a hidropsia endolinfática está presente, o que a torna útil no diagnóstico diferencial.[19,30,31] A relação entre a migrânea e a doença de Ménière é frequentemente mal compreendida, e é possível a apresentação da doença de Ménière com ou sem migrânea. A diferença entre as duas formas envolve diferentes atitudes terapêuticas e cursos de tempo. Outros resultados de exames podem mudar ou flutuar ao longo do tempo na doença de Ménière, mas a ECochG é sempre positiva nas várias fases da hidropsia endolinfática.[32]

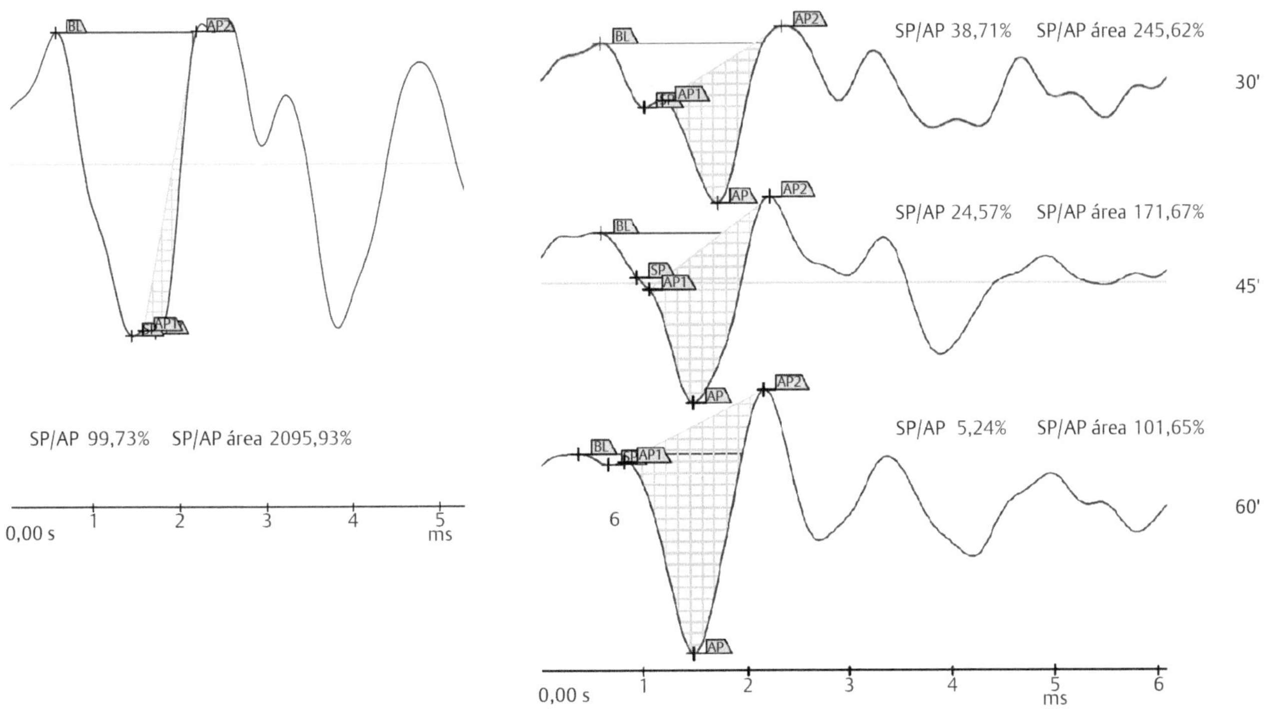

Fig. 12.4 Um paciente com doença de Ménière na orelha esquerda mostra redução progressiva da relação potencial de somação (SP)/ potencial de ação (AP) e da relação de área SP/AP de valores anormais para normais após a administração de furosemida intramuscular + metilprednisolona. Isso foi associado à recuperação parcial de sua perda auditiva. O registro foi obtido com o eletrodo TM-Wick e cliques de polaridade alternada usando o sistema Socrates EP da Hedera Biomedics. (Esta imagem foi fornecida por cortesia do Dr. Rosario La Gumina.)

12.3.4 A Ressonância Magnética 3-T na Doença *de* Ménière

A hidropsia endolinfática é uma marca registrada da doença de Ménière. A hidropsia pode ser visualizada com a ressonância magnética (MRI) da orelha interna com gadolínio.[33] A disponibilidade da MRI 3-T, com seu potencial para determinar com precisão a presença ou ausência de hidropsia endolinfática, mudará significativamente o conhecimento e a compreensão atuais dos distúrbios da orelha interna, especialmente o mais misterioso deles, que é a doença de Ménière.[18,34]

12.3.5 ECochG na Síndrome da Terceira Janela: Síndrome de Deiscência do Canal Superior e Fístula Perilinfática

Tanto a síndrome de deiscência do canal superior quanto a fístula perilinfática são caracterizadas pelo fenômeno de Tullio. O paciente sente vertigem rotatória/instável quando exposto a sons altos. Um sinal de Hennebert positivo é comum em ambas as condições. Aqui, a ECochG mostra uma relação de amplitude SP/AP elevada na maioria dos pacientes com síndrome de deiscência do canal superior (> 0,4), que é atribuída à diminuição da amplitude AP devido à perda de energia acústica. A relação de amplitude SP/AP normaliza-se após o reparo cirúrgico, que pode ser usado para monitoramento intraoperatório.[35-39]

Pérola

O sinal de Hennebert refere-se à indução de nistagmo (movimento involuntário dos olhos) ou a uma sensação de vertigem (tontura ou sensação de estar girando) em resposta a alterações de pressão no meato acústico externo. Normalmente, isso é obtido por meio da insuflação (sopro de ar) ou da aplicação de pressão no meato acústico externo. É considerado um sinal clínico de fístula perilinfática ou deiscência do canal semicircular superior. No entanto, também pode ser observado em alguns indivíduos com doença de Ménière e em alguns pacientes saudáveis. O sinal de Hennebert recebeu esse nome em homenagem ao médico belga Camille Hennebert, que o descreveu pela primeira vez.

Gibson[40] estudou a ECochG em casos de fístula perilinfática e a utilizou para monitoramento intraoperatório. Com base em suas observações intraoperatórias, ele desenvolveu um teste de diagnóstico de fístula perilinfática, no qual é obtida uma ECochG de linha de base evocada por clique. Em seguida, o paciente realiza uma manobra de Valsalva glótica fechada e a ECochG é registrada novamente. O teste é considerado positivo quando o AP aumenta com a manobra de Valsalva. Esse teste foi relatado como sendo de alta sensibilidade.[40,41]

12.3.6 ECochG no Transtorno do Espectro da Neuropatia Auditiva

O transtorno do espectro da neuropatia auditiva (ANSD) é caracterizado pelo comprometimento da transmissão para ou no nervo auditivo, com preservação das funções cocleares.[42,43] Etiologias com lesões distais à porção mielinizada do nervo auditivo foram associadas a resultados favoráveis com implantes cocleares em indivíduos com ANSD. Os potenciais AP, SP e dendríticos na ECochG são usados como marcadores do local da lesão neural.[44] O CM é registrado usando estímulos de clique de rarefação e condensação (não com estímulos de polaridade alternada). A função normal das OHCs em casos suspeitos de ANSD é rotineiramente avaliada por meio de emissões otoacústicas (OAE) e testes de CM.[45,46] O CM reflete os potenciais receptores, produzidos pelas OHCs quando estimuladas mecanicamente. Os potenciais do receptor têm um papel na geração das OAEs, mas as EOA dependem da motilidade das OHCs. Por outro lado, o CM não depende da motilidade das OHCs. Além disso, o registro das OAEs depende da transmissão reversa de energia da cóclea para o meato acústico externo por meio da orelha média. Qualquer grau de disfunção da orelha média poderia afetar o registro das OAEs, mas tem pouco ou nenhum efeito sobre os registros do CM. O CM pode ter alguma contribuição da IHC.[45,46] Nos casos de ANSD, a amplitude do CM é geralmente maior do que o normal, o que pode ser devido à disfunção das fibras eferentes no feixe olivococlear com efeito inibitório reduzido nas OHCs.[47,48] Assim, os vários componentes da ECochG podem ajudar a identificar o possível local da lesão no ANSD .[8,49] As ▶ Fig. 12.5 e ▶ Fig. 12.6 mostram exemplos de casos de uma criança e um adolescente com ANSD, e A ▶ Tabela 12.1 ilustra o possível local das lesões no ANSD.

12.3.7 Sinaptopatia Coclear (Perda Auditiva Oculta)

A sinaptopatia coclear é uma disfunção das sinapses em fita (*ribbon*) entre as IHCs e as fibras do nervo auditivo causada pelo efeito excitotóxico da exposição ao ruído. Pode-se apresentar com zumbido, hiperacusia e dificuldade de audição em ambientes ruidosos. Os pacientes podem ter limiares normais de audiometria tonal padrão e discriminação de fala normal no silêncio, mas geralmente apresentam limiares elevados de reflexo acústico, apesar da timpanometria e da função da orelha média normais. Essa suspeita pode ser feita quando o exame de ABR mostra uma amplitude reduzida da onda I do ABR. Nesses casos, a ECochG pode confirmar um aumento da amplitude do SP com uma redução simultânea do AP, alargamento do complexo SP/AP e alteração da relação SP/AP.[50-52]

12.4 Conclusões

Certas condições clínicas, como a doença de Ménière, podem apresentar complexidades em termos de sua progressão ao longo do tempo e de seu impacto em ambos as orelhas. Esses fatores podem, às vezes, sobrepor-se e tornar difícil o diagnóstico preciso da doença. Entretanto, a ECochG, um teste que examina a funcionalidade do ouvido interno e do nervo auditivo, pode ser uma ferramenta vital nesses cenários. Da mesma forma, condições como sinaptopatia coclear e ANSD exigem um exame mais detalhado do estado fisiológico da cóclea. Nesses casos, a ECochG pode novamente desempenhar um papel importante. Como um procedimento não invasivo, a ECochG fornece dados valiosos aos médicos, reforçando significativamente o processo de tomada de decisões clínicas.

Tabela 12.1 Achados do ECochG em diferentes locais de lesão em casos de ANSD[43,49]

Possível local da lesão em ANSD	CM	SP	AP	Ondas ABR
IHC	Normal ou aprimorado	Anormal	Anormal	Anormal
Sinapse em fita (*ribbon*)	Normal ou aprimorado	Normal	Anormal	Anormal
Dendritos do nervo auditivo	Normal ou aprimorado	Normal	Anormal	Anormal
Distúrbios de condução (mielina)	Normal ou aprimorado	Normal	Normal	Anormal

Abreviações: ABR, potencial evocado auditivo de tronco encefálico; ANSD, transtorno do espectro da neuropatia auditiva; AP, potencial de ação; CM, microfonismo coclear; EcochG, eletrococleografia; IHC, célula ciliada interna; SP, potencial de somação.

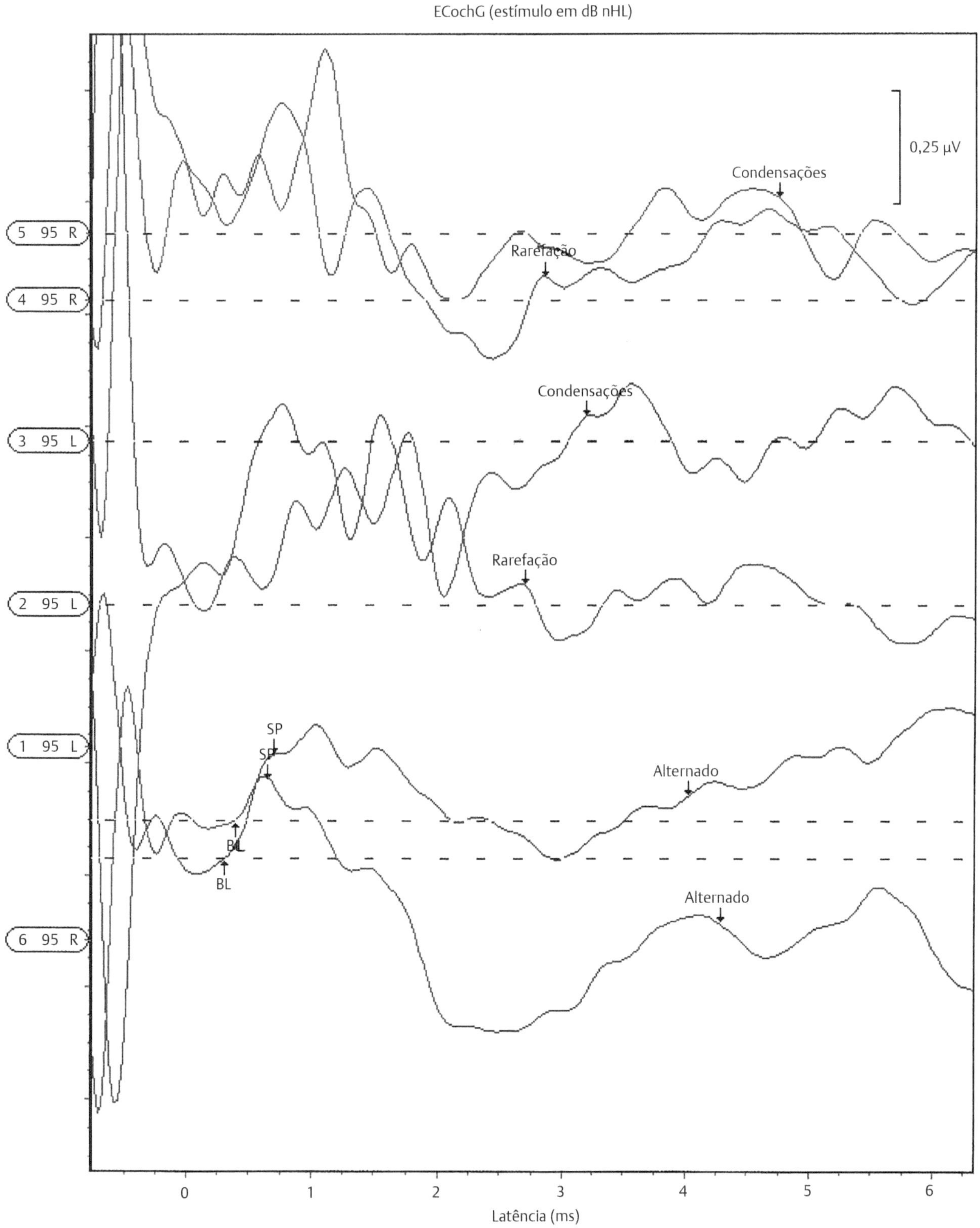

Fig. 12.5 Eletrococleografia (ECochG) gravada com TIPtrode em uma criança de 6 anos de idade com transtorno do espectro da neuropatia auditiva (ANSD) apresenta microfonismo coclear (CM), potencial de somação (SP) normal, mas potencial de ação (AP) anormal e possível tipo sináptico ou pós-sináptico de ANSD. O registro foi obtido com o TIPtrode usando o Vivosonic Integrity V500, Evoked Potential System. (Esta imagem foi fornecida por cortesia do Dr. Alfarghal Mohamad.)

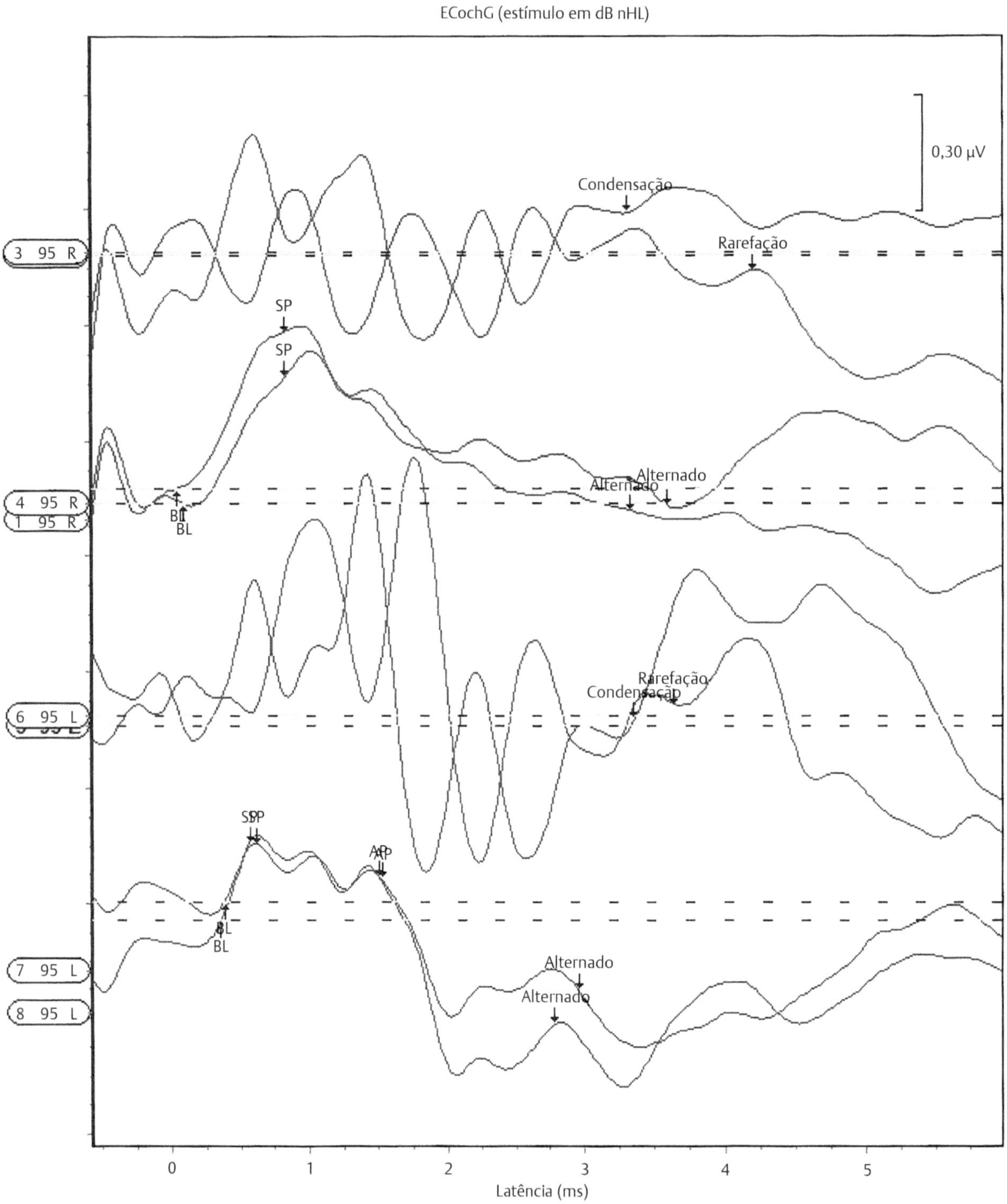

Fig. 12.6 Eletrococleografia (ECochG) registrada em um adolescente de 16 anos com perda auditiva neurossensorial profunda bilateral (SNHL). Após cirurgias cerebrais, terapia com carboplatina e irradiação craniana, na orelha direita verifica-se a presença de microfonismo coclear (CM) e potencial de somação (SP), enquanto o potencial de ação (AP) está ausente. Já na orelha esquerda o AP está presente, mas com amplitude reduzida e latência aumentada, sugerindo diferentes mecanismos fisiopatológicos que causam o transtorno do espectro da neuropatia auditiva (ANSD) nesses casos complicados. Os registros foram obtidos com um TIPtrode usando o Vivosonic Integrity V500, sistema de potencial evocado. (Esta imagem foi fornecida por cortesia do Dr. Alfarghal Mohamad.)

Referências

[1] Eggermont JJ. Ups and downs in 75 years of electrocochleography. Front Syst Neurosci. 2017; 11(2):2

[2] Pienkowski M, Adunka OF, Lichtenhan JT. Editorial: new advances in electrocochleography for clinical and basic investigation. Front Neurosci. 2018; 12 (310):310

[3] Dalbert A, Sijgers L, Grosse J, et al. Simultaneous intra- and extracochlear electrocochleography during electrode insertion. Ear Hear. 2021; 42(2):414–424

[4] Gibson WP. Electrocochleography (ECochG). In: Gibson WP, ed. Essentials of Clinical Electric Response Audiometry. New York, NY: Churchill Livingston; 1978:69

[5] Grasel SS, Beck RMO, Loureiro RSC, Rossi AC, de Almeida ER, Ferraro J. Normative data for TMelectrocochleography measures. J Otol. 2017; 12(2):68–73

[6] Zakaria MN, Nik Othman NA, Musa Z. Electrocochleographic recording in Asian adults: preliminary normative data and demographic analyses. J Otol. 2017; 12(1):29–33

[7] Stopp PE, Whitfield IC. Summating potential in the avian cochlea. J Physiol. 1964; 175:45–46

[8] Zheng XY, Ding DL, McFadden SL, Henderson D. Evidence that inner hair cells are the major source of cochlear summating potentials. Hear Res. 1997; 113 (1–2):76–88

[9] Dallos P, Schoeny ZG, Cheatham MA. Cochlear summating potentials. Descriptive aspects. Acta Otolaryngol Suppl. 1972; 302:1–46

[10] Margolis RH, Rieks D, Fournier EM, Levine SE. Tympanic electrocochleography for diagnosis of Menière's disease. Arch Otolaryngol Head Neck Surg. 1995; 121(1):44–55

[11] Roland PS, Yellin MW, Meyerhoff WL, Frank T. Simultaneous comparison between transtympanic and extratympanic electrocochleography. Am J Otol. 1995; 16(4):444–450

[12] Pappas DG, Jr, Pappas DG, Sr, Carmichael L, Hyatt DP, Toohey LM. Extratympanic electrocochleography: diagnostic and predictive value. Am J Otol. 2000; 21(1):81–87

[13] Ferraro JA, Durrant JD. Electrocochleography in the evaluation of patients with Ménière's disease/endolymphatic hydrops. J Am Acad Audiol. 2006; 17(1):45–68

[14] Ferraro JA, Tibbils RP. SP/AP area ratio in the diagnosis of Ménière's disease. Am J Audiol. 1999; 8(1):21–28

[15] Al-momani MO, Ferraro JA, Gajewski BJ, Ator G. Improved sensitivity of electrocochleography in the diagnosis of Meniere's disease. Int J Audiol. 2009; 48(11):811–819

[16] Baba A, Takasaki K, Tanaka F, Tsukasaki N, Kumagami H, Takahashi H. Amplitude and area ratios of summating potential/action potential (SP/AP) in Meniere's disease. Acta Otolaryngol. 2009; 129(1):25–29

[17] Oh KH, Kim KW, Chang J, et al. Can we use electrocochleography as a clinical tool in the diagnosis of Meniere's disease during the early symptomatic period? Acta Otolaryngol. 2014; 134(8):771–775

[18] Lopez-Escamez JA, Carey J, Chung WH, et al. Classification Committee of the Barany Society, Japan Society for Equilibrium Research, European Academy of Otology and Neurotology (EAONO), Equilibrium Committee of the American Academy of Otolaryngology-Head and Neck Surgery (AAO-HNS), Korean Balance Society. Diagnostic criteria for Menière's disease. J Vestib Res. 2015; 25(1):1–7

[19] Basura GJ, Adams ME, Monfared A, et al. clinical practice guideline: Ménière's disease. Otolaryngol Head Neck Surg. 2020; 162(2, Suppl):S1–S55

[20] Pappa AK, Hutson KA, Scott WC, et al. Hair cell and neural contributions to the cochlear summating potential. J Neurophysiol. 2019; 121(6):2163–2180

[21] Gibson WP, Moffat DA, Ramsden RT. Clinical electrocochleography in the diagnosis and management of Meneère's disorder. Audiology. 1977; 16(5): 389–401

[22] Wuyts FL, Van de Heyning PH, Van Spaendonck MP, Molenberghs G. A review of electrocochleography: instrumentation settings and meta-analysis of criteria for diagnosis of endolymphatic hydrops. Acta Otolaryngol Suppl. 1997; 526:14–20

[23] Kim HH, Kumar A, Battista RA, Wiet RJ. Electrocochleography in patients with Meniere's disease. Am J Otolaryngol. 2005; 26(2):128–131

[24] Nguyen LT, Harris JP, Nguyen QT. Clinical utility of electrocochleography in the diagnosis and management of Ménière's disease: AOS and ANS membership survey data. Otol Neurotol. 2010; 31(3):455–459

[25] Hornibrook J, Flook E, Greig S, et al. MRI inner ear imaging and tone burst electrocochleography in the diagnosis of Ménière's disease. Otol Neurotol. 2015; 36(6):1109–1114

[26] Ferraro JA. Electrocochleography: a review of recording approaches, clinical applications, and new findings in adults and children. J Am Acad Audiol. 2010; 21(3):145–152

[27] Futaki T, Kitahara M, Morimoto M. A comparison of the furosemide and glycerol tests for Meniere's disease. With special reference to the bilateral lesion. Acta Otolaryngol. 1977; 83(3–4):272–278

[28] Moffat DA, Gibson WP, Ramsden RT, Morrison AW, Booth JB. Transtympanic electrocochleography during glycerol dehydration. Acta Otolaryngol. 1978; 85(3–4):158–166

[29] Mammarella F, Zelli M, Varakliotis T, Eibenstein A, Pianura CM, Bellocchi G. Is electrocochleography still helpful in early diagnosis of Meniere disease? J Audiol Otol. 2017; 21(2):72–76

[30] Levine SC, Margolis RH, Fournier EM, Winzenburg SM. Tympanic electrocochleography for evaluation of endolymphatic hydrops. Laryngoscope. 1992; 102(6):614–622

[31] Levine S, Margolis RH, Daly KA. Use of electrocochleography in the diagnosis of Meniere's disease. Laryngoscope. 1998; 108(7):993–1000

[32] Pagnini P, Vannucchi P, Giannoni B, Pecci R. Epigone migraine vertigo (EMV): a late migraine equivalent. Acta Otorhinolaryngol Ital. 2014; 34(1):62–70

[33] Nakashima T, Naganawa S, Sugiura M, et al. Visualization of endolymphatic hydrops in patients withMeniere's disease. Laryngoscope. 2007; 117(3):415–420

[34] Nakada T, Teranishi M, Sugiura S, Uchida Y, Naganawa S, Sone M. Imaging of endolymphatic hydrops on a vertigo attack of Meniere's disease. Nagoya J Med Sci. 2021; 83(1):209–216

[35] Arts HA, Adams ME, Telian SA, El-Kashlan H, Kileny PR. Reversible electrocochleographic abnormalities in superior canal dehiscence. Otol Neurotol. 2009; 30(1):79–86

[36] Park JH, Lee SY, Song JJ, Choi BY, Koo JW. Electrocochleographic findings in superior canal dehiscence syndrome. Hear Res. 2015; 323:61–67

[37] Wenzel A, Ward BK, Ritzl EK, et al. Intraoperative neuromonitoring for superior semicircular canal dehiscence and hearing outcomes. Otol Neurotol. 2015; 36(1):139–145

[38] Iversen MM, Zhu H, Zhou W, Della Santina CC, Carey JP, Rabbitt RD. Sound abnormally stimulates the vestibular system in canal dehiscence syndrome by generating pathological fluid-mechanical waves. Sci Rep. 2018; 8(1):10257

[39] Iversen MM, Rabbitt RD. Biomechanics of third window syndrome. Front Neurol. 2020; 11:891

[40] Gibson WP. Electrocochleography in the diagnosis of perilymphatic fistula: intraoperative observations and assessment of a new diagnostic office procedure. Am J Otol. 1992; 13(2):146–151

[41] Hornibrook J. Perilymph fistula: fifty years of controversy. ISRN Otolaryngol. 2012; 2012:281248

[42] Santarelli R, Starr A, Michalewski HJ, Arslan E. Neural and receptor cochlear potentials obtained by transtympanic electrocochleography in auditory neuropathy. Clin Neurophysiol. 2008; 119(5):1028–1041

[43] Rance G, Starr A. Pathophysiological mechanisms and functional hearing consequences of auditory neuropathy. Brain. 2015; 138(Pt 11):3141–3158

[44] Fontenot TE, Giardina CK, Teagle HF, et al. Clinical role of electrocochleography in children with auditory neuropathy spectrum disorder. Int J Pediatr Otorhinolaryngol. 2017; 99:120–127

[45] Dallos P, Cheatham MA. Production of cochlear potentials by inner and outer hair cells. J Acoust Soc Am. 1976; 60(2):510–512

[46] Berlin CI, Bordelon J, St John P, et al. Reversing click polarity may uncover auditory neuropathy in infants. Ear Hear. 1998; 19(1):37–47

[47] Starr A, Sininger Y, Nguyen T, Michalewski HJ, Oba S, Abdala C. Cochlear receptor (microphonic and summating potentials, otoacoustic emissions) and auditory pathway (auditory brain stem potentials) activity in auditory neuropathy. Ear Hear. 2001; 22(2):91–99

[48] Santarelli R, Scimemi P, Dal Monte E, Arslan E. Cochlear microphonic potential recorded by transtympanic electrocochleography in normally-hearing and hearing-impaired ears. Acta Otorhinolaryngol Ital. 2006; 26(2):78–95

[49] Hall JW III. E-Handbook of Auditory Evoked Responses: Principles, Procedures & Protocols. 2015

[50] Liberman MC, Epstein MJ, Cleveland SS, Wang H, Maison SF. Toward a differential diagnosis of hidden hearing loss in humans. PLoS One. 2016; 11(9): e0162726

[51] Barbee CM, James JA, Park JH, et al. Effectiveness of auditory measures for detecting hidden hearing loss and/or cochlear synaptopathy: a systematic review. Semin Hear. 2018; 39(2):172–209

[52] Kara E, Aydın K, Akbulut AA, et al. Assessment of hidden hearing loss in normal hearing individuals with and without tinnitus. J Int Adv Otol. 2020; 16(1):87–92

13 Teste Automatizado de Potenciais Evocados Auditivos de Tronco Encefálico para Triagem Auditiva de Recém-Nascidos

Leigh Biagio-de Jager • De Wet Swanepoel

Resumo

Este capítulo explora a evolução e a eficiência do teste automatizado de potencial evocado auditivo de tronco encefálico (AABR) na triagem auditiva neonatal (NHS). Ele enfatiza a transição da detecção visual para os sistemas e suas vantagens para superar os desafios, especialmente nas unidades de terapia intensiva neonatal (NICUs). Demonstra-se que a AABR apresenta taxas de sensibilidade mais altas e taxas de falso-positivo mais baixas em comparação com as emissões otoacústicas (OAEs), alinhando-se aos padrões de qualidade definidos pelas autoridades de saúde. São examinados os parâmetros de estímulo, as considerações do paciente e a capacidade exclusiva da AABR para rastrear o transtorno do espectro da neuropatia auditiva (ANSD). A eficácia do AABR na NHS depende significativamente do algoritmo de detecção de resposta, determinando os resultados de aprovação ou encaminhamento. Os métodos objetivos de detecção de resposta permitem ampla aplicabilidade, independentemente do treinamento da equipe de saúde, e contribuem para taxas de erro previsíveis para as especificações de custo do programa de triagem. Vários métodos estatísticos, categorizados em domínios de tempo e frequência, são empregados em dispositivos AABR disponíveis comercialmente. O desenvolvimento contínuo desses algoritmos visa a aumentar a eficiência, a precisão e a consistência dos programas de NHS baseados no AABR. Concluindo, o capítulo destaca o AABR como uma técnica estabelecida e em constante aprimoramento para as NHSs. Os avanços nos estímulos e parâmetros de registro contribuíram para aumentar a eficiência e o desempenho, tornando o AABR uma ferramenta crucial nos programas globais de NHS.

Palavras-chave: potencial evocado auditivo do tronco encefálico, audição infantil, triagem auditiva de recém-nascidos, medidas objetivas

13.1 Introdução

A triagem auditiva neonatal (NHS) é o padrão de atendimento para a detecção precoce da perda auditiva, a fim de permitir intervenções apropriadas para proporcionar os melhores resultados.[1] Dois métodos de triagem eletrofisiológica são empregados na NHS, a saber, o teste de emissões otoacústicas (OAEs) e o teste de potencial evocado auditivo de tronco encefálico (ABR). O ABR tem sido a técnica de triagem escolhida desde a declaração de 1982 do Joint Committee on Infant Hearing (Comitê Conjunto sobre Audição Infantil).[2]

Inicialmente, os sistemas de triagem de ABR baseavam-se na detecção visual da resposta ABR. No entanto, ao testar em uma intensidade baixa, quando o sistema auditivo está prejudicado ou quando o ruído de fundo aumenta, as respostas do ABR tornam-se difíceis de detectar. Essa é exatamente a dificuldade apresentada pela triagem em unidades de terapia intensiva neonatal (NICUs) ou de bebês saudáveis. As NICUs foram chamadas de "ambiente hostil" para a realização de triagem auditiva.[3] O equipamento de ABR de triagem não só precisa lidar com a eliminação de interferência eletrônia e ruído excessivo, como também deve ser levada em consideração a condição geral comprometida dos bebês de alto risco que estão sendo testados na NICU.[3] A inclusão da detecção de respostas objetivas nos sistemas automatizados de ABR (AABR) a partir de meados da década de 1980 reduziu as ameaças à validade do teste e o viés da avaliação humana, garantindo a uniformidade entre as condições do teste, os pacientes e a equipe de triagem.[4]

13.2 Desempenho do Teste de Triagem Auditiva Neonatal

Os objetivos dos programas de NHS são (1) identificar com precisão os bebês com perda auditiva suficiente para afetar o desenvolvimento da fala e da linguagem, ao mesmo tempo em que (2) minimiza os falso-positivos, para evitar encaminhamentos excessivos e ansiedade indevida dos pais, e também (3) evita falso-negativos que resultam na perda de audição permanente dos bebês. A NHS é realizada com o uso de equipamento de OAEs ou de AABR, ou com o uso de ambas as tecnologias.[5] A escolha do protocolo de triagem para qualquer programa de NHS é influenciada por uma variedade de fatores, que incluem a população (p. ex., idade e fatores de risco), custos, logística, considerações de infraestrutura, taxas de encaminhamento direcionadas e padrão de acompanhamento.[6] Entretanto, inevitavelmente, não há um único método e protocolo que permita a perfeita adesão aos objetivos universalmente reconhecidos.

Equipamentos de triagem leves e personalizados estão prontamente disponíveis, com alguns sistemas que incorporam testes de OAE e AABR. O tempo de teste, incluindo a configuração, geralmente é mais longo no AABR, pois o local de posicionamento do eletrodo precisa ser preparado e os eletrodos e/ou acopladores de fone de ouvido precisam ser posicionados. O uso de novos algoritmos de detecção de resposta com a introdução do estímulo *chirp* no AABR levou à redução do tempo de teste do AABR. Tempos de teste medianos de até 10 e 22 segundos em bebês dormindo e acordados, respectivamente, foram relatados usando um sistema de AABR disponível comercialmente.[43]

As taxas de sensibilidade são mais altas com os protocolos da NHS que utilizam o AABR em comparação com os protocolos de triagem de OAE.[12,21,44,45] Uma meta-análise de cinco estudos com utilização do AABR indicou 100% de sensibilidade em quatro dos cinco estudos, com o quinto estudo reportando uma sensibilidade mais baixa de 82%.[27] Da mesma forma, foram relatadas taxas de especificidade do AABR de 96,8% a 99,5%, que são mais altas do que as relatadas para os protocolos que utilizam somente as OAEs.[21,27,45,46]

Embora tanto o AABR quanto as OAEs sejam afetadas pela experiência do examinador, foi relatada uma curva de aprendizado mais curta com o AABR.[9] Com relação às taxas de indicação na NHS, elas são consistentemente mais baixas com o AABR do que com a triagem de OAE, muitas vezes estatisticamente.[12,45] A Academia Americana de Pediatria[47] recomenda uma taxa de indicação inferior a 4% e uma taxa de falso-positivo inferior a 2% como referências de qualidade nos programas de NHS. Taxas de referência inferiores a 4% podem ser alcançadas mesmo quando o AABR aéreo é usado no primeiro dia de nascimento, a partir de 5 horas de idade.[9] O teste precoce é viável, pois o AABR aéreo é insensível a patologias condutivas leves, como vérnix caseoso no meato acústico externo, em contraste com as OAEs, que falharão nesses casos. As taxas de falso-positivos são consistentemente mais baixas com o AABR em vez das OAEs como triagem inicial, com redução adicional nas

Tabela 13.1 Comparação da triagem de OAE e AABR

	OAE	AABR
Custos	Dispositivos geralmente mais baratos Custos descartáveis apenas para pontas auriculares	Dispositivos geralmente mais caros Os custos descartáveis incluem fones de ouvido e/ou eletrodos Alguns dispositivos atualmente não exigem eletrodos descartáveis
Mobilidade	Dispositivos móveis leves Fonte de energia de bateria recarregável	Dispositivos móveis leves Fonte de energia de bateria recarregável
Tempo de configuração	Não é significativo	3-5 min para escarificação e posicionamento do eletrodo
Tempo de teste	10 s a 4 min por ouvido[7,8]	10 s a 12 min por orelha [7,8]
Idade no momento do teste	Testes recomendados a partir de > 24 horas após o nascimento	Testes recomendados a partir de > 5 horas após o nascimento
Sensibilidade ao estado do bebê	Sensível	Sensível
Sensibilidade ao ruído ambiental	Sensível	Menos sensível, especialmente se forem usados fones de ouvido circumaurais, fones de ouvido com acopladores circumaurais ou fones de ouvido com inserção de espuma
Efeito da patologia do ouvido externo e/ou médio	Muito sensível (TEOAE menos do que DPOAE)	Resistente a patologias condutivas leves
Neuropatia auditiva	Insensível	Sensível à neuropatia auditiva
Efeito da experiência do testador	Efeito moderado[9,10]	Efeito moderado, mas foi relatada uma curva de aprendizado mais curta[9,10]
Taxa de referência	Tipicamente 4-39% [9,11-18]	Tipicamente 0,3-19 [5,9,10,12,14,18-20]
Sensibilidade	65-100%[21-26]	82-100%[3,8,21,26-33]
Especificidade	84-99%[21-26,34,35]	96-99%[3,21,26-28,30-32,36]
Taxa de falso-positivos	1-13%[15,22,34,35]	0,5-4%[10,20,35,37-40]
Taxa de falso-negativos	0-0,6%[22,24,41]	0-0,1%[10,11,14,27,32,42]

Abreviações: AABR, potenciais evocados auditivos automatizada de tronco encefálico automatizados; DPOAE, emissões otoacústicas por produto de distorção; TEOAE, emissões otoacústicas evocadas transientes.

taxas de falso-positivos para até 0,06% se os bebês encaminhados forem submetidos a uma nova triagem antes da alta.[35,37] Sabe-se também que o número de taxas de falso-positivos melhora com a experiência e o treinamento da equipe de triagem.[48]

O mais notável é que o AABR aéreo oferece uma avaliação mais abrangente do sistema auditivo do que a oferecida pela triagem das OAEs.[49] Isso é de particular relevância em recém-nascidos com risco de patologias classificadas como transtorno do espectro da neuropatia auditiva (ANSD). Embora as OAEs não sejam completamente independentes do funcionamento neural auditivo, um recém-nascido com ANSD não necessariamente terá OAE ausentes. É por esse motivo que o *Joint Committee on Infant Hearing*[49,50] declarou que o AABR é o único método apropriado de NHS nas NICUs, onde a prevalência de ANSD é muito maior do que nos berçários de bebês saudáveis. Sendo assim, um protocolo de NHS que utilize apenas OAE sempre produzirá um número maior de resultados de triagem falso-negativos devido à sua relativa insensibilidade ao ANSD.

Uma comparação dos protocolos de NHS constatou que o AABR forneceu taxas de referência significativamente menores, taxas iguais de identificação de perda auditiva congênita permanente em comparação com um protocolo de dois estágios somente de OAE e OAE seguida de AABR, e foi o mais econômico.[38] Os protocolos de dois estágios que incluem o AABR também relatam taxas de referência menores em comparação com os protocolos somente de OAE.[45,51] A taxa de referência menor resulta em menos testes de diagnóstico de acompanhamento necessários. Os benefícios da inclusão do AABR em um protocolo de NHS parecem, portanto, negar o custo discernível mais alto do equipamento de AABR em comparação com o do equipamento de OAE. Isso é verdade mesmo em ambientes com recursos limitados, especialmente à luz do risco considerável de altas taxas de inadimplência de acompanhamento relatadas nas NHSs.[6] Quando a análise de custos da NHS inclui a repetição da triagem ambulatorial e o retorno para testes de diagnóstico, o custo de um protocolo baseado em AABR é menor do que o de um protocolo baseado em OAE.[9,52]

Relatórios de NHS que utilizam o AABR indicam que as taxas de falso-negativos são em geral significativamente menores do que as taxas de falso-positivos.[6] Embora ambos os resultados sejam fontes de preocupação em um programa de triagem, pode-se argumentar que a falha na identificação da perda auditiva pode ser mais preocupante, dadas as taxas de perda de acompanhamento de até 65% relatadas nos programas de NHS.[6,53] Apesar de um estudo menor não ter relatado nenhum achado falso-negativo, outros grandes estudos em vários locais identificaram até 23% dos bebês com perda auditiva permanente, independentemente da escolha do protocolo.[54-57] Dos resultados falso-negativos da triagem auditiva identificados, a maioria dos bebês apresentava perda auditiva permanente leve.[55,56] É essa coorte de bebês que tem recebido muita atenção ultimamente. As questões que podem afetar a identificação de bebês com perdas auditivas leves estão relacionadas com a calibração do equipamento, com os transdutores, com o tamanho do meato acústico externo, com a imitância das orelhas médias do recém-nascido e com o paradigma de detecção de resposta objetiva.

Sendo assim, há, sem dúvida, uma troca entre a confiança em um único método de triagem e até mesmo em um protocolo de triagem de dois estágios. Hall[58,59] apresenta um forte argumento para o uso de um protocolo combinado de OAE e AABR. Apesar do tempo de teste mais longo, não só uma combinação de OAE/AABR levará a uma menor taxa de encaminhamento, diminuição de falso-negativos e alta sensibilidade, mas também o padrão de resultados permitirá a diferenciação de possíveis distúrbios auditivos. Uma falha nas OAEs com uma aprovação no AABR sugeriria uma patologia condutiva em vez de uma criança com perda auditiva congênita permanente. Em vez de acompanhamento audiológico, o encaminhamento a um otorrinolaringologista pode, portanto, ser mais apropriado na ausência de debris no meato acústico externo. A falha em ambos, OAE e AABR, é quase certamente uma indicação de perda auditiva permanente em vez de patologia transitória. O uso de um protocolo combinado de um estágio pode, portanto, capitalizar as vantagens oferecidas por cada técnica e compensar as deficiências de cada uma.

13.3 Parâmetros de Estímulo

13.3.1 Estímulos

Os estímulos de banda larga são usados para fins de triagem no equipamento AABR. Inicialmente, um estímulo de clique, com duração de 0,1 microssegundo, foi usado exclusivamente para a triagem do AABR. O início abrupto do clique é capaz de provocar o disparo síncrono de um amplo espectro de frequência de fibras nervosas cocleares. Quanto mais respostas neurais forem geradas, maior será a amplitude da resposta do ABR, o que leva a uma maior relação sinal-ruído (SNR) e a um menor tempo necessário para identificar a presença de um ABR. A importância é ampliada em testes de ABR de baixo nível de estímulo, que geralmente ocorrem em condições de teste adversas, nas quais a eficiência de tempo é fundamental.

Apesar da vantagem oferecida pelo estímulo de clique, há limitações bem conhecidas. O arranjo tonotópico da onda viajante da membrana coclear e basilar resulta na estimulação de toda a faixa de frequências, das altas às baixas frequências, sequencialmente. A velocidade da onda viajante, a sincronização da excitação, é, portanto, maior na região basal em comparação com a região apical da cóclea.[60] Além disso, como a região basal é estimulada antes da região apical, a atividade neural da baixa frequência é cancelada na fase.[61] Portanto, apesar do estímulo de banda larga, a resposta contém predominantemente informações de alta frequência, que são desprovidas da contribuição coclear de baixa frequência. Isso se traduz em uma correlação com a sensibilidade auditiva em 4 kHz em níveis supralimitares e entre 1,5 e 3,5 kHz em intensidades baixas.[62] Em termos de identificação de perda auditiva, isso significa que a perda auditiva localizada pode não ser percebida, e o ABR clique certamente não identificaria uma perda auditiva de baixa frequência.

Mais recentemente, os estímulos de *chirp* foram usados em equipamentos de AABR. O espectro de frequência do clique e do *chirp* é idêntico, mas a duração do *chirp* é mais longa, com o tempo do *chirp* relacionado com o da onda viajante basilar. Apesar do amplo espectro de frequência do clique, a dispersão temporal faz com que a sincronia neural, embora melhor do que a de um estímulo de banda estreita, seja comprometida. Um *chirp* de frequência crescente foi proposto pela primeira vez para uso em por Dau *et al.*[63] O tempo da mudança de frequência do *chirp* crescente foi baseado no tempo de viagem ao longo da cóclea a partir de um modelo de mecânica coclear proposto por de Boer.[64] Curiosamente, o modelo de Boer foi baseado nas observações experimentais de Békésy.[65] Ao compensar a onda viajante basilar e introduzir primeiro um estímulo de varredura de baixa frequência, seguido por um estímulo de varredura de média frequência e, em seguida, um estímulo de varredura de alta frequência na cóclea, a teoria é produzir o deslocamento máximo simultâneo da membrana basilar, otimizando a sincronia neural.[63] Vários *chirps* diferentes baseados em modelos cocleares distintos foram relatados posteriormente.[66] O iChirp foi desenvolvido com base em um modelo linear derivado do *chirp*.[67] O mais conhecido e amplamente utilizado comercialmente é o CE-Chirp®, nomeado em homenagem a Claus Elberling, que foi derivado de dados de ABR de banda estreita para modelar o atraso coclear.[60,68-70] O CE-Chirp® de banda larga é um estímulo de banda larga mais eficiente, com uma sincronia neural maior do que a oferecida por um estímulo de clique. A onda V do ABR subsequente é maior em amplitude e mais próxima do limiar comportamental de tom puro.[71-75] O estímulo *chirp* parece ser o estímulo ideal para o equipamento de ABR para fins de triagem auditiva eficiente. A precisão do diagnóstico do LS CE-Chirp® ABR foi considerada igual ou melhor que a do clique, mas está mais próxima dos limiares de média e baixa frequências, enquanto os limiares evocados pelo clique estão mais próximos dos limiares de alta frequência.[76] Em recém-nascidos, o ABR evocado por CE-Chirp® gerou uma amplitude de onda V 77% maior em comparação com o ABR evocado por clique a 60 dB nHL e, o que é mais pertinente para o ABR, uma amplitude 100% maior a 40 dB nHL.[73] Amplitudes maiores equivalem a uma SNR maior, menor necessidade de cálculo da média do estímulo e tempos de teste mais curtos.

13.3.2 Taxa

A taxa de estímulo é preocupante na medida em que influencia o tempo de teste e a latência da resposta. Muitos sistemas de AABR usam taxas de estímulo de aproximadamente 35/s como um compromisso entre o tempo de teste eficiente e a manutenção da morfologia da forma de onda.[3,77] Em uma taxa de 37/s, sem artefatos, seriam necessários cerca de 45 segundos para completar 2.000 repetições.[3]

Está bem documentado que uma taxa de estímulo maior reduz a amplitude da onda V, embora menos em bebês.[78,79] A amplitude reduzida reduz a SNR. No entanto, a eficiência do teste não foi afetada por taxas de estímulo de 39 a 59/s.[79] Em taxas de repetição muito altas, é calculada a média de muito mais varreduras por segundo. Isso, por sua vez, aumenta a SNR, superando o efeito da amplitude reduzida. Com o algoritmo de detecção de resposta ideal, as altas taxas de estímulo podem, consequentemente, não apenas reduzir o tempo de teste, mas também levar a uma melhor capacidade de detecção.[80]

Uma taxa de estímulo mais rápida resulta em um aumento na latência da onda V. Uma latência suficientemente aumentada da onda V em adultos leva a uma sobreposição com os potenciais evocados auditivos de latência média (MLAEPs). Em adultos, um clique repetido a uma taxa de 40/s produz uma resposta de estado estável (SSR), que contém em grande parte os MLAEPs. No entanto, em recém-nascidos e bebês, o MLAEP está ausente em todas as taxas, exceto em taxas muito lentas, inferiores a 2/s.[81] Um clique apresentado em altas taxas de repetição gera, portanto, uma resposta em recém-nascidos que contém ABR puramente sucessivas e é gerada pelo tronco encefálico.[81,82] Stürzebecher *et al.*[82] usaram, portanto, cliques em altas taxas de estímulo de 60 a 200/s e fizeram uso de um algoritmo de detecção de resposta objetiva que analisou as respostas no domínio da frequência. Descobriu-se que uma taxa de repetição de 90/s era a taxa mais eficiente em recém-nascidos, com um tempo médio de detecção de estímulos de clique a 35 dB nHL de 24,6 segundos.

Com a introdução do estímulo CE-Chirp® no *software* AABR, a taxa de estímulo ideal em recém-nascidos foi reavaliada. A SNR média mais alta foi medida a uma taxa de 60/s, com uma redução estatisticamente significativa no tempo de teste em recém-nascidos dormindo e acordados (o último mais notavelmente) com o uso de uma taxa de 60/s em comparação com 90/s, como foi defendido com estímulos de clique.[43] Isso foi verdade apesar de um nível de estímulo de *chirp* 5 dB mais baixo, ou seja, 35 dB nHL, em comparação com um estímulo de clique de 40 dB nHL, como foi avaliado anteriormente. O uso de uma taxa de 60 a 65/s foi, portanto, defendido para dispositivos AABR usando um estímulo CE-Chirp®, pois a taxa pode reduzir potencialmente os tempos de teste medianos para 8 e 9 segundos para bebês dormindo e acordados, respectivamente.[43]

13.3.3 Polaridade

A escolha da polaridade do estímulo não tem efeito estatisticamente significativo sobre a amplitude, a latência ou a detectabilidade da resposta do ABR.[71,83] No entanto, em níveis baixos de sensação, um estudo relatou uma tendência de os algoritmos baseados em SNR identificarem respostas mais rapidamente para polaridades de estímulo de rarefação do que de condensação.[83] No entanto, vários sistemas de ABR disponíveis comercialmente usam uma polaridade alternada em seu protocolo de estímulo-padrão.

13.3.4 Intensidade

Uma intensidade de estímulo de chilro de 35 dB nHL e um estímulo de clique de 35 ou 40 dB nHL são normalmente usados em equipamentos de AABR. Estudos sugeriram a consideração de um nível de estímulo de 25 dB nHL para a AABR com o objetivo de melhorar a sensibilidade para a identificação de perdas auditivas leves.[60,84] A redução da intensidade do estímulo é, no entanto, uma simplificação excessiva de uma questão complexa relacionada com a interação do volume do canal auditivo do bebê, às variáveis de impedância e rigidez do canal auditivo e da orelha média, ao algoritmo de detecção de resposta objetiva, à falta de nível de pressão sonora equivalente de referência pico a pico (peRETSPL) para canais auditivos de tamanho infantil e à falta de padrões de calibração.[49]

Os recém-nascidos apresentam uma elevação significativa nos limiares auditivos em *tone bursts* e cliques de 1,5 a 8 kHz em comparação com adultos usando calibração de estímulo *in situ*.[85] Esse achado contrasta com relatórios anteriores que sugeriram limiares semelhantes aos de adultos ao usar fones de ouvido circum-aurais que foram calibrados em um ouvido artificial de 6 mL com referência a limiares psicofísicos em adultos com audição normal.[86,87] A disparidade na literatura provavelmente se deve ao uso de acopladores durante a calibração, em vez de medições *in situ*. É provável que o primeiro método de calibração subestime os níveis de estímulo fornecidos aos ouvidos de bebês, especialmente para estímulos de clique ou estímulos de 4 kHz ou mais em frequência.[85]

Os limiares elevados de alta frequência e a aparente imaturidade do sistema auditivo neonatal para estímulos de alta frequência não são medidos quando as respostas são medidas diretamente da cóclea. Entretanto, há mudanças significativas no desenvolvimento do canal auditivo e da orelha média. Do nascimento aos 12 meses de idade, a massa e a resistência da orelha média diminuem devido a alterações na densidade óssea dos ossículos e na absorção de mesênquima e fluidos, enquanto a rigidez aumenta com as alterações na orientação da membrana timpânica e com o aperto das articulações ossiculares.[88] Com 1 mês de idade, a condutância do som através da orelha média é, consequentemente, menor acima de 1 kHz e maior abaixo de 1 kHz em bebês em comparação com adultos ou bebês mais velhos, particularmente de 2,4 a 4,8 kHz em recém-nascidos.[89,90] A orelha média de um recém-nascido atenuaria, portanto, um estímulo de banda larga nas altas frequências antes de chegar à cóclea. Consequentemente, os limiares de clique são elevados nos ouvidos dos bebês, em relação aos dos adultos, em média 17 dB quando calibrados em nível de pressão sonora (SPL) na membrana timpânica.[85]

Ao contrário da cóclea, o tronco encefálico não está maduro ao nascimento. As latências interpicos de I a V continuam a diminuir até os 2 anos de idade, juntamente com o aumento da densidade da bainha de mielina.[91] A explicação mais confiável para os limiares elevados de alta frequência em recém-nascidos é, portanto, provavelmente uma combinação da redução da absorção de alta frequência pela orelha média com a baixa sincronia da descarga neural nos neurônios auditivos.[85,92]

Durante o teste de diagnóstico, o nível mínimo do ABR de clique para estímulos conduzidos pelo ar é de 25 a 35 dB nHL em pessoas com audição normal.[93] Considerando o limiar elevado do ABR de clique em recém-nascidos em comparação com o de adultos, recomenda-se um estímulo de clique de 40 dB nHL para a triagem do equipamento de AABR. Um fator de correção de 5 dB é proposto, em média, para estímulos *chirp*.[74,75] Portanto, o nível de estímulo de 35 dB nHL aplicado para sistemas AABR que usam estímulos *chirp* provavelmente é apropriado. O equipamento de triagem de AABR que utiliza os níveis de estímulo de 40 ou 35 dB nHL deve ser suficiente para identificar uma perda auditiva de ≥ 25 dB NA nas frequências altas.[58]

13.4 Transdutores

Os equipamentos comerciais de AABR utilizam fones de ouvido de inserção, fones de ouvido circumaurais ou fones de ouvido de inserção com um acoplador circumaurais descartável como transdutor (▶ Fig. 13.1 e ▶ Fig. 13.2). Os primeiros fones de

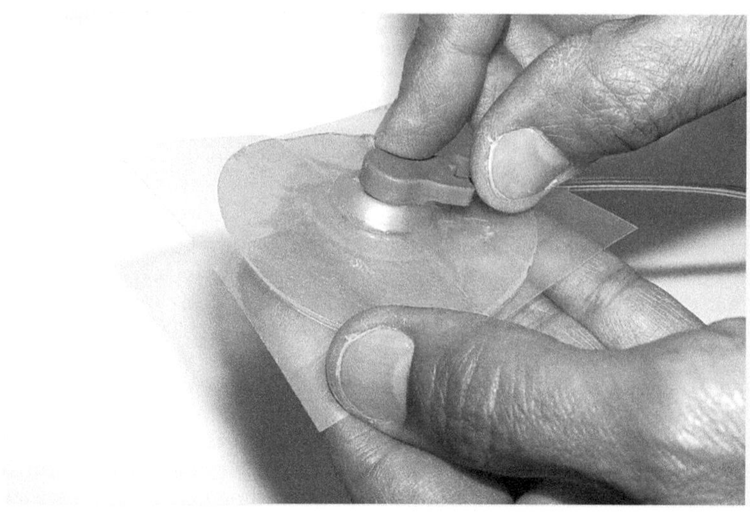

Fig. 13.1 EarHug circumaural descartável do SmartScreener da Intelligent Hearing Systems. (Esta imagem é uma cortesia da Intelligent Hearing Systems.)

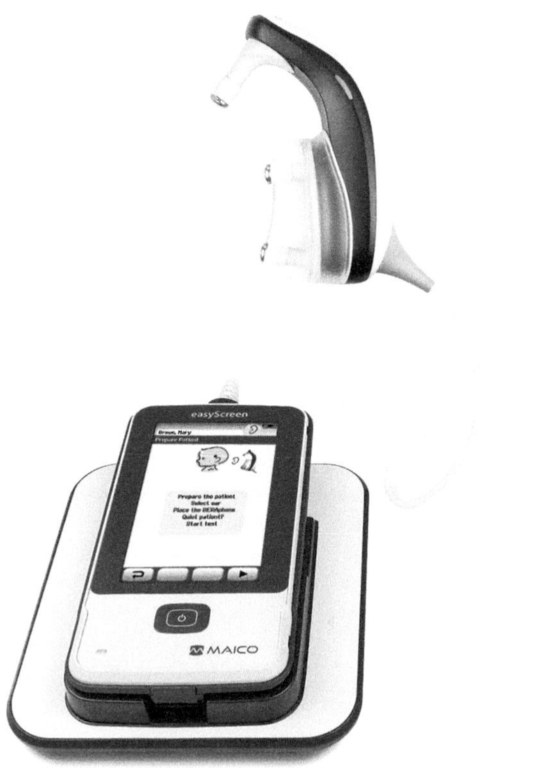

Fig. 13.2 Fone de ouvido circumaurais do Maico MB 11. (Esta imagem foi fornecida como cortesia da Maico Diagnostics GmbH.)

ouvido supra-auriculares eram incômodos, tendiam a sair do lugar e poderiam causar o colapso do canal auditivo do recém-nascido.[94] Por outro lado, os fones de ouvido circumaurais e de inserção não resultam em resultados falso-positivos de AABR devido ao colapso do canal auditivo e oferecem atenuação do ruído ambiental. Tanto os fones de inserção quanto alguns acopladores circum-aurais são confortáveis e seguros o suficiente para serem usados na orelha voltada para baixo se o bebê estiver deitado de lado.

Uma das limitações do equipamento convencional de ABR é que o uso de fones de ouvido de inserção-padrão em bebês provavelmente levará a um aumento do SPL devido aos pequenos canais auditivos. Uma criança diagnosticada com perda auditiva neurossensorial quando bebê pode, então, demonstrar limiares auditivos aumentados 1 ano depois, quando o volume do canal auditivo tiver aumentado, o que pode ser incorretamente identificado como uma deterioração da sensibilidade auditiva.[95] A validade da NHS pode ser comprometida por não levar em consideração o volume da orelha externa e do canal auditivo.[84] O dB SPL do estímulo pode, portanto, diferir entre o tipo de equipamento e de fone de ouvido.[84] Diferenças no dB SPL na membrana timpânica podem fazer com que bebês com perdas auditivas permanentes leves passem na triagem de AABR.

Voss e Herrmann[96] examinaram como os NPS gerados por diferentes fones de ouvido são afetados por orelhas de bebês em comparação com orelhas normais de adultos. O modelo acústico aplicado no estudo demonstrou que, quando os fones auriculares circum-aurais eram usados em bebês, os NPS em frequências abaixo de 2.000 Hz na membrana timpânica eram de 2 a 3 dB dos gerados na membrana timpânica do adulto, enquanto os NPS acima de 2.000 Hz eram até 7 dB mais baixos. O estudo sugere que o uso de fones de ouvido circum-aurais tem, portanto, maior probabilidade de ser indicado para casos limítrofes.

Em contrapartida, os fones de inserção geraram de 5 a 8 dB a mais de SPL na membrana timpânica do bebê na maioria das frequências audiométricas.[96] Estudos sugerem que o uso de fones de inserção pode, portanto, diminuir a sensibilidade do AABR para a identificação de perda auditiva em bebês. Um estudo até relatou um aumento de cinco vezes nas taxas de referência com o uso de fones de ouvido de inserção em comparação com os acopladores circum-aurais.[97] Portanto, descobriu-se que bebês com perda auditiva leve têm maior probabilidade de passar na triagem da AABR, resultando em achados falso-negativos.[96,97]

A calibração *in situ*, que leva em consideração o posicionamento da ponta do fone e o volume do canal auditivo, tem sido defendida com o objetivo de aumentar a consistência clínica com as medidas de AABR.[85,98] Com o uso de fones de ouvido circumaurais e supra-aurais, volumes diferentes de pavilhão auricular resultaram em um aumento de até 3 dB no SPL em bebês em comparação com o ouvido adulto. No entanto, sabemos que os canais auditivos de bebês são propensos a colapsar com o uso de fones de ouvido supra-aurais, resultando em resultados falso-positivos de AABR.[94] Consequentemente, em recém-nascidos, os fones de ouvido circum-aurais oferecem SPL mais estável em uma faixa mais ampla de volumes e impedâncias do canal auditivo em comparação com os fones de ouvido de inserção (Delgado RE, comunicação pessoal, Intelligent Hearing Systems, 2019).[96]

13.5 Calibração do Transdutor

É lógico que níveis mais altos de SPL são gerados nos canais auditivos de bebês em comparação com os canais auditivos de adultos. Com base nas medidas do microfone sonda na membrana timpânica, um estímulo de clique em um canal auditivo de um bebê é, em média, 20 dB SPL mais alto.[85] No entanto, Durrant *et al.*[98] sugerem que as medidas da orelha real de bebês em comparação com as de adultos parecem ser mais variáveis do que sistematicamente diferentes. Juntamente com o pico de ressonância do canal auditivo mais alto, foi observado o dobro da quantidade de variação das medidas da orelha real em um ouvido de bebê em comparação com um ouvido de adulto.[99] Além do volume do canal auditivo, as discrepâncias de impedância da orelha média entre recém-nascidos e adultos acrescentam mais variabilidade aos níveis sonoros que atingem a cóclea.

Para agravar a variabilidade dos estímulos do AABR, há evidências de diferenças nos limiares de referência de um estímulo de clique entre transdutores-padrão usando a calibração-padrão peRETSPL.[100] O estudo desenvolvido para orientar a formulação da norma IEC 60645-7:2009,[101] que fornece níveis de limiar de referência para equipamentos audiométricos que usam o clique acústico para triagem e diagnóstico de potenciais evocados auditivos, foi concluído com referência a canais auditivos de adultos.[100] Ainda falta um peRETSPL para estímulos de clique em canais auditivos neonatais, assim como padrões de calibração para a família mais recente de estímulos de *chirp*.

Para comparar a validade dos métodos de calibração do equipamento do AABR para recém-nascidos, foram usados dois dispositivos de triagem de AABR por clique amplamente utilizados e a saída resultante foi medida usando microfones de sonda *in situ* em um canal auditivo simulado do tamanho de um bebê.[98] Apesar do SPL equivalente de pico mais baixo medido usando o novo método de calibração proposto do que o gerado usando um acoplador Zwislocki, ainda há evidências de que os SPL equivalentes de pico ainda podem ser subestimados no canal auditivo neonatal. Os níveis mais altos de SPL, juntamente com a interação complexa com as variáveis exclusivas de *stiffness* e massa das orelhas externa e média do bebê, podem ser a razão para o número de resultados falso-negativos relatados em um estudo em vários locais sobre a NHS.[102] Os apelos[98] para esforços colaborativos para encontrar uma solução para essa questão complexa e, mais significativamente, um padrão de calibração para dispositivos AABR de triagem neonatal, ainda são muito pertinentes[49,98] A importância do reconhecimento e da quantificação dos resultados de triagem falso-negativos, portanto, continua a chamar a atenção, e merecidamente. Isso é particularmente importante, já que o impacto dos graus mais leves de perda auditiva continua a chamar a atenção, e merecidamente.

13.6 Parâmetros de Gravação

13.6.1 Tipos de Eletrodos

Os eletrodos descartáveis de encaixe ou pré-cabeados são geralmente usados para AABR. Uma variedade de eletrodos descartáveis é mostrada na ▶ Fig. 13.3. A única exceção é o Maico MB 11 BERAphone, que usa eletrodos reutilizáveis.

Pérola

Nos bebês da NICU, as impedâncias são suficientemente baixas quando apenas o local do eletrodo não inversor da testa alta é esfregado, se um ponto de gel do eletrodo for esfregado nos outros locais do eletrodo.
Se não tiver um gel de eletrodo para melhorar as impedâncias, use um pouco de solução salina nos pontos de contato do eletrodo.

Pérola

Os eletrodos reposicionáveis com suporte de gel que a NICU usa para o monitoramento eletrocardiográfico (ECG) são muito mais macios e fáceis de remover da pele delicada do bebê.

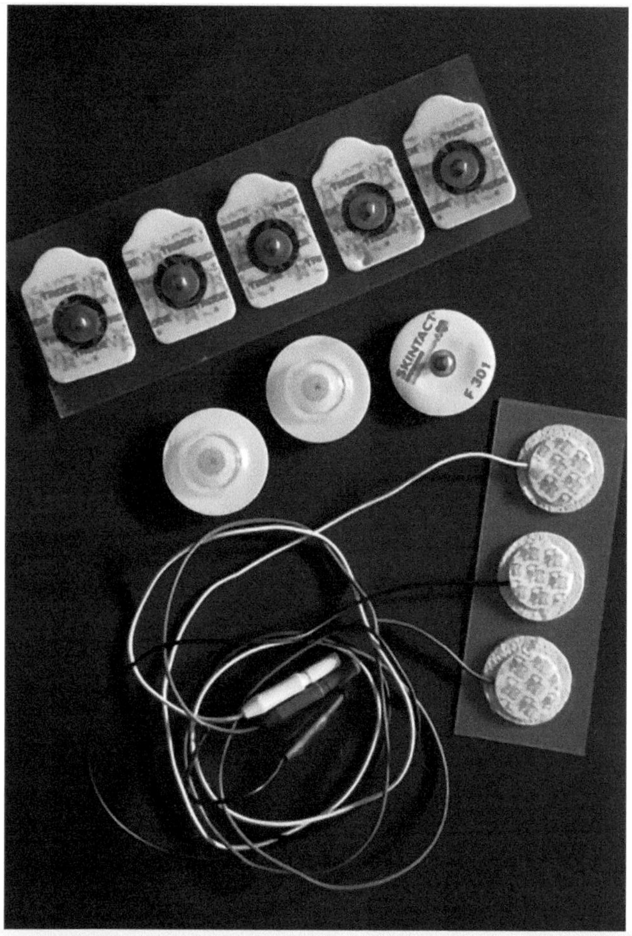

Fig. 13.3 Eletrodos de encaixe descartáveis e eletrodos reposicionáveis pré-cabeados.

13.6.2 Montagem de Eletrodos

Atualmente, os equipamentos de ABR disponíveis comercialmente costumam usar a mastoide ipsilateral ou a nuca como local para a inversão dos eletrodos. No entanto, uma revisão da montagem de eletrodos mais eficiente a ser usada para a medição do ABR em bebês produz resultados mistos. Em geral, há consenso de que uma montagem de eletrodo não cefálica, ou seja, o eletrodo não inversor na parte alta da testa/vértex com o eletrodo inversor (eletrodo de referência) na nuca, resulta em níveis de ruído mais altos.[79,85,103]

Foi relatado que uma montagem de eletrodos da mastoide para o vértice gera níveis de ruído mais baixos e um número maior de resultados passantes em comparação com uma montagem de eletrodos da nuca para o vértice.[103] Acreditava-se que a origem do aumento dos níveis de ruído com uma configuração de eletrodos do vértice para a nuca fosse de natureza cardíaca.[103] No entanto, a montagem de eletrodos do vértice para a nuca revelou amplitudes de resposta da onda V maiores e resposta de limiar mais baixa em recém-nascidos. Os pesquisadores concluíram que, quando um AABR se baseia em estimativas de SNR, como é o caso quando o Fsp é usado para fins de detecção de resposta objetiva, os eletrodos de registro da mastoide do vértice para a ipsilateral são mais apropriados.[103] No entanto, se for usado um algoritmo de detecção de resposta alternativo, o efeito da montagem do eletrodo pode muito bem ser diferente. Além disso, o uso de fones auriculares circumaurais ou fones auriculares de inserção conectados a acopladores circumaurais, que visam vedar ao redor do pavilhão auricular, geralmente proíbe o uso de um eletrodo mastoide ipsilateral (p. ex., o dispositivo MB 11 da Maico). Além disso, o mesmo conjunto de eletrodos pode ser usado para registrar a resposta das orelhas direita e esquerda, minimizando o risco de medição na orelha contralateral.[58]

Apesar dos níveis de ruído mais altos relatados com a configuração de eletrodos da testa alta para a nuca, outros estudos sugeriram que o aumento da amplitude da onda V medida com essa configuração em bebês que usam estímulos de clique de baixo nível supera o aumento dos níveis de ruído.[79] O estudo concluiu que a montagem de eletrodos da testa alta para a nuca foi estatisticamente mais eficiente do que a da testa alta para a mastoide ipsilateral.

13.6.3 Filtros

A filtragem analógica de áreas indesejadas do EEG em andamento para fins de ABR é uma maneira eficaz de reduzir o ruído residual e reduzir o tempo de teste.[92] Entretanto, o nível de estímulo, a idade e o *status* de desenvolvimento do sujeito influenciam muito o conteúdo espectral do ABR e, portanto, o efeito dos filtros também. Portanto, o filtro mais eficiente para a triagem do ABR

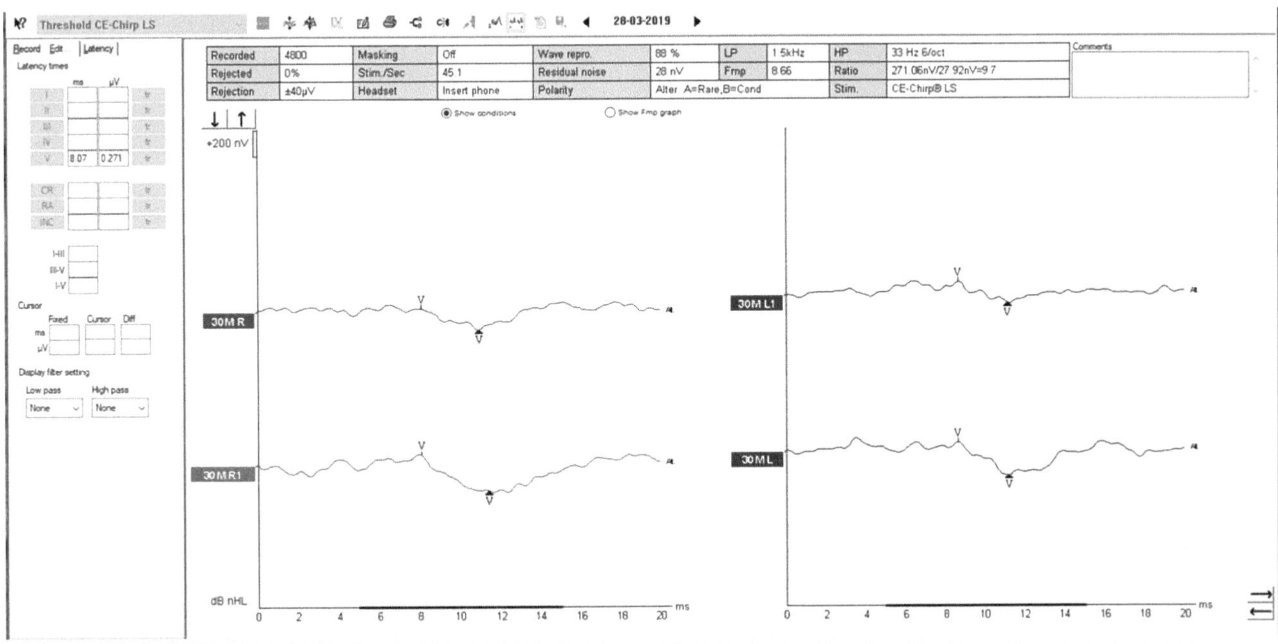

Fig. 13.4 Amplitude V da onda maior medida em um recém-nascido da unidade de terapia intensiva neonatal (NICU) em resposta ao estímulo CE-Chirp® de 30 dB nHL com um filtro de 33 a 1.500 Hz (parte inferior direita e esquerda) em comparação com 100 a 1.500 Hz (parte superior direita e esquerda).

em recém-nascidos difere daqueles recomendados em níveis supralimiares em adultos.

O conteúdo espectral do ABR de bebês apresenta uma porcentagem maior de informações de baixa frequência abaixo de 150 Hz do que nos ABR de adultos.[104] De fato, há muito pouca energia espectral acima de 100 Hz quando se usa um estímulo de clique de 30 dB nHL.[105] Isso pode estar relacionado com o disparo neural mais lento do nervo auditivo e do tronco encefálico em bebês do que em adultos.[106,107] Portanto, não é surpreendente encontrar amplitudes de onda V significativamente maiores em resposta ao ABR de clique de baixo nível quando se usa um filtro passa-alta de 30 Hz em vez de 100 Hz (▶ Fig. 13.4).[105] O que é bastante inesperado é que o aumento do ruído residual no ABR que resulta do uso de um filtro passa-alta mais baixo, de 30 Hz, não é suficiente para reduzir a SNR – a SNR permanece significativamente maior com um filtro passa-baixa de 30 Hz do que com um filtro baixa de 100 Hz em recém-nascidos.[105] Isso resulta em um tempo de teste mais curto e menos resultados de triagem falso-positivos.

Ao usar um filtro passa-alta de 30 Hz, há uma preocupação com relação à contaminação por ruído de linha de 50 ou 60 Hz. Muitos dos dispositivos comerciais de AABR empregam um filtro de entalhe em 50 ou 60 Hz para eliminar os efeitos prejudiciais do "zumbido elétrico". No entanto, a redução dessa fonte de ruído também pode ser obtida mantendo-se baixas impedâncias de eletrodo, manipulando o ambiente onde o teste é realizado, evitando vários adaptadores, interruptores com *dimmer*, cabos de alimentação desgastados e assim por diante.[105] Também é possível argumentar que um filtro de entalhe pode remover grande parte da energia espectral do ABR infantil e, portanto, deve ser evitado.[58] Se estiver trabalhando com um *hardware* baseado em computador pessoal (PC) com um *software* de ABR que permita a conexão de um cabo de aterramento, conectar o equipamento a uma superfície de metal bruto da cama de aquecimento, por exemplo, muitas vezes compensa instantaneamente uma série de fontes de pérola elétrica (▶ Fig. 13.5 e ▶ Fig. 13.6).

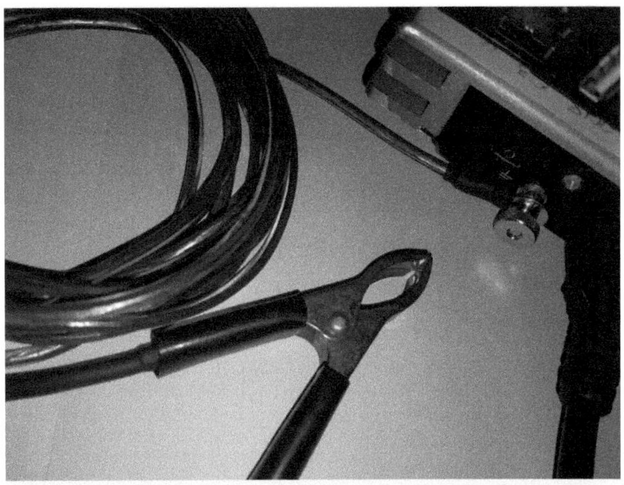

Fig. 13.5 Cabo de aterramento conectado à tomada do *hardware* baseado em computador pessoal (PC).

13.6.4 Técnicas de Redução de Ruído

O método mais comum para reduzir o ruído em gravações de ABR é usar níveis de rejeição de artefatos. A rejeição de artefatos funciona por meio da eliminação de qualquer ruído espúrio, geralmente miogênico, cuja amplitude exceda o nível de rejeição predeterminado. Um nível de rejeição de artefato de ±10 µV rejeitaria qualquer forma de onda de 20 µV ou mais. Quanto mais baixo for o nível de rejeição de artefatos, menor será o ruído residual em uma gravação, mas um número maior de respostas rejeitadas também aumentará o tempo de teste. Determinar o equilíbrio perfeito entre baixos níveis de ruído e o tempo de teste mais eficiente em uma variedade de configurações é o aspecto mais desafiador da rejeição de artefatos no AABR.

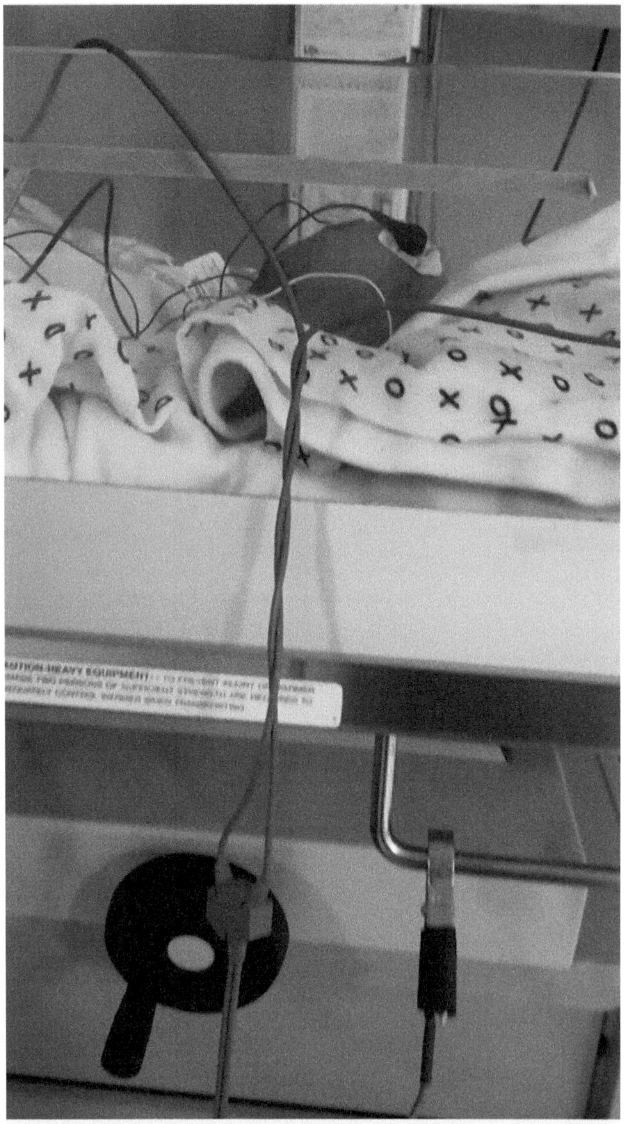

Fig. 13.6 Cabo de aterramento conectado à cama de aquecimento em uma unidade de terapia intensiva neonatal (NICU).

Em recém-nascidos e bebês, os níveis de EEG de fundo variam de 3 a 5 µV de pico a pico na ausência de atividade miogênica. Um nível de rejeição de EEG de ±5 µV foi relatado como sendo significativamente mais eficiente do que um nível de ±10 µV, resultando em uma SNR mais alta, uma redução nas respostas que precisavam ser médias e, consequentemente, uma redução de 25% no tempo de teste.[79]

No entanto, os níveis de rejeição de artefatos não são eficazes se os altos níveis de ruído forem estacionários ou se houver um número fixo de varreduras coletadas com um alto número de varreduras rejeitadas, o que, na verdade, aumenta os níveis de ruído residual devido ao pequeno número de respostas médias.[69] Embora o gerenciamento do ruído estacionário continue sendo um desafio, a média ponderada bayesiana torna-se útil para minimizar as deficiências da rejeição de artefatos.

A média ponderada bayesiana, proposta por Elberling e Wahlgreen,[108] é um método de média de resposta que pondera blocos de varreduras de forma inversamente proporcional à quantidade de ruído residual, desenvolvido como um método para lidar com ruído não estacionário. A ponderação bayesiana faz com que os grupos de varreduras com níveis de ruído mais baixos sejam enfatizados, em vez daqueles com níveis de ruído desfavoráveis.[109] Em outras palavras, cada varredura é analisada, e não simplesmente aceita ou rejeitada, como ocorre com a combinação de rejeição de artefatos e cálculo de média de sinal convencional, mas recebe mais ou menos importância, com base na quantidade de ruído que contém. Se o nível de rejeição de artefatos for elevado até o nível de corte do amplificador, a ponderação bayesiana pode melhorar a eficiência do método de detecção de resposta estatística.[69] A combinação de rejeição de artefatos com ponderação bayesiana demonstrou melhorar a precisão e reduzir o tempo de teste.[69]

O efeito de diferentes níveis de rejeição de artefatos com e sem ponderação bayesiana em recém-nascidos com filtros típicos daqueles usados para AABR (ou seja, filtro passa-alta de 33 Hz) foi comparado.[110] Em condições ideais de teste com baixo ruído, o nível mais rigoroso de rejeição de artefatos (±5 µV) sem ponderação bayesiana teve o melhor desempenho. Em níveis moderados de ruído, os níveis rigorosos de rejeição de artefatos de ±5 ou ±6,5 µV foram igualmente eficientes como a média bayesiana com um nível mais alto de rejeição de artefatos de ±10 µV. Em condições de ruído severo, a ponderação bayesiana com rejeição de artefatos de ±10 µV superou a rejeição de artefatos por si só. O estudo propôs uma abordagem adaptativa para o gerenciamento de ruído, dependendo das condições de teste e do estado do bebê.

Outra técnica de média de sinal ponderado usada no ABR é a ponderação de Kalman. A ponderação de Kalman é uma técnica que envolve a aplicação de um algoritmo para aumentar a precisão e a confiabilidade das medições ou estimativas, ajustando dinamicamente os pesos atribuídos a diferentes fontes de dados.[111] Embora o filtro de Kalman seja aplicado no ABR, sua utilidade nos sistemas AABRs é limitada. No entanto, variações do mesmo continuam sendo avaliadas para implementação em AABR.[112]

É essencial reconhecer que em sistemas, como o AABR, que utilizam a detecção de resposta objetiva, a interação entre as técnicas de pré-processamento de dados, as configurações de filtro, a média ponderada e os métodos de detecção objetiva pode ser complexa.[113] Portanto, a exploração da otimização da média ponderada está em andamento, com o objetivo de obter estimativas mínimas e precisas dos níveis de ruído residual em períodos de tempo mais curtos, mesmo na presença de ruído.

13.6.5 Varreduras e Réplicas

O número de apresentações de estímulos e o tempo necessário para calcular a média do sinal, a fim de identificar a presença de um ABR em níveis de baixa intensidade, depende muito dos fatores do sujeito (p. ex., sensibilidade auditiva, *status* da orelha média, idade e estado de desenvolvimento) e das condições de registro (p. ex., ruído elétrico e de fundo). Cada algoritmo de detecção de resposta objetiva tem um tempo mínimo predeterminado (e um número de estímulos) necessário para concluir que o ABR está presente e um tempo máximo de média de sinal, após o qual se conclui que nenhum ABR pode ser identificado.

Em resumo, a ▶ Tabela 13.2 apresenta a escolha recomendada de estímulos e parâmetros de registro.

13.7 Detecção de Resposta Objetiva

Grande parte da eficácia e da qualidade geral do AABR no sistema de NHS depende do algoritmo de detecção de resposta que determina um resultado de aprovação ou reprovação. Vários métodos de detecção de resposta objetiva foram desenvolvidos na tenta-

Tabela 13.2 Parâmetros típicos recomendados de estímulo e registro

Parâmetro de teste	Recomendado
Parâmetros de estímulo	
Estímulos	Clique/*chirp*
Taxa	35-90/s, relacionado com o algoritmo de detecção de resposta
Polaridade	Rarefação/alternância
Intensidade	35-40 dB nHL para clique 35 dB nHL para chirp
Transdutores	Circumaural
Calibração do transdutor	Idealmente *in situ*/usando peRETSPL infantil
Modo	Monaural/binaural
Parâmetros de gravação	
Tipos de eletrodos	Descartável/reutilizável
Montagem de eletrodos	Não inversão: fronte alta (Fz) Inversão: mastoide ipsilateral (M_i)/nuca Terra: fronte baixa (Fpz)/contralateral mastoide (M_c)/qualquer outro local
Filtros	Passa-alta: 30 Hz Passa-baixa 1.500-3.000 Hz Filtro de entalhe: não recomendado
Janela de gravação	> 15 ms
Tempo de cálculo da média do sinal	Determinado pelo algoritmo de detecção de resposta objetiva
Rejeição de artefatos	± 5 μV > 5 μV se a ponderação bayesiana for implementada

Abreviações: dB nHL, nível de audição normal em decibéis; peRETSPL, nível de pressão sonora de limiar equivalente de referência pico a pico.

tiva de melhorar o desempenho do teste e a eficiência de tempo. O uso da detecção de resposta objetiva permite que o AABR seja usada por uma ampla gama de funcionários, com ou sem treinamento na área de saúde. Somente um algoritmo de detecção de resposta automatizada é capaz de gerar taxas de erro previsíveis para a especificação dos custos do programa de triagem.[109] Isso promove taxas previsíveis e consistentes de erro de decisão em todas as condições do sujeito e do teste.

Vários métodos estatísticos diferentes de detecção de resposta objetiva do ABR foram descritos. Modificações desses algoritmos e novas abordagens estatísticas continuam a ser desenvolvidas. A seguir, apresentamos uma discussão sobre os algoritmos mais frequentemente encontrados em dispositivos AABRs disponíveis comercialmente. Esses algoritmos podem ser categorizados como aqueles que avaliam a resposta média no domínio do tempo ou no domínio da frequência.

13.7.1 Teste no Domínio do Tempo

Algoritmos de Correspondência de Modelos

Thornton[114] e Peters[115] descreveram pela primeira vez o uso de um paradigma de correspondência de modelos para fins de detecção do ABR. É também o primeiro teste estatístico de amostra única usado para o ABR. O *design* do modelo é baseado na morfologia de um ABR infantil normal, próximo ao limiar (determinado pela sobreposição das respostas de 35 recém-nascidos a estímulos de clique de 35 dB nHL). Usando essa forma de onda derivada, nove pontos de dados foram selecionados para uso no modelo com base em sua estabilidade em relação à idade e à intensidade do estímulo.[116] Os nove pontos foram então ponderados usando estatísticas binomiais de acordo com sua contribuição relativa para a identificação de uma resposta. Os pontos foram então avaliados para determinar se são positivos ou negativos em relação ao início da resposta.[80] A forma de onda da onda III, mas principalmente o pico da onda V e o vale que a precede (SN10), são altamente ponderados no modelo.[116] O uso da presença da onda V no nível mínimo de estímulo baseia-se na precedência histórica devido à sua estabilidade em condições patológicas e não patológicas.[3] Mas a correspondência de modelos permite a variabilidade da latência da resposta e, portanto, o modelo se desloca em etapas de 0,25 microssegundo em um intervalo de 3 microssegundos "procurando" o domínio de latência de melhor ajuste.[115]

A pesquisa de mudança de modelo para uma correspondência com o modelo pode possivelmente identificar a onda III em um ABR que apresenta uma forma de onda atrasada devido a uma perda auditiva condutiva.[3] Isso é possível porque o pico da onda III e o vale subsequente são, assim como a onda V, bloqueados no tempo para a resposta. No entanto, quando um nível de estímulo de 35 a 40 dB nHL é usado, a presença de qualquer patologia coclear suficiente para afetar o desenvolvimento da fala e da linguagem inevitavelmente leva não apenas à ausência das ondas I e II, mas também das ondas III a V.[3] Consequentemente, é improvável que essa correspondência "incorreta" com a onda III em vez da onda V represente um achado falso-negativo.

Um paradigma de correspondência de modelo pode diminuir significativamente o tempo de teste ao rastrear a presença ou ausência de uma resposta se a latência máxima em um determinado nível de estímulo for conhecida. No entanto, quando a latência da onda V é imprevisível, devido, entre outras variáveis, ao estado auditivo ou da orelha média do paciente, essa técnica pode não proporcionar sensibilidade igual em todos os pacientes.[107] Essa limitação é moderada, no entanto, devido ao uso de um único nível de estímulo, como é usado para fins de triagem, em comparação com o algoritmo usado para a busca de limiar. Uma crítica a um paradigma de modelo é que cada um dos pontos marcados no modelo pode resultar em resultados binomiais diferentes e, portanto, gerar informações contraditórias.[80] As estratégias para gerenciar isso afetariam evidentemente a precisão resultante.

Técnica Fsp

Em 1984, Elberling e Don[117] demonstraram que a variância do ruído de fundo em um registro de ABR poderia ser estimada de forma mais confiável medindo-se a variância de um único ponto no registro ao longo de várias centenas de varreduras. Essa técnica é conhecida como Fsp, em que "F" se refere à distribuição com a qual as estimativas de variação serão comparadas e "sp" corresponde ao "ponto único" nas amostras que serão medidas para gerar a estimativa de variação.[107] Com uma estimativa da variação no ruído de fundo, a quantidade de média necessária para detectar o ABR pode ser sistematicamente determinada. Portanto, o Fsp pode ser usado como um critério de parada quando uma SNR-alvo for atingida, otimizando assim o tempo de teste.[103]

Ao estimar a presença ou ausência de resposta com base na SNR, o Fsp ignora a latência e a morfologia da resposta. A insensibilidade do Fsp à latência da resposta foi considerada desejável, dada a ampla faixa de variabilidade da latência da onda V no limiar, especialmente quando fatores de desenvolvimento estão em jogo, como certamente é o caso na NICU.[83] Em contraste com a latência da resposta, a estabilidade da amplitude do pico da resposta no nível de sensação baixo com o aumento da média é um melhor preditor da presença da resposta.[83] Qualquer alteração na amplitude da resposta com o aumento da média não está relacionada com resposta neurológica, mas provavelmente se deve ao ruído. A variabilidade da amplitude em um único ponto pode, portanto, ser usada para estimar a quantidade de ruído residual em um registro.[103]

Normalmente, um valor Fsp é calculado a cada 256 varreduras. Portanto, esse valor aumenta na presença de um ABR verdadeira à medida que o ruído residual diminui. Um Fsp de 1 indicaria a ausência de um ABR em um determinado nível, enquanto um Fsp maior que 3 (normalmente 3,2) corresponderia a uma detecção positiva verdadeira de um ABR com um intervalo de confiança de 99%.[59,117] O Fsp é fortemente influenciado pelos níveis de ruído residual, mais do que outros algoritmos de detecção podem ser, e certamente mais do que o julgamento visual da presença de ABR.[103]

Fmp

O Fmp é equivalente ao Fsp, exceto que o cálculo é feito em vários pontos (mp) em vez de em um único ponto. O Fmp representa a razão entre a variação do sinal total (uma combinação de ruído e sinal de ABR) e a variação do ruído residual medido em vários pontos.[118] O Fmp foi descrito como uma medida da qualidade da resposta, relacionando-se intimamente com a SNR.[119] Uma crítica recorrente ao Fsp e ao Fmp é que os graus de liberdade dos dados de EEG são desconhecidos. Isso exige que certas suposições estatísticas sejam feitas, o que, quando se erra pelo lado da cautela, resulta na diminuição da potência do teste.[117,120] Muitos dispositivos AABRs continuam a se referir ao Fsp como o algoritmo de detecção aplicado, apesar de as medidas em todos os dispositivos AABRs modernos serem baseadas em múltiplos pontos, em vez de um único, para calcular a variação do ruído.[121] O Fsp/Fmp representa um dos algoritmos mais antigos e mais amplamente usados em dispositivos AABRs.

13.7.2 Teste no Domínio da Frequência

Teste de Pontuação Uniforme de Amostra-q Modificado

Para avaliar um ABR que normalmente é medida no domínio do tempo de acordo com seus componentes de frequência, a forma de onda precisa ser convertida por meio da análise de Fourier no domínio da frequência. O teste de escores uniformes de *amostra-q* modificado demonstrou ser uma estatística poderosa avaliada no domínio da frequência.[122]

Um ABR com altas taxas de repetição gerará uma forma de onda que contém energia não apenas na frequência correspondente à taxa de repetição, mas também em vários harmônicos da taxa de repetição. Um teste que inclui a detecção de um número de harmônicos mais altos em resposta à frequência fundamental é conhecido como teste de amostra-q. O teste de amostra q modificado adiciona dados de amplitude e fase à detecção de vários harmônicos.

Em termos de número de médias de sinais, um procedimento em etapas resulta em um uso mais eficiente do tempo em comparação com o uso de um tamanho de amostra fixo.[123] Entretanto, a probabilidade de detecção falsa de uma resposta aumenta a cada etapa adicional. Isso é semelhante à repetição da triagem de OAE em um bebê. A cada repetição da triagem, as chances de obter uma resposta falsa de OAE aumentam. Isso exige a aplicação de uma correção, como a correção de Bonferroni, para compensar a repetição do teste. Portanto, estudos recentes exploraram a aplicação de ajustes de valores p com cada número máximo de etapas[123] ou usando a abordagem *bootstrap*, em vez de usar distribuições F com graus de liberdade assumidos com correções de Bonferroni, com o objetivo de gerar resultados mais consistentes com graus de liberdade variados.[120] Essas modificações dos algoritmos de detecção de resposta objetiva existentes continuam a ser propostas.

13.7.3 Aprendizado de Máquina

A integração do aprendizado de máquina aos sistemas AABRs é uma progressão lógica, dados os avanços no campo do processamento de sinais e do aprendizado de máquina. O aprendizado de máquina, um tipo de inteligência artificial, é um método avançado de análise de dados que se concentra em padrões de aprendizado em vez de depender de programação explícita. O uso da máquina no ABR é um campo em rápido desenvolvimento como meio objetivo de automatizar a análise das formas de onda do ABR. A aprendizagem profunda é um subcampo da aprendizagem de máquina que envolve o treinamento de redes neurais artificiais com várias camadas para aprender representações hierárquicas de dados.[124] Essas redes, muitas vezes chamadas de redes neurais profundas, consistem em nós interconectados organizados em camadas, o que lhes permite aprender e extrair automaticamente recursos dos dados de entrada. Os modelos de aprendizagem profunda, desenvolvidos com arquiteturas de redes neurais complexas e extensos conjuntos de dados rotulados, são excelentes na categorização de vários tipos de dados, inclusive imagens, texto ou áudio. Eles são particularmente eficazes na identificação de entradas desafiadoras, o que os torna adequados para a detecção objetiva de ABR.[125] Uma revisão sistemática recente constatou que as redes neurais e as máquinas de vetor de suporte foram os algoritmos de aprendizado de máquina mais usados para a aplicação da detecção de resposta objetiva em ABR.[126] No entanto, vale a pena observar que a pesquisa nessa área ainda está em seus estágios iniciais, sugerindo possíveis avanços no futuro.

13.8 Considerações Sobre o Paciente

13.8.1 Idade

O ABR foi registrado em recém-nascidos prematuros com 26 semanas de idade gestacional e aparece de forma confiável a partir de 28 semanas de idade gestacional.[127] Isso se correlaciona com a evidência de uma bainha de mielina rudimentar com 26 semanas de idade gestacional e mielinização definitiva de toda a via auditiva com 29 semanas de idade gestacional, que aumenta em densidade até 1 ano de idade.[91]

Os achados de Starr *et al.*[127] e vários estudos subsequentes constataram que as latências e os limiares do ABR neonatal são imaturos em comparação com os dos adultos. Mudanças dramáticas na latência do desenvolvimento são observadas antes do nascimento, com latências médias da onda V do ABR melhorando de uma média de 9,9 ms para 6,9 ms entre 26 semanas e 40 semanas de idade gestacional, com mudanças máximas ocorrendo antes de 34 semanas.[127-129]

As comparações de limiares demonstraram que os limiares neonatais são maduros em frequências baixas e médias, mas os limiares são elevados em frequências altas.[85] Com a calibração *in situ*, os limiares de clique são elevados em bebês em relação aos de adultos em cerca de 17 dB.[85] A explicação mais plausível para a aparente imaturidade do sistema auditivo neonatal para altas frequências é uma combinação de reflexão de altas frequências pelo ouvido médio do bebê e uma sincronia neural auditiva deficiente em resposta a estímulos de alta frequência.

Uma metanálise de pesquisas que utilizaram o ABR com clique supralimiar relatou latências da onda V significativamente atrasadas em bebês nascidos pré-termo com a mesma idade, em comparação com bebês nascidos a termo, em uma média de 0,11 microssegundos.[130] Esse atraso foi observado no intervalo entre as ondas III e V e, portanto, demonstrou atraso na condução predominantemente do tronco cerebral em bebês nascidos pré-termo testados com 38 semanas de idade gestacional ou depois. Também foi relatado que a latência da resposta da onda V muda mais em resposta ao aumento da taxa de estímulo em bebês nascidos pré-termo do que em bebês nascidos a termo.[92] Felizmente, a latência da resposta não é relevante para os sistemas AABRs, que fazem uso da análise no domínio da frequência, já que a taxa de repetição do estímulo, e não a latência da resposta, é a variável principal. Da mesma forma, tanto com Fsp quanto com Fmp, a variação da SNR é relevante, e não a latência da resposta.[83]

Uma preocupação maior para a sensibilidade do AABR seria a redução da amplitude da onda V em bebês prematuros em comparação com bebês nascidos a termo. Jiang e Ping[131] relataram a redução da amplitude da onda V em bebês prematuros testados a termo, mas somente em taxas de estímulo superiores a 450/s e não a 90/s, que representa a taxa de estimulação mais rápida nos equipamentos de AABR comercialmente disponíveis atualmente.

13.8.2 Perda Auditiva

O AABR detectará perda auditiva de etiologia condutiva e neurossensorial. Quando o AABR é usado como a única tecnologia de triagem, os distúrbios auditivos neurais (neuropatia auditiva) também podem ser detectados. O equipamento de AABR emprega com mais frequência um estímulo de clique de 35 a 40 dB nHL, que se destina a identificar uma perda auditiva maior que 40 dB HL.[49,58] O estímulo de clique é um estímulo de banda larga, capaz de provocar respostas de grande amplitude em níveis baixos. Entretanto, a disposição tonotópica da cóclea significa que o estímulo clique não estimula as células ciliadas ao longo de toda a membrana basilar simultaneamente, pois a onda viajante coclear leva tempo para percorrer a membrana basilar das regiões de alta para baixa frequência. E como a região basal é estimulada antes da região apical, a atividade neural da região de baixa frequência é cancelada na fase.[61] Portanto, a resposta do ABR por clique é principalmente uma reflexão da atividade mais basal e de alta frequência e independe da função da cóclea de baixa frequência.[132] Em intensidades mais baixas, como a usada no ABR, a forma de onda provavelmente representa a atividade neural mais próxima da região de 1.000 a 4.000 Hz. Como resultado, a perda auditiva de baixa frequência, as perdas auditivas mínimas a leves e aquelas com configurações inclinadas podem não ser detectadas.[49,102] A precisão comparativa do AABR evocado por *chirp* e por clique em termos de resultados diagnósticos não foi comparada em bebês. No entanto, a precisão diagnóstica de um ABR evocado por CE-Chirp® de banda larga foi avaliada em adultos com audição normal e perdas auditivas neurossensoriais.[76] A precisão diagnóstica para médias de frequências baixa, média e alta foi ligeiramente melhor para o CE-Chirp® em comparação com o estímulo de clique. Em geral, o limiar de ABR evocada por clique correlacionou-se melhor com o limiar de tom puro comportamental de 4 kHz, seguido por 2 kHz ($r > 0{,}7$). Em contraste, o limiar do ABR evocada pelo CE-Chirp® correlacionou-se melhor com o limiar de tom puro comportamental de 2 kHz, seguido por 1 e 4 kHz, todos os quais demonstraram uma forte correlação ($r > 0{,}7$). Da mesma forma, um estudo anterior comparou retrospectivamente os limiares de clique e *chirp* em crianças. Correlações significativas ($r = 0{,}94$) entre os limiares derivados do clique e do *chirp* foram relatadas para os *chirps* de 2 kHz e 4 kHz.[133] Os estudos sugerem que o CE-Chirp® oferece precisão diagnóstica pelo menos igual à de um AABR evocada por clique para a identificação de perdas auditivas de graus variados.

A causa mais comum de indicação para AABR, e muito do que mais tarde é considerado um achado falso-positivo no AABR, é posteriormente atribuído a uma patologia condutiva transitória leve.[134,135] Apesar disso, os AABRs são menos sensíveis à patologia transitória da orelha média, como o líquido amniótico, do que as OAE. Idealmente, o uso da timpanometria de alta frequência para identificar ou excluir a presença de um componente condutivo é um método objetivo e rápido de orientar as vias de intervenção.[93]

Uma referência sobre o AABR não fará distinção entre a perda auditiva decorrente de limiares auditivos elevados e aquela decorrente da falta de sincronia neural. No entanto, é aqui que reside a contribuição mais significativa do AABR. A triagem de OAE é incapaz de identificar bebês com ANSD. Normalmente, a prevalência do ANSD entre populações de bebês em risco varia de 0,23% a 3,8%,[136-138] e entre 5% e 19% entre bebês com perda auditiva.[137,139-142] Com o aumento da conscientização e a adesão aos protocolos de melhores práticas, os relatórios sobre a prevalência de ANSD aumentaram ao longo do tempo.[143-145] Um estudo recente relatou uma alta prevalência entre 118.925 bebês com perda auditiva, com 22% dos bebês com ANSD bilateral e 9% com ANSD unilateral.[146] Dessa forma, o AABR é o único método de triagem apropriado para qualquer programa de ANSD para populações de recém-nascidos em risco.[50]

13.9 Conclusão

O AABR é uma técnica de triagem auditiva estabelecida que tem sido usada para triar milhões de bebês em todo o mundo. Melhorias contínuas nos estímulos e parâmetros de registro fizeram com que o teste mais abrangente da NHS melhorasse em termos de eficiência e desempenho desde seu uso inicial, há mais de três décadas.

Referências

[1] Yoshinaga-Itano C, Manchaiah V, Hunnicutt C. Outcomes of universal newborn screening programs: systematic review. J Clin Med. 2021; 10(13): 2784

[2] Joint Committee on Infant Hearing. Joint Committee on Infant Hearing position statement. ASHA. 1982; 24(12):1017–1018

[3] Jacobson JT, Jacobson CA, Spahr RC. Automated and conventional ABR screening techniques in high-risk infants. J Am Acad Audiol. 1990; 1(4): 187–195

[4] Valderrama JT, de la Torre A, Alvarez I, et al. Automatic quality assessment and peak identification of auditory brainstem responses with fitted parametric peaks. Comput Methods Programs Biomed. 2014; 114(3):262–275

[5] Bussé AML, Mackey AR, Carr G, et al. EUS€REEN Foundation. Assessment of hearing screening programmes across 47 countries or regions III: provision of childhood hearing screening after the newborn period. Int J Audiol. 2021; 60(11):841–848

[6] Olusanya BO, Bamigboye BA. Is discordance in TEOAE and AABR outcomes predictable in newborns? Int J Pediatr Otorhinolaryngol. 2010; 74(11): 1303–1309

[7] Meier S, Narabayashi O, Probst R, Schmuziger N. Comparison of currently available devices designed for newborn hearing screening

using automated auditory brainstem and/or otoacoustic emission measurements. Int J Pediatr Otorhinolaryngol. 2004; 68(7):927–934
[8] Sheng H, Zhou Q, Wang Q, et al. Comparison of two-step transient evoked otoacoustic emissions and one-step automated auditory brainstem response for universal newborn hearing screening programs in remote areas of China. Front Pediatr. 2021; 9:655625
[9] Lemons J, Fanaroff A, Stewart EJ, Bentkover JD, Murray G, Diefendorf A. Newborn hearing screening: costs of establishing a program. J Perinatol. 2002; 22(2):120–124
[10] Stewart DL, Mehl A, Hall JWI, III, Thomson V, Carroll M, Hamlett J. Universal newborn hearing screening with automated auditory brainstem response: a multisite investigation. J Perinatol. 2000; 20(8, Pt 2):S128–S131
[11] Norton SJ, Gorga MP, Widen JE, et al. Identification of neonatal hearing impairment: evaluation of transient evoked otoacoustic emission, distortion product otoacoustic emission, and auditory brain stem response test performance. Ear Hear. 2000; 21(5):508–528
[12] de Kock T, Swanepoel D, Hall JW, III. Newborn hearing screening at a community- based obstetric unit: screening and diagnostic outcomes. Int J Pediatr Otorhinolaryngol. 2016; 84:124–131
[13] Shang Y, Hao W, Gao Z, Xu C, Ru Y, Ni D. An effective compromise between cost and referral rate: a sequential hearing screening protocol using TEOAEs and AABRs for healthy newborns. Int J Pediatr Otorhinolaryngol. 2016; 91: 141–145
[14] Widen JE, Johnson JL, White KR, et al. A multisite study to examine the efficacy of the otoacoustic emission/automated auditory brainstem response newborn hearing screening protocol: results of visual reinforcement audiometry. Am J Audiol. 2005; 14(2):S200–S216
[15] Akinpelu OV, Peleva E, Funnell WRJ, Daniel SJ. Otoacoustic emissions in newborn hearing screening: a systematic review of the effects of different protocols on test outcomes. Int J Pediatr Otorhinolaryngol. 2014; 78(5):711–717
[16] Mackey AR, Bussé AML, Del Vecchio V, Mäki-Torkko E, Uhlén IM. Protocol and programme factors associated with referral and loss to follow-up from newborn hearing screening: a systematic review. BMC Pediatr. 2022; 22(1):47
[17] Rissmann A, Koehn A, Loderstedt M, et al. Population-based cross-sectional study to assess newborn hearing screening program in central Germany. Int J Pediatr Otorhinolaryngol. 2018; 107:110–120
[18] Zeng X, Liu Z, Wang J, Zeng X. Combined hearing screening and genetic screening of deafness among Hakka newborns in China. Int J Pediatr Otorhinolaryngol. 2020; 136:110120
[19] Huang L, Xiong F, Li J, Yang F. An analysis of hearing screening test results in 2291 premature infants of Chinese population. Int J Pediatr Otorhinolaryngol. 2017; 95:15–19
[20] Thangavelu K, Martakis K, Feldmann S, Roth B, Lang-Roth R. Referral rate and false-positive rates in a hearing screening program among high-risk newborns. Eur Arch Otorhinolaryngol. 2023; 280(10):4455–4465
[21] Heidari S, Olyaee Manesh A, Rajabi F. The sensitivity and specificity of automated auditory brainstem response and otoacoustic emission in neonatal hearing screening: a systematic review. Auditory and Vestibular Research. 2015; 24(3):141–151
[22] Yousefi J, Ajalloueyan M, Amirsalari S, Hassanali Fard M. The specificity and sensitivity of transient otoacustic emission in neonatal hearing screening compared with diagnostic test of auditory brain stem response in Tehran hospitals. Iran J Pediatr. 2013; 23(2):199–204
[23] Luppari R, Orzan E, Arslan E. [Acoustic distortion products otoacoustic emissions (DPOAE) in neonatal screening]. Acta Otorhinolaryngol Ital. 1999; 19 (2):57–63
[24] Lutman ME, Davis AC, Fortnum HM, Wood S. Field sensitivity of targeted neonatal hearing screening by transient-evoked otoacoustic emissions. Ear Hear. 1997; 18(4):265–276
[25] Song CI, Kang HS, Ahn JH. Analysis of audiological results of patients referred from newborn hearing screening program. Acta Otolaryngol. 2015; 135(11): 1113–1118
[26] Khaimook W, Pantuyosyanyong D, Pitathawatchai P. Accuracy of otoacoustic emissions, and automated and diagnostic auditory brainstem responses, in high-risk infants. J Laryngol Otol. 2019; 133(5):363–367
[27] Cebulla M, Hofmann S, Shehata-Dieler W. Sensitivity of ABR based newborn screening with the MB11 BERAphone(®). Int J Pediatr Otorhinolaryngol. 2014; 78(5):756–761
[28] Sena TA, Ramos N, Rodrigues GRI, Lewis DR. Testing time comparison between two procedures with new technologies of automated auditory brainstem response (AABR). CoDAS. 2013; 25(1):34–38
[29] Kuki S, Chadha S, Dhingra S, Gulati A. The role of current audiological tests in the early diagnosis of hearing impairment in infant. Indian J Otolaryngol Head Neck Surg. 2013; 65(3):244–250
[30] Hall JW III, Kileny PR, Ruth RA. Clinical trials for the ALGO-1 newborn hearing screening device. Paper presented at: Tenth Biennial Meeting of the International Electric Response Audiometry Study Group; 1987; Charlottesville, VA
[31] von Wedel H, Schauseil-Zipf U, Döring WH. [Hearing screening in neonates and infants using brain stem evoked acoustic potentials]. Laryngol Rhinol Otol (Stuttg). 1988; 67(6):307–311
[32] Mason S, Davis A, Wood S, Farnsworth A. Field sensitivity of targeted neonatal hearing screening using the Nottingham ABR Screener. Ear Hear. 1998; 19(2):91–102
[33] Cebulla M, Shehata-Dieler W. ABR-based newborn hearing screening with MB11 BERAphone® using an optimized chirp for acoustical stimulation. Int J Pediatr Otorhinolaryngol. 2012; 76(4):536–543
[34] Dhawan R, Mathur NN. Comparative evaluation of transient evoked otoacoustic emissions and brainstem evoked response audiometry as screening modality for hearing impairment in neonates. Indian J Otolaryngol Head Neck Surg. 2007; 59(1):15–18
[35] Benito-Orejas JI, Ramírez B, Morais D, Almaraz A, Fernández-Calvo JL. Comparison of two-step transient evoked otoacoustic emissions (TEOAE) and automated auditory brainstem response (AABR) for universal newborn hearing screening programs. Int J Pediatr Otorhinolaryngol. 2008; 72(8):1193–1201
[36] Melagrana A, Casale S, Calevo MG, Tarantino V. MB11 BERAphone and auditory brainstem response in newborns at audiologic risk: comparison of results. Int J Pediatr Otorhinolaryngol. 2007; 71(8):1175–1180
[37] Clemens CJ, Davis SA, Bailey AR. The false-positive in universal newborn hearing screening. Pediatrics. 2000; 106(1):E7
[38] Lin HC, Shu MT, Lee KS, Lin HY, Lin G. Reducing false positives in newborn hearing screening program: how and why. Otol Neurotol. 2007; 28(6): 788–792
[39] Guastini L, Mora R, Dellepiane M, et al. Evaluation of an automated auditory brainstem response in a multi-stage infant hearing screening. Eur Arch Otorhinolaryngol. 2010; 267(8):1199–1205
[40] Connolly JL, Carron JD, Roark SD. Universal newborn hearing screening: are we achieving the Joint Committee on Infant Hearing (JCIH) objectives? Laryngoscope. 2005; 115(2):232–236
[41] Geal-Dor M, Adelman C, Levi H, Zentner G, Stein-Zamir C. Comparison of two hearing screening programs in the same population: oto-acoustic emissions (OAE) screening in newborns and behavioral screening when infants. Int J Pediatr Otorhinolaryngol. 2010; 74(12):1351–1355
[42] van den Berg E, Deiman C, van Straaten HLM. MB11 BERAphone) hearing screening compared to ALGOportable in a Dutch NICU: a pilot study. Int J Pediatr Otorhinolaryngol. 2010; 74(10):1189–1192
[43] Cebulla M, Stürzebecher E. Detectability of newborn chirp-evoked ABR in the frequency domain at different stimulus rates. Int J Audiol. 2013; 52(10): 698–705
[44] van Dyk M, Swanepoel W, Hall JW, III. Outcomes with OAE and AABR screening in the first 48 h: implications for newborn hearing screening in developing countries. Int J Pediatr Otorhinolaryngol. 2015; 79(7):1034–1040
[45] Kanji A, Khoza-Shangase K, Moroe N. Newborn hearing screening protocols and their outcomes: a systematic review. Int J Pediatr Otorhinolaryngol. 2018; 115:104–109
[46] De Capua B, Costantini D, Martufi C, Latini G, Gentile M, De Felice C. Universal neonatal hearing screening: the Siena (Italy) experience on 19,700 newborns. Early Hum Dev. 2007; 83(9):601–606
[47] Erenberg A, Lemons J, Sia C, Trunkel D, Ziring P, American Academy of Pediatrics Task Force on Newborn Infant and Hearing. Newborn and infant hearing loss: detection and intervention. American Academy of Pediatrics. Task Force on Newborn and Infant Hearing, 1998–1999. Pediatrics. 1999; 103(2): 527–530
[48] Wroblewska-Seniuk K, Greczka G, Dabrowski P, Szyfter W, Mazela J. The results of newborn hearing screening by means of transient otoacoustic emissions - has anything changed over 10 years? Int J Pediatr Otorhinolaryngol. 2017; 96:4–10
[49] The Joint Committee on Infant Hearing. Year 2019 position statement: Principles and guidelines for early hearing detection and intervention programs. J Early Hear Detect Interv. 2019; 4(2):1–44
[50] American Academy of Pediatrics, Joint Committee on Infant Hearing. Year 2007 position statement: principles and guidelines for early hearing detection and intervention programs. Pediatrics. 2007; 120(4):898–921

[51] Stein LK. Factors influencing the efficacy of universal newborn hearing screening. Pediatr Clin North Am. 1999; 46(1):95–105
[52] Ong KMC, Rivera AS, Chan AL, Chiong CM. Determining concordance and cost impact of otoacoustic emission and automated auditory brainstem response in newborn hearing screening in a tertiary hospital. Int J Pediatr Otorhinolaryngol. 2020; 128:109704
[53] Scheepers LJ, Swanepoel W, Roux TI. Why parents refuse newborn hearing screening and default on follow-up rescreening: a South African perspective. Int J Pediatr Otorhinolaryngol. 2014; 78(4):652–658
[54] Norton SJ, Gorga MP, Widen JE, et al. Identification of neonatal hearing impairment: summary and recommendations. Ear Hear. 2000; 21(5): 529–535
[55] White KR, Vohr BR, Meyer S, et al. A multisite study to examine the efficacy of the otoacoustic emission/automated auditory brainstem response newborn hearing screening protocol: research design and results of the study. Am J Audiol. 2005; 14(2):S186–S199
[56] Levit Y, Himmelfarb M, Dollberg S. Sensitivity of the automated auditory brainstem response in neonatal hearing screening. Pediatrics. 2015; 136(3): e641–e647
[57] Xu Z, Li J. Performance of two hearing screening protocols in the NICU. BENT. 2005; 1(1):11–15
[58] Hall JW III. eHandbook of Auditory Evoked Responses. Boston, MA: Pearson Education Limited; 2015
[59] Hall JW, III. Combined OAE and AABR approach for newborn hearing screening. Audiol Online. 2015:15543
[60] Cebulla M, Stürzebecher E, Elberling C, Müller J. New clicklike stimuli for hearing testing. J Am Acad Audiol. 2007; 18(9):725–738
[61] Cebulla M, Stürzebecher E, Don M, Müller-Mazzotta J. Auditory brainstem response recording to multiple interleaved broadband chirps. Ear Hear. 2012; 33(4):466–479
[62] Eggermont JJ. The inadequacy of click-evoked auditory brainstem responses in audiological applications. Ann N Y Acad Sci. 1982; 388(1):707–709
[63] Dau T,Wegner O, Mellert V, Kollmeier B. Auditory brainstem responses with optimized chirp signals compensating basilar-membrane dispersion. J Acoust Soc Am. 2000; 107(3):1530–1540
[64] de Boer E. Auditory physics. Physical principles in hearing theory. I. Phys Rep. 1980; 62(2):87–174
[65] von Békésy G. Hearing theories and complex sounds. J Acoust Soc Am. 1963; 35(4):588–601
[66] Fobel O, Dau T. Searching for the optimal stimulus eliciting auditory brainstem responses in humans. J Acoust Soc Am. 2004; 116(4, Pt 1):2213–2222
[67] Pinto JD, Motta Forneck LL, Ferreira L, Cargnelutti M, Cóser PL, Vieira Biaggio EP. Auditory brainstem response with the iChirp stimuli in the infant's audiological diagnosis. Int J Pediatr Otorhinolaryngol. 2022; 154:111042
[68] Elberling C, Don M. A direct approach for the design of chirp stimuli used for the recording of auditory brainstem responses. J Acoust Soc Am. 2010; 128 (5):2955–2964
[69] Don M, Elberling C. Evaluating residual background noise in human auditory brain-stem responses. J Acoust Soc Am. 1994; 96(5, Pt 1):2746–2757
[70] Don M, Eggermont JJ. Analysis of the click-evoked brainstem potentials in man unsing high-pass noise masking. J Acoust Soc Am. 1978; 63(4):1084– 1092
[71] Cobb KM, Stuart A. Neonate auditory brainstem responses to CE-Chirp and CE-Chirp octave band stimuli I: versus click and tone burst stimuli. Ear Hear. 2016; 37(6):710–723
[72] Stuart A, Cobb KM. Effect of stimulus and number of sweeps on the neonate auditory brainstem response. Ear Hear. 2014; 35(5):585–588
[73] Cebulla M, Lurz H, Shehata-Dieler W. Evaluation of waveform, latency and amplitude values of chirp ABR in newborns. Int J Pediatr Otorhinolaryngol. 2014; 78(4):631–636
[74] Ferm I, Lightfoot G. Further comparisons of ABR response amplitudes, test time, and estimation of hearing threshold using frequency-specific chirp and tone pip stimuli in newborns: Findings at 0.5 and 2 kHz. Int J Audiol. 2015; 54(10):745–750
[75] Ferm I, Lightfoot G, Stevens J. Comparison of ABR response amplitude, test time, and estimation of hearing threshold using frequency specific chirp and tone pip stimuli in newborns. Int J Audiol. 2013; 52(6):419–423
[76] Biagio-de Jager L, van Dyk Z, Vinck BHME. Diagnostic accuracy of CE Chirp. Int J Pediatr Otorhinolaryngol. 2020; 135(110071):110071
[77] Sininger YS, Don M. Effects of click rate and electrode orientation on threshold of the auditory brainstem response. J Speech Hear Res. 1989; 32(4):880–886
[78] Lasky RE. Rate and adaptation effects on the auditory evoked brainstem response in human newborns and adults. Hear Res. 1997; 111(1-2):165–176
[79] Stevens J, Brennan S, Gratton D, Campbell M. ABR in newborns: effects of electrode configuration, stimulus rate, and EEG rejection levels on test efficiency. Int J Audiol. 2013; 52(10):706–712
[80] Sturzebecher E, Cebulla M, Baag M, Thie R. Process for automatic determination of hearing acuity, particularly of newborns and infants. US patent US6071246A. June 6, 2000
[81] Jerger J, Oliver T, Chmiel R. Auditory middle latency response: a perspective. Semin Hear. 1988; 9(1):75–85
[82] Stürzebecher E, Cebulla M, Neumann K. Click-evoked ABR at high stimulus repetition rates for neonatal hearing screening. Int J Audiol. 2003; 42(2): 59–70
[83] Sininger YS, Masuda A. Effect of click polarity on ABR threshold. Ear Hear. 1990; 11(3):206–209
[84] Gravel JS, White KRKR, Johnson JL, et al. A multisite study to examine the efficacy of the otoacoustic emission/automated auditory brainstem response newborn hearing screening protocol: recommendations for policy, practice, and research. Am J Audiol. 2005; 14(2):S217–S228
[85] Sininger YS, Abdala C, Cone-Wesson B. Auditory threshold sensitivity of the human neonate as measured by the auditory brainstem response. Hear Res. 1997; 104(1–2):27–38
[86] Stapells DR, Gravel JS, Martin BA. Thresholds for auditory brain stem responses to tones in notched noise from infants and young children with normal hearing or sensorineural hearing loss. Ear Hear. 1995; 16(4):361–371
[87] Adelman C, Levi H, Linder N, Sohmer H. Neonatal auditory brain-stem response threshold and latency: 1 hour to 5 months. Electroencephalogr Clin Neurophysiol. 1990; 77(1):77–80
[88] Kei J, Sanford CA, Prieve BA, Hunter LL. Wideband acoustic immittance measures: developmental characteristics (0 to 12 months). Ear Hear. 2013; 34 Suppl 1:17S–26S
[89] Shahnaz N. Wideband reflectance in neonatal intensive care units. J Am Acad Audiol. 2008; 19(5):419–429
[90] Keefe DH, Bulen JC, Arehart KH, Burns EM. Ear-canal impedance and reflection coefficient in human infants and adults. J Acoust Soc Am. 1993; 94(5): 2617–2638
[91] Moore JK, Perazzo LM, Braun A. Time course of axonal myelination in the human brainstem auditory pathway. Hear Res. 1995; 87(1–2):21–31
[92] Hall JW, III, Kripal JP, Hepp T. Newborn hearing screening with auditory brainstem response: measurement problems and solutions. Semin Hear. 1988; 9:15–33
[93] Stapells DR. Frequency-specific ABR and ASSR threshold assessment in young infants. In: Seewald RC, Tharpe AM. eds. Comprehensive Handbook of Pediatric Audiology. San Diego, CA: Plural Publishing; 2011:409–448
[94] Hosford-Dunn H, Runge CA, Hillel A, Johnson SJ. Auditory brain stem response testing in infants with collapsed ear canals. Ear Hear. 1983; 4(5): 258–260
[95] Bagatto M, Moodie S, Scollie S, et al. Clinical protocols for hearing instrument fitting in the desired sensation level method. Trends Amplif. 2005; 9 (4):199–226
[96] Voss SE, Herrmann BS. How does the sound pressure generated by circumaural, supra-aural, and insert earphones differ for adult and infant ears? Ear Hear. 2005; 26(6):636–650
[97] Chan KT, Wong EC, Law CW, Chong HM, McPherson B. Improving newborn hearing screening: are automated auditory brainstem response ear inserts an effective option? Int J Pediatr Otorhinolaryngol. 2015; 79(11):1920–1925
[98] Durrant JD, Sabo DL, Delgado RE. Call for calibration standard for newborn screening using auditory brainstem responses. Int J Audiol. 2007; 46(11): 686–691
[99] Johnson SE, Nelson PB. Real ear measures of auditory brain stem response click spectra in infants and adults. Ear Hear. 1991; 12(3):180–183
[100] Richter U, Fedtke T. Reference zero for the calibration of audiometric equipment using 'clicks' as test signals. Int J Audiol. 2005; 44(8):478–487
[101] International Electrotechnical Commission. International Standard IEC 60645-7: Electroacoustics—Audiometric Equipment, Part 7:

Instruments for the Measurement of Auditory Brainstem Responses. Geneva: IEC; 2009
[102] Johnson JL,White KR, Widen JE, et al. A multicenter evaluation of how many infants with permanent hearing loss pass a two-stage otoacoustic emissions/ automated auditory brainstem response newborn hearing screening protocol. Pediatrics. 2005; 116(3):663–672
[103] Sininger YS, Cone-Wesson B, Folsom RC, et al. Identification of neonatal hearing impairment: auditory brain stem responses in the perinatal period. Ear Hear. 2000; 21(5):383–399
[104] Spivak LG. Spectral composition of infant auditory brainstem responses: implications for filtering. Audiology. 1993; 32(3):185–194
[105] Sininger YS. Filtering and spectral characteristics of averaged auditory brainstem response and background noise in infants. J Acoust Soc Am. 1995; 98 (4):2048–2055
[106] Hall III JW. Application of ABR in objective assessment of infant hearing. Audiology Online. 2013. Accessed February 24, 2024 at: https://www. audiologyonline. com
[107] Hall JW III, Rupp KA. Auditory brainstem response: recent development in recording and analysis. In: Alford BR, Jerger J, Jenkins HA, eds. Electrophysiologic Evaluation in Otolaryngology. New York, NY: Karger; 1997:21–45
[108] Elberling C, Wahlgreen O. Estimation of auditory brainstem response, ABR, by means of Bayesian inference. Scand Audiol. 1985; 14(2):89–96
[109] Hyde ML, Sininger YS, Don M. Objective detection and analysis of ABR: an historical perspective. Semin Hear. 1998; 19(1):97–113
[110] Lightfoot G, Stevens J. Effects of artefact rejection and Bayesian weighted averaging on the efficiency of recording the newborn ABR. Ear Hear. 2014; 35(2):213–220
[111] Norrix LW, Thein J, Velenovsky D. The effect of Kalman-weighted averaging and artifact rejection on residual noise during auditory brainstem response testing. Am J Audiol. 2019; 28(1):114–124
[112] Wu CM, Peng KC, Yang MX. Comparison of different auto-detection methods for wave V with a wireless automated auditory brainstem response (AABR) measurement system. J Acoust Soc Am. 2023; 154(4) supplement:A241–A241
[113] McKearney RM, Bell SL, Chesnaye MA, Simpson DM. Optimising weighted averaging for auditory brainstem response detection. Biomed Signal Process Control. 2023; 83:104676
[114] Thornton AR. Improved detection of auditory evoked potentials. ASHA. 1978; 20:765
[115] Peters JG. An automated infant screener using advanced evoked response technology. Hear J. 1986; 39:25–30
[116] Kileny PR. ALGO-1 automated infant hearing screener: preliminary results. Seminars. 1987; 8(2):125–131
[117] Elberling C, Don M. Quality estimation of averaged auditory brainstem responses. Scand Audiol. 1984; 13(3):187–197
[118] Dzulkarnain A, Abdullah SA, Ruzai MA, Ibrahim SH, Anuar NF, Rahim E. Effects of different electrode configurations on the narrow band level-specific CE-Chirp and tone-burst auditory brainstem response at multiple intensity levels and frequencies in subjects with normal hearing. Am J Audiol. 2018; 27(3): 294–305
[119] Sininger YS, Hunter LL, Roush PA, Windmill S, Hayes D, Uhler KM. Protocol for rapid, accurate, electrophysiologic, auditory assessment of infants and toddlers. J Am Acad Audiol. 2020; 31(6):455–468
[120] Chesnaye MA, Bell SL, Harte JM, Simpson DM. Objective measures for detecting the auditory brainstem response: comparisons of specificity, sensitivity and detection time. Int J Audiol. 2018; 57(6):468–478
[121] Hall JW, III, Smith SD, Popelka GR. Newborn hearing screening with combined otoacoustic emissions and auditory brainstem responses. J Am Acad Audiol. 2004; 15(6):414–425
[122] Cebulla M, Stürzebecher E, Wernecke KD. Objective detection of auditory brainstem potentials: comparison of statistical tests in the time and frequency domains. Scand Audiol. 2000; 29(1):44–51
[123] Stürzebecher E, Cebulla M. Automated auditory response detection: Improvement of the statistical test strategy. Int J Audiol. 2013; 52(12):861–864
[124] LeCun Y, Bengio Y, Hinton G. Deep learning. Nature. 2015; 521(7553):436–444
[125] Özyurt F, Majidpour J, Rashid TA, Majidpour A, Koç C. Multi-transfer learning techniques for detecting auditory brainstem response. Appl Acoust. 2023; 212:109604
[126] Wimalarathna H, Ankmnal-Veeranna S, Allan C, et al. Machine learning approaches used to analyze auditory evoked responses from the human auditory brainstem: a systematic review. Comput Methods Programs Biomed 2022; 226:107118
[127] Starr A, Amlie RN, Martin WH, Sanders S. Development of auditory function in newborn infants revealed by auditory brainstem potentials. Pediatrics. 1977; 60(6):831–839
[128] Coenraad S, Toll MS, Hoeve HLJ, Goedegebure A. Auditory brainstem response morphology and analysis in very preterm neonatal intensive care unit infants. Laryngoscope. 2011; 121(10):2245–2249
[129] van Straaten HLM, Tibosch CH, Dorrepaal C, Dekker FW, Kok JH. Efficacy of automated auditory brainstem response hearing screening in very preterm newborns. J Pediatr. 2001; 138(5):674–678
[130] Stipdonk LW, Weisglas-Kuperus N, Franken MCJ, Nasserinejad K, Dudink J, Goedegebure A. Auditory brainstem maturation in normal-hearing infants born preterm: a meta-analysis. Dev Med Child Neurol. 2016; 58 (10):1009–1015
[131] Jiang ZD, Ping LL. Reduced wave amplitudes of brainstem auditory response in high-risk babies born at 28–32week gestation. Brain Dev. 2016; 38(10): 885–892
[132] Maloff ES, Hood LJ. A comparison of auditory brain stem responses elicited by click and chirp stimuli in adults with normal hearing and sensory hearing loss. Ear Hear. 2014; 35(2):271–282
[133] Zirn S, Louza J, Reiman V, Wittlinger N, Hempel JM, Schuster M. Comparison between ABR with click and narrow band chirp stimuli in children. Int J Pediatr Otorhinolaryngol. 2014; 78(8):1352–1355
[134] Gravel JS. Potential pitfalls in the audiological assessment of infants and young children. In: Seewald RC, Gravel JS. eds. A Sound Foundation through Early Amplification. Stafa, Switzerland: Phonak AG; 2001:85–101
[135] Acke FRE, De Vriese C, Van Hoecke H, De Leenheer EMR. Twelve years of neonatal hearing screening: audiological and etiological results. Eur Arch Otorhinolaryngol. 2022; 279(7):3371–3378
[136] Foerst A, Beutner D, Lang-Roth R, Huttenbrink KB, von Wedel H, Walger M. Prevalence of auditory neuropathy/synaptopathy in a population of children with profound hearing loss. Int J Pediatr Otorhinolaryngol. 2006; 70(8): 1415–1422
[137] Rance G, Beer DE, Cone-Wesson B, et al. Clinical findings for a group of infants and young children with auditory neuropathy. Ear Hear. 1999; 20(3): 238–252
[138] Gohari N, Emami SF, Mirbagheri SS, Valizadeh A, Abdollahi N, Borzuei M. The prevalence and causes of auditory neuropathy/dys-synchrony (AN/ AD) in children with hearing impairment. Indian J Otolaryngol Head Neck Surg. 2019; 71(1):71–75
[139] Maris M, Venstermans C, Boudewyns AN. Auditory neuropathy/ dyssynchrony as a cause of failed neonatal hearing screening. Int J Pediatr Otorhinolaryngol. 2011; 75(7):973–975
[140] Vignesh SS, Jaya V, Muraleedharan A. Prevalence and audiological characteristics of auditory neuropathy spectrum disorder in pediatric population: a retrospective study. Indian J Otolaryngol Head Neck Surg. 2016; 68 (2):196–201
[141] Boudewyns A, Declau F, van den Ende J, Hofkens A, Dirckx S, Van de Heyning P. Auditory neuropathy spectrum disorder (ANSD) in referrals from neonatal hearing screening at a well-baby clinic. Eur J Pediatr. 2016; 175 (7):993–1000
[142] Berlin CI, Hood L, Morlet T, Rose K, Brashears S. Auditory neuropathy/ dyssynchrony: diagnosis and management. Ment Retard Dev Disabil Res Rev. 2003; 9(4):225–231
[143] Gardner-Berry K, Chang H, Ching TYC, Hou S. Detection rates of cortical auditory evoked potentials at different sensation levels in infants with sensory/ neural hearing loss and auditory neuropathy spectrum disorder. Semin Hear. 2016; 37(1):53–61
[144] Morlet T, Parkes W, Pritchett C, Venskytis E, DeVore B, O'Reilly RCA. A 15- year review of 260 children with auditory neuropathy spectrum disorder: I. Demographic and diagnostic characteristics. Ear Hear. 2023; 44(5):969–978
[145] Colucci DA. Updates on auditory neuropathy spectrum disorder. Hear J. 2020; 73(6):32–34
[146] Smalley J, Hole K. Prevalence, behavioural, and management outcomes of infants with auditory neuropathy spectrum disorder. Dev Med Child Neurol. 2022; 64(5):593–599

14 Protocolo Contemporâneo para Avaliação de ABR Específica por Frequência em Bebês e Crianças Pequenas

Marlene Bagatto ▪ Jace Wolfe

Resumo

Este capítulo descreve um protocolo contemporâneo para a realização de avaliações dos potenciais evocados auditivos de tronco encefálico (ABR) em bebês e a aplicação das estimativas de limiar para a adaptação de próteses auditivas. São apresentadas considerações como o ambiente de teste e o estado do bebê, além de detalhes sobre a realização de uma avaliação ABR infantil eficiente usando estímulos conduzidos por ar e osso. O ponto central deste capítulo descreve a aplicação de uma correção necessária às estimativas de limiar de ABR do nível auditivo normalizado em dB (nHL) para obter valores de nível auditivo estimado em dB (eHL) que preveem com mais precisão os limiares comportamentais. Os valores de eHL são usados para a adaptação de próteses auditivas e dão suporte para uma intervenção ideal em bebês com perda auditiva. Fornece uma adaptação precisa e segura da prótese auditiva o mais precocemente possível após a confirmação da perda auditiva e é fundamental para o desenvolvimento da linguagem falada em bebês com perda auditiva permanente.

Palavras-chave: perda auditiva infantil, potencial evocado auditivo de tronco encefálico, próteses auditivas, *tone burst*, nível auditivo estimado

Tabela 14.1 Parâmetros recomendados de estímulo e aquisição para avaliação do potencial evocado auditivo de tronco encefálico (ABR) em bebês e crianças

Parâmetro	Configuração recomendada
Estímulos de condução aérea (insira o fone de ouvido)	500, 1.000, 2.000 e/ou 4.000 Hz
Estímulos de condução óssea (transdutor B-71)	500, 2.000 e/ou 4.000 Hz
Taxa de estímulo	37,7 estímulos/s
Frequência de corte do filtro passa-alto	30 Hz
Frequência de corte do filtro passa-baixo	1.500 Hz
Configuração de rejeição de artefatos	Dependente do sistema
Janelamento	Linear
Número de ciclos/rampa	2-1-2
Polaridade	Alternância
Janela de análise	20-25 ms
Número de replicações	Pelo menos dois

14.1 Introdução

A perda auditiva permanente é detectada em bebês durante as primeiras semanas de vida por meio de técnicas de medição dos potenciais evocados auditivos de tronco encefálico (ABR) com frequência específica e referenciada no nível auditivo normalizado (nHL). Com base nas estimativas do limiar do ABR, as próteses auditivas podem ser indicadas para apoiar o acesso à linguagem falada durante o período crítico de aprendizado. Isso é feito com mais precisão ao garantir que o ABR esteja prevendo os verdadeiros limiares comportamentais, em nível de audição (HL), do bebê por meio do uso de fatores de correção. O limiar corrigido do ABR é então chamado de nível auditivo estimado (eHL). Os audiologistas pediátricos que realizam avaliações de ABR em bebês devem ter conhecimento e habilidade nas técnicas. Para isso, devem realizá-las rotineiramente a fim de aperfeiçoar as competências necessárias. Da mesma forma, os audiologistas pediátricos que adaptam próteses auditivas em bebês com perda auditiva devem ter informações e habilidades atualizadas para apoiar adequadamente a criança e sua família.

A primeira etapa para obter uma estimativa precisa dos limiares auditivos comportamentais de um bebê a partir do ABR é coletar formas de onda de ABR de alta qualidade e em nível de limiar. Para isso, os audiologistas pediátricos devem garantir que a avaliação do ABR seja realizada sob as mesmas condições de teste usadas para gerar os fatores de correção para estimar os limiares auditivos comportamentais. Diversos fatores podem afetar as formas de onda do ABR e as estimativas de limiar resultantes, incluindo, entre outros, o estado de consciência do bebê, o estímulo do ABR e os parâmetros de aquisição, a calibração do sistema e os métodos empregados para obter respostas em nível de limiar[1,2,3] (▶ Tabela 14.1). Referindo-se aos estudos de referência dos quais se originaram os fatores de correção do limiar do ABR para o comportamental[4-6] para determinar as especificidades desses parâmetros e desenvolver protocolos para uso consistente entre examinadores e clínicas, um conjunto preciso de valores pode ser derivado da avaliação do ABR para uma adaptação ideal da prótese auditiva. A seção a seguir apresenta uma breve (e certamente não abrangente) visão geral dos métodos de teste recomendados para fornecer uma estimativa ideal dos limiares auditivos comportamentais a partir dos limiares do ABR.

14.2 Preparando o Local de Exame

Para fins de estimativa do limiar comportamental, a avaliação do ABR deve ser realizada em um ambiente que siga os padrões atuais (p. ex., American National Standards Institute [ANSI]) para audiometria de tons puros diagnóstica.[7] Em particular, o audiologista deve confirmar que os níveis de ruído ambiente não excedam os níveis de ruído máximos permitidos pelo ANSI para avaliação audiométrica. Além disso, a avaliação do ABR deve ser realizada usando um sistema de potencial evocado auditivo de dois canais em uma sala com níveis relativamente baixos de artefatos eletromagnéticos. Em geral, não é necessário que os ambientes de teste sejam blindados com cobre, mas o audiologista deve confirmar que não há altos níveis de interferência eletromagnética na sala de teste. As fontes comuns de artefatos eletromagnéticos incluem outros tipos de equipamentos de diagnóstico (p. ex., monitores de computador, imagens de ressonância magnética [MRI] etc.), elevadores e aterramento inadequado de tomadas elétricas. O paciente e o equipamento de registro de ABR devem estar localizados o mais longe possível de fontes de energia eletromagnética. O leitor deve consultar os Capítulos 2 e 20 deste texto para obter informações sobre artefatos eletromagnéticos e orientações sobre como reduzir os artefatos eletromagnéticos no ambiente de teste de ABR.

14.3 Estado de Consciência

Para obter formas de onda de ABR de alta qualidade e em nível de limiar, é fundamental que a criança durma profundamente durante a avaliação. O ideal é que a criança durma profundamente por pelo menos 30 minutos (o que geralmente é suficiente para que o teste seja concluído em crianças com função auditiva normal) e, idealmente, por 60 a 90 minutos para que uma avaliação abrangente possa ser concluída em crianças com perda auditiva. Isso ocorre porque a onda V de uma forma de onda ABR de nível limiar pode ter uma amplitude de ≤ 0,1 μV. Quando uma criança está acordada, a atividade elétrica da interferência miogênica pode muito bem exceder 100 μV. Além disso, quando a criança está acordada, é mais provável que o espectro eletroencefalográfico (EEG) se sobreponha parcialmente à faixa espectral de interesse para o registro do ABR. Como resultado, as formas de onda do ABR de nível limiar não podem ser registradas de forma confiável quando uma criança está acordada durante a avaliação, fato que é verdadeiro independentemente do sistema ABR que está sendo usado para concluir a medição do ABR e/ou das técnicas de rejeição de artefatos usadas durante a avaliação. Além disso, os fatores de correção atuais obtidos por meio da pesquisa mencionada anteriormente foram desenvolvidos em bebês dormindo. Com o ruído adicional em um bebê acordado, os fatores de correção são desconhecidos e provavelmente seriam maiores para levar em conta o ruído na forma de onda.

Para aumentar a probabilidade de a criança dormir naturalmente durante a realização do exame de ABR, o audiologista deve fornecer à família um conjunto claro de etapas a serem seguidas antes do exame. A criança deve estar com fome e cansada quando a família chegar à clínica para a avaliação do ABR, o que pode ser um desafio, dado o efeito soporífero da viagem de carro até a clínica. As instruções a seguir devem ser fornecidas à família:

- Não alimente o bebê nas 2 horas que antecedem o teste.
- Não deixe o bebê dormir nas 2 horas que antecedem o teste.
- Se estiver indo de carro para a consulta, peça a alguém que se sente no banco de trás do carro para manter o bebê acordado.
- Se a viagem da família até a clínica for longa, tornando difícil manter o bebê acordado, sugira ir à cidade da clínica no dia anterior ou marque uma consulta à tarde e chegue de manhã cedo para manter o bebê acordado.
- Se trouxer outras crianças, traga mais um adulto que possa cuidar delas na área de espera enquanto o bebê estiver fazendo o teste ABR.

Quando uma criança dorme tranquilamente durante uma avaliação de ABR, a atividade contínua do EEG deve ser relativamente "plana". Quando o EEG em andamento é ruidoso ou não é plano, um grande número de varreduras excederá o limite de rejeição de artefatos e não contribuirá para a forma de onda média coletada. Nesse caso, será necessário um tempo inaceitavelmente longo para administrar varreduras suficientes para adquirir uma forma de onda ABR. Além disso, a forma de onda média conterá uma grande quantidade de ruído, tornando difícil, se não impossível, determinar se existe uma resposta neural auditiva válida (p. ex., onda V), especialmente em níveis de estímulo próximos ao limiar. Quando um bebê se agita durante o teste, o audiologista deve pausar a gravação para evitar que altos níveis de artefato miogênico comprometam a qualidade das formas de onda do ABR. No entanto, é importante observar que alguns sistemas modernos de potencial auditivo evocada usam média de sinal ponderada, que exclui automaticamente as varreduras que contêm altos níveis de artefato relacionado com o ruído. Como resultado, a pausa manual não é tão comum.

Algumas diretrizes clínicas do ABR sugerem que o nível de rejeição de artefatos deve ser definido para 5 μV, de modo que o "ruído" elétrico seja amplamente descartado da forma de onda média.[8] Além disso, o ganho do amplificador deve ser definido em um nível de modo que aproximadamente 5% a 10% das varreduras excedam o limiar de rejeição de artefatos quando o EEG estiver silencioso. Em geral, o ganho do amplificador deve ser definido para um mínimo de 100.000 vezes. Entretanto, é importante observar que alguns sistemas ABR não permitem que o audiologista ajuste o ganho do amplificador e/ou o nível de rejeição de artefatos. Por exemplo, alguns sistemas contêm um ganho de amplificador fixo e não ajustável de 150.000 vezes e, nas configurações-padrão, a filtragem ponderada adaptativa é utilizada para descartar ou reduzir automaticamente o impacto das varreduras que contêm ruído e dar mais ênfase às varreduras que são silenciosas.

14.4 Um Plano Bem Definido

Ao realizar a avaliação do ABR em bebês e crianças pequenas que dormem naturalmente, o audiologista deve trabalhar com a premissa de que a próxima forma de onda coletada pode ser a última. A qualquer momento, o bebê pode acordar e, se isso acontecer, o teste provavelmente precisará ser encerrado. Com esse nível de urgência em mente, o audiologista deve ter um plano bem definido e bem pensado que permita a coleta das informações mais valiosas no menor tempo possível. Esse objetivo é desafiador porque o audiologista deve equilibrar as metas aparentemente conflitantes de coletar informações suficientes para permitir uma compreensão abrangente do *status* auditivo da criança e, ao mesmo tempo, realizar essa tarefa *rapidamente* de forma a eliminar ou reduzir a possibilidade de erros.

A todo momento, durante a avaliação do ABR, o audiologista deve tomar decisões em relação às condições do estímulo (p. ex., frequência e nível do *tone burst*, rota de entrega do sinal etc.) para que as informações obtidas com o teste sejam de maior valor para o manejo clínico fornecido para atender às necessidades de audição e linguagem falada da criança. Os parágrafos a seguir fornecem uma descrição de um protocolo clínico sugerido para orientar a tomada de decisão clínica do audiologista para selecionar a frequência, a intensidade e o roteamento do estímulo, bem como a orelha a ser testada.

14.5 Estratégia de Teste ABR com *Tone Bursts*

A avaliação do ABR por *tone burst* usando um sistema de potenciais evocados auditivos de dois canais é a medida padrão-ouro para a estimativa dos limiares auditivos de bebês, pois pode fornecer uma estimativa da função auditiva específica da orelha e da frequência. O audiologista deve procurar responder às seguintes perguntas em sequência:

1. A criança tem alguma perda auditiva que possa prejudicar o desenvolvimento?
2. É mais provável que a perda auditiva seja temporária (p. ex., condutiva transitória) ou permanente (p. ex., neurossensorial)?
3. A perda auditiva está presente em ambas as orelhas ou em apenas uma?
4. Qual é o grau de perda auditiva (dB eHL) em função da frequência?

A avaliação do ABR com *tone burst* normalmente deve começar com a apresentação de um sinal de condução aérea fornecido por meio de fones de ouvido de inserção. O uso de um sinal de condução aérea permite uma avaliação do *status* auditivo desde a orelha externa até o tronco encefálico. Uma boa regra geral é iniciar a avaliação do ABR com um *tone burst* de condução aérea de 2.000 Hz para fornecer uma estimativa da sensibilidade auditiva em uma frequência repleta de muitas informações de fala.[9] Entretanto, algumas circunstâncias podem levar o audiologista a iniciar o teste em outra frequência de *tone burst*. Por exemplo, se uma criança tiver sido exposta a medicamentos ototóxicos e o teste de emissões otoacústicas (OAE) ou a avaliação audiológica comportamental sugerir audição normal nas faixas de frequência baixas a médias, o audiologista poderá optar por iniciar o teste com um *tone burst* conduzido pelo ar de 4.000 Hz. É importante observar que os dados normativos do ABR estão disponíveis para *tone bursts* de condução aérea a 500, 1.000, 2.000 e 4.000 Hz e *tone bursts* de condução óssea a 500, 2.000 e 4.000 Hz. Consequentemente, a avaliação do ABR não é realizada em outras frequências de *tone burst* com o objetivo de estimar o limiar auditivo.

Um erro comum que os audiologistas pediátricos inexperientes (e alguns experientes) cometem durante a avaliação do ABR em crianças é coletar formas de onda em vários níveis que não são úteis para definir o limiar. O audiologista experiente deve esforçar-se para determinar o limiar do ABR com a coleta de não mais do que alguns pares de formas de onda (p. ex., de um a três pares de formas de onda). Os pares devem reproduzir o padrão observado pelo audiologista naquela frequência e intensidade para fazer um julgamento seguro sobre a presença ou ausência da onda V. Além disso, o audiologista deve ter um bom raciocínio para determinar o nível de intensidade no qual a avaliação do ABR começará. Ao testar crianças para as quais a avaliação diagnóstica anterior forneceu uma indicação da audição da criança, o audiologista deve começar a avaliação em um nível de intensidade que se projeta estar próximo do limiar comportamental da criança. Por exemplo, se os testes anteriores sugeriram uma perda auditiva moderada em traçado plano, o examinador deve considerar iniciar a avaliação do ABR com um tom de 2.000 Hz apresentado a 50 ou 60 dB nHL.

Entretanto, a maioria dos bebês que não passam na triagem auditiva neonatal terá função auditiva normal. Como resultado, o audiologista deve iniciar o teste em um nível de intensidade que seja consistente com a audição normal ou quase normal. Mais especificamente, o audiologista deve identificar as intensidades mínimas de ABR nas quais, se uma resposta da onda V for identificada e replicada, o audiologista poderá concluir com segurança que a criança tem audição normal ou quase normal naquela frequência. Muitos programas que prestam serviços de audiologia para crianças com perda auditiva, como o Ontario Infant Hearing Program (OIHP), consideram limiares auditivos de 25 dB HL ou melhores como consistentes com a audição normal ou quase normal.[1,8,10] Dessa forma, as intensidades mínimas de estímulo do ABR devem ser selecionadas de modo que o teste seja concluído em níveis não inferiores ao necessário para indicar limiares auditivos estimados em 25 dB eHL ou melhores. Em outras palavras, o objetivo da avaliação da audição do recém-nascido é identificar a perda auditiva permanente que é maior que 25 dB HL (ou seja, meta = perda auditiva permanente de 30 dB HL ou pior). A avaliação do ABR em intensidades de estímulo inferiores a 25 dB nHL não é recomendada por dois motivos: (1) há pouca ou nenhuma publicação revisada por pares que descreva a relação entre os limiares auditivos comportamentais e o ABR evocado por estímulos com intensidades inferiores a 25 dB nHL e (2) alguns bebês e crianças com função auditiva normal não apresentam a onda V em intensidades de estímulo inferiores a 25 dB nHL.

Para determinar as intensidades mínimas de estímulo nas quais uma resposta presente deve ser consistente com a audição normal ou quase normal, o audiologista deve ter um protocolo para estimar os limiares auditivos comportamentais a partir dos limiares do ABR *tone burst*. Há muitas pesquisas que demonstram a relação entre o ABR *tone burst* e os limiares auditivos comportamentais.[4-6,11-13] Com base em uma meta-análise de pesquisas que examinam a relação entre o ABR e os limiares auditivos comportamentais,[6] os fatores de correção recomendados usados para estimar os limiares auditivos comportamentais a partir dos limiares do ABR são fornecidos na ▶ Tabela 14.2.

Os fatores de correção da ▶ Tabela 14.2 são subtraídos dos limiares do ABR, em dB nHL, para fornecer um limiar comportamental estimado, denotado por dB eHL. Dessa forma, os fatores de correção do ABR podem ser usados para determinar as intensidades mínimas de estímulo do ABR necessárias para estabelecer uma audição normal ou quase normal (▶ Tabela 14.3). Considerando o objetivo de identificar a perda auditiva permanente maior que 25 dB HL, os fatores de correção podem ser adicionados a 25 dB HL para determinar as intensidades mínimas do teste ABR.

Ao testar bebês que foram encaminhados da triagem auditiva neonatal universal ou crianças com atraso de fala e linguagem e para as quais a avaliação audiológica comportamental não pode ser concluída, a avaliação do ABR deve começar nas intensidades mínimas de estímulo ou próximo a elas. Especificamente, a avaliação do ABR geralmente começa com um *tone burst* de condução aérea de 2.000 Hz apresentada a 30 dB nHL. Em crianças com função auditiva normal, as respostas atuais do ABR serão obtidas nas intensidades mínimas de estímulo, e o teste será concluído rapidamente porque não será gasto um tempo valioso coletando formas de onda em níveis supralimiares antes de diminuir a intensidade para determinar o limiar. Vale ressaltar que, quando respostas repetíveis são obtidas nas intensidades mínimas de estímulo, não há necessidade de testar em níveis mais baixos. Conforme mencionado anteriormente, isso ocorre porque não há correções para esses níveis de baixa intensidade e muitos bebês não terão respostas identificáveis.

Se uma resposta presente não for obtida para o estímulo de condução aérea de 2.000 Hz apresentado a 30 dB nHL, o audiologista deverá aumentar a intensidade do estímulo em 30 dB e testar

Tabela 14.2 Fatores de correção recomendados para o potencial evocado auditivo de tronco encefálico (ABR) de *tone burst* para estimar os limiares comportamentais

	Frequência (Hz)			
	500	1.000	2.000	4.000
Condução de ar	15	10	5	0
Condução óssea	< 1 ano de idade = 0 > 1 ano de idade = 5	N/A	5	0

Tabela 14.3 Intensidades mínimas de teste para avaliação do potencial evocado auditivo de tronco encefálico (ABR) em bebês

	Frequência (Hz)			
	500	1.000	2.000	4.000
Condução de ar	40	35	30	25
Condução óssea	< 1 ano de idade = 25 > 1 ano de idade = 20	N/A	30	25

Tabela 14.4 Níveis máximos do teste de condução aérea para o potencial evocado auditivo de tronco encefálico (ABR) de *tone burst*

	Frequência (Hz)			
	500	1.000	2.000	4.000
Nível (dB nHL)	105	105	100	95

a 60 dB nHL. Se nenhuma resposta for obtida a 60 dB nHL, aumente a intensidade do estímulo em mais 30 dB nHL e teste a 90 dB nHL. Para cada uma dessas etapas, uma única gravação é adequada se o bebê estiver dormindo tranquilamente e se for uma resposta clara e plana. Se nenhuma resposta for obtida a 90 dB nHL, a intensidade do estímulo deve ser aumentada até a intensidade máxima do estímulo (▶ Tabela 14.4). Observe que esses níveis podem produzir artefatos em alguns bebês devido ao tamanho da cabeça e ao posicionamento do fone de ouvido de inserção/eletrodo.

Não se recomenda testar em níveis superiores aos níveis máximos de intensidade da ▶ Tabela 14.4 para evitar possíveis danos ao sistema auditivo. Além disso, é provável que haja pouco ou nenhum valor clínico em estabelecer que uma resposta esteja presente em níveis que excedam os níveis de intensidade máxima recomendados. Quando nenhuma resposta é obtida em intensidades máximas de estímulo, o audiologista deve subtrair o fator de correção específico da frequência da intensidade máxima do estímulo e relatar a estimativa do limiar do ABR, em eHL, como sendo igual ou inferior ao valor resultante (p. ex., nenhuma resposta a um *tone burst* de 2.000 Hz em 100 dB HL seria relatada como um limiar auditivo estimado de 95 dB eHL ou pior). É importante observar que os artefatos eletromagnéticos e a distorção normalmente impedem a avaliação da condução óssea em níveis superiores a 50 dB nHL a 500 Hz e 60 dB nHL a 2.000 e 4.000 Hz. O posicionamento dos eletrodos do ABR o mais longe possível do transdutor de condução óssea limitará, mas não eliminará, os efeitos prejudiciais dos artefatos relacionados com o estímulo. Além disso, o audiologista deve estar atento ao posicionamento dos eletrodos de inversão. Idealmente, os eletrodos de inversão devem ser posicionados atrás do pavilhão auricular, cerca de 1 cm abaixo do meato acústico externo. Em seguida, o transdutor de condução óssea pode ser posicionado na mastoide posterior e superior ao pavilhão auricular, em uma tentativa de criar distância entre o vibrador de condução óssea e o eletrodo de inversão ipsilateral.

Quando um ABR presente é obtido em níveis elevados, o audiologista deve procurar estabelecer o nível de limiar do ABR para essa frequência. O *bracketing* do limiar deve ocorrer inicialmente em etapas de 10 dB. Por exemplo, se uma resposta estiver ausente a 30 dB nHL, mas presente a 60 dB nHL, o audiologista deve testar a 50 dB nHL. Se a resposta estiver presente a 50 dB nHL, o audiologista deverá testar a 40 dB nHL. O audiologista deve lembrar-se de que é imperativo replicar as formas de onda do ABR presente para garantir a validade e a confiabilidade da resposta. A replicação das formas de onda do ABR presente é necessária para evitar o grave erro de rotular uma forma de onda como uma resposta auditiva presente quando, na verdade, a forma de onda consiste apenas em ruído.

Pérola

O renomado audiologista James W. Hall, III, PhD, gosta de fazer as seguintes afirmações:

- Se não se repetir, o teste não foi concluído!
- Se não for confiável, você pode ser responsabilizado!

Em alguns protocolos de avaliação do ABR, os níveis de estímulo apresentados a 70 dB nHL ou mais, com passos de 5 dB, são usados para o *bracketing*.[10] Isso se deve a um efeito de recrutamento no sistema auditivo que ocorre em níveis altos. Isso também reduz a necessidade de aplicar uma correção ABR dependente do nível, além das correções específicas da frequência mencionadas anteriormente. A necessidade de uma correção dependente do nível foi relatada mais recentemente por McCreery *et al.*[14] Clinicamente, no entanto, a aplicação de duas correções diferentes não é necessária se forem usados tamanhos de passos menores durante a fase de *bracketing* em níveis de intensidade mais altos.

14.6 Avaliação de ABR por Condução Óssea

Uma vez determinado um limiar elevado de ABR para um *tone burst* de condução aérea de 2.000 Hz, o audiologista deve estabelecer o tipo de perda auditiva presente (p. ex., condutiva *vs.* neurossensorial). O teste de condução óssea deve ser concluído inicialmente com um *tone burst* de 2.000 Hz. Os registros ipsilaterais e contralaterais no sistema ABR de dois canais devem ser visualizados simultaneamente para garantir que a cóclea estimulada esteja respondendo. Isso fica evidente quando a resposta da onda V ipsilateral tem maior amplitude e menor latência do que a resposta da onda V contralateral. Para crianças cujos limiares de condução aérea sugerem uma perda auditiva leve a moderada, o teste de condução óssea deve ser iniciado com a intensidade mínima de estímulo (ou seja, 30 dB nHL para um *tone burst* de condução óssea de 2.000 Hz) e as respostas ipsilateral e contralateral devem ser comparadas. Para crianças cujos limiares de condução aérea sugerem uma perda auditiva severa a profunda, pode ser mais proveitoso usar o tempo para iniciar a avaliação da condução óssea em uma intensidade de estímulo mais alta (p. ex., 60 dB nHL para um *tone burst* de condução óssea de 2.000 Hz). É importante observar que há pouco ou nenhum efeito de oclusão decorrente da colocação de um fone de ouvido de inserção em bebês.[15] Como resultado, o fone de ouvido de inserção pode ser deixado no lugar enquanto o teste de condução óssea é concluído. Um método eficaz de fornecer um estímulo de condução óssea durante a avaliação de ABR de um bebê é o audiologista ou um assistente treinado (não o cuidador) segurar o vibrador de condução óssea na mastoide do bebê durante o teste. O vibrador deve ser mantido contra a mastoide apenas com força suficiente para que qualquer força adicional não mova a cabeça do bebê. Outra opção é o uso de uma *headband* de cabeça macia para manter o vibrador ósseo no lugar. Pesquisas demonstraram diferenças insignificantes no ABR registrado com a colocação manual da condução óssea em comparação com o uso de uma *headband* para manter o vibrador em posição.[16] Para qualquer um dos métodos, é fundamental que a pressão exercida sobre o vibrador ósseo seja consistente durante todo o teste.

Após a conclusão do teste de condução óssea a 2.000 Hz, o audiologista deve prosseguir com a avaliação da orelha oposta com a apresentação de um estímulo de condução aérea a 2.000 Hz usando uma abordagem semelhante à descrita acima, desde que não haja grande risco de despertar o bebê. Recomenda-se a troca para a orelha oposta antes da conclusão da avaliação do ABR a 500 e 4.000 Hz na orelha em que o teste foi iniciado, pois o audiologista obterá uma compreensão da função auditiva em cada orelha se o bebê acordar antes da conclusão de toda a bateria de testes. Saber o tipo de perda auditiva em ambos as orelhas, em vez de completar todas as frequências em uma orelha, fornece informações importantes para as próximas etapas (ou seja, tratamento médico *versus* tecnologia de próteses auditivas). Entretanto, existe uma possível exceção a essa recomendação. Se um bebê passar na triagem de ABR neonatal em uma orelha, mas falhar na outra, e a avaliação de acompanhamento das OAEs estiver dentro dos limites normais para a orelha que passou, mas anormal para a orelha que falhou, é razoável obter uma compreensão abrangente e específica da frequência da função auditiva na orelha afetada antes da conclusão da avaliação diagnóstica de ABR na orelha que o teste anterior indicou estar dentro dos limites normais.

Ao avaliar uma criança que pode apresentar perda auditiva em ambos as orelhas, o audiologista deve continuar a alternar entre as orelhas e a rota de entrega do sinal. Por exemplo, após a obtenção de um limiar de ABR para estímulos de conduções aérea e óssea a 2.000 Hz em cada orelha, o audiologista deve obter limiares para *tone bursts* de condução aérea de 500 Hz em cada orelha. Se 500 Hz for a única frequência em que o limiar do ABR de condução aérea estiver anormal, o audiologista deverá concluir o teste de condução óssea em 500 Hz. Se o audiologista já tiver estabelecido a existência de uma perda auditiva sensorioneural em 2.000 Hz, deverá considerar a obtenção de um limiar para um *tone burst* de condução aérea de 4.000 Hz em cada orelha antes de concluir o teste de condução óssea em 500 Hz. A definição da configuração da perda auditiva por meio da determinação de um limiar de condução aérea de 4.000 Hz provavelmente será de maior valor no gerenciamento das necessidades auditivas da criança, especialmente se for necessário adaptar uma prótese auditiva. Além disso, a presença de um limiar de condução óssea elevado a 2.000 Hz estabelece claramente a presença de uma perda auditiva sensorioneural. Após a obtenção de limiares de ABR específicos de frequência de 500 a 4.000 Hz para cada orelha, o audiologista pode prosseguir com a obtenção de um limiar de condução óssea de 500 Hz, se o tempo permitir. Da mesma forma, o teste de condução óssea a 4.000 Hz só é imperativo quando 4.000 Hz é a única frequência em que o limiar de condução aérea está elevado. Se a perda auditiva estiver presente em várias frequências e for determinada como sendo de natureza sensorioneural pelo teste de condução óssea a 500 e 2.000 Hz, o teste de condução óssea a 4.000 Hz normalmente fornecerá pouca ou nenhuma informação útil.

14.7 Dicas Clínicas

Alguns pontos adicionais que são relevantes para o protocolo usado para orientar a sequência de realização de uma avaliação de ABR em bebês são os seguintes:

- A avaliação do limiar de condução aérea em 1.000 Hz só é imprescindível quando a diferença nos limiares de condução aérea do ABR em 500 e 2.000 Hz for superior a 20 a 25 dB.
- Quando o teste estiver sendo concluído em uma frequência na qual uma resposta presente ainda não foi obtida, não gaste tempo valioso realizando um grande número de varreduras e/ou replicando formas de onda para confirmar que não há resposta em uma determinada intensidade. Em vez disso, aumente o nível de estímulo para identificar uma resposta clara e presente. Em seguida, inicie o processo de *bracketing* em etapas de 10 dB para determinar o limiar do ABR.

Lembre-se de que seu protocolo de teste ABR deve ser orientado pelas seguintes prioridades: (1) determinar se existe uma perda auditiva; (2) determinar se a perda auditiva é sensorioneural ou condutiva; (3) determinar se a perda auditiva existe em uma ou em ambas as orelhas; (4) obter informações específicas de frequência para determinar a configuração da perda auditiva; e (5) aprimorar a precisão da determinação do limiar (p. ex., passos de 5 dB) conforme o tempo permitir.

14.7.1 Análise de Forma de Onda

Quando se pensa em protocolos e diretrizes clínicas de ABR, a primeira coisa que pode vir à mente são as informações relevantes relativas aos parâmetros de estímulo (p. ex., taxa de estímulo, tempos de subida/descida etc.), aquisição de resposta (p. ex., configurações de filtro, configurações de rejeição de artefato, ganho do amplificador etc.) e sequência de teste (p. ex., ordem em que a orelha, a frequência e o uso do transdutor de sinal são concluídos). No entanto, pode-se argumentar que o componente mais importante de um protocolo/diretriz clínica de ABR é a abordagem que o audiologista usa para analisar cada registro de ABR para determinar a qualidade da forma de onda e se existe ou não uma resposta de onda V válida e presente. Conforme discutido anteriormente, os parâmetros apropriados de estímulo e aquisição para a avaliação pediátrica do ABR estão bem estabelecidos e podem ser carregados em um menu-padrão que o audiologista pode simplesmente acessar para iniciar o teste. Além disso, os audiologistas podem receber um "roteiro" que determina a ordem em que o teste é concluído e os níveis de intensidade são ajustados. Entretanto, a análise da forma de onda do ABR requer uma combinação de perspicácia e experiência clínica, bem como um conjunto de regras para classificar cada forma de onda coletada. As consequências de um erro na análise das formas de onda do ABR pediátrica podem ser graves. Se a análise da forma de onda resultar em uma superestimação dos limiares auditivos de uma criança (ou seja, acredita-se que a perda auditiva seja pior do que realmente é porque o audiologista julga uma resposta ausente da onda V quando, na verdade, ela estava presente em níveis mais baixos), a saída das próteses auditivas da criança poderá ser ajustada em níveis muito altos, resultando em desconforto para a criança e na possibilidade de danos ao sistema auditivo induzidos por ruído. Se a análise da forma de onda do ABR subestimar o grau de perda auditiva de uma criança (p. ex., uma criança com perda auditiva é erroneamente declarada como tendo audição normal ou uma criança com perda auditiva severa é declarada como tendo perda auditiva leve porque o audiologista julga uma resposta de onda V presente quando não está), a criança pode não receber a intervenção adequada para atender às suas necessidades de audição e linguagem falada. Consequentemente, pode ocorrer privação auditiva, o que pode levar a danos irreparáveis ao desenvolvimento auditivo, de fala, de linguagem, social e acadêmico da criança, um erro que pode levar a consequências punitivas e culpa para o audiologista responsável. A seção a seguir apresenta uma visão geral da análise da forma de onda do ABR com o objetivo de eliminar a possibilidade de cometer um erro clínico flagrante. Uma discussão completa sobre a análise da forma de onda do ABR para fins de estimativa de limiar está além do escopo deste capítulo. No entanto, o leitor interessado é encaminhado a excelentes recursos que fornecem orientação abrangente para a análise pediátrica da forma de onda do ABR.[8,10]

14.7.2 Três Tipos de Formas de Onda ABR

Para fins de estimativa dos limiares auditivos comportamentais, uma forma de onda ABR pode ser classificada de três maneiras:

- Resposta positiva (ou seja, resposta presente): Uma resposta positiva é definida por uma forma de onda clara que possui uma morfologia típica/esperada (ou seja, forma) com um pico de onda V que ocorre em uma latência esperada e amplitude válida. A forma de onda deve ter um nível relativamente baixo de ruído, e a amplitude da onda V deve ser pelo menos três vezes a amplitude do ruído. Além disso, deve haver um alto grau de sobreposição (ou seja, correlação) entre duas formas de onda coletadas no mesmo nível de intensidade de estímulo. Além disso, a amplitude de pico a vale (ou seja, do pico da onda V até o vale seguinte) deve ser de pelo menos 50 nV.

- Sem resposta (ou seja, ausência de resposta): Uma forma de onda sem resposta é subjetivamente plana, sem chance de que uma pequena resposta esteja sendo obscurecida pelo ruído. Para concluir que uma pequena resposta não está presente, o nível de ruído residual não deve ser superior a 25 nV. A maioria dos sistemas ABR modernos fornece uma indicação objetiva do nível de ruído residual. O nível de ruído residual também pode ser estimado por análise subjetiva. A diferença que existe entre duas formas de onda obtidas no mesmo nível de intensidade de estímulo é uma indicação da quantidade de ruído existente nas medições. As formas de onda replicadas se sobrepõem quase completamente umas às outras quando os níveis de ruído residual são baixos. Uma estimativa do ruído residual médio pode ser obtida determinando-se de um terço à metade da diferença no ponto de maior separação entre duas formas de onda. O ideal é que, quando as formas de onda forem declaradas como "sem resposta", a diferença entre a amplitude máxima e a mínima no intervalo de 6 a 21 microssegundos não seja superior a 50 nV. Na maioria dos casos, são necessárias de 1.500 a 2.000 varreduras por forma de onda para concluir que não há resposta em um determinado nível de estímulo.
- Inconclusivo: As formas de onda que não atendem aos critérios de resposta positiva ou ausência de resposta devem ser rotuladas como inconclusivas. Um dos motivos mais comuns para um resultado inconclusivo é um nível de ruído residual excessivamente alto que pode impedir a detecção de uma resposta de baixa amplitude que esteja ou não presente. Outro exemplo de resultado inconclusivo ocorre quando os níveis de ruído residual são baixos, mas o audiologista não pode afirmar com segurança que os critérios para uma resposta clara foram atendidos (p. ex., a amplitude da resposta não é três vezes maior que a do ruído). Quando o audiologista não tem um alto nível de confiança de que os critérios para uma resposta positiva ou ausência de resposta foram atendidos, ele deve evitar "arriscar-se" e dar seu melhor palpite sobre a presença de uma resposta. Em vez disso, as formas de onda devem ser rotuladas como inconclusivas, o nível de estímulo deve ser aumentado em 10 dB e o teste deve prosseguir com o objetivo de obter uma resposta positiva.

As estimativas de limiar do ABR são determinadas por *bracketing*, que ocorre quando os traçados replicados de ausência de resposta e resposta positiva são separados por 10 dB ou menos. Para reduzir bastante ou até mesmo eliminar a possibilidade de um erro grave na análise da forma de onda, os autores deste capítulo recomendam enfaticamente que as formas de onda replicadas também sejam obtidas em um nível de estímulo que seja 10 dB mais alto do que o nível de limiar para pelo menos uma frequência em cada ouvido. Se houver alguma dúvida sobre a presença de uma resposta no limiar do ABR, o audiologista deve obter formas de onda replicadas 10 dB mais altas do que o nível de limiar para quantas frequências de teste forem necessárias para permitir total confiança na análise da forma de onda e na determinação do limiar do ABR. Além disso, quando possível, o audiologista deve coletar um par de formas de onda 10 dB acima do nível de limiar para pelo menos uma frequência para o teste de condução óssea, visualizando os registros ipsilateral e contralateral, para garantir a determinação precisa do tipo de perda auditiva (p. ex., condutiva, sensorioneural etc.).

A obtenção de formas de onda replicadas do ABR em um nível de estímulo 10 dB mais alto do que o nível de limiar deve eliminar claramente qualquer dúvida de que uma resposta no limiar seja espúria. Quando a intensidade do estímulo é aumentada em 10 dB, a amplitude da onda V (e de outras ondas, se presentes) deve aumentar. Além disso, a morfologia da forma de onda deve melhorar com o aumento da intensidade do estímulo (p. ex., a onda V deve ser mais distinta e proeminente, ondas anteriores também podem aparecer etc.). É importante observar que a amplitude e a morfologia do ABR podem estar particularmente inclinadas a melhorar rapidamente com um aumento no nível de estímulo acima do limiar para crianças com perda auditiva sensorioneural moderada a grave devido ao recrutamento. Também é importante observar que um aumento na intensidade do estímulo geralmente resulta em uma diminuição na latência do ABR, um fato que é especialmente verdadeiro ao testar em níveis de estímulo mais baixos (ou seja, abaixo de 60 dB nHL). Além disso, a validade da resposta do ABR de um *tone burst* pode ser avaliada pela comparação das latências de resposta obtidas em frequências de estímulo com intensidades de estímulo semelhantes. Quando a intensidade do estímulo é semelhante, as respostas de *tone burst* de frequência mais alta devem ter latências mais curtas. As latências típicas do ABR *tone burst* para crianças são as seguintes:

- Latência do *tone burst* de 500 Hz: 10,5 a 20,5 milissegundos.
- Latência do *tone burst* de 1.000 Hz: 9,0 a 14,5 milissegundos.
- Latência do *tone burst* de 2.000 Hz: 7,5 a 11,5 milissegundos.
- Latência do *tone burst* de 4.000 Hz: 6,5 a 10,5 milissegundos.

Se um aumento de 10 dB na intensidade do estímulo não resultar em um aumento na amplitude do ABR, juntamente com um aprimoramento da morfologia, um aumento na correlação das formas de onda replicadas e uma diminuição na latência, o audiologista deve suspeitar da validade das formas de onda que foram declaradas como respostas de limiar. Mais uma vez, é imperativo que a análise da forma de onda do audiologista seja baseada em um alto nível de confiança e não em uma questão de adivinhação. Em caso de dúvida, aumente a intensidade do estímulo para eliminar toda e qualquer incerteza.

14.7.3 Princípio da Verificação Cruzada

Como em todas as avaliações audiológicas, o audiologista deve administrar uma bateria de medidas para avaliar a função auditiva de bebês e crianças. Os limiares auditivos comportamentais não podem ser obtidos de forma confiável em bebês por meio da observação comportamental das respostas auditivas (BOA). A BOA é útil para avaliar a capacidade de resposta auditiva de um bebê, mas não pode ser usada para determinar os limiares auditivos. Pesquisas demonstraram que bebês com audição normal geralmente não respondem a estímulos audiométricos apresentados em níveis baixos. Além disso, a confiabilidade da resposta é baixa e a fadiga é alta quando os bebês são avaliados com a BOA. Os bebês são capazes de responder pela primeira vez perto do limiar quando testados com uma tarefa de audiometria de reforço visual (VRA) com aproximadamente 6 meses de idade. É importante observar que muitos bebês com perda auditiva não conseguem participar da VRA até os 8 ou 9 meses de idade. Como resultado, o ABR de *tone burst* é a medida padrão-ouro para estimar a sensibilidade auditiva em crianças desde o nascimento até pelo menos 6 meses de idade. A bateria de testes audiológicos usada em bebês também deve incluir medidas fisiológicas adicionais da função auditiva. A timpanometria (com um tom de sonda de

1.000 Hz para bebês de 0 a 6 meses de idade e um tom de sonda de 226 Hz a partir de então) e a avaliação do reflexo acústico (tom de sonda de 1.000 Hz para bebês entre 0 e 6 meses) devem ser usadas para avaliar a função da orelha média, e as OAEs devem ser incluídas para avaliar a função auditiva periférica. Se a realização da timpanometria e do teste de OAE perturbar o bebê e, possivelmente, impedir que ele descanse para que a avaliação do ABR possa ser concluída, o audiologista deve iniciar a sessão de teste com a avaliação do ABR e tentar concluir a timpanometria e o teste de OAE no final da sessão. No entanto, a maioria dos bebês não fica agitada com a timpanometria ou a avaliação das OAEs, que podem ser concluídas em poucos minutos para cada orelha. A realização da timpanometria e do teste de OAE no início da sessão de teste pode fornecer rapidamente ao audiologista informações úteis que influenciarão a sequência do teste ABR. Por exemplo, um achado de OAE normais em uma orelha com ausência de OAE na orelha oposta pode levar o audiologista a concluir o teste ABR na orelha com respostas anormais antes de passar para a orelha oposta. Além disso, a presença de timpanogramas tipo B reforçará a necessidade de passar rapidamente para o teste de condução óssea se os resultados de condução aérea estiverem elevados. Se os resultados do ABR não forem compatíveis com os resultados da avaliação da orelha média e das OAEs (p. ex., os resultados do ABR sugerem uma perda auditiva moderada, enquanto as OAEs, a timpanometria e os reflexos acústicos estão todos dentro dos limites normais), o audiologista deverá realizar uma avaliação adicional para investigar a causa da discrepância.

14.7.4 ABR Evocado por Clique

Alguns audiologistas podem mostrar-se reticentes em iniciar a avaliação do ABR com estímulos de *tone burst* em vez de um estímulo de clique. Um número ainda maior de audiologistas pode expressar preocupação com a falta de inclusão rotineira de um estímulo de clique na bateria de testes ABR pediátricos. No entanto, deve-se observar que o transtorno do espectro da neuropatia auditiva (ANSD) e outros distúrbios retrococleares são altamente improváveis na presença de uma onda V clara no ABR. Além disso, a realização do teste de condução óssea é um método muito mais definitivo para discernir o tipo de perda auditiva (ou seja, condutiva ou neurossensorial) em comparação com um exame da latência do ABR. Um ABR evocado por clique deve ser realizado para descartar o ANSD quando o ABR com *tone burst* sugerir uma perda auditiva sensorioneural na faixa moderadamente grave a grave. Novamente, o objetivo da avaliação pediátrica do ABR é obter o máximo de informações úteis no menor tempo possível para otimizar o gerenciamento das necessidades de audição e linguagem falada da criança. A obtenção de limiares específicos de frequência por meio de *tone bursts* de condução aérea e óssea é um método muito mais eficiente e eficaz para atingir esse objetivo do que o uso de um estímulo de clique.

14.8 Uso de Estimativas de Limiar de ABR *Tone Bursts* para Adaptação de Próteses auditivas

A confirmação precoce da perda auditiva, por si só, não contribui para o desenvolvimento da linguagem falada em bebês e crianças pequenas. O uso oportuno e consistente da tecnologia com dispositivos bem ajustados, juntamente com a exposição de boa qualidade à linguagem, leva a resultados positivos para crianças com perda auditiva.[17] Muitas famílias inscritas em programas de detecção e intervenção auditiva precoce (EHDI) optarão por adquirir próteses auditivas pessoais para seus filhos com perda auditiva permanente para facilitar o desenvolvimento da linguagem falada. E aqueles que são possíveis candidatos a implantes cocleares precisarão de um período de teste com próteses auditivas antes do implante. Existem diretrizes e protocolos baseados em evidências para apoiar a adaptação precoce e precisa de próteses auditivas a pacientes para os quais os limiares auditivos foram estimados usando técnicas de ABR.[18,19] Isso é fundamental para bebês e crianças mais velhas que não conseguem responder comportamentalmente para determinar os limiares auditivos, que são vitais para uma adaptação ideal da prótese auditiva. Os algoritmos prescritivos usam limiares comportamentais como origem para o cálculo do ganho e da saída em todas as frequências (p. ex., Desired Sensation Level [DSL] v5.0).[20] Independentemente da filosofia de adaptação aplicada em um cálculo de prescrição de prótese auditiva específico, é importante garantir que os limiares usados sejam precisos.

Conforme mencionado anteriormente, as estimativas de limiar do ABR são obtidas por meio de técnicas específicas e referenciadas em nHL. A referência em nHL não é equivalente ao dB HL obtido por meio de técnicas audiométricas comportamentais (p. ex., VRA, audiometria lúdica condicionada). Vários estudos demonstraram diferenças significativas entre os limiares auditivos estimados pelo ABR em comparação com o audiograma comportamental.[6,14,19,21,22] Dependendo da frequência, a diferença pode ser de até 20 dB, com a estimativa do limiar do ABR sendo maior do que a comportamental. Ou seja, um limiar estimado em 500 Hz a partir do ABR pode ser até 20 dB mais alto do que o limiar comportamental na mesma criança. Essas diferenças são significativas e, se não forem levadas em conta na adaptação da prótese auditiva, provavelmente resultarão em super ou subamplificação se não forem gerenciadas adequadamente em um programa EHDI.

As diferenças nos limiares do ABR e do comportamento podem ser atribuídas, em parte, ao fato de as técnicas de medição da audição serem coletadas de partes diferentes do sistema auditivo. Isso afeta a integração temporal dos estímulos de teste, o que resulta em estimativas de limiar mais altas registradas a partir do ABR.[23,24] A duração do estímulo (p. ex., *tone bursts* curtos para o ABR e tons puros longos para o comportamental) e as estratégias de calibração não padronizadas para o sistema ABR também contribuem para as discrepâncias observadas (consulte Norrix e Velenovsky[25] para uma revisão). Além disso, a idade do paciente, o grau de perda auditiva e o estágio de desenvolvimento do meato acústico externo são variáveis observadas que contribuem para as diferenças.[14,19,2628] O desenvolvimento do meato acústico externo é considerado nas diretrizes e protocolos de adaptação de próteses auditivas pediátricas baseados em evidências por meio da medição de rotina da diferença entre a orelha real e o *coupler* (RECD).[18,29] No entanto, essa variável não é a única responsável pela diferença nos limiares do ABR e comportamentais.

Portanto, é imperativo que, antes de prosseguir com a intervenção da prótese auditiva, o audiologista pediátrico ajuste o limiar estimado no nHL a partir do ABR em um valor específico, além de medir o RECD. A contabilização dessas variáveis na avaliação garante um cálculo preciso dos alvos prescritivos e a verificação de suporte no *coupler*.[19] Essas atividades essenciais apoiam a individualização da adaptação da prótese auditiva ao bebê com perda auditiva permanente. Em muitos programas clínicos que aplicam diretrizes e protocolos baseados em evidências para a avaliação e intervenção da perda auditiva em bebês, a aplicação clínica das correções de nHL para EHL é claramente definida. Isso garante que a correção seja aplicada com precisão, em vez de ser aplicada duas vezes ou não aplicada. Por exemplo, alguns programas indicam claramente que o audiologista pediátrico que realizou a avaliação ABR aplica a correção nHL--para-eHL aos limiares estimados a partir do ABR de *tone burst*. Em alguns casos, o examinador que realizou o ABR não é o que está adaptando as próteses auditivas. Dessa forma, o audiologista pediátrico que for adaptar as próteses auditivas o bebê receberá limiares corrigidos para dB eHL. Esses valores seriam então aplicados diretamente no algoritmo prescritivo (p. ex., DSL v5.0 Child) sem correção adicional para o cálculo preciso das metas. O RECD também seria medido e a verificação dos alvos prescritos ocorreria no *coupler*. Considera-se uma prática recomendada medir o RECD usando o molde auricular pessoal da criança para levar em conta o comprimento do tubo. Nas consultas subsequentes, em que a audiometria comportamental será realizada com a criança (dependendo das capacidades de desenvolvimento), os moldes auriculares devem ser acoplados aos fones de ouvido de inserção para apoiar a retenção durante a avaliação e a precisão da transformação dos limiares de dB HL em dB SPL para o cálculo da prescrição da prótese auditiva.[30] Pode haver um período de tempo após a avaliação do ABR, que é realizada com fones de ouvido de inserção acoplados a fones de ouvido de espuma, em que ocorre uma incompatibilidade no acoplamento da orelha para avaliação e medição do RECD. Alguns analisadores atuais de próteses auditivas de orelha real (p. ex., Audioscan Verifit) oferecem uma correção para o RECD do molde auricular quando um RECD de ponta de espuma é medido. O alinhamento no acoplamento da orelha é realizado quando a criança se envolve em audiometria comportamental, na qual os moldes pessoais podem ser acoplados aos fones de ouvido de inserção.

Em resumo, é necessária uma correção dos limiares de NHL obtidos na avaliação do ABR com *tone burst* para fornecer um limiar comportamental previsto a ser usado para intervenção com próteses auditivas. As correções usadas são afetadas pelo sistema ABR, pela calibração e pelas configurações dos parâmetros de estímulo. Os programas devem garantir que haja um protocolo para aplicar uma correção adequada com base em seu equipamento ABR e nos parâmetros de coleta, e que esteja claramente indicado quando e quem aplica a correção de nHL para eHL. As consequências de não fazer isso podem causar superamplificação ou subamplificação em um bebê com perda auditiva, o que terá um impacto significativo nos resultados. Os estudos de caso abaixo demonstram a aplicação do ABR para a adaptação de próteses auditivas em bebês com perda auditiva.

14.9 Estudos de Caso

Os estudos de caso a seguir ilustram como os limiares do ABR podem ser usados para estimar os limiares auditivos para fins de adaptação de próteses auditivas.

14.9.1 Caso 1

O bebê AR nasceu a termo, sem nenhuma complicação médica. Ele não apresenta fatores de risco para perda auditiva congênita. No entanto, não passou em dois testes auditivos em recém-nascidos e foi encaminhado para avaliação eletrofisiológica da função auditiva. Sua consulta ocorreu com 6 semanas de idade, quando a timpanometria com o uso de um tom de sonda de 1.000 Hz sugeriu boa movimentação de ambas as membranas timpânicas. As OAEs estavam ausentes em ambas as orelhas. A ▶ Fig. 14.1 fornece um exemplo das formas de onda do ABR do bebê ARs obtidas *tone bursts* de condução aérea a 500, 2.000 e 4.000 Hz apresentadas na orelha direita (Observação: a perda auditiva do bebê AR é simétrica e, para fins de ilustração, os resultados são mostrados apenas para a orelha direita).

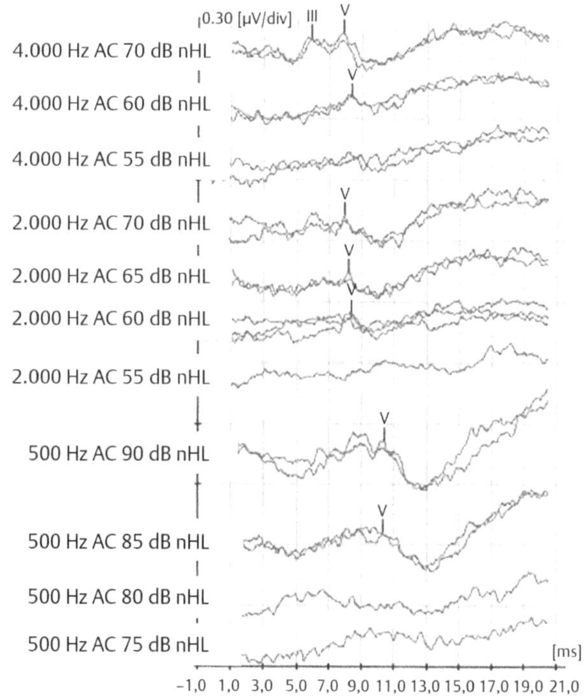

Fig. 14.1 Formas de onda do potencial evocado auditivo de tronco encefálico (ABR) obtidas da estimulação da orelha direita de AR com *tone bursts* de condução aérea fornecidas por meio de fones de ouvido de inserção a 500, 2.000 e 4.000 Hz.

Conforme indicado pelos rótulos da onda V mostrados nas formas de onda na ▶ Fig. 14.1, os limiares do ABR são consistentes com uma perda auditiva moderadamente severa a severa. É importante observar (e não é mostrado aqui) que o teste ABR de condução óssea indicou ausência de resposta nos limites do equipamento para *tone bursts* conduzidos por via óssea a 500 e 2.000 Hz para cada orelha. O ABR de condução óssea sem resposta, juntamente com os resultados timpanométricos normais, sugere uma perda auditiva sensorioneural em ambas as orelhas.

Os limiares auditivos estimados da avaliação ABR da orelha direita são os seguintes:

- 500 Hz: limiar de ABR de condução aérea de 85 dB nHL – fator de correção de 15 dB = 70 dB eHL.
- 2.000 Hz: limiar de ABR de condução aérea de 60 dB nHL – fator de correção de 5 dB = 55 dB eHL.
- 4.000 Hz: limiar de ABR de condução aérea de 60 dB nHL – fator de correção de 0 dB = 60 dB eHL.

Os limiares estimados de ABR em eHL listados acima foram inseridos no analisador de próteses auditivas Audioscan Verifit 2. Observe que "ABR (eHL)" está listado como a opção "Transducer" (Transdutor) na tela Speech-map (Mapa da fala) mostrada na ▶ Fig. 14.2. Lembre-se de que é importante que o examinador atente para a forma como os resultados do ABR são relatados, em dB nHL ou dB eHL, para evitar o erro de não aplicar os fatores de correção ou de aplicá-los duas vezes. Dessa forma, a entrada de dados no analisador de próteses auditivas exige que o examinador indique se as estimativas de limiar da avaliação do ABR estão em dB nHL ou dB eHL. Quando os limiares do ABR são inseridos em unidades de dB nHL, o analisador de próteses auditivas Audioscan Verifit aplica fatores de correção-padrão para

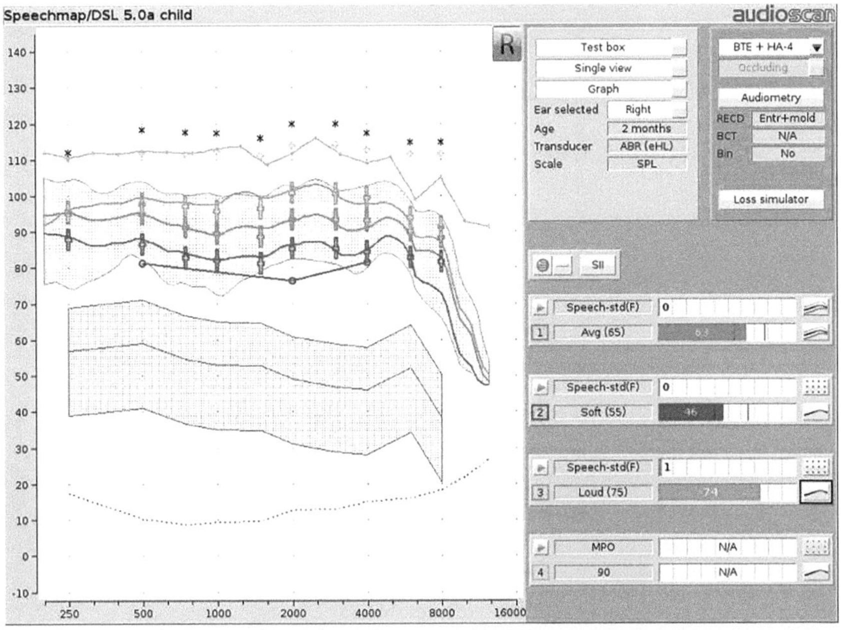

Fig. 14.2 Exibição do microfone de sonda de ouvido real simulado da adaptação do aparelho auditivo do AR com níveis de saída da prótese auditiva correspondentes às metas prescritivas do nível de sensação desejado (DSL) 5.0 para crianças.

determinar os níveis de limiar auditivo estimados em dB eHL. Quando as informações de limiar do ABR são inseridas em unidades dB eHL, nenhum fator de correção é aplicado. Essa abordagem pressupõe que as correções já tenham sido aplicadas.

Os RECDs medidos também foram inseridos no Audioscan Verifit 2 em uma consulta anterior. É importante observar que os limiares do ABR foram determinados com o uso de fones de inserção acoplados a pontas de espuma, enquanto o RECD foi medido com o transdutor do fone de inserção do RECD acoplado ao molde da nova prótese auditiva do bebê AR (▶ Fig. 14.2). A incompatibilidade acústica entre a ponta de espuma usada para a avaliação audiométrica e o molde auricular usado para o RECD será considerada no Verifit. Para obter mais detalhes sobre essas diferenças, consulte Moodie *et al.*[30]

Conforme mostrado na ▶ Fig. 14.2, o Verifit 2 usou as estimativas de limiar do ABR no eHL inseridas pelo médico e converteu os limiares auditivos estimados do bebê AR em nível de pressão sonora (SPL) na membrana timpânica, permitindo uma visualização em "SPL-o-grama" para verificação da prótese auditiva no *coupler*. Além disso, foram calculadas as metas prescritivas do DSL 5.0 para crianças para fala de nível médio, suave e alto. O nível de saída da prótese auditiva foi combinado com as metas prescritivas do DSL 5.0. Além disso, a potência máxima de saída da prótese auditiva foi verificada de acordo com as metas prescritas usando um estímulo de tom puro *swept* de 90 dB SPL.

A VRA foi concluída com sucesso quando o bebê AR tinha 9 meses de idade. Os resultados da avaliação da VRA foram consistentes com os resultados do ABR e indicativos de uma perda auditiva sensorioneural moderadamente grave. Isso confirma que as correções aplicadas às estimativas iniciais do limiar do ABR na nHL previram adequadamente os limiares comportamentais de AR. AR continua a ser um usuário bem-sucedido de prótese auditiva, alcançando resultados de audição e linguagem falada adequados à idade.

14.9.2 Caso 2

A bebê NN nasceu a termo, sem nenhuma complicação médica. Ela não apresentava fatores de risco para perda auditiva congênita. Ela não passou em dois testes auditivos neonatais e foi encaminhada para avaliação eletrofisiológica da função auditiva. A avaliação genética indicou uma mutação GJB2 (ou seja, conexina 26). Durante sua avaliação inicial, com 7 semanas de idade, a timpanometria com o uso de um tom de sonda de 1.000 Hz sugeriu boa movimentação de ambas as membranas timpânicas. As OAEs estavam ausentes em ambas as orelhas. A ▶ Fig. 14.3 apresenta um exemplo das formas de onda do ABR de NN. obtidas com *tone bursts* de condução aérea a 500, 2.000 e 4.000 Hz apresentadas na orelha direita (Observação: a perda auditiva de NN é simétrica e, para fins de ilustração, os resultados são mostrados apenas para a orelha direita).

Conforme indicado pela ausência de respostas presentes na onda V do ABR em qualquer frequência e em intensidades que estejam atingindo os limites do sistema, os resultados da ABR de NN sugerem uma perda auditiva severa a profunda (▶ Fig. 14.3). Quando formas de onda ausentes ou anormais são observadas em níveis de alta intensidade, é importante descartar a presença de ANSD. Esse distúrbio é caracterizado por células ciliadas funcionais e respostas ABRs ausentes ou anormais. Uma medida das células ciliadas em funcionamento é realizada usando um estímulo de clique de alta intensidade e observando a presença ou ausência de um microfonismo coclear (CM). Nos casos mais claros, se for observado um CM e não houver um ABR, isso sugere a presença de ANSD naquela orelha. Consulte o OIHP 201810 para obter mais detalhes sobre essa avaliação. Nesse caso, quando um estímulo de clique de alta intensidade foi apresentado via condução aérea a NN, a resposta foi plana, semelhante à mostrada na ▶ Fig. 14.3. Isso, juntamente com a ausência de resposta ao teste ABR de condução óssea a 500 e 2.000 Hz em cada orelha e resultados timpanométricos normais, sugere uma perda auditiva sensorioneural severa a profunda, bilateralmente.

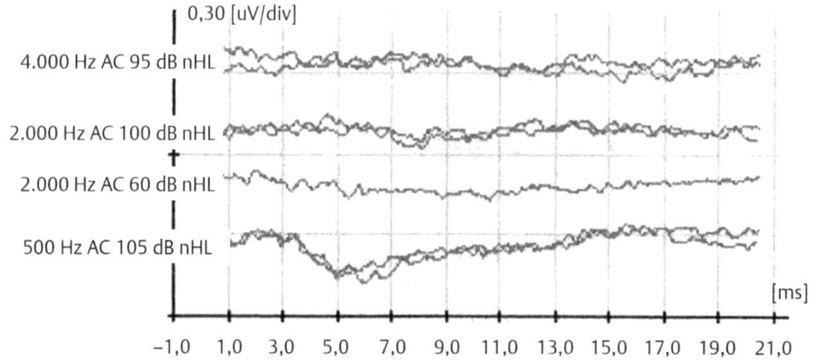

Fig. 14.3 Formas de onda do potencial evocado auditivo de tronco encefálico (ABR) obtidas da estimulação da orelha direita de NN com *tone bursts* de condução aérea fornecidas por meio de fones de ouvido de inserção a 500, 2.000 e 4.000 Hz.

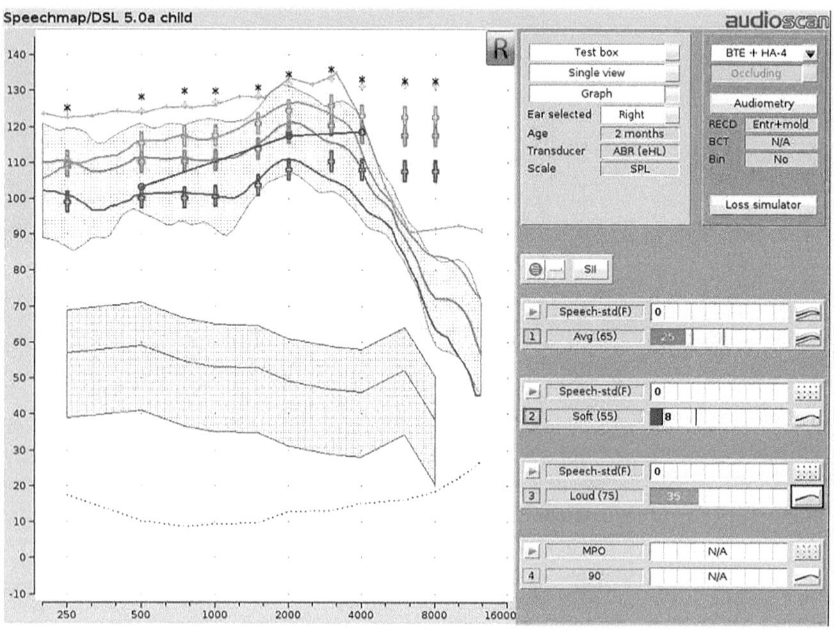

Fig. 14.4 Exibição do microfone de sonda de ouvido real simulado da adaptação da prótese auditiva de NN com níveis de saída do aparelho auditivo correspondentes às metas prescritivas do nível de sensação desejado (DSL 5.0) para crianças.

Os limiares auditivos estimados da avaliação ABR da orelha direita são os seguintes:

- 500 Hz: limiar de ABR de condução aérea, sem resposta a 105 dB nHL – fator de correção de 15 dB = 90 dB eHL ou pior.
- 2.000 Hz: limiar de ABR de condução aérea, sem resposta a 100 dB nHL – fator de correção de 5 dB = 95 dB eHL ou pior.
- 4.000 Hz: limiar de ABR de condução aérea, sem resposta a 95 dB nHL – fator de correção de 0 dB = 95 dB eHL ou pior.

Reconhece-se que NN. pode apresentar limiares de audição mais altos do que o estimado e isso será determinado com uma avaliação audiológica adicional. Os limiares estimados foram inseridos no analisador de próteses auditivas Verifit 2 em dB eHL. A opção "ABR eHL" está listada na seção "Transducer" da tela do Speechmap, mostrada na ▶ Fig. 14.4. Os RECD medidos de uma consulta anterior também foram inseridos no Verifit 2. A mesma incompatibilidade no acoplamento da orelha ocorreu com NN. (ou seja, ponta de espuma para avaliação, molde auricular para RECD) e o Verifit 2 considera as diferenças acústicas no cálculo dos alvos prescritivos.

No Verifit 2, as informações audiométricas em eHL inseridas pelo médico foram convertidas em dB SPL usando o RECD medido em NN. Foram calculadas as metas prescritivas do DSL 5.0 para crianças para fala de nível médio, suave e alto. O nível de saída da prótese auditiva foi ajustado às metas prescritivas do DSL 5.0 (observe que as metas prescritivas não puderam ser ajustadas além de 2.000 Hz devido à gravidade da perda auditiva e às limitações da prótese auditiva). Além disso, a saída máxima foi verificada de acordo com as metas prescritas para maximizar o espaço para a cabeça, o conforto e a segurança enquanto NN. usa os dispositivos.

A VRA foi tentada quando NN. tinha 6 meses de idade. Ela não apresentou respostas comportamentais à fala e aos tons puros apresentados nos limites do equipamento por meio de fones de ouvido de inserção acoplados aos moldes de suas próteses auditivas pessoais. As respostas de seus pais a um questionário que avaliava o desempenho auditivo funcional de NN também sugeriam pouca ou nenhuma resposta auditiva à fala e aos sons ambientais durante o uso das próteses auditivas. NN recebeu implantes cocleares aos 7 meses de idade. Com quase 2 anos de idade, suas habilidades auditivas e de linguagem falada eram consistentes com as de seus colegas com audição típica.

14.10 Conclusão

Este capítulo descreveu várias considerações sobre a realização de avaliações de ABR em bebês e a aplicação das estimativas de limiar ao ajuste de próteses auditivas. Garantir que a sala de teste esteja adequadamente silenciosa com baixos níveis de artefatos eletromagnéticos antes de testar um bebê que dorme tranquilamente prepara o cenário para o sucesso. Como a maioria dos bebês está dormindo naturalmente, um plano bem definido para a realização de um ABR com *tone burst* usando estímulos conduzidos pelo ar e pelo osso favorece uma sessão de teste eficiente. A coleta de timpanogramas e OAE é necessária para o princípio da verificação cruzada e para uma avaliação audiológica completa. Após a conclusão da avaliação, os limiares estimados em dB nHL do ABR devem ser corrigidos para dB eHL, permitindo uma melhor previsão dos limiares auditivos visando a adaptação de próteses auditivas. A correção específica da frequência deve ser aplicada apenas uma vez e usada em conjunto com uma prescrição genérica de prótese auditiva pediátrica para gerar metas adequadas para o ganho e a saída da prótese auditiva. Juntamente com a acústica medida no meato acústico externo e a verificação das próteses auditivas em relação às metas prescritas, essas atividades darão suporte à intervenção individualizada e ideal para bebês com perda auditiva permanente. O uso apropriado das estimativas de limiar do ABR em um ajuste precoce da prótese auditiva apoiará o desenvolvimento da linguagem falada para bebês envolvidos em programas EHDI.

Referências

[1] Small SA, Stapells DR. Threshold assessment in infants using the frequencyspecific auditory brainstem response and auditory steady-state response. In: Tharpe AM, Seewald R, eds. Comprehensive Handbook of Pediatric Audiology. San Diego, CA: Plural Publishing; 2017:505–549

[2] Stapells DR. Frequency-specific evoked potential audiometry in infants. In: Seewald RC, ed. A Sound Foundation through Early Amplification. Stäfa, Switzerland: Phonak AG; 2000:13–32

[3] Stapells DR. Frequency-specific threshold assessment in young infants using the transient ABR and brainstem ASSR. In: Seewald RC, Tharpe AM, eds. Comprehensive Handbook of Pediatric Audiology. San Diego, CA: Plural Publishing; 2011:409–448

[4] Stapells DR, Gravel JS, Martin BA. Thresholds for auditory brain stem responses to tones in notched noise from infants and young children with normal hearing or sensorineural hearing loss. Ear Hear. 1995; 16(4):361–371

[5] Stapells DR, Oates P. Estimation of the pure-tone audiogram by the auditory brainstem response: a review. Audiol Neurotol. 1997; 2(5):257–280

[6] Stapells DR. Threshold estimation by the tone-evoked auditory brainstem response: a literature meta-analysis. J Speech Lang Pathol Audiol. 2000; 24:74–83

[7] ANSI. American National Standard: Maximum Permissible Ambient Noise Levels for Audiometric Test Rooms. ANSI S3.1-1999. New York, NY: Acoustical Society of America; 2013

[8] National Health Service (NHS). Recommended Procedure: Auditory Brainstem Response (ABR) Testing in Babies. London: NHS; 2019

[9] ANSI/ASA. Methods for calculation of the speech intelligibility index. ANSI S3.5-1997. New York, NY: Acoustical Society of America; 2017

[10] Bagatto M, Easwar V, El-Naji R, Hyde M, Malandrino A, Martin V, Pigeon M, Purcell D, Scollie S, Witte, J. Protocol for Auditory Brainstem Response-Based Audiological Assessment (ABRA). 2020; National Centre for Audiology. https://ir.lib.uwo.ca/nca/1/

[11] Lee CY, Hsieh TH, Pan SL, Hsu CJ. Thresholds of tone burst auditory brainstem responses for infants and young children with normal hearing in Taiwan. J Formos Med Assoc. 2007; 106(10):847–853

[12] Lee CY, Jaw FS, Pan SL, Hsieh TH, Hsu CJ. Effects of age and degree of hearing loss on the agreement and correlation between sound field audiometric thresholds and tone burst auditory brainstem response thresholds in infants and young children. J Formos Med Assoc. 2008; 107(11): 869–875

[13] Vander Werff KR, Prieve BA, Georgantas LM. Infant air and bone conduction tone burst auditory brain stem responses for classification of hearing loss and the relationship to behavioral thresholds. Ear Hear. 2009; 30(3): 350–368

[14] McCreery RW, Kaminski J, Beauchaine K, Lenzen N, Simms K, Gorga MP. The impact of degree of hearing loss on auditory brainstem response predictions of behavioral thresholds. Ear Hear. 2015; 36(3):309–319

[15] Small SA, Hu N. Maturation of the occlusion effect: a bone conduction auditory steady state response study in infants and adults with normal hearing. Ear Hear. 2011; 32(6):708–719

[16] Small SA, Hatton JL, Stapells DR. Effects of bone oscillator coupling method, placement location, and occlusion on bone-conduction auditory steady-state responses in infants. Ear Hear. 2007; 28(1):83–98

[17] Tomblin JB, Harrison M, Ambrose SE, Walker EA, Oleson JJ, Moeller MP. Language outcomes in young children with mild to severe hearing loss. Ear Hear. 2015; 36(1) Suppl 1:76S–91S

[18] American Academy of Audiology. American Academy of Audiology Pediatric Amplification Guidelines. 2013. Accessed August, 26, 2019. Available at: https://www.audiology.org/sites/default/files/publications/PediatricAmplificationGuidelines.pdf

[19] Bagatto M, Moodie S, Scollie S, et al. Clinical protocols for hearing instrument fitting in the Desired Sensation Level method. Trends Amplif. 2005; 9(4): 199–226

[20] Scollie S, Seewald R, Cornelisse L, et al. The Desired Sensation Level multistage input/output algorithm. Trends Amplif. 2005; 9(4):159–197

[21] Gorga MP, Johnson TA, Kaminski JR, Beauchaine KL, Garner CA, Neely ST. Using a combination of click- and tone burst-evoked auditory brain stem response measurements to estimate pure-tone thresholds. Ear Hear. 2006; 27 (1):60–74

[22] Picton TW, Ouellette J, Hamel G, Smith AD. Brainstem evoked potentials to tonepips in notched noise. J Otolaryngol. 1979; 8(4):289–314

[23] Davis H, Hirsh SK, Turpin LL, Peacock ME. Threshold sensitivity and frequency specificity in auditory brainstem response audiometry. Audiology. 1985; 24 (1):54–70

[24] Elberling C, Don M. Threshold characteristics of the human auditory brain stem response. J Acoust Soc Am. 1987; 81(1):115–121

[25] Norrix LW, Velenovsky D. Unraveling the mystery of auditory brainstem response corrections: the need for universal standards. J Am Acad Audiol. 2017; 28(10):950–960

[26] Marcoux AM. Maturation of auditory function related to hearing threshold estimations using the auditory brainstem response during infancy. Int J Pediatr Otorhinolaryngol. 2011; 75(2):163–170

[27] Sininger YS, Abdala C, Cone-Wesson B. Auditory threshold sensitivity of the human neonate as measured by the auditory brainstem response. Hear Res. 1997; 104(1–2):27–38

[28] Voss SE, Herrmann BS. How does the sound pressure generated by circumaural, supra-aural, and insert earphones differ for adult and infant ears? Ear Hear. 2005; 26(6):636–650

[29] Bagatto Marlene P, Scollie S, Moodie Sheila T F, Seewald R, Hyde M, El-Naji R, Brown Christine L, Beh K, Glista D, Hawkins M, Easwar V, Tharpe AM, Crukley J, Levy C, Zimmo Sahar S, Moodie S, Richert F, Parsa V. Protocol for the Provision of Amplification v 2023.01. 2023; National Centre for Audiology. https://ir.lib.uwo.ca/nca/12/

[30] Moodie S, Pietrobon J, Rall E, et al. Using the real-ear-to-coupler difference within the American Academy of Audiology Pediatric Amplification guideline: protocols for applying and predicting earmold RECDs. J Am Acad Audiol. 2016; 27(3):264–275

15 Diagnóstico Diferencial do Transtorno do Espectro da Neuropatia Auditiva

Christina L. Runge ▪ Sarah Klajbor ▪ Hilary Gazeley ▪ Hayden Engstrom

Resumo

O transtorno do espectro da neuropatia auditiva (ANSD) é um tipo de deficiência auditiva descrito há relativamente pouco tempo. Em termos estritos, é um tipo de perda auditiva sensorioneural (SNHL) em que o local da lesão envolve a cóclea e/ou o nervo auditivo; entretanto, os termos ANSD e SNHL são distintos com relação aos critérios de diagnóstico e à apresentação clínica. O ANSD é definido como a presença da função das células ciliadas externas (OHC) acompanhada de respostas neurais auditivas dissincrônicas. Dessa forma, as medidas de potencial evocado são as características definidoras do diagnóstico de ANSD, especificamente emissões otoacústicas (OAE) e/ou microfonismo coclear (CM) presentes e ausência de potencial evocado auditivo de tronco encefálico (ABR). Considerando os critérios diagnósticos, os audiologistas geralmente são os profissionais que realizam esses testes e, posteriormente, identificam o ANSD em um paciente. O teste de potencial evocado adequado e a interpretação precisa dos resultados são essenciais para a identificação desses pacientes e a recomendação de estratégias de intervenção e encaminhamentos adequados.

Palavras-chave: transtorno do espectro da neuropatia auditiva, microfonismo coclear, emissões otoacústicas, potencial evocado auditivo de tronco encefálico, transtorno temporal

15.1 Locais Potenciais de Lesão

O sistema auditivo normal é um sistema de alta fidelidade projetado para transmitir com precisão várias pistas de um sinal, incluindo informações de frequência, intensidade e tempo. As células ciliadas internas (IHC) são os transdutores sensoriais iniciais primários nesse processo, e a liberação de neurotransmissores em tempo preciso estimula os potenciais de ação no nervo auditivo[1] e ao longo do sistema auditivo central, resultando em uma percepção precisa do estímulo. No Transtorno do Espectro da Neuropatia Auditiva (ANSD), os possíveis locais de lesão incluem as IHCs (pré-sinápticas), os dendritos do nervo auditivo e os axônios do nervo auditivo (pós-sinápticos).[2-4] A interrupção da função normal em qualquer uma dessas estruturas pode dar origem ao IHC. Exemplos de patologias pré-sinápticas incluem a ausência de IHC[5] e a disfunção de proteínas sinápticas, como a otoferlina, no interior das IHCs, o que interfere na liberação de neurotransmissores.[6-8] Em termos pós-sinápticos, os processos patológicos que causam desmielinização ou danos axonais podem interferir na condução dos potenciais de ação e, subsequentemente, reduzir a sincronia temporal, resultando em respostas anormais de potenciais evocados.[9,10] A sincronia temporal é particularmente relevante na percepção de sinais complexos, como a fala e a fala no ruído, e a gravidade do comprometimento temporal tem uma relação direta com os déficits no desempenho da percepção da fala.[11-13]

15.2 Candidatura ao Teste para Diagnóstico de ANSD

O protocolo de potencial evocado para ANSD deve ser implementado em todos os casos em que não há potenciais evocados auditivos de tronco encefálico (ABR) em resposta a cliques ou *tone bursts* de alta intensidade (ou seja, 80-90 dB nHL). Além disso, em bebês ou crianças pequenas, pode-se suspeitar de ANSD quando há um histórico familiar positivo de ANSD ou presença de fatores de risco neonatais, como anóxia, hiperbilirrubinemia, prematuridade e/ou transfusão de sangue.[3,4,14-19] É particularmente importante estar ciente da possibilidade de ANSD quando há preocupações com a perda auditiva em uma criança que passou em uma triagem auditiva neonatal que utilizou apenas medidas de emissões otoacústicas (OAE), mas não o ABR. Em crianças maiores ou adultos, é possível a ANSD de início tardio nos casos em que há neuropatias sensoriomotoras, como a ataxia de Friedreich e a doença dentária de Charcot-Marie.[3,4,18,19] A percepção da fala no ANSD é geralmente pior do que seria previsto pelos limiares de tons puros, que podem variar de normal a profundo.[15,20-22] Portanto, o teste para ANSD deve ser realizado nos casos em que há preocupações com a percepção da fala, independentemente dos níveis de limiar audiométrico.

Foi documentada a melhora da função auditiva ao longo do tempo em bebês diagnosticados com ANSD, principalmente quando há fatores de risco, como baixo peso ao nascer e hiperbilirrubinemia.[23-25] Nesses casos de ANSD "transitório", o aparecimento de formas de onda do ABR pode ser concomitante à melhora dos limiares audiométricos. As mudanças observadas na função auditiva tendem a surgir ou a se completar entre 7 e 12 meses de idade; portanto, os testes comportamentais e objetivos para ANSD devem ser repetidos até que a estabilidade da função auditiva seja confirmada. Recomenda-se a repetição do teste ABR antes do implante coclear em crianças com ANSD.

15.3 Potenciais Evocados para o Diagnóstico de ANSD

A bateria mínima de testes para o diagnóstico de ANSD inclui OAE e/ou microfonismo coclear (CM) para testar a função das células ciliadas externas (OHC) e ABR para testar a função do nervo auditivo e do tronco encefálico. Além disso, os reflexos musculares da orelha média (MEMR) são outra medida de sincronia neural e têm valores diagnósticos, pois estão ausentes ou elevados no ANSD; no entanto, a confirmação é dada pela ABR.[2] As seções a seguir especificam os parâmetros e as análises dos testes diagnósticos para o ANSD. Antes de realizar esses testes, o exame otoscópico e a avaliação da orelha média devem ser concluídos para descartar qualquer patologia da orelha externa e/ou média, como seria implementado rotineiramente nos protocolos audiológicos.

Armadilha

As respostas auditivas de estado estável (ASSR) não são usadas no diagnóstico do ANSD, pois diferenças nos métodos de estímulo e registro podem resultar em ASSR presentes enquanto o ABR está ausente (consulte a seção "Caso 2: ANSD e SNHL"). A ASSR não é útil na previsão de limiares auditivos em ANSD.[26,27,28]

15.3.1 Emissões Otoacústicas

A função das OHCs pode ser medida usando as OAEs transientes (TEOAE) ou as OAEs por produto de distorção (DPOAE). Os parâmetros exatos para o nível de estimulação e os critérios para determinar as respostas normais das OAEs variam de acordo com a clínica e o tipo de equipamento usado. Em geral, para ser considerada presente, a resposta das OAEs deve estar de 4 a 6 dB acima do ruído de base, ser reproduzível e estar presente em várias frequências/bandas de oitava.[16,29]

As OAEs não são invasivas e são prontamente obtidas em pacientes cooperativos com função normal da orelha média. Portanto, elas são uma ferramenta clínica útil, embora a presença de OAE não seja necessária para diagnosticar o ANSD. As OAEs estão presentes em cerca de 75% dos pacientes com ANSD e estão ausentes ou são questionáveis nos demais pacientes.[15] Além disso, as OAEs podem desaparecer com o tempo, independentemente do uso de próteses auditivas.[4,6] Uma medida mais estável da função das OHCs é o CM, e a observação de um CM com a ABR ausente é o principal critério para diagnóstico do ANSD.

15.3.2 Microfonismo Coclear e Potencial Evocado Auditivo do Tronco Encefálico

Enquanto as OAEs medem o estado do amplificador coclear decorrente das propriedades móveis das OHCs, o CM é a corrente elétrica gerada pelas OHCs à medida que elas despolarizam e hiperpolarizam em resposta a um estímulo. Com estímulos de clique de polaridade única, a propensão do CM a seguir um estímulo pode levar a uma interpretação errônea da resposta. Especificamente, a forma de onda do CM pode ser confundida com o ABR e, subsequentemente, a sincronia neural pode ser presumida quando esse não for o caso. Berlin *et al.*[14] estabeleceram um protocolo para diferenciar o CM do ABR comparando as respostas a cliques de polaridades positiva e negativa. Deve-se usar a taxa de estimulação-padrão do ABR, as configurações de filtro e a montagem de eletrodos. Os pontos a seguir são considerações importantes no protocolo para diagnóstico de ANSD.

Configuração e Estímulos

Fones de Ouvido de Inserção

Como a resposta do CM segue o estímulo, é importante fazer a distinção entre a medição do artefato do estímulo do transdutor e do CM. Ao fornecer o sinal acústico por meio de fones de ouvido de inserção tubulares, certifique-se de (1) separar o estímulo do transdutor e a resposta do CM ao longo do tempo e (2) permitir o registro de um teste para um estímulo de polaridade única com o tubo preso.[16,29]

Cliques de Alta Intensidade (80 a 90 dB HL)

Níveis de 80 a 90 dB HL são suficientes para observar o CM e determinar a dissincronia do ABR. Se o CM for observado no início do teste de limiar do ABR usando um nível de intensidade mais baixo (p. ex., 50 a 60 dB), seria aconselhável caracterizar completamente o CM no nível recomendado.

Cliques de Polaridade Positiva e Negativa em Testes Separados

A forma de onda do CM mostrará uma reversão na polaridade que segue a mudança de fase do estímulo, enquanto o ABR não mudará de polaridade. A soma das formas de onda de resposta cancelará o CM e revelará um ABR ausente em casos de ANSD. Os estímulos de clique de polaridade alternada também cancelarão o CM, e o uso isolado desses estímulos não permitirá o diagnóstico de ANSD. Por outro lado, o *software* pode permitir gravações de cliques de polaridade alternada, mas armazenar cliques de condensação e rarefação em *buffers* separados para análise posterior.

Interpretação

Microfonismo Coclear

Levando em conta o atraso dos fones de ouvido de inserção, a latência do pico inicial do CM ocorre em cerca de 0,4 milissegundo e pode persistir por vários milissegundos, como visto na ▶ Fig. 15.1.[14,29] A mudança de fase de 180 graus na resposta do CM segue a inversão da polaridade do estímulo para os cliques de condensação e rarefação, que foram medidos em testes separados (as formas de onda são plotadas uma sobre a outra para ilustrar a mudança de fase).

Potencial Evocado Auditivo do Tronco Encefálico

A forma de onda ABR é observável quando o CM é cancelado pela soma matemática de formas de onda de polaridade oposta ou pelo registro usando cliques de polaridade alternada (▶ Fig. 15.1, duas formas de onda inferiores, respectivamente). Em casos de ANSD, a forma de onda do ABR pode estar ausente ou pode apresentar morfologia ruim, indicativa de dissincronia em níveis de estimulação mais altos.

Pérola

Quando o tubo está pinçado, o sinal acústico não está chegando à orelha em um nível suficiente para provocar uma resposta. Se a resposta a um estímulo de polaridade única desaparecer quando o tubo for pinçado, então a resposta pode ser interpretada como fisiológica. Por outro lado, se a resposta permanecer, é provável que seja um artefato de estímulo.

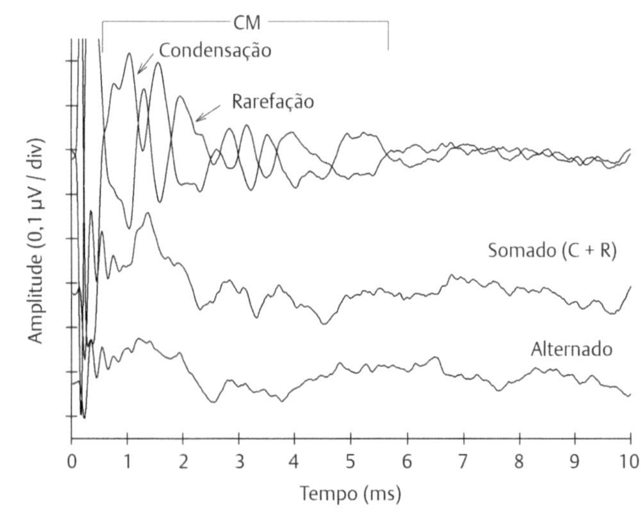

Fig. 15.1 Formas de onda do potencial evocado auditivo de tronco encefálico (ABR) de uma criança com transtorno do espectro da neuropatia auditiva (ANSD). As duas formas de onda superiores são respostas a estímulos de clique de condensação e rarefação apresentados a 90 dB nHL, e o microfonismo coclear (CM) é aparente. As duas formas de onda inferiores mostram o CM cancelado devido à soma das formas de onda ou ao uso de estímulos de clique de polaridade alternada.

Armadilha

A implementação do teste de potencial evocado do ANSD aumentou nos últimos anos com a conscientização sobre o distúrbio. Essa diligência deve ser comemorada e é de grande benefício para os pacientes com ANSD. No entanto, os encaminhamentos para o ANSD aumentaram nos casos em que tanto o CM quanto o ABR estão presentes, o que é indicativo de audição normal.[29] É importante lembrar que o CM está presente na audição normal e na perda auditiva leve e, para um diagnóstico de ANSD, o ABR deve estar ausente ou anormal.

15.3.3 Reflexos Musculares da Orelha Média

Os MEMRs estão ausentes (sem resposta ≥ 110 dB HL) e/ou elevados (> 95 dB HL) em pacientes com ANSD.[2,15] Portanto, os MEMRs podem fornecer informações úteis que são prontamente obtidas na clínica. No entanto, é preciso ter cuidado com bebês muito pequenos, pois tons de sonda de alta frequência são usados nessa população e os efeitos nos limiares do MEMR não estão estabelecidos. Quando há preocupação com a perda auditiva em uma criança com OAE presentes, os MEMR ausentes ou elevados justificam uma avaliação ABR diagnóstica de acompanhamento com o protocolo ANSD.

15.3.4 Imagem por Ressonância Magnética em ANSD

O papel da imagem de ressonância magnética (MRI) no manejo do ANSD tem sido investigado. A MRI não é necessária para o diagnóstico do ANSD e, muitas vezes, os estudos de MRI são normais no ANSD, principalmente se o local da lesão for pré ou pós-sináptico, mas abaixo do limiar de resolução da MRI. O principal uso da MRI no ANSD tem sido para determinar se há deficiência do nervo auditivo, especificamente hipoplasia ou aplasia do mesmo. Em uma coorte de 51 crianças com ANSD, Buchman *et al.* descobriram que 4% apresentavam hipoplasia do nervo auditivo e 14% apresentavam aplasia do nervo auditivo pela MRI.[30] Os pacientes com hipoplasia do nervo auditivo podem beneficiar-se da amplificação ou do implante coclear, embora os resultados sejam variáveis.[30-32] A aplasia do nervo auditivo contraindica a amplificação e o implante coclear. Evidências recentes sugerem, no entanto, que o nervo auditivo pode inervar a cóclea por vias anatômicas alternativas. Isso é chamado de "aplasia aparente do nervo coclear" e, em alguns casos, foram observadas respostas à estimulação auditiva com um implante coclear.[33] Portanto, embora a MRI forneça informações sobre a integridade neural grosseira no ANSD, ela não caracteriza definitivamente o potencial de respostas auditivas com a intervenção. Os audiologistas devem garantir que as crianças sejam testadas comportamentalmente e monitoradas de perto quanto às respostas auditivas. Os resultados da MRI podem ser usados no aconselhamento de famílias de crianças com deficiência do nervo auditivo para que estabeleçam expectativas realistas e sejam totalmente informadas sobre os riscos e os possíveis benefícios do implante coclear.

15.4 Estudos de Caso de Transtorno do Espectro da Neuropatia Auditiva

15.4.1 Caso 1: Transtorno do Espectro da Neuropatia Auditiva Bilateral

L. é um paciente encaminhado à audiologia e otorrinolaringologia (ENT) para avaliação após uma falha na triagem auditiva neonatal via ALGO® (Natus Medical, Inc.)™. O histórico de nascimento não apresentava observações, não havia histórico familiar de perda auditiva na infância e não foram identificados fatores de risco para ANSD.

Após o fracasso do ALGOR (Natus Medical, Inc.)™ e uma nova triagem, L. foi submetido a testes diagnósticos aos 2 meses de idade. O ABR para cliques de condensação e rarefação a 80 dB nHL mostrou presença de CM com ausência de resposta neural, e os cliques alternados mostraram ausência de respostas de CM e neurais (▶ Fig. 15.2). As OAEs estavam presentes e eram robustas em todas as frequências de teste. Os resultados confirmaram o diagnóstico de ANSD bilateral.

L. foi imediatamente matriculado em serviços de terapia *birth-to-3*, onde foi avaliado e tratado por um terapeuta auditivo verbal, bem como por um professor de surdos e deficientes auditivos. L. recebeu próteses auditivas de ganho leve aos 6 meses de idade. Testes de acompanhamento em campo livre não revelaram nenhuma resposta à fala ou a apresentações de ruído de banda estreita com ou sem as próteses auditivas, e o ganho das próteses foi aumentado. Aos 7 meses de idade, L. foi submetido a estudos de tomografia computadorizada (CT) e ressonância magnética que demonstraram estruturas normais da orelha interna e nervos coclear, vestibular e facial normais.

Aos 9 meses de idade, o teste comportamental de orelha individual foi concluído com sucesso e demonstrou uma perda profunda na orelha direita e nenhuma resposta confiável à fala ou a tons puros na orelha esquerda. Com base nos achados comportamentais, L. imediatamente recebeu próteses auditivas apropriadas de alto ganho. O monitoramento contínuo das habilidades auditivas e do desenvolvimento da fala e da linguagem demonstrou que L. não estava obtendo os ganhos adequados, apesar de ter a amplificação apropriada e apresentar uma progressão típica de todos os outros marcos do desenvolvimento. O *LittlEARS Auditory Questionnaire* (LEAQ) é uma avaliação do desenvolvimento de habilidades auditivas pré-verbais em uma hierarquia que vai desde a detecção até o comportamento vocal expressivo[34] e foi preenchido com os pais de L durante todo o período de teste do aparelho auditivo. Após vários meses de uso da prótese auditiva,

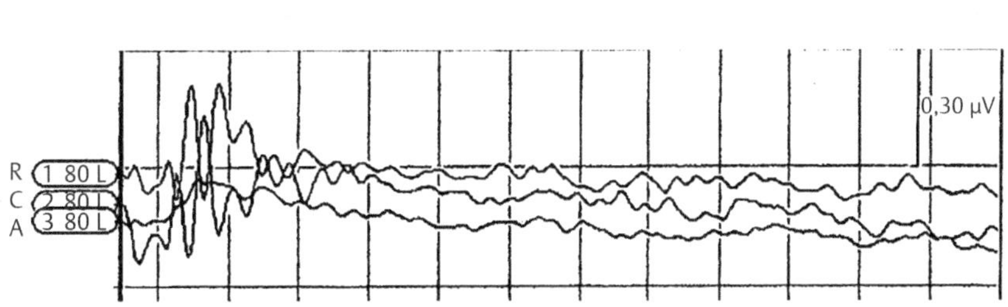

Fig. 15.2 Exemplo de potencial evocado auditivo do tronco encefálico (ABR) para a orelha esquerda do paciente L. Os traçados 1 e 2 mostram as respostas aos estímulos de clique de rarefação (R) e condensação (C) apresentados a 80 dB nHL com microfonismo coclear (CM) presente e ABR ausente. O traçado 3 mostra a polaridade alternada (A) e a ausência de respostas neurais e de CM.

a pontuação do LEAQ de L foi de 0/35, indicando uma falta de desenvolvimento de habilidades auditivas com a amplificação.

Aos 12 e 15 meses de idade, L. foi submetido a implante coclear nas orelhas direita e esquerda, respectivamente. Os dispositivos *HiRes 90K HiFocus 1J da Advanced Bionics* foram totalmente inseridos e não houve complicações cirúrgicas ou pós-operatórias. L. recebeu processadores de fala Neptune aproximadamente 4 semanas após o implante em cada orelha. Após a ativação inicial de seu primeiro implante, L. começou imediatamente a se voltar para os sons em seu ambiente, inclusive a fala. O teste de potencial de ação composto evocado eletricamente (ECAP) foi concluído após a ativação usando o Neural Response Imaging (NRI) no *software* de programação de implante coclear clínico (Soundwave ver. 2.2.17). L. demonstrou formas de onda NRI robustas em todos os eletrodos do implante coclear em ambos as orelhas, indicando sincronia restaurada das respostas do nervo auditivo à estimulação elétrica por meio dos implantes cocleares (▶ Fig. 15.3).

Aproximadamente 6 meses após o implante, a pontuação do LEAQ foi relatada pelos pais de L como 22/35, considerada equivalente a uma idade auditiva de 11 meses. Aos 10 meses pós-implante, a pontuação do LEAQ aumentou para 28/35, o que equivale a uma idade auditiva de quase 16 meses. A avaliação da fala e da linguagem em 1 ano após o implante revelou habilidades expressivas e receptivas na faixa etária de 18 a 21 meses.

Atualmente, L. tem 6 anos pós-implante e usa processadores de fala *Advanced Bionics Naida* CI Q70 no nível da orelha durante todas as horas em que está acordado. Recebeu terapia auditiva verbal e serviços de apoio de professores surdos e com deficiência auditiva até os 3 anos de idade, quando fez a transição para serviços escolares. Frequentou um programa para deficientes auditivos com foco na audição e na linguagem falada na pré-escola e agora fez a transição para um ambiente regular de primeira série com serviços de apoio contínuos. Atualmente, os testes de percepção da fala na condição bilateral mostram 96% de acerto na compreensão de sentenças no silêncio e 90% na presença de ruído de fundo de balbucio de múltiplos falantes com relação sinal/ruído de + 8 dB. A compreensão bilateral de palavras no silêncio é de 80%. Antes de entrar no jardim de infância, uma avaliação de fala e linguagem demonstrou que L. tem habilidades típicas de linguagem expressiva e receptiva para sua idade cronológica.

15.4.2 Caso 2: ANSD e SNHL

B. nasceu com 32 semanas de gestação, com histórico de retardo de crescimento intrauterino e hiperbilirrubinemia, tratada com fototerapia e antibióticos intravenosos (IV) por 2 dias. Segundo informações, ela não passou na triagem auditiva neonatal. O teste diagnóstico de ABR aos 4 meses de idade revelou, na orelha direita, presença de CM com ABR ausente a 80 dB nHL, compatível com ANSD, e, na orelha esquerda, ausência de CM e ABR a 80 e 100 dB nHL, compatível com SNHL (▶ Fig. 15.4). Até o momento, não foram obtidos testes comportamentais confiáveis para B.

O exame de imagem foi concluído com uma CT dos ossos temporais sem contraste e uma MRI do cérebro e dos meatos acústicos internos (IACs) com e sem contraste. Foram encontradas malformações significativas em ambas as orelhas. Os resultados da CT mostraram uma cóclea formada normalmente em ambas as orelhas; entretanto, a abertura coclear estava ausente ou extremamente estenótica bilateralmente. À esquerda, o estribo, a janela redonda e a janela oval pareciam estar ausentes. Essas estruturas estavam presentes no lado direito. Os achados da MRI demonstraram nervos cocleares extremamente hipoplásicos ou ausentes bilateralmente (▶ Fig. 15.5). É importante observar que o teste de ASSR foi concluído em ambas as orelhas no momento do teste ABR, o que demonstrou a contraindicação do teste de ASSR em casos de ANSD. As respostas de ASSR de B. estavam presentes em 80 a 100 dB nHL para 500 a 4.000 Hz à direita (ANSD) e ausentes à esquerda (SNHL), apesar dos nervos cocleares bilaterais extremamente hipoplásicos ou ausentes; portanto, os resultados positivos de ASSR na orelha direita não eram indicativos de respostas neurais.

Os pais de B optaram por não realizar o implante coclear devido aos resultados dos exames de imagem e ao aconselhamento subsequente e optaram por buscar a comunicação visual por meio da linguagem de sinais.

15.4.3 Caso 3: Transtorno do Espectro da Neuropatia Auditiva Unilateral

K. era uma menina de 13 meses de idade, atendida para exames audiológicos pós-operatórios após a colocação de tubo de ventilação (PE) para otites médias recorrentes. Ela tinha um histórico médico significativo para a associação VACTERL (defeitos vertebrais, atresia anal, defeitos cardíacos, fístula traqueoesofágica, anomalias renais e anomalias nos membros), prematuridade (27 semanas de gestação) e baixo peso ao nascer (2 libras). K. ficou aproximadamente 2 meses na unidade de terapia intensiva neonatal (NICU), onde recebeu suporte de ventilação mecânica e um

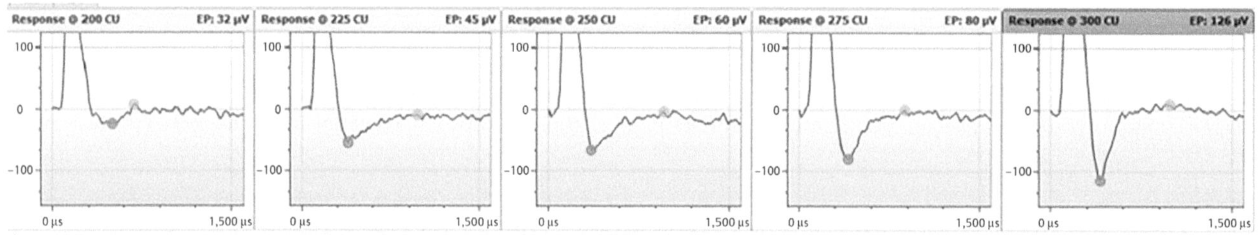

Fig. 15.3 Respostas do potencial de ação composto evocado (ECAP) da estimulação do eletrodo 1 do implante coclear esquerdo de L em uma gama de níveis de estimulação em unidades clínicas (CU). As respostas robustas do ECAP indicam sincronia neural com a estimulação do implante coclear.

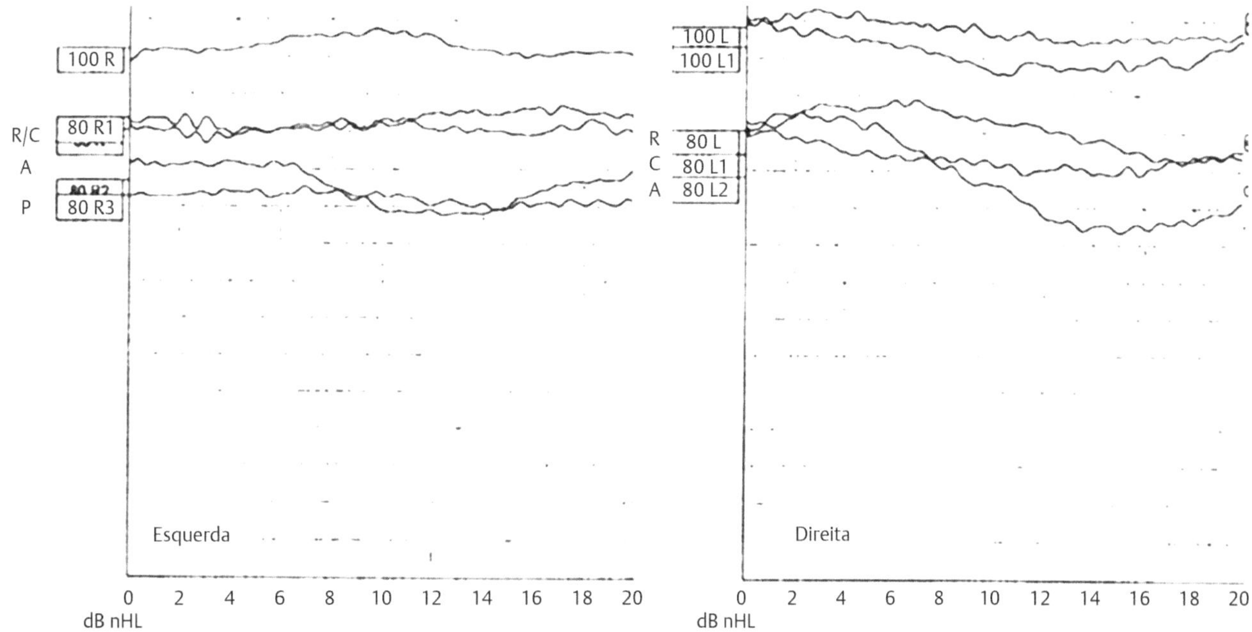

Fig. 15.4 Formas de onda do potencial evocado auditivo de tronco encefálico (ABR) para o paciente B. Os traçados são marcados como rarefação (R), condensação (C), alternância (A) e pinça de tubo (P). A orelha direita mostrou microfonismo coclear (CM) presente e ABR ausente com estimulação de polaridade alternada a 80 dB nHL, consistente com o transtorno do espectro da neuropatia auditiva (ANSD). A orelha esquerda apresentou ausência de CM e ABR para todos os estímulos, compatível com perda auditiva sensorioneural (SNHL).

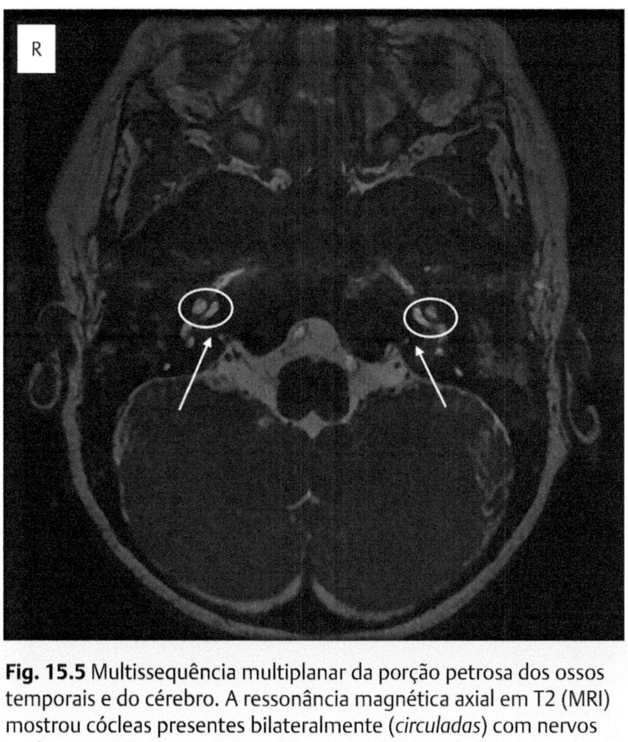

Fig. 15.5 Multissequência multiplanar da porção petrosa dos ossos temporais e do cérebro. A ressonância magnética axial em T2 (MRI) mostrou cócleas presentes bilateralmente (*circuladas*) com nervos cocleares extremamente estreitos ou ausentes (*setas*).

curso de 7 dias de antibióticos (vancomicina). Os resultados da triagem auditiva neonatal universal foram inconclusivos.

Uma preferência significativa pela orelha direita foi observada por meio de testes comportamentais em campo livre. As DPOAEs foram avaliadas e constatadas como presentes e repetíveis na orelha direita de 2.000 a 6.000 Hz e repetidamente ausentes na orelha esquerda de 2.000 a 6.000 Hz na presença de tubos auditivos patentes bilaterais. Devido a esses achados, um diagnóstico de ABR foi realizado quando K. tinha aproximadamente 21 meses de idade, em coordenação com uma otoscopia e uma laringoscopia pelo otorrinolaringologista. O teste ABR foi consistente com o ANSD na orelha esquerda e audição normal na orelha direita (▶ Fig. 15.6). Um mês após o teste ABR, o teste DPOAE revelou novamente respostas presentes na orelha direita e ausentes na orelha esquerda. Os testes comportamentais não puderam ser realizados de forma confiável no momento da primeira consulta de acompanhamento de K. e, portanto, foram realizados com aproximadamente 2 anos de idade. A audiometria revelou uma SNHL com perda em rampa de próximo ao normal a severa na orelha esquerda e audição normal na orelha direita (▶ Fig. 15.7).

K. recebeu uma prótese auditiva na orelha esquerda e demonstrou empolgação quando a prótese foi ligada, apontando para a orelha esquerda. K. continua com o acompanhamento audiológico e recebe terapia da fala e serviços para surdos e deficientes auditivos por meio do provedor local de intervenção precoce da família, além de terapia ocupacional e física. K. deverá ser submetida a exames de imagem radiológica dos meatos acústicos internos nos próximos meses.

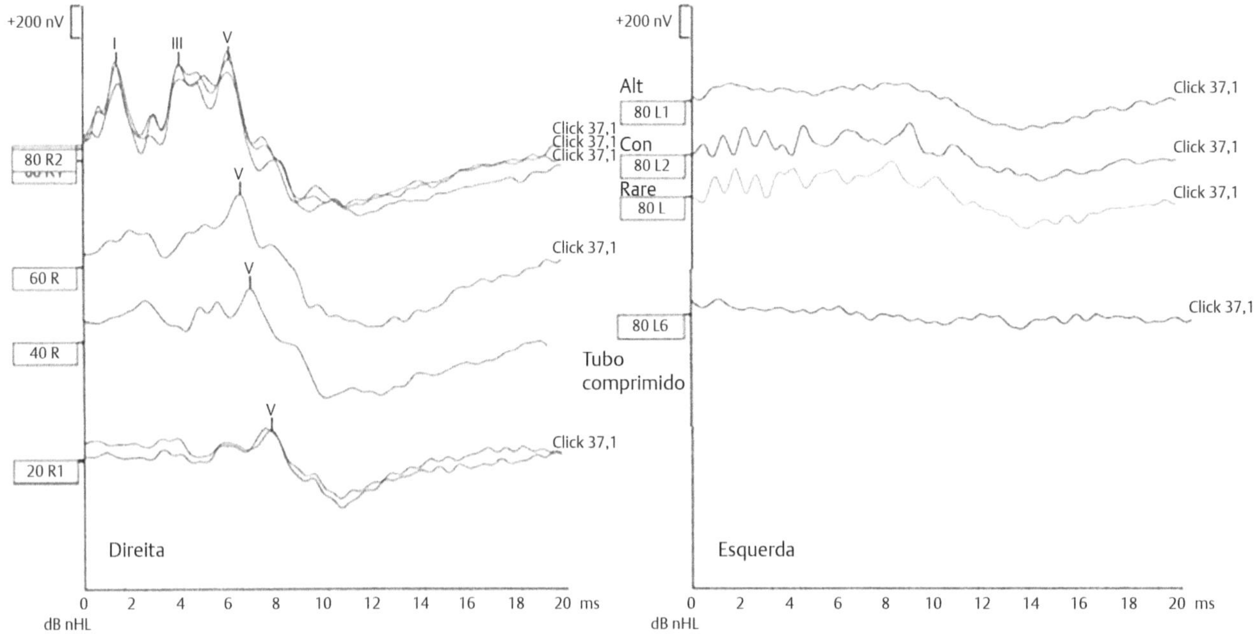

Fig. 15.6 Formas de onda do potencial evocado auditivo de tronco encefálico (ABR) para o paciente K na orelha direita normal e na orelha esquerda com transtorno do espectro da neuropatia auditiva (ANSD). Na orelha esquerda, os estímulos de condensação e rarefação mostram a presença do microfonismo coclear (CM) com ABR ausente; o estímulo de polaridade alternada mostra CM e ABR ausentes, como no registro com tubo pinçado.

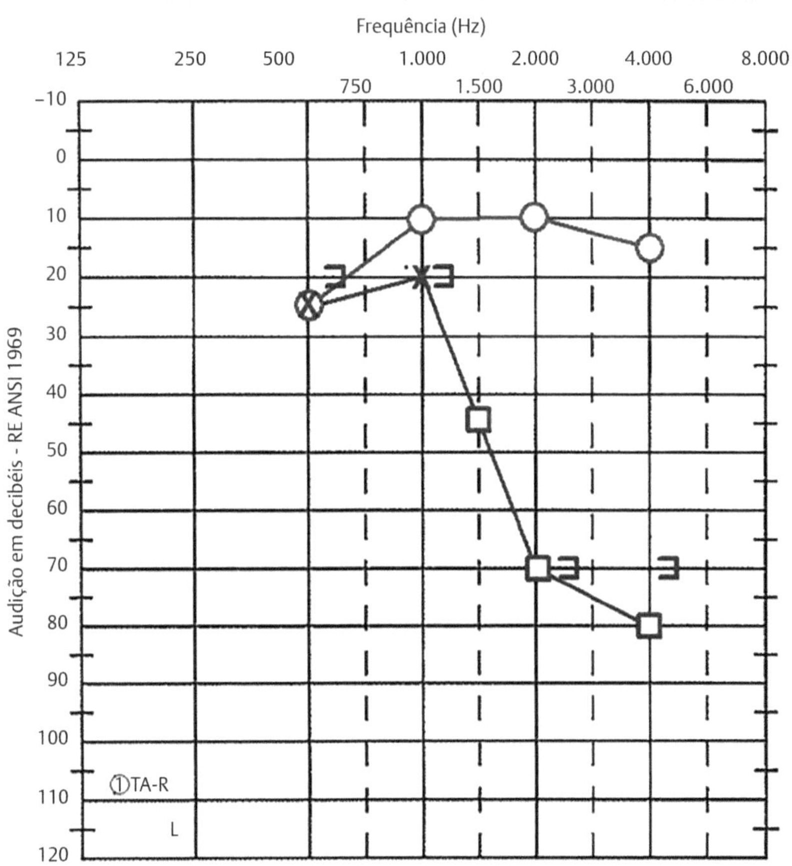

Fig. 15.7 Níveis de detecção comportamental do paciente K. de 500 a 4.000 Hz para as orelhas esquerda e direita por meio de audiometria de reforço visual com fones de ouvido de inserção.

Referências

[1] Palmer AR, Russell IJ. Phase-locking in the cochlear nerve of the guinea-pig and its relation to the receptor potential of inner hair-cells. Hear Res. 1986; 24(1):1–15

[2] Berlin CI, Hood LJ, Morlet T, et al. Absent or elevated middle ear muscle reflexes in the presence of normal otoacoustic emissions: a universal finding in 136 cases of auditory neuropathy/dys-synchrony. J Am Acad Audiol. 2005; 16(8):546–553

[3] Starr A, Picton TW, Sininger Y, Hood LJ, Berlin CI. Auditory neuropathy. Brain. 1996; 119(Pt 3):741–753

[4] Starr A, Sininger YS, Pratt H. The varieties of auditory neuropathy. J Basic Clin Physiol Pharmacol. 2000; 11(3):215–230

[5] Amatuzzi MG, Northrop C, Liberman MC, et al. Selective inner hair cell loss in premature infants and cochlea pathological patterns from neonatal intensive care unit autopsies. Arch Otolaryngol Head Neck Surg. 2001; 127(6): 629–636

[6] Rodríguez-Ballesteros M, del Castillo FJ, Martín Y, et al. Auditory neuropathy in patients carrying mutations in the otoferlin gene (OTOF). Hum Mutat. 2003; 22(6):451–456

[7] Rodríguez-Ballesteros M, Reynoso R, Olarte M, et al. A multicenter study on the prevalence and spectrum of mutations in the otoferlin gene (OTOF) in subjects with nonsyndromic hearing impairment and auditory neuropathy. Hum Mutat. 2008; 29(6):823–831

[8] Varga R, Kelley PM, Keats BJ, et al. Non-syndromic recessive auditory neuropathy is the result of mutations in the otoferlin (OTOF) gene. JMed Genet. 2003; 40(1): 45–50

[9] McDonald WI, Sears TA. The effects of experimental demyelination on conduction in the central nervous system. Brain. 1970; 93(3):583–598

[10] Pareyson D, Scaioli V, Berta E, Sghirlanzoni A. Acoustic nerve in peripheral neuropathy: a BAEP study. Brainstem auditory evoked potentials. Electromyogr Clin Neurophysiol. 1995; 35(6):359–364

[11] Rance G, Cone-Wesson B, Wunderlich J, Dowell R. Speech perception and cortical event related potentials in children with auditory neuropathy. Ear Hear. 2002; 23(3):239–253

[12] Rance G, McKay C, Grayden D. Perceptual characterization of children with auditory neuropathy. Ear Hear. 2004; 25(1):34–46

[13] Zeng FG, Oba S, Garde S, Sininger Y, Starr A. Temporal and speech processing deficits in auditory neuropathy. Neuroreport. 1999; 10(16):3429–3435

[14] Berlin CI, Bordelon J, St John P, et al. Reversing click polarity may uncover auditory neuropathy in infants. Ear Hear. 1998; 19(1):37–47

[15] Berlin CI, Hood LJ, Morlet T, et al. Multi-site diagnosis and management of 260 patients with auditory neuropathy/dys-synchrony (auditory neuropathy spectrum disorder). Int J Audiol. 2010; 49(1):30–43

[16] Rance G, Beer DE, Cone-Wesson B, et al. Clinical findings for a group of infants and young children with auditory neuropathy. Ear Hear. 1999; 20(3): 238–252

[17] Shapiro SM. Bilirubin toxicity in the developing nervous system. Pediatr Neurol. 2003; 29(5):410–421

[18] Miyamoto RT, Kirk KI, Renshaw J, Hussain D. Cochlear implantation in auditory neuropathy. Laryngoscope. 1999; 109(2, Pt 1):181–185

[19] Starr A, Michalewski HJ, Zeng FG, et al. Pathology and physiology of auditory neuropathy with a novel mutation in the MPZ gene (Tyr145- > Ser). Brain. 2003; 126(Pt 7):1604–1619

[20] Kraus N, Bradlow AR, Cheatham MA, et al. Consequences of neural asynchrony: a case of auditory neuropathy. J Assoc Res Otolaryngol. 2000; 1(1):33–45

[21] Kraus N, Ozdamar O, Stein L, Reed N. Absent auditory brain stem response: peripheral hearing loss or brain stem dysfunction? Laryngoscope. 1984; 94 (3):400–406

[22] Sheykholeslami K, Kaga K, Kaga M. An isolated and sporadic auditory neuropathy (auditory nerve disease): report of five patients. J Laryngol Otol. 2001; 115(7):530–534

[23] Attias J, Raveh E. Transient deafness in young candidates for cochlear implants. Audiol Neurotol. 2007; 12(5):325–333

[24] Madden C, Rutter M, Hilbert L, Greinwald JH, Jr, Choo DI. Clinical and audiological features in auditory neuropathy. Arch Otolaryngol Head Neck Surg. 2002; 128(9):1026–1030

[25] Psarommatis I, Riga M, Douros K, et al. Transient infantile auditory neuropathy and its clinical implications. Int J Pediatr Otorhinolaryngol. 2006; 70(9): 1629–1637

[26] Jafari Z, Malayeri S, Ashayeri H, Farahani MA. Adults with auditory neuropathy: comparison of auditory steady-state response and pure-tone audiometry. J Am Acad Audiol. 2009; 20(10):621–628

[27] Rance G, Dowell RC, Rickards FW, Beer DE, Clark GM. Steady-state evoked potential and behavioral hearing thresholds in a group of children with absent click-evoked auditory brain stem response. Ear Hear. 1998; 19(1):48–61

[28] Rance G, Roper R, Symons L, et al. Hearing threshold estimation in infants using auditory steady-state responses. J AmAcad Audiol. 2005; 16(5):291–300

[29] Starr A, Sininger Y, Nguyen T, Michalewski HJ, Oba S, Abdala C. Cochlear receptor (microphonic and summating potentials, otoacoustic emissions) and auditory pathway (auditory brain stem potentials) activity in auditory neuropathy. Ear Hear. 2001; 22(2):91–99

[30] Buchman CA, Roush PA, Teagle HF, Brown CJ, Zdanski CJ, Grose JH. Auditory neuropathy characteristics in children with cochlear nerve deficiency. Ear Hear. 2006; 27(4):399–408

[31] Khan AM, Handzel O, Burgess BJ, Damian D, Eddington DK, Nadol JB, Jr. Is word recognition correlated with the number of surviving spiral ganglion cells and electrode insertion depth in human subjects with cochlear implants? Laryngoscope. 2005; 115(4):672–677

[32] Jeong SW, Kim LS. Auditory neuropathy spectrum disorder: predictive value of radiologic studies and electrophysiologic tests on cochlear implant outcomes and its radiologic classification. Acta Otolaryngol. 2013; 133(7):714–721

[33] Warren FM, III, Wiggins RH, III, Pitt C, Harnsberger HR, Shelton C. Apparent cochlear nerve aplasia: to implant or not to implant? Otol Neurotol. 2010; 31 (7):1088–1094

[34] Coninx F, Weichbold V, Tsiakpini L, et al. Validation of the LittlEARS((R)) Auditory Questionnaire in children with normal hearing. Int J Pediatr Otorhinolaryngol. 2009; 73(12):1761–1768

16 Avaliação do Equilíbrio e Avaliação do Risco de Quedas

Jamie M. Bogle

Resumo

Os potenciais miogênicos evocados vestibulares (VEMPs) são usados clinicamente para avaliar o sistema vestibular e de equilíbrio. Esses potenciais evocados descrevem as vias de reflexo utrículo-ocular (VEMP ocular [oVEMP]) e saculocólico (VEMP cervical [cVEMP]). Os VEMPs descrevem as alterações miogênicas que ocorrem após a estimulação otolítica e fornecem informações sobre o sistema vestibular que não foram avaliadas clinicamente anteriormente. Os VEMPs fornecem informações sobre uma via reflexa completa e, portanto, podem ser usados para descrever uma série de patologias vestibulares, inclusive aquelas que envolvem os órgãos terminais periféricos vestibulares, os ramos superior e inferior do nervo vestibular e as estruturas neurais subsequentes. Os VEMPs demonstraram utilidade significativa, especialmente na descrição de vestibulopatias periféricas, como deiscência do canal semicircular superior e neurite vestibular, bem como anormalidades neurológicas que envolvem o tronco encefálico.

Palavras-chave: potenciais miogênicos evocados vestibulares, nervo vestibular, membrana otolítica, vestíbulo, labirinto, neuronite vestibular, tronco cerebral

16.1 Introdução

Historicamente, a avaliação do sistema vestibular tem-se limitado à avaliação funcional da via do reflexo vestíbulo-ocular (VOR), medida por eletro ou videonistagmografia. Essas ferramentas clínicas, incluindo testes calóricos e de cadeira rotatória, forneceram informações funcionais sobre o status do canal semicircular horizontal e do ramo superior do nervo vestibular (nervo craniano [CN] VIII). O teste de reflexo otolítico fornece uma compreensão aprimorada do sistema vestibular. Conforme discutido no Capítulo 11, o teste de reflexo otolítico pode ser facilmente incluído no laboratório vestibular usando sistemas de registro de potencial evocado padrão. Este capítulo tem como objetivo aplicar essa técnica a várias apresentações clínicas, bem como fornecer orientações sobre como melhorar os registros.

16.2 Histórico

Os potenciais miogênicos evocados vestibulares (VEMPs) fornecem uma compreensão única da função do sistema vestibular, avaliando as vias de reflexo otolítico. Dois tipos de VEMPs estão comumente disponíveis, cada um descrevendo uma via reflexa exclusiva. Os VEMPs cervicais (cVEMPs) são respostas que descrevem a via reflexa saculocólica conforme medida a partir do músculo esternocleidomastóideo (SCM) contraído tonicamente.[1-4] A resposta do cVEMP descreve a via reflexa que começa no sáculo, através do ramo inferior do nervo vestibular até o gânglio de Scarpa[5,6] e, posteriormente, até os núcleos vestibulares. A partir daí, a via descendente viaja ao longo do trato vestibuloespinhal medial até o núcleo motor do CN XI, terminando no SCM ipsilateral.[7-9] À medida que o sáculo é estimulado, a via reflexa sáculo-cólica inibe o disparo do SCM, resultando na redução do tônus muscular do SCM e, portanto, no registro eletromiográfico (EMG) reduzido.[10,11]

Os VEMPs oculares (oVEMPs) são uma nova adição ao laboratório vestibular. Essas respostas fornecem uma descrição da via de reflexo utrículo-ocular. Essa resposta é excitatória, proporcionando do aumento do tônus muscular para o músculo oblíquo inferior contralateral. A resposta oVEMP descreve a via do utrículo, através do ramo superior do nervo vestibular, através do gânglio de Scarpa e dos núcleos vestibulares. Em seguida, essa via sobe e atravessa o fascículo longitudinal medial (MLF) até o núcleo motor do CN III, terminando no músculo oblíquo inferior. Observe que esse reflexo é cruzado, o que significa que a excitação do utrículo direito será registrada a partir do músculo oblíquo inferior esquerdo.[2,12,13]

Os cVEMPs e oVEMPs fornecem informações exclusivas para a bateria de exames vestibulares e não são duplicações dos protocolos clínicos atuais. A inclusão desses registros fornece uma descrição mais robusta da função do órgão final vestibular, bem como a avaliação das vias de reflexo vestibular subsequentes. Embora não seja necessário um equipamento específico para registrar respostas adequadas e confiáveis de VEMP,[14] há considerações importantes relacionadas com os estímulos de teste e ao protocolo que devem ser consideradas.

16.3 Considerações sobre o Protocolo Clínico do VEMP

Como em todos os potenciais evocados, é importante determinar um protocolo padrão. Informações detalhadas sobre as considerações do protocolo de VEMP podem ser encontradas no Capítulo 11. A seção a seguir não é exaustiva e tem o objetivo de destacar os componentes do protocolo que podem ser negligenciados. É importante avaliar o protocolo em termos de parâmetros de estímulo, parâmetros do paciente e dados normativos do laboratório. Se os valores normativos individuais do laboratório não estiverem disponíveis, certifique-se de que o protocolo usado corresponda ao usado nos dados normativos de referência. A ▶ Tabela 16.1 fornece um protocolo padrão para registros de cVEMP e oVEMP. Observe que, em geral, esses protocolos podem ser bastante semelhantes.

16.3.1 Estímulos: Condução Aérea *versus* Condução Óssea

Atualmente, a maioria dos laboratórios vestibulares utiliza a estimulação conduzida por ar simplesmente devido ao acesso. Infelizmente, o uso de estímulos conduzidos por ar exige uma saída de alta intensidade para estimular adequadamente os órgãos otolíticos e acionar o nervo vestibular.[5] Por exemplo, para respostas de cVEMP a 500 Hz, o limiar geralmente é maior que 110 dB SPL e tende a diminuir com a idade.[15] Essa intensidade de estímulo pode ser desconfortável para os pacientes, especialmente aqueles com hipersensibilidade a sons, e deve-se considerar a intensidade, a duração e o número de repetições usadas para reduzir a exposição do paciente ao estímulo.[16] No laboratório de pesquisa, os testes de VEMP foram realizados com dispositivos vibratórios, como mini-*shakers* e martelos de tendão.[17] Esses métodos não estão comumente disponíveis no ambiente clínico; no entanto, a estimulação óssea está cada vez mais disponível usando vibradores ósseos tradicionais. Atualmente, os dados de referência são limitados usando esses protocolos, mas podem oferecer outra opção para fornecer a estimulação otolítica adequada necessária para o teste de VEMP.

Tabela 16.1 Protocolos cVEMP e oVEMP padrão para respostas de *tone burst* conduzidas pelo ar

	cVEMP	oVEMP
Parâmetro de estímulo		
Frequência	500 Hz	500 Hz
Intensidade	120-126 dB peSPL	120-126 dB peSPL
Gating	*Blackman*	*Blackman*
Duração	4 ms (aumento/queda de 2 ms, platô de 0 ms)	4 ms (aumento/queda de 2 ms, platô de 0 ms)
Taxa	5,1 Hz	5,1 Hz
Apresentação	Estimulação monoaural/registro ipsilateral	Estimulação monoaural/registro contralateral
Parâmetro de registro		
Posicionamento de eletrodos	Inversão: fronte ou junção esternoclavicular Não inversão: terço superior do SCM Terra: fronte ou dorso	Inversão: mento ou canto interno do olho Não inversão: oblíquo inferior Terra: fronte ou dorso
Impedâncias dos eletrodos	< 5 kΩ	< 5 kΩ
Canais	1 ou 2 canais	1 ou 2 canais
Amplificação	5.000	100.000
Rejeição de artefatos	Desativado	Desativado
Filtro passa-banda	10-250 Hz	10-1.500 Hz
Época	100 ms	100 ms
Amostras por média	50-100	100-150

Abreviações: cVEMP, potencial miogênico evocado vestibular cervical; oVEMP, potencial miogênico evocado vestibular ocular; SCM, esternocleidomastóideo.

16.3.2 Atividade Eletromiográfica

A participação do paciente é importante para o teste de VEMP, pois é necessário que o paciente ative o músculo alvo para cada um desses registros. Como os cVEMPs descrevem uma inibição, o SCM deve ser contraído para registrar o declínio no tônus muscular.[18] Vários protocolos foram fornecidos para padronizar o nível de EMG subjacente, mas, independentemente disso, exigem que o paciente forneça algum nível de contração muscular induzida por uma rotação da cabeça. Isso pode ser feito em uma posição sentada[19] ou reclinada.[14] A amplitude da resposta do cVEMP varia em relação ao nível de contração EMG, com o aumento da contração muscular levando a um aumento da amplitude da resposta.[20] Fornecer um paradigma de participação padrão é importante para estabelecer valores normativos para esse teste. Atualmente, há duas opções disponíveis para padronizar esse protocolo. Primeiro, como a amplitude da resposta varia de acordo com o nível de EMG subjacente, a padronização do nível de EMG alvo fornece uma linha de base consistente para comparação dentro dos pacientes e entre eles. Os monitores de EMG podem ser usados para instruir os pacientes a manter um nível específico de contração muscular, minimizando, assim, a variabilidade entre testes e pacientes.[20] Os pacientes podem estar sentados ou reclinados para esse método. Outros laboratórios utilizam um método de "contração máxima" para obter padronização. Para esse protocolo o paciente é reclinado a 30 graus ou na posição de prova calórica. O paciente é instruído a girar a cabeça contralateralmente ao estímulo e a levantar a cabeça de 1 a 2 polegadas do apoio de cabeça. A quantidade de contração do SCM necessária para levantar a cabeça a partir dessa posição deve ser semelhante entre os lados, proporcionando níveis de EMG comparáveis. Em pacientes de controle, esse método demonstrou ser confiável.[14,21] A taxa de resposta para o método de contração máxima é maior do que a obtida com níveis de EMG alvo predefinidos, pois o nível de EMG subjacente é provavelmente maior na maioria dos pacientes com essa técnica.[22]

Embora a participação do paciente seja importante para registrar respostas confiáveis do cVEMP, métodos adicionais também são considerados ao determinar o efeito da EMG na amplitude da resposta. Como as respostas do cVEMP variam de acordo com a EMG subjacente, foram desenvolvidos protocolos para ajustar a resposta com base no nível de EMG pré-estímulo. Essas técnicas podem fornecer um método para reduzir a variabilidade nessa resposta atribuível à contração muscular. Atualmente, existem dois métodos gerais de "normalização". Uma opção aplica um valor de pré-estímulo retificado em tempo real a cada época, ajustando, assim, a amplitude de cada resposta com base na contração muscular subjacente em cada varredura.[7] Outra opção fornece uma análise *post hoc*, aplicando um nível médio de EMG pré-estímulo ao traçado somado para normalizar a resposta.[23,24] Esses métodos funcionam bem quando se usam protocolos com níveis de EMG predefinidos. No entanto, em níveis altos de EMG, a resposta do cVEMP geralmente satura, o que significa que, mesmo que o EMG subjacente aumente, a amplitude da resposta permanece a mesma. A aplicação de um método de normalização nesses casos pode levar a uma redução excessiva da resposta.[18,25-27] Deve-se tomar cuidado para estabelecer o uso de métodos de normalização em protocolos clínicos, especialmente ao usar contrações musculares fortes.

Os oVEMPs não estão excluídos das preocupações com a participação dos pacientes. No entanto, em geral, elas são bastante fáceis de resolver. Para os oVEMPs foi demonstrado que o ângulo do olhar influencia significativamente a presença e a amplitude da resposta. Certifique-se de que o paciente esteja olhando para cima a pelo menos 35 graus, embora o fato de o paciente manter uma posição de olhar "máxima" garanta a amplitude de resposta adequada.[28] Como há pouco risco de fadiga com esse protocolo, não foram aplicadas clinicamente estratégias de gerenciamento relacionadas ao nível ou à normalização de EMG.

Como esperado, a participação do paciente cria uma variabilidade considerável nas respostas do VEMP. É necessário estabelecer um protocolo padrão para determinar a presença e o grau de patologia da via reflexa otolítica.

16.3.3 Localização do Eletrodo

A localização do eletrodo é importante para qualquer potencial evocado e requer a compreensão da fisiologia subjacente de interesse. Os VEMPs são potenciais evocados únicos para os audiologistas; eles descrevem alterações no disparo muscular e não são potenciais de ação neural, como o potencial evocado auditivo do tronco encefálico. O posicionamento do eletrodo é importante para os registros adequados. Para cVEMPs, a maioria dos laboratórios utiliza uma montagem de eletrodo de um canal devido à exigência de participação do paciente mencionada anteriormente. O eletrodo não inversor geralmente está localizado no terço superior do músculo SCM ipsilateral contraído tonicamente. O eletrodo de inversão pode ser colocado no esterno[29] ou na fronte ,[25] com o eletrodo terra na fronte ou no dorso. Observe que os eletrodos inversores e não inversores podem ser trocados, dependendo da preferência do laboratório. A localização do eletrodo SCM é muito importante para um registro consistente. A zona de inervação do SCM denota um ponto de inversão do potencial evocado - se o eletrodo do SCM for colocado muito baixo, a amplitude da resposta pode diminuir ou até mesmo se inverter (▶ Fig. 16.1). Para garantir a localização adequada do eletrodo, considere a aplicação do eletrodo SCM alinhado com a mandíbula.

Da mesma forma, os oVEMPs exigem o posicionamento adequado dos eletrodos sobre o ventre do músculo oblíquo inferior. Nesse método, os eletrodos não inversores são posicionados sob cada olho lateralmente a partir da linha média.[30] Esse método permite evitar a zona de inervação muscular, que poderia reduzir a amplitude e inverter a resposta. A localização do eletrodo de inversão varia de acordo com a preferência do laboratório, mas tem sido colocada no nariz,[31] no mento ,[32] ou no canto interno do olho.[30] Embora os registros iniciais tenham sido feitos com o eletrodo de inversão diretamente sob o eletrodo não inversor, esse método reduz a amplitude devido à contaminação da resposta (ou seja, cancelamento de fase) e deve ser evitado.[11,33] Ao distanciar o eletrodo de inversão do eletrodo não inversor, a amplitude da resposta aumenta (▶ Fig. 16.2).

16.4 Apresentação Típica

As respostas do VEMP podem ser avaliadas usando vários parâmetros-chave, cada um descrevendo aspectos importantes do potencial. Assim como ocorre com outros potenciais evocados comuns na clínica de audiologia, as respostas do VEMP são descritas em

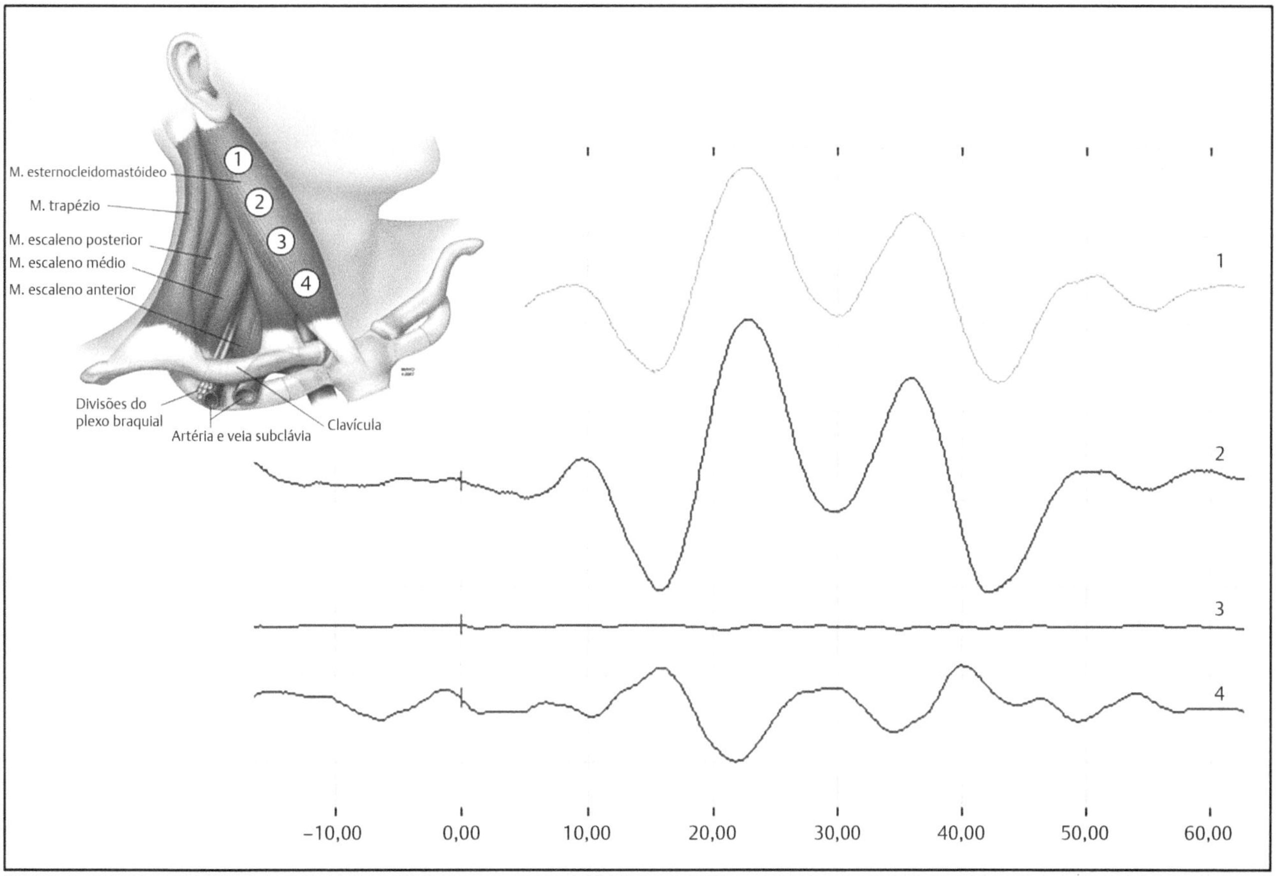

Fig. 16.1 Localização adequada do eletrodo de potencial miogênico evocado vestibular cervical (cVEMP). O posicionamento do eletrodo esternocleidomastóideo (SCM) é importante para os registros adequados do cVEMP. Observe que esses traçados foram registrados com o eletrodo de inversão colocado no SCM. Como demonstrado nesta figura, a amplitude da resposta varia de acordo com a localização do eletrodo. Observe como a amplitude da resposta varia entre os traçados 1 (227,94 µV) e 2 (307,39 µV), com melhor resposta encontrada ao registrar a partir do terço superior do SCM. O registro muito baixo no músculo SCM resultará em respostas ausentes (3) ou invertidas (4) devido à zona de inervação do SCM. A localização do eletrodo não altera significativamente os valores de latência. (Esta imagem foi fornecida como cortesia da Mayo Foundation for Medical Education and Research.)

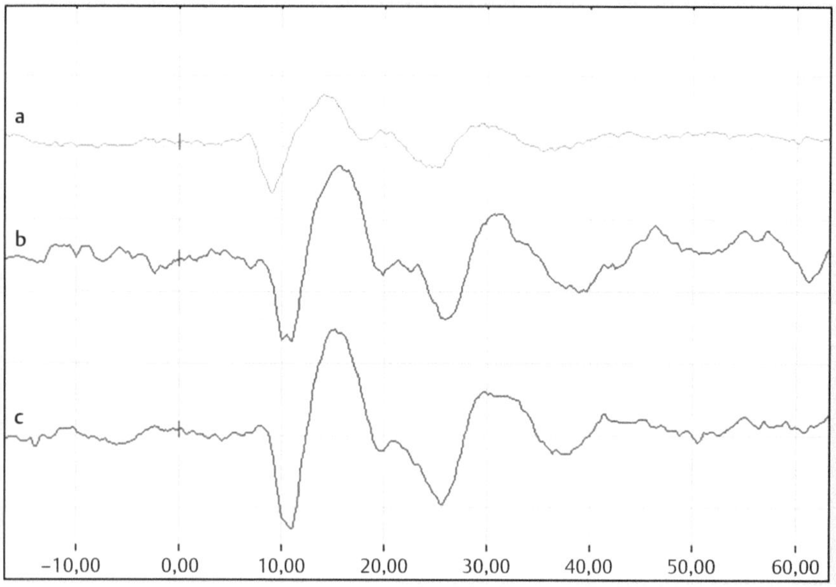

Fig. 16.2 Variações na montagem de eletrodos para registros de potencial miogênico evocado vestibular ocular (oVEMP) usando estímulos de *tone burst* de 500 Hz conduzidos pelo ar para a orelha direita. Os eletrodos não inversores foram colocados, de forma rápida, lateralmente a partir da linha média sobre o músculo oblíquo inferior. Os eletrodos invertidos foram colocados em vários locais, inclusive diretamente sob o eletrodo não invertido (a), no queixo (b) e no nariz (c). Observam-se diferenças significativas de amplitude, especialmente quando se compara o eletrodo de inversão sob o olho (A., 13,55 μV) e os outros dois locais (B., 24,32 μV; C., 27,60 μV).

termos de presença de resposta, latência, amplitude e limiar. A ▶ Tabela 16.2 fornece valores normativos para as respostas obtidas usando o protocolo descrito na ▶ Tabela 16.1.

16.5 Apresentação da Doença

As avaliações diagnósticas vestibulares têm como objetivo descrever a presença clínica da doença a fim de isolar o local provável da lesão para os sintomas de tontura e desequilíbrio. Como o teste VEMP utiliza vias reflexas, essas respostas podem ser usadas para descrever várias etiologias.

16.5.1 Vestibulopatia Adquirida

Os pacientes geralmente estão sendo avaliados para vestibulopatias adquiridas. Na maioria dos casos, o paciente não recebeu um diagnóstico e realiza uma avaliação vestibular para determinar a provável etiologia dos sintomas. O teste VEMP tem sido usado com sucesso para descrever várias vestibulopatias adquiridas comumente avaliadas em laboratório.

Distúrbios da Terceira Janela

O uso do VEMP para o diagnóstico dos distúrbios da terceira janela, especialmente a deiscência do canal semicircular superior (SSCD), são bem descritos, sendo as respostas consideradas um achado clínico significativo para esses distúrbios. A abertura inesperada no labirinto vestibular cria um método eficiente para a transferência de energia do estímulo VEMP para os órgãos otolíticos. Os pacientes com SSCD demonstram respostas inesperadamente robustas registradas em limiares até 20 dB abaixo das respostas típicas.[34] Isso é especialmente verdadeiro para as respostas de oVEMP, com amplitudes até 13 vezes maiores do que as de pacientes típicos (▶ Fig. 16.3).[35] Além disso, embora os órgãos otolíticos sejam mais responsivos a estímulos de baixa frequência (p. ex., 500 Hz), os pacientes com terceira janela respondem melhor a estímulos de baixa frequência (p. ex., 500 Hz), 500 Hz), os pacientes com distúrbios da terceira janela podem demonstrar respostas inadequadamente presentes a estímulos de alta frequência (p. ex., 2.000-4.000 Hz) devido a essa anormalidade na transmissão de energia.[36]

Tabela 16.2 Valores de resposta do VEMP

	cVEMP	oVEMP
Parâmetro		
Latência	p1: 15,8 ms (0,88) n1: 24,2 ms (1,7)	n1: 11,27 ms (0,88) p1: 15,31 ms (1,16)
Amplitude (não corrigida)	286 μV (156)	8,23 μV (5,66)
Assimetria de amplitude	0,14 (0,09)	0,11 (0,08)
Limite	85 dB nHL (7,11)	85 dB nHL (3,8)

Abreviações: cVEMP, potencial miogênico evocado vestibular cervical; oVEMP, potencial miogênico evocado vestibular ocular.
Observação: os valores de resposta do VEMP são apresentados como média (desvio padrão) para latência, amplitude, assimetria de amplitude e limiar para os pacientes com função vestibular típica usando os protocolos descritos na ▶ Tabela 16.1.

Doença de Ménière

A doença de Ménière é um distúrbio adquirido da orelha interna que se acredita estar associada ao acúmulo anormal de endolinfa. As respostas do VEMP foram bem avaliadas nessa população; no entanto, os resultados são variáveis, provavelmente devido à natureza progressiva desse distúrbio, bem como às várias patologias subjacentes responsáveis por essa constelação de sintomas. Para aqueles que atendem aos critérios diagnósticos internacionalmente aceitos para a doença de Ménière,[37] as respostas de cVEMP e oVEMP demonstram amplitude reduzida à medida que o distúrbio progride. À medida que a endolinfa se acumula, os órgãos otolíticos se expandem em tamanho e aumentam a pressão do fluido, levando a alterações na eficiência com que a energia é transmitida. Alguns pesquisadores descobriram que estímulos de frequência mais alta (p. ex., 1.000 Hz) podem ser úteis para identificar essa população.[38,39] No entanto, essa medida por si só não é suficiente para descrever a doença de Ménière, pois as respostas do VEMP podem estar dentro dos limites normais, especialmente nos estágios iniciais da doença.[40] A exploração do uso de VEMPs para a doença de Ménière é contínua.

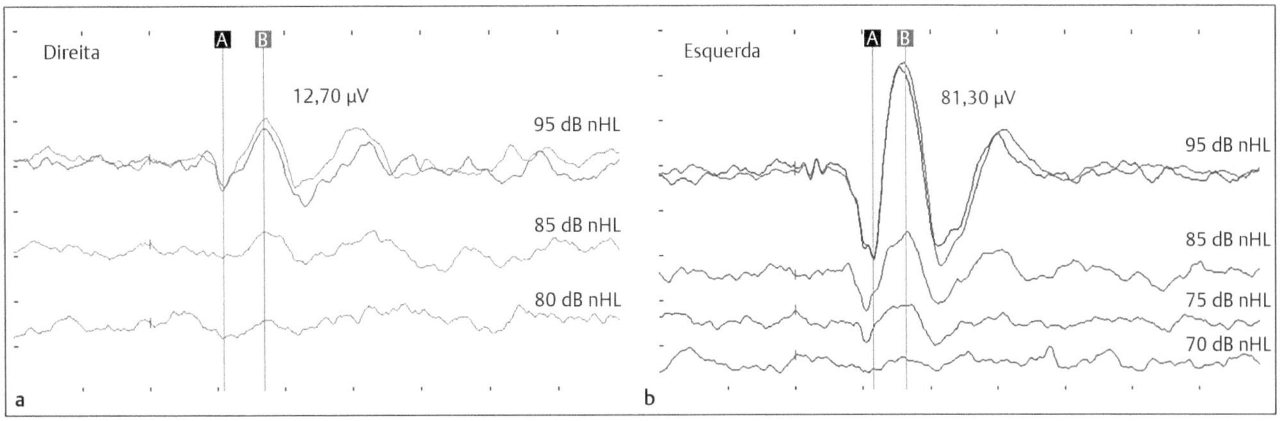

Fig. 16.3 Exemplo de um paciente com diagnóstico de deiscência do canal semicircular superior (SSCD) na orelha esquerda. (**a**) Respostas normais do potencial miogênico evocado vestibular ocular (oVEMP) a estímulos conduzidos pelo ar de 500 Hz para a orelha direita. (**b**) Amplitude de resposta robusta do oVEMP para a orelha esquerda. A assimetria da amplitude foi de 73%. Embora o limiar de resposta do oVEMP não tenha sido significativamente reduzido, a assimetria de amplitude significativa (73%) sugeriu uma transmissão atípica de informações acústicas para o labirinto vestibular. Esse achado foi confirmado pela tomografia computadorizada (CT). As respostas do VEMP cervical estavam dentro dos limites normais bilateralmente, sem indicações sugestivas de SSCD.

Ototoxicidade

Muitas vezes, os pacientes recebem medicamentos como antibióticos aminoglicosídeos, agentes quimioterápicos, antimaláricos e diuréticos de alça para tratar doenças importantes e com risco de vida. Infelizmente, sabe-se que muitos desses medicamentos têm efeitos significativos nas estruturas da orelha interna. Há mais de 100 medicamentos identificados que foram associados a alterações na audição, zumbido e alterações no equilíbrio.[41] O uso de antibióticos aminoglicosídeos, como a gentamicina, pode levar ao comprometimento bilateral do órgão vestibular em até 60% dos casos.[42] Faltam pesquisas sobre os efeitos na função otolítica e essa é uma área de interesse particular para aqueles que avaliam e gerenciam pacientes expostos a esses medicamentos. A ▶ Fig. 16.4 apresenta um exemplo de como a exposição de longa duração à gentamicina pode levar a uma vestibulopatia bilateral significativa.

Neurite Vestibular e Labirintite Vestibular

A neurite vestibular e a labirintite vestibular são distúrbios associados a uma infecção da orelha interna e/ou do CN VIII. Mais comumente, essas infecções são virais, mas podem ter causas bacterianas. A neurite vestibular é descrita quando apenas os ramos do nervo vestibular são afetados, enquanto a labirintite vestibular é usada quando os ramos dos nervos coclear e vestibular estão envolvidos. À medida que o nervo fica inflamado e edemaciado, a resposta neural é alterada, levando a vertigem ou tontura, náuseas e desequilíbrio de início agudo. Esses sintomas agudos, e muitas vezes graves, podem durar vários dias, com a recuperação total ocorrendo ao longo de semanas ou meses.

Como os VEMPs descrevem vias independentes, eles podem ser usados para avaliar anormalidades ao longo dos ramos superior e inferior do nervo vestibular. A neurite vestibular tem sido associada, principalmente, ao ramo superior do nervo vestibular; no entanto, 15 a 57% dos pacientes podem apresentar anormalidades ao longo do ramo inferior.[33,43-47] Os achados nesses pacientes variam. Em pacientes com neurite vestibular aguda, os estudos encontraram anormalidades que incluem respostas ausentes, amplitude reduzida (assimetria significativa), bem como latências prolongadas no lado afetado. É interessante notar que o tempo entre o início dos sintomas e a avaliação provavelmente influenciará os resultados. Adamec *et al.*[43] encontraram anormalidades significativas na função do nervo superior, medida pelos oVEMPs em todos os pacientes avaliados 6 dias após o início dos sintomas. Mais da metade (n = 14 de 26) dos pacientes demonstrou melhora nas respostas de oVEMP 6 meses depois. Os 46% restantes (n = 12) não apresentaram melhora ou pioraram as respostas. Embora esse trabalho tenha avaliado a recuperação clínica dessas vias reflexas, ele não descreveu os sintomas autorrelatados para as avaliações de acompanhamento, portanto, não está claro se essas respostas variadas do paciente estavam associadas ao resultado do paciente. A ▶ Fig. 16.5 apresenta as respostas de VEMP de um paciente que apresenta envolvimento do nervo vestibular superior atribuído à neurite vestibular.

Schwannoma Vestibular

O schwannoma vestibular é um tumor benigno que se desenvolve a partir das células de Schwann que circundam o nervo vestibular. Esses tumores têm crescimento lento e apresentam uma variedade de sintomas, incluindo perda auditiva assimétrica, zumbido unilateral, tontura/desequilíbrio, vertigem, dormência facial e dor.[48] A grande maioria dos pacientes com schwannoma vestibular apresenta perda auditiva unilateral (89%) e/ou zumbido unilateral (68%). Os sintomas vestibulares são menos comuns devido às alterações lentas exercidas no sistema vestibular, permitindo a compensação central.[49] Independentemente disso, é provável que o nervo vestibular seja envolvido à medida que o schwannoma cresce. Tanto os cVEMPs quanto os oVEMPs podem demonstrar presença de resposta reduzida, bem como limiares aumentados. Até 68% das respostas do cVEMP e 79% das respostas do oVEMP estão ausentes nessa população de pacientes.[49] Em pacientes com tumores grandes também foram observadas latências prolongadas.[50] Autores levantaram a hipótese de que as respostas do VEMP poderiam ajudar a determinar o tamanho do tumor, embora isso ainda precise ser avaliado com mais detalhes.[49,51] Curiosamente, entender onde o tumor surge pode ajudar na

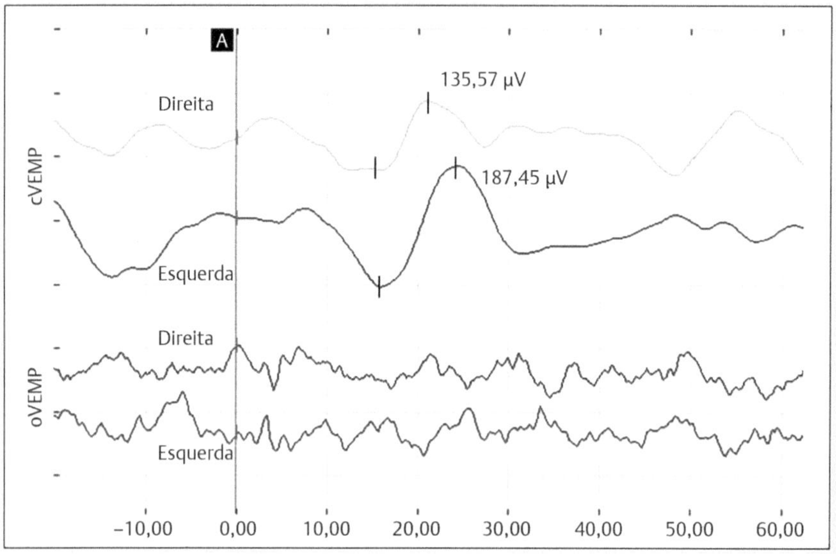

Fig. 16.4 Vestibulopatia bilateral após exposição à gentamicina. Este exemplo de caso envolve uma mulher de 30 anos que se apresenta para avaliação de oscilopsia. Ela relata 4 semanas de gentamicina intravenosa para tratar encefalite. Os achados clínicos adicionais incluem arreflexia calórica bilateral e ganho significativamente reduzido com sacadas encobertas e abertas para o teste de impulso da cabeça por vídeo para todos os seis canais. As respostas do potencial miogênico evocado vestibular (VEMP) demonstraram vias de resposta típicas envolvendo o sáculo, mas ausência de respostas ao avaliar o utrículo. Os resultados gerais do teste indicam envolvimento significativo dos canais semicirculares e dos utrículos, mas com função sacular remanescente. Esses achados fornecem orientação para serviços de reabilitação vestibular e gerenciamento futuro.

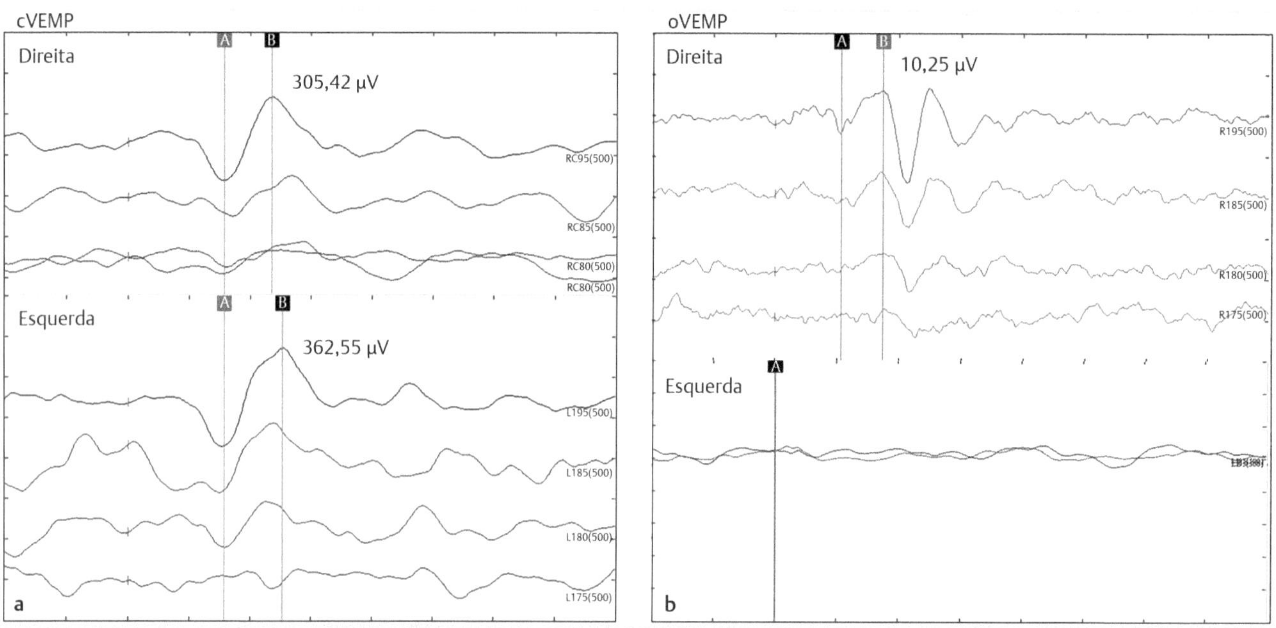

Fig. 16.5 Neurite vestibular. Este exemplo de caso envolve um homem de 65 anos que apresentou um início abrupto de vertigem rotacional com duração de 2 dias. Ele se apresentou à clínica duas semanas após esse evento. Ele negou outras preocupações otológicas, mas notou uma dificuldade contínua com o equilíbrio e com as viradas rápidas da cabeça. Os achados clínicos demonstraram uma assimetria calórica de 65% para a esquerda, com nistagmo significativo de batimento cardíaco à direita evocado pelo olhar. As respostas do potencial miogênico evocado vestibular (VEMP) demonstraram (**a**) função adequada para os VEMPs cervicais (cVEMPs), (**b**) mas respostas ausentes para a resposta do VEMP ocular esquerdo (oVEMP). Os achados gerais são consistentes com o envolvimento do nervo vestibular superior esquerdo, que foi atribuído à neurite vestibular.

tomada de decisões clínicas com relação à preservação da audição. He *et al.*[52] descobriram que, em pacientes com origens nervosas claramente definidas (superior *vs.* inferior), havia uma diferença significativa na preservação da audição. Para aqueles com tumores no ramo superior, dois terços demonstraram preservação da audição, enquanto apenas 17% dos pacientes com tumores no ramo inferior mantiveram a audição utilizável.

Vertigem Posicional Paroxística Benigna

A vertigem posicional paroxística benigna (BPPV) é uma das causas mais comuns de tontura. A BPPV ocorre quando as otocônias, geralmente do utrículo, se deslocam e migram para os canais semicirculares.[53] O deslocamento das otocônias tem sido associado a várias patologias da orelha interna, inclusive doença de Ménière, neurite vestibular, perda auditiva sensorioneural súbita, bem como traumatismo craniano.[54] Em muitos casos, a causa subjacente da BPPV é desconhecida. Logicamente, a compreensão da função da via do reflexo otolítico pode ajudar a esclarecer o processo.[55] Xu *et al.* descobriram que os pacientes com BPPV tinham uma probabilidade significativamente maior de apresentar anormalidades nas respostas de cVEMP (30 *vs.* 6,67%) e oVEMP (56,7 *vs.* 3,34%) em comparação com os controles. Além disso, os pacientes com BPPV recorrente apresentaram maior probabilidade de respostas anormais de oVEMP (90 *vs.* 40%) do que de cVEMP (40 *vs.* 25%) em comparação com aqueles com BPPV não recorrente. Os autores levantam a hipótese de que o perfil de resposta do VEMP pode ser útil na previsão de quais pacientes podem estar em maior risco de recorrência. No entanto, o efeito do envelhecimento na resposta do VEMP (descrito abaixo) é um desafio a essa hipótese. Como se sabe que as respostas do VEMP a estímulos conduzidos pelo ar diminuem com a idade,[56-58] a compreensão desse perfil pode ser um desafio para a população idosa.

Implante Coclear

Tontura e desequilíbrio são comumente relatados após o implante coclear, com até 74% dos adultos descrevendo algum nível de tontura no pós-operatório.[59-62] É importante observar, no entanto, que os sintomas a longo prazo ocorrem em aproximadamente 10% dos casos.[63] A função alterada do sistema vestibular pode ocorrer devido ao procedimento cirúrgico e à inserção do feixe de eletrodos. À medida que o feixe de eletrodos avança durante o implante, ele cria uma pressão de contato em toda a cóclea.[64,65] Existe a hipótese de que, como o sáculo é o órgão vestibular mais próximo a essa pressão aumentada, ele pode correr um risco maior de sofrer danos durante o implante coclear.[66] As alterações pós-implante coclear foram bem descritas na literatura, especialmente relacionadas ao cVEMP.[67-70] Por exemplo, Ibrahim *et al.*[71] descreveram respostas reduzidas do cVEMP em 44% dos pacientes após o implante coclear. As crianças não estão imunes a esses efeitos e até a metade delas pode apresentar respostas reduzidas.[72-76] À medida que as técnicas de implante coclear evoluem para promover a preservação da audição, espera-se que os pacientes também apresentem menos tontura no pós-operatório.

Envelhecimento

O envelhecimento é um fator de risco significativo para tontura e desequilíbrio, mas, infelizmente, temos pouca compreensão da taxa de progressão, bem como de quais pacientes podem estar em maior risco. À medida que envelhecemos, as otocônias diminuem de tamanho e número, e a estrutura da membrana otolítica se altera.[77,78] Curiosamente, o sáculo tende a demonstrar essas mudanças mais rapidamente do que o utrículo.[77] As células ciliadas sensoriais no interior do órgão otolítico (tipos I e II) também podem ser influenciadas pela idade. As células ciliadas do tipo I diminuem mais lentamente nos órgãos otolíticos do que nos canais semicirculares. As células ciliadas do tipo II tendem a diminuir em uma taxa semelhante entre os tipos de estrutura.[39,78,79] Além disso, as vias neurológicas responsáveis pela transmissão de informações otolíticas para o sistema de equilíbrio mudam com a idade. O número de células presentes no gânglio de Scarpa demonstra um declínio após os 30 anos de idade.[80,81]

Devido às mudanças nas estruturas subjacentes e nas vias de transmissão, é razoável esperar mudanças nas respostas do VEMP com a idade. As respostas parecem ser relativamente estáveis até os 50 a 60 anos de idade.[57,82,83] Nguyen *et al.*[83] encontraram excelente confiabilidade teste-reteste para as respostas do oVEMP e do cVEMP, mas descobriram que os pacientes com mais de 50 anos demonstraram amplitudes de resposta significativamente reduzidas. Não foram relatados achados significativos para latências de resposta ou assimetrias de amplitude. O paradigma do teste pode desempenhar um papel mais importante na avaliação de pacientes mais velhos. Rosengren *et al.*[84] constataram um declínio significativo nas respostas de VEMP conduzidas pelo ar com a idade, mas a idade não afetou as respostas registradas usando toques na testa. Piker *et al.*[85] quantificaram ainda mais o efeito da idade sobre essas respostas. Esse estudo constatou que a amplitude da resposta do VEMP diminuiu com a idade, mas que a sintonia dessas respostas também pode mudar. Para indivíduos com mais de 60 anos, as amplitudes do VEMP foram mais robustas em frequências mais altas (1.000 Hz) do que para indivíduos mais jovens (500 Hz). Esses resultados sugerem que o uso de frequências adicionais pode ser benéfico, especialmente em pessoas com mais de 60 anos. O envelhecimento representa um desafio complexo para os registros de VEMP. Em geral, os dados sugerem que essas respostas diminuem com a idade. A causa desse declínio, no entanto, pode estar associada a vários fatores, incluindo a redução ou alteração da função dos órgãos vestibulares subjacentes e das respectivas vias reflexas, vestibulopatia concomitante, bem como redução do impulso muscular, especialmente para as respostas do cVEMP. Métodos de estímulo clínico aprimorados podem levar à melhor compreensão de como o envelhecimento afeta esse reflexo, mas, atualmente, é provável que haja limitações devido aos estímulos clinicamente disponíveis.

16.5.2 Vestibulopatia Congênita

Para alguns pacientes há preocupações em relação a vestibulopatias congênitas. Isso é especialmente observado em pacientes com perda auditiva congênita ou de início precoce e naqueles com atraso motor grosseiro.

Perda Auditiva Neurossensorial

A perda auditiva pode não ocorrer de forma isolada, pois a etiologia subjacente também pode levar à redução da função vestibular. A amplitude da disfunção vestibular varia naqueles com perda auditiva congênita, desde a função normal até a ausência de respostas. Até 72% dos indivíduos com perda auditiva neurossensorial severa a profunda também demonstram algum nível de comprometimento vestibular.[86-90] Frequentemente isso pode estar associado à patologia subjacente.

Embora a perda auditiva sensorioneural congênita possa estar associada a várias condições, as causas genéticas são frequentemente consideradas. A conexina 26 é a causa mais comum de perda auditiva autossômica recessiva e não sindrômica. As mutações da conexina 26 afetam as proteínas de junção de lacunas, o que significa que elas alteram a passagem de íons entre as células da orelha interna. Essas proteínas estão presentes em toda a orelha interna, inclusive no sistema vestibular.[91] Pacientes com perda auditiva associada a mutações no gene da conexina 26 provavelmente apresentam disfunção otolítica, especialmente envolvendo o sáculo.[73,92] É necessário um trabalho contínuo nessa área para descrever melhor a apresentação clínica das pessoas com causas genéticas, a fim de compreender melhor a patologia subjacente e aprimorar o tratamento dos pacientes.

Outra consideração com relação à perda auditiva envolve o transtorno do espectro da neuropatia auditiva. A transmissão neural anormal pode não apenas afetar o ramo coclear do CN VIII em pacientes com esse diagnóstico, mas também pode haver envolvimento vestibular. Akdogan *et al.*[93] relataram uma série de três casos, encontrando respostas ausentes de VEMP em dois deles. Claramente é necessário mais trabalho para avaliar melhor essa condição a fim de descrever melhor as vias neurais envolvidas e oferecer métodos de reabilitação adequados.

Atraso Motor Grosso

O atraso motor grosso é, provavelmente, uma utilidade inesperada para o teste do reflexo otolítico. Em geral, a função vestibular não é avaliada em crianças, mas as deficiências nessas vias podem ter efeitos significativos no desenvolvimento geral. O sistema vestibular não está maduro ao nascimento e se desenvolve especialmente nos primeiros anos de vida. As crianças com função vestibular anormal podem não atingir adequadamente os marcos motores do desenvolvimento, como sentar, ficar em pé ou andar.[94,95] Pesquisas indicam que as crianças com perda auditiva neurossensorial congênita significativa correm o risco de atrasos nos marcos motores grossos , que geralmente são identificados por meio de serviços de intervenção precoce.[96,97] A incorporação de informações de diagnóstico vestibular precocemente pode ajudar a modificar as estratégias de intervenção precoce. O teste VEMP pode ser realizado em crianças pequenas, e os cVEMPs fornecem informações que podem ser úteis no controle de crianças com atraso na motricidade grossa. Inoue *et al.*[96] descobriram que crianças de 2 a 8 anos de idade que apresentam função vestibular anormal também demonstram atrasos significativos no desenvolvimento de habilidades motoras grossas. Esse achado é apoiado por De Kegel *et al.*[98] em crianças entre 3 e 12 anos de idade, descobrindo que as crianças com respostas anormais de cVEMP provavelmente demonstravam função de equilíbrio anormal em métricas-padrão. É importante observar que, atualmente, os trabalhos que avaliam o desenvolvimento de habilidades motoras usando as respostas do VEMP têm se limitado àqueles com perda auditiva significativa. Não está claro como essas respostas se traduziriam na avaliação do atraso motor grosso em crianças com limiares auditivos típicos.

16.5.3 Vestibulopatia Central

Doença do Tronco Encefálico

Vários distúrbios estão associados a doenças do tronco encefálico, que podem ser descritas por meio de respostas de VEMP. Há vários distúrbios a serem considerados. A esclerose múltipla (MS) é uma doença desmielinizante crônica que envolve a substância branca do sistema nervoso central. Os VEMPs podem fornecer informações valiosas sobre a funcionalidade do tronco encefálico nesses pacientes, que pode não ser visualizada em estudos de imagem. Em geral, é provável que os pacientes com MS apresentem respostas de VEMP ausentes[99] ou com latências significativamente prolongadas.[50,100,101] Gazioglu e Boz[100] observaram latências estatisticamente prolongadas para as respostas de oVEMP e cVEMP em pacientes com MS; no entanto, a maioria dos pacientes com MS demonstrou respostas dentro dos limites clínicos esperados para o oVEMP (normal = 55%) e cVEMP (normal = 82%). Por outro lado, Skorić *et al.*[101] descobriram que o uso de uma combinação de testes de VEMP foi mais sensível a lesões no tronco encefálico do que a imagem de ressonância magnética (MRI), o exame clínico ou os potenciais evocados auditivos. A esclerose múltipla é uma doença diversa, com uma ampla gama de achados possíveis. A localização da lesão de MS no tronco encefálico desempenhará um papel importante nas anormalidades da resposta do VEMP. Os oVEMPs podem ser bastante úteis na avaliação de pacientes com MS devido ao envolvimento do MLF. Os pacientes com MS podem desenvolver oftalmoplegia internuclear (INO) devido a lesões ao longo da via do MLF. A INO ocorre quando uma lesão entre os núcleos abducente e oculomotor causa falha na adução do olho ipsilateral.[102] Em pacientes com INO, as anormalidades do oVEMP são encontradas em até 69%, com apenas 8% demonstrando anormalidades nas respostas do cVEMP.[103] A inclusão do teste de VEMP em um protocolo de avaliação de pacientes com suspeita ou diagnóstico de MS fornece informações úteis sobre a função das vias reflexas, informações que podem não ser obtidas por meio de técnicas de imagem.

A doença de Parkinson (PD) é um distúrbio degenerativo do sistema nervoso central que geralmente envolve o sistema motor. Embora a substância negra, localizada nos gânglios basais, seja o foco principal das pessoas com PD, espera-se que outras áreas do sistema nervoso central também sejam prejudicadas. De fato, acredita-se que a PD começa no tronco encefálico inferior até 20 anos antes do início dos sintomas típicos da PD.[104] As respostas de VEMP podem proporcionar uma melhor compreensão da função do tronco encefálico durante o curso da doença, com anormalidades variáveis nas respostas de cVEMP e oVEMP observadas. Em geral, até 83% dos pacientes com PD demonstram anormalidades nas respostas de VEMP.[105] Esses achados podem ajudar a definir melhor a progressão do distúrbio ao longo do tempo.

Distúrbios Autonômicos

Os distúrbios autonômicos são comuns no laboratório vestibular. Muitos desses pacientes apresentam tontura postural e vertigem devido à regulação atípica da pressão arterial. Entende-se que os órgãos otolíticos desempenham um papel na manutenção adequada da pressão arterial com o desafio postural (p. ex., de sentado para em pé), mas pouco trabalho foi feito para avaliar isso clinicamente. Aoki *et al.*[106] avaliaram um grande grupo de pacientes com tontura (n = 248) e os classificaram com base nas respostas do cVEMP (ausente, assimétrico e normal). Eles observaram que os pacientes do sexo masculino com respostas ausentes de cVEMP demonstraram uma queda significativa na pressão arterial diastólica 1 minuto após ficarem de pé. Pacientes do sexo feminino não demonstraram essa alteração; no entanto, quase 20% dos pacientes desse estudo com ausência de respostas do VEMPc preencheram os critérios para hipotensão ortostática. Isso não foi encontrado em pacientes com respostas normais ou assimétricas do cVEMP. Lin *et al.*[107] avaliaram uma amostra de pacientes com tontura ortostática. Em sua amostra, eles observaram respostas anormais do oVEMP em 40% dos pacientes, a maioria relacionada à assimetria significativa (22 de 24 pacientes). As respostas do cVEMP foram anormais em 50%, com atrasos significativos na latência da resposta observados em 23 de 30 pacientes e respostas ausentes nos 7 casos restantes. Em geral, 70% dos pacientes com tontura postural demonstram anormalidades no VEMP, sugerindo que o teste de VEMP pode ser uma medida importante para esses pacientes. Esses achados corroboram a contribuição significativa da função otolítica especificamente na função do sistema autonômico, como a manutenção da pressão arterial, e que os paradigmas clínicos podem ajudar a identificar esses distúrbios.

Migrânea

A migrânea a, provavelmente, é a causa mais comum de tontura observada no laboratório de diagnóstico vestibular.[108] Cerca de 70% dos pacientes com diagnóstico de migrânea relatam pelo menos vertigem ou tontura ocasional.[109] Embora a relação entre migrânea e tontura seja conhecida há bastante tempo, a definição desse distúrbio tem variado. Em 2012, a Bárány Society[110] e a International Headache Society[111] forneceram documentos de consenso para migrânea vestibular definitiva e provável. Com uma definição padrão de migrânea vestibular, os pesquisadores podem avaliar melhor a apresentação clínica desses pacientes. É interessante notar que, em pacientes que atendem à definição atual de migrânea vestibular, as anormalidades do oVEMP são bastante comuns.[108,112] Zaleski *et al.*[112] descobriram que as respostas do oVEMP estavam ausentes bilateralmente em 28% dos pacientes que atendiam aos critérios para migrânea vestibular definitiva.

Além disso, esses pacientes eram mais propensos a demonstrar uma assimetria significativa da amplitude do oVEMP em comparação com os controles. Esses achados não foram observados nas respostas do cVEMP, sugerindo que a via de reflexo utrículo-ocular pode estar mais envolvida em pacientes com migrânea vestibular.

Concussão

A tontura é uma queixa comum após um traumatismo craniano.[113] Parece lógico que as acelerações significativas associadas ao traumatismo craniano possam causar danos aos órgãos terminais do otólito. No entanto, isso não tem sido comum em crianças após concussões relacionadas a esportes. Zhou e Brodsky[114] encontraram respostas anormais de cVEMP, incluindo respostas ausentes ou reduzidas, limiares elevados ou latências prolongadas, em 18% das crianças de sua amostra. O mecanismo da lesão provavelmente contribui de forma significativa para o resultado. Para aqueles com lesões relacionadas com explosões, as pesquisas sugerem que a disfunção otolítica pode ocorrer com mais frequência, como Akin e Murnane[115] observaram em 84% dos pacientes militares. São necessárias mais pesquisas nessa área, pois a tontura é uma preocupação considerável para esse grupo de pacientes. Além disso, é importante ter em mente a sobreposição entre pacientes com sintomas persistentes pós-concussão e histórico prévio de enxaqueca,[116] pois os déficits observados nos testes pós-concussão podem ser atribuídos a condições preexistentes.

16.6 Conclusões

As respostas do VEMP são um componente importante do diagnóstico laboratorial vestibular e podem fornecer informações úteis sobre várias condições clínicas. Várias considerações de protocolo são discutidas aqui e no Capítulo 11, que podem ajudar a melhorar a confiabilidade clínica desses potenciais evocados. A garantia de um paradigma de teste consistente melhorará a sensibilidade clínica na identificação de vários distúrbios complexos do sistema vestibular.

Referências

[1] Colebatch JG, Rothwell JC. Motor unit excitability changes mediating vestibulocollic reflexes in the sternocleidomastoid muscle. Clin Neurophysiol. 2004; 115(11):2567–2573

[2] Curthoys IS. A balanced view of the evidence leads to sound conclusions. A reply to J.G. Colebatch "Sound conclusions?.". Clin Neurophysiol. 2010; 121 (6):977–978

[3] Kushiro K, Zakir M, Ogawa Y, Sato H, Uchino Y. Saccular and utricular inputs to sternocleidomastoid motoneurons of decerebrate cats. Exp Brain Res. 1999; 126(3):410–416

[4] Wit HP, Kingma CM. A simple model for the generation of the vestibular evoked myogenic potential (VEMP). Clin Neurophysiol. 2006; 117(6):1354–1358

[5] McCue MP, Guinan JJ, Jr. Spontaneous activity and frequency selectivity of acoustically responsive vestibular afferents in the cat. J Neurophysiol. 1995; 74(4):1563–1572

[6] Murofushi T, Curthoys IS. Physiological and anatomical study of clicksensitive primary vestibular afferents in the guinea pig. Acta Otolaryngol. 1997; 117(1):66–72

[7] Colebatch JG, Halmagyi GM, Skuse NF. Myogenic potentials generated by a click-evoked vestibulocollic reflex. J Neurol Neurosurg Psychiatry. 1994; 57 (2):190–197

[8] Fitzgerald MJ, Comerford PT, Tuffery AR. Sources of innervation of the neuromuscular spindles in sternomastoid and trapezius. J Anat. 1982; 134(Pt 3): 471–490

[9] Krause HR, Bremerich A, Herrmann M. The innervation of the trapezius muscle in connection with radical neck-dissection. An anatomical study. J Craniomaxillofac Surg. 1991; 19(2):87–89

[10] Carey J, Amin N. Evolutionary changes in the cochlea and labyrinth: solving the problem of sound transmission to the balance organs of the inner ear. Anat Rec A Discov Mol Cell Evol Biol. 2006; 288(4):482–489

[11] Rosengren SM, McAngus Todd NP, Colebatch JG. Vestibular-evoked extraocular potentials produced by stimulation with bone-conducted sound. Clin Neurophysiol. 2005; 116(8):1938–1948

[12] Curthoys I, Manzari L. Evidence missed: ocular vestibular-evoked myogenic potential and cervical vestibular-evoked myogenic potential differentiate utricular from saccular function. Otolaryngol Head Neck Surg. 2011; 144(5): 751–752

[13] Iwasaki S, Chihara Y, Smulders YE, et al. The role of the superior vestibular nerve in generating ocular vestibular-evoked myogenic potentials to bone conducted vibration at Fz. Clin Neurophysiol. 2009; 120(3):588–593

[14] Isaradisaikul S, Strong DA, Moushey JM, Gabbard SA, Ackley SR, Jenkins HA. Reliability of vestibular evoked myogenic potentials in healthy subjects. Otol Neurotol. 2008; 29(4):542–544

[15] Janky KL, Shepard N. Vestibular evoked myogenic potential (VEMP) testing: normative threshold response curves and effects of age. J Am Acad Audiol. 2009; 20(8):514–522

[16] Portnuff CDF, Kleindienst S, Bogle JM. Safe use of acoustic vestibular-evoked myogenic potential stimuli: protocol and patient-specific considerations. J Am Acad Audiol. 2017; 28(8):708–717

[17] Rosengren SM, Todd NP, Colebatch JG. Vestibular evoked myogenic potentials evoked by brief interaural head acceleration: properties and possible origin. J Appl Physiol (1985). 2009; 107(3):841–852

[18] Rosengren SM. Effects of muscle contraction on cervical vestibular evoked myogenic potentials in normal subjects. Clin Neurophysiol. 2015; 126(11): 2198–2206

[19] Vanspauwen R, Wuyts FL, Van de Heyning PH. Improving vestibular evoked myogenic potential reliability by using a blood pressure manometer. Laryngoscope. 2006; 116(1):131–135

[20] Akin FW, Murnane OD, Panus PC, Caruthers SK, Wilkinson AE, Proffitt TM. The influence of voluntary tonic EMG level on the vestibular-evoked myogenic potential. J Rehabil Res Dev. 2004; 41 3B:473–480

[21] Bush ML, Jones RO, Shinn JB. The clinical reliability of vestibular evoked myogenic potentials. Ear Nose Throat J. 2010; 89(4):170–176

[22] Wang C-T, Young Y-H. Comparison of the head elevation versus rotation methods in eliciting vestibular evoked myogenic potentials. Ear Hear. 2006; 27(4):376–381

[23] Kim KW, Jung JY, Lee JH, Suh MW. Capacity of rectified vestibular evoked myogenic potential in correcting asymmetric muscle contraction power. Clin Exp Otorhinolaryngol. 2013; 6(4):209–213

[24] Lee KJ, Kim MS, Son EJ, Lim HJ, Bang JH, Kang JG. The usefulness of rectified VEMP. Clin Exp Otorhinolaryngol. 2008; 1(3):143–147

[25] Bogle JM, Zapala DA, Criter R, Burkard R. The effect of muscle contraction level on the cervical vestibular evoked myogenic potential (cVEMP): usefulness of amplitude normalization. J Am Acad Audiol. 2013; 24(2):77–88

[26] McCaslin DL, Fowler A, Jacobson GP. Amplitude normalization reduces cervical vestibular evoked myogenic potential (cVEMP) amplitude asymmetries in normal subjects: proof of concept. J Am Acad Audiol. 2014; 25 (3):268–277

[27] McNerney KM, Burkard RF. The vestibular evoked myogenic potential (VEMP): air- versus bone-conducted stimuli. Ear Hear. 2011; 32(6):e6–e15

[28] Kantner C, Gürkov R. The effects of commonly used upward gaze angles on ocular vestibular evoked myogenic potentials. Otol Neurotol. 2014; 35(2): 289–293

[29] Ackley R, Tamaki C, Oliszewski C, Inverso D. Vestibular evoked myogenic potential assessment of deaf and hard of hearing patients. Insights in Practice, Clinical Top Otoneurology GN Otometrics. 2004

[30] Sandhu JS, George SR, Rea PA. The effect of electrode positioning on the ocular vestibular evoked myogenic potential to air-conducted sound. Clin Neurophysiol. 2013; 124(6):1232–1236
[31] Vanspauwen R, Wuyts FL, Krijger S, Maes LK. Comparison of different electrode configurations for the oVEMP with bone-conducted vibration. Ear Hear. 2017; 38(2):205–211
[32] Jacobson G, Shepard N. Balance Function Assessment and Management. 2nd ed. San Diego, CA: Plural; 2016
[33] Piker EG, Jacobson GP, McCaslin DL, Hood LJ. Normal characteristics of the ocular vestibular evoked myogenic potential. J Am Acad Audiol. 2011; 22(4): 222–230
[34] Zuniga MG, Janky KL, Nguyen KD, Welgampola MS, Carey JP. Ocular versus cervical VEMPs in the diagnosis of superior semicircular canal dehiscence syndrome. Otol Neurotol. 2013; 34(1):121–126
[35] Verrecchia L, Brantberg K, Tawfigue Z, Maoli D. Diagnostic accuracy of ocular vestibular evoked myogenic potentials for superior canal dehiscence syndrome in a large cohort of dizzy patients. Ear Hear. 2019; 40(2):287–294
[36] Manzari L, Burgess AM, McGarvie LA, Curthoys IS. An indicator of probable semicircular canal dehiscence: ocular vestibular evoked myogenic potentials to high frequencies. Otolaryngol Head Neck Surg. 2013; 149(1):142–145
[37] Lopez-Escamez JA, Carey J, Chung WH, et al. Classification Committee of the Barany Society, Japan Society for Equilibrium Research, European Academy of Otology and Neurotology (EAONO), Equilibrium Committee of the American Academy of Otolaryngology-Head and Neck Surgery (AAO-HNS), Korean Balance Society. Diagnostic criteria for Menière's disease. J Vestib Res. 2015; 25(1):1–7
[38] Maxwell R, Jerin C, Gürkov R. Utilisation of multi-frequency VEMPs improves diagnostic accuracy for Meniere's disease. Eur Arch Otorhinolaryngol. 2017; 274(1):85–93
[39] Timmer FC, Zhou G, Guinan JJ, Kujawa SG, Herrmann BS, Rauch SD. Vestibular evoked myogenic potential (VEMP) in patients with Ménière's disease with drop attacks. Laryngoscope. 2006; 116(5):776–779
[40] Johnson SA, O'Beirne GA, Lin E, Gourley J, Hornibrook J. oVEMPs and cVEMPs in patients with 'clinically certain' Menière's disease. Acta Otolaryngol. 2016; 136(10):1029–1034
[41] Ganesan P, Schmiedge J, Manchaiah V, Swapna S, Dhandayutham S, Kothandaraman PP. Ototoxicity: a challenge in diagnosis and treatment. J Audiol Otol. 2018; 22(2):59–68
[42] Van Hecke R, Van Rompaey V, Wuyts FL, Leyssens L, Maes L. Systemic aminoglycosides-induced vestibulotoxicity in humans. Ear Hear. 2017; 38 (6):653–662
[43] Adamec I, Skorić MK, Handžić J, et al. The role of cervical and ocular vestibularevoked myogenic potentials in the follow-up of vestibular neuritis. Clin EEG Neurosci. 2014; 45(2):129–136
[44] Halmagyi GM, Aw ST, Karlberg M, Curthoys IS, Todd MJ. Inferior vestibular neuritis. Ann N Y Acad Sci. 2002; 956:306–313
[45] KimJ-S, Kim HJ. Inferior vestibular neuritis. J Neurol. 2012; 259(8):1553–1560
[46] Walther LE, Blödow A. Ocular vestibular evoked myogenic potential to air conducted sound stimulation and video head impulse test in acute vestibular neuritis. Otol Neurotol. 2013; 34(6):1084–1089
[47] Zhang D, Fan Z, Han Y, Yu G, Wang H. Inferior vestibular neuritis: a novel subtype of vestibular neuritis. J Laryngol Otol. 2010; 124(5):477–481
[48] Humphriss RL, Baguley DM, Axon PR, Moffat DA. Preoperative audiovestibular handicap in patients with vestibular schwannoma. Skull Base. 2006; 16(4): 193–199
[49] Zhou Y, Zhao W, Tian L, Yu J, Yuan Y, Wang J. The prediction of the tumor size of a vestibular schwannoma by clinical performance and vestibular function tests. J Neurooncol. 2018; 140(3):679–686
[50] Murofushi T, Shimizu K, Takegoshi H, Cheng PW. Diagnostic value of prolonged latencies in the vestibular evoked myogenic potential. Arch Otolaryngol Head Neck Surg. 2001; 127(9):1069–1072
[51] Taylor RL, Kong J, Flanagan S, et al. Prevalence of vestibular dysfunction in patients with vestibular schwannoma using video head-impulses and vestibular-evoked potentials. J Neurol. 2015; 262(5):1228–1237
[52] He YB, Yu CJ, Ji HM, Qu YM, Chen N. Significance of vestibular testing on distinguishing the nerve of origin for vestibular schwannoma and predicting the preservation of hearing. Chin Med J (Engl). 2016; 129(7):799–803
[53] Epley JM. The canalith repositioning procedure: for treatment of benign paroxysmal positional vertigo. Otolaryngol Head Neck Surg. 1992; 107 (3):399–404
[54] Riga M, Bibas A, Xenellis J, Korres S. Inner ear disease and benign paroxysmal positional vertigo: a critical review of incidence, clinical characteristics, and management. Int J Otolaryngol. 2011; 2011:709469
[55] Xu H, Liang FY, Chen L, et al. Evaluation of the utricular and saccular function using oVEMPs and cVEMPs in BPPV patients. J Otolaryngol Head Neck Surg. 2016; 45:12
[56] Maes L, Dhooge I, D'haenens W, et al. The effect of age on the sinusoidal harmonic acceleration test, pseudorandom rotation test, velocity step test, caloric test, and vestibular-evoked myogenic potential test. Ear Hear. 2010; 31(1):84–94
[57] Singh NK, Kashyap RS, Supreetha L, Sahana V. Characterization of agerelated changes in sacculocolic response parameters assessed by cervical vestibular evoked myogenic potentials. Eur Arch Otorhinolaryngol. 2014; 271(7):1869–1877
[58] Tseng C-L, Chou C-H, Young Y-H. Aging effect on the ocular vestibularevoked myogenic potentials. Otol Neurotol. 2010; 31(6):959–963
[59] Enticott JC, Tari S, Koh SM, Dowell RC, O'Leary SJ. Cochlear implant and vestibular function. Otol Neurotol. 2006; 27(6):824–830
[60] Fina M, Skinner M, Goebel JA, Piccirillo JF, Neely JG, Black O. Vestibular dysfunction after cochlear implantation. Otol Neurotol. 2003; 24(2):234–242, discussion 242
[61] Kubo T, Yamamoto K, Iwaki T, Doi K, Tamura M. Different forms of dizziness occurring after cochlear implant. Eur Arch Otorhinolaryngol. 2001; 258(1): 9–12
[62] Steenerson RL, Cronin GW, Gary LB. Vertigo after cochlear implantation. Otol Neurotol. 2001; 22(6):842–843
[63] Hänsel T, Gauger U, Bernhard N, et al. Meta-analysis of subjective complaints of vertigo and vestibular tests after cochlear implantation. Laryngoscope. 2018; 128(9):2110–2123
[64] Chen BK, Clark GM, Jones R. Evaluation of trajectories and contact pressures for the straight nucleus cochlear implant electrode array: a two-dimensional application of finite element analysis. Med Eng Phys. 2003; 25(2):141–147
[65] Rebscher SJ, Heilmann M, Bruszewski W, Talbot NH, Snyder RL, Merzenich MM. Strategies to improve electrode positioning and safety in cochlear implants. IEEE Trans Biomed Eng. 1999; 46(3):340–352
[66] Tien HC, Linthicum FH, Jr. Histopathologic changes in the vestibule after cochlear implantation. Otolaryngol Head Neck Surg. 2002; 127(4):260–264
[67] Chen X, Chen X, Zhang F, Qin Z. Influence of cochlear implantation on vestibular function. Acta Otolaryngol. 2016; 136(7):655–659
[68] Katsiari E, Balatsouras DG, Sengas J, Riga M, Korres GS, Xenelis J. Influence of cochlear implantation on the vestibular function. Eur Arch Otorhinolaryngol. 2013; 270(2):489–495
[69] Krause E, Louza JPR, Wechtenbruch J, Gürkov R. Influence of cochlear implantation on peripheral vestibular receptor function. Otolaryngol Head Neck Surg. 2010; 142(6):809–813
[70] Robard L, Hitier M, Lebas C, Moreau S. Vestibular function and cochlear implant. Eur Arch Otorhinolaryngol. 2015; 272(3):523–530
[71] Ibrahim I, da Silva SD, Segal B, Zeitouni A. Effect of cochlear implant surgery on vestibular function: meta-analysis study. J Otolaryngol Head Neck Surg. 2017; 46(1):44
[72] Ajalloueyan M, Saeedi M, Sadeghi M, Zamiri Abdollahi F. The effects of cochlear implantation on vestibular function in 1–4 years old children. Int J Pediatr Otorhinolaryngol. 2017; 94:100–103
[73] Cushing SL, Gordon KA, Rutka JA, James AL, Papsin BC. Vestibular end-organ dysfunction in children with sensorineural hearing loss and cochlear implants: an expanded cohort and etiologic assessment. Otol Neurotol. 2013; 34(3):422–428

[74] Devroede B, Pauwels I, Le Bon SD, Monstrey J, Mansbach AL. Interest of vestibular evaluation in sequentially implanted children: preliminary results. Eur Ann Otorhinolaryngol Head Neck Dis. 2016; 133 Suppl 1:S7–S11
[75] Jacot E, Van Den Abbeele T, Debre HR, Wiener-Vacher SR. Vestibular impairments pre- and post-cochlear implant in children. Int J Pediatr Otorhinolaryngol. 2009; 73(2):209–217
[76] Thierry B, Blanchard M, Leboulanger N, et al. Cochlear implantation and vestibular function in children. Int J Pediatr Otorhinolaryngol. 2015; 79 (2):101–104
[77] Igarashi M, Saito R, Mizukoshi K, Alford BR. Otoconia in young and elderly persons: a temporal bone study. Acta Otolaryngol Suppl. 1993; 504:26–29
[78] Walther LE, Westhofen M. Presbyvertigo-aging of otoconia and vestibular sensory cells. J Vestib Res. 2007; 17(2–3):89–92
[79] Merchant SN, Velázquez-Villaseñor L, Tsuji K, Glynn RJ, Wall C, III, Rauch SD. Temporal bone studies of the human peripheral vestibular system. Normative vestibular hair cell data. Ann Otol Rhinol Laryngol Suppl. 2000; 181:3–13
[80] Park JJ, Tang Y, Lopez I, Ishiyama A. Age-related change in the number of neurons in the human vestibular ganglion. J Comp Neurol. 2001; 431(4): 437–443
[81] Velázquez-Villaseñor L, Merchant SN, Tsuji K, Glynn RJ, Wall C, III, Rauch SD. Temporal bone studies of the human peripheral vestibular system. Normative Scarpa's ganglion cell data. Ann Otol Rhinol Laryngol Suppl. 2000; 181: 14–19
[82] Su HC, Huang TW, Young YH, Cheng PW. Aging effect on vestibular evoked myogenic potential. Otol Neurotol. 2004; 25(6):977–980
[83] Nguyen KD, Welgampola MS, Carey JP. Test-retest reliability and age-related characteristics of the ocular and cervical vestibular evoked myogenic potential tests. Otol Neurotol. 2010; 31(5):793–802
[84] Rosengren SM, Govender S, Colebatch JG. Ocular and cervical vestibular evoked myogenic potentials produced by air- and bone-conducted stimuli: comparative properties and effects of age. Clin Neurophysiol. 2011; 122(11): 2282–2289
[85] Piker EG, Jacobson GP, Burkard RF, McCaslin DL, Hood LJ. Effects of age on the tuning of the cVEMP and oVEMP. Ear Hear. 2013; 34(6):e65–e73
[86] Buchman CA, Joy J, Hodges A, Telischi FF, Balkany TJ. Vestibular effects of cochlear implantation. Laryngoscope. 2004; 114 10, Pt 2, Suppl 103:1–22
[87] Chiong CM, Nedzelski JM,McIlmoyl LD, Shipp DB. Electro-oculographic findings pre- and post-cochlear implantation. J Otolaryngol. 1994; 23(6):447–449
[88] Huygen PLM, van den Broek P, Spies TH, Mens LHM, Admiraal RJC. Does intracochlear implantation jeopardize vestibular function? Ann Otol Rhinol Laryngol. 1994; 103(8, Pt 1):609–614
[89] Krause E, Wechtenbruch J, Rader T, Gürkov R. Influence of cochlear implantation on sacculus function. Otolaryngol Head Neck Surg. 2009; 140(1):108–113
[90] Szirmai A, Ribári O, Répássy G. Air caloric computer system application in monitoring vestibular function changes after cochlear implantation. Otolaryngol Head Neck Surg. 2001; 125(6):631–634
[91] Forge A, Becker D, Casalotti S, Edwards J, Marziano N, Nevill G. Gap junctions in the inner ear: comparison of distribution patterns in different vertebrates and assessement of connexin composition in mammals. J Comp Neurol. 2003; 467(2):207–231
[92] Kasai M, Hayashi C, Iizuka T, et al. Vestibular function of patients with profound deafness related to GJB2 mutation. Acta Otolaryngol. 2010; 130(9): 990–995
[93] Akdogan O, Selcuk A, Ozcan I, Dere H. Vestibular nerve functions in children with auditory neuropathy. Int J Pediatr Otorhinolaryngol. 2008; 72(3):415–419
[94] Martin W, Jelsma J, Rogers C. Motor proficiency and dynamic visual acuity in children with bilateral sensorineural hearing loss. Int J Pediatr Otorhinolaryngol. 2012; 76(10):1520–1525
[95] Suarez H, Angeli S, Suarez A, Rosales B, Carrera X, Alonso R. Balance sensory organization in children with profound hearing loss and cochlear implants. Int J Pediatr Otorhinolaryngol. 2007; 71(4):629–637
[96] Inoue A, Iwasaki S, Ushio M, et al. Effect of vestibular dysfunction on the development of gross motor function in children with profound hearing loss. Audiol Neurotol. 2013; 18(3):143–151
[97] Rine RM, Cornwall G, Gan K, et al. Evidence of progressive delay of motor development in children with sensorineural hearing loss and concurrent vestibular dysfunction. Percept Mot Skills. 2000; 90(3, Pt 2):1101–1112
[98] De Kegel A, Maes L, Baetens T, Dhooge I, VanWaelvelde H. The influence of a vestibular dysfunction on the motor development of hearing-impaired children. Laryngoscope. 2012; 122(12):2837–2843
[99] Güven H, Bayır O, Aytaç E, Ozdek A, Comoğlu SS, Korkmaz H. Vestibularevoked myogenic potentials, clinical evaluation, and imaging findings in multiple sclerosis. Neurol Sci. 2014; 35(2):221–226
[100] Gazioglu S, Boz C. Ocular and cervical vestibular evoked myogenic potentials in multiple sclerosis patients. Clin Neurophysiol. 2012; 123(9):1872–1879
[101] Skorić MK, Adamec I, Mađarić VN, Habek M. Evaluation of brainstem involvement in multiple sclerosis. Can J Neurol Sci. 2014; 41(3):346–349
[102] Leigh R, Zee D. The Neurology of Eye Movements. 4th ed. New York, NY: Oxford University Press; 2006
[103] Rosengren SM, Colebatch JG. Ocular vestibular evoked myogenic potentials are abnormal in internuclear ophthalmoplegia. Clin Neurophysiol. 2011; 122(6):1264–1267
[104] Sauerbier A, Qamar MA, Rajah T, Chaudhuri KR. New concepts in the pathogenesis and presentation of Parkinson's disease. Clin Med (Lond). 2016; 16 (4):365–370
[105] de Natale ER, Ginatempo F, Paulus KS, et al. Paired neurophysiological and clinical study of the brainstem at different stages of Parkinson's disease. Clin Neurophysiol. 2015; 126(10):1871–1878
[106] Aoki M, Sakaida Y, Tanaka K, Mizuta K, Ito Y. Evidence for vestibular dysfunction in orthostatic hypotension. Exp Brain Res. 2012; 217(2):251–259
[107] Lin K-Y, Wang S-J, Young Y-H. Vestibular-evoked myogenic potential tests in orthostatic dizziness. Clin Auton Res. 2012; 22(6):281–287
[108] Makowiec KF, Piker EG, Jacobson GP, Ramadan NM, Roberts RA. Ocular and cervical vestibular evoked myogenic potentials in patients with vestibular migraine. Otol Neurotol. 2018; 39(7):e561–e567
[109] Özge A, Aydinlar E, Tasdelen B. Grey zones in the diagnosis of adult migraine without aura based on the International Classification of Headache Disorders- III beta: exploring the covariates of possible migraine without aura. Pain Res Manag. 2015; 20(1):e1–e7
[110] Lempert T, Olesen J, Furman J, et al. Vestibular migraine: diagnostic criteria. J Vestib Res. 2012; 22(4):167–172
[111] International Headache Society. Headache Classification Committee of the International Headache Society (IHS) The International Classification of Headache Disorders, 3rd edition. Cephalalgia. 2018; 38(1):1–211
[112] Zaleski A, Bogle J, Starling A, et al. Vestibular evoked myogenic potentials in patients with vestibular migraine. Otol Neurotol. 2015; 36(2):295–302
[113] Eisenberg MA, Meehan WP, III, Mannix R. Duration and course of postconcussive symptoms. Pediatrics. 2014; 133(6):999–1006
[114] Zhou G, Brodsky JR. Objective vestibular testing of children with dizziness and balance complaints following sports-related concussions. Otolaryngol Head Neck Surg. 2015; 152(6):1133–1139
[115] Akin FW, Murnane OD. Head injury and blast exposure: vestibular consequences. Otolaryngol Clin North Am. 2011; 44(2):323–334, viii
[116] Moran RN, Covassin T, Wallace J. Premorbid migraine history as a risk factor for vestibular and oculomotor baseline concussion assessment in pediatric athletes. J Neurosurg Pediatr. 2019; 23(4):465–470

17 Avaliação da Função Auditiva Central

Teri James Bellis ▪ Samuel R. Atcherson

Resumo

Este capítulo explora o papel fundamental dos potenciais evocados auditivos (AEPs) na avaliação da função auditiva central. O potencial evocado auditivo de tronco encefálico (ABR) avalia o nervo auditivo e as vias do tronco encefálico, informando diagnósticos que vão desde distúrbios auditivos até patologias neurológicas. A resposta de média latência (MLR) pode fornecer algumas pistas sobre o estado das estruturas corticais e subcorticais. A resposta de latência tardia (LLR) e o potencial relacionado com eventos P300 aprofundam os aspectos corticais e as funções cognitivas. A compreensão da importância clínica e das limitações desses AEPs garante uma abordagem holística para a avaliação auditiva central abrangente, promovendo a melhoria da testagem, do diagnóstico e dos resultados de intervenções nos locais de lesão, bem como dos resultados do gerenciamento. No final do capítulo, são apresentados casos ilustrativos.

Palavras-chave: função auditiva central, cérebro, transtorno do processamento auditivo central, potencial evocado auditivo do tronco encefálico, resposta de média latência, resposta de latência tardia, P300

17.1 Introdução

Uma das aplicações mais importantes, porém, subestimada e amplamente subutilizada, dos potenciais evocados auditivos (AEPs) é a avaliação da função auditiva central d o tronco encefálico até o córtex. Embora a maioria dos profissionais esteja familiarizada com o uso do potencial evocado auditivo de tronco encefálico (ABR) no diagnóstico diferencial de distúrbios como tumores do VIII nervo craniano e/ou do tronco encefálico e transtorno do espectro da neuropatia auditiva (ANSD; consulte o Capítulo 15), poucos conhecem o uso de potenciais evocados adicionais e relacionados com eventos na avaliação das vias talamocorticais, corticais e relacionadas ou com o uso de estímulos complexos para avaliar a função do sistema nervoso auditivo central (CANS). Este capítulo discutirá a aplicação clínica dos AEPs na avaliação da integridade neural em todo o CANS. Especificamente, descreveremos brevemente os usos clínicos comuns do ABR, da resposta de média latência (MLR), da resposta de latência tardia (LLR) e do potencial relacionado a eventos P300. Como o CANS pode ser afetado de várias maneiras além de tumores, uma seção separada se concentrará em algumas patologias que podem afetar um ou mais dos AEPs listados neste capítulo.

17.2 Limitações dos Potenciais Evocados Auditivos na Avaliação da Função Auditiva Central

Antes de abordar a administração e a interpretação dos vários AEPs à nossa disposição, algumas considerações iniciais devem ser levadas em conta. Elas incluem as limitações dessas medidas na avaliação da função do CANS e a consideração de em que circunstâncias a avaliação dos AEPs deve ser realizada. Muitos artigos e capítulos de livros terminam com uma discussão sobre as limitações; entretanto, é importante entender desde o início as limitações dos AEPs na avaliação da função auditiva central. Para compreender essas limitações, é fundamental que o profissional esteja ciente de que esses potenciais medem a sincronia neural, ou seja, a capacidade dos grupos de neurônios de disparar juntos no tempo. Embora essa sincronia seja fundamental para o processamento auditivo e a percepção da fala, essas medições podem ser totalmente normais em indivíduos com déficits que não estão especificamente relacionados com sincronia neural, mas que ainda levam a dificuldades auditivas significativas e outras relacionadas, tanto em crianças quanto em adultos (p. ex., distúrbios do processamento auditivo central [DPAC]). Além disso, os testes de AEP podem não ser possíveis em casos de perda auditiva periférica significativa, embora – para os componentes mais tardios – medidas confiáveis possam ser obtidas desde que o estímulo seja audível para o ouvinte.

Uma limitação adicional é que quanto mais tarde o AEP em questão, mais endógeno ele é. Isso significa que o estado do sujeito (p. ex., comatoso, dormindo, acordado ou prestando atenção ativa) terá um efeito substancial nos potenciais posteriores além do ABR. Isso tem implicações para os médicos, pois, para avaliar completamente as vias auditivas centrais além do tronco encefálico, os pacientes geralmente precisam estar acordados e, para alguns AEPs, ter a capacidade de prestar atenção ativa aos estímulos. Embora esse seja um problema menor com adultos cooperativos, isso pode apresentar dificuldades únicas ao avaliar crianças e populações difíceis de testar.

> **Pérola**
>
> Alguns pacientes têm dificuldade para permanecer sentados durante o teste de potencial evocado. Uma solução para esse dilema é permitir que a criança ou o adulto assista a programas ou filmes de sua escolha ou se envolva em outra atividade (p. ex., aplicativos de jogos) durante o teste, desde que consiga permanecer imóvel durante o exame. Seria fácil usar uma televisão e um dispositivo de *streaming*, um *tablet* inteligente ou um *smartphone*. Descobrimos que essa abordagem é extremamente útil na avaliação até mesmo de crianças muito pequenas. Para minimizar a influência das fontes de ruído acústico e elétrico, recomendamos o uso de legendas ou legendas (e/ou baixos níveis de áudio) e não recomendamos o uso de aparelhos de DVD portáteis.

Falando de crianças, é igualmente fundamental reconhecer o impacto da maturação nos AEPs. Costuma-se dizer que os potenciais tardios (ou seja, MLR, LLR e P300) não podem ser obtidos de forma confiável em crianças com menos de 10 anos de idade ou até mais. Embora seja verdade que esses potenciais não atingem uma apresentação semelhante à de um adulto até aproximadamente essa idade, é totalmente possível obter essas respostas em crianças muito mais jovens. No entanto, o clínico deve estar familiarizado com a aparência de uma resposta "típica" em crianças mais novas, bem como com os parâmetros que devem ser modificados para maximizar as respostas das crianças mais novas. Além disso, o efeito do estado do paciente é maior em crianças pequenas, o que torna fundamental que o examinador monitore o estado do paciente ao testar qualquer paciente, mas especialmente ao testar crianças pequenas.

Uma última limitação no uso dos AEPs para avaliar a função auditiva central em crianças e adultos é a falta de disponibilidade de equipamentos clínicos. Em primeiro lugar, embora muitos audiologistas clínicos possam ter equipamentos para avaliar o ABR evocado por clique ou *tone burst* para fins auditivos e neurológicos, uma proporção significativamente menor de clínicos tem a capacidade de avaliar adequadamente os níveis mais altos do CANS. Um fator que contribui para essa escassez de disponibilidade é, simplesmente, o custo do equipamento, o que impede que muitos profissionais em exercício adquiram esse equipamento. Outro fator, talvez ainda mais crítico, é o fato de que pouquíssimos fabricantes de equipamentos eletrofisiológicos auditivos fornecem gravações multicanais (ou seja, pelo menos 3 ou 4), sendo que a maioria se limita a gravações de dois canais. Como será visto neste capítulo, o uso de registros de três ou quatro canais é absolutamente necessário para a interpretação ideal das respostas de MLR e LLR. Assim, apesar da utilidade dessas medições na audiologia clínica, pode ser difícil para os pacientes localizarem profissionais em sua região que sejam capazes de fornecer esses serviços.

Apesar dessas limitações, os AEPs têm um papel único e importante na audiologia clínica como a única medida que avalia o tempo da função neural no CANS e na demonstração objetiva dos distúrbios do CANS. Deve-se lembrar que a "audição" não se limita à cóclea; ela se estende por todo o cérebro. Para avaliar verdadeiramente a "audição", é preciso ser capaz de avaliar todos os níveis do CANS, especialmente naqueles que apresentam dificuldades auditivas que não podem ser explicadas apenas com base na função auditiva periférica.

17.3 Quando Devem Ser Usados os Potenciais Evocados Auditivos?

Antes de abordar a realização e a interpretação de AEPs específicos na avaliação da função do CANS, é útil considerar quando essas medidas são necessárias. Essa questão é relativamente simples quando se considera o ABR neurológico padrão, evocado por clique, que deve ser recomendado sempre que houver suspeita de uma patologia retrococlear. Isso incluiria todos os casos em que qualquer um dos seguintes "sinais de alerta" for observado: (1) perda auditiva sensorioneural assimétrica em altas frequências; (2) índices de reconhecimento de fala assimétricos ; (3) perda auditiva sensorioneural súbita, especialmente se unilateral; (4) zumbido assimétrico de origem recente; (4) sintomas vestibulares, como tontura ou desequilíbrio; e (5) quando os reflexos acústicos estão elevados ou ausentes na orelha de estímulo ou na condição contralateral.

A resposta sobre quando usar a MLR, a LLR, o P300 e outros AEPs além do ABR não é, entretanto, tão simples, embora alguns tenham recomendado que eles sempre devam ser usados em todas as avaliações do processamento auditivo central, especialmente a MLR.[1] Essa abordagem é problemática, entretanto, pois essas avaliações nem sempre são necessárias. Um exemplo clássico disso é quando os achados auditivos centrais comportamentais forneceram informações suficientes para orientar as recomendações de intervenção para uma criança ou adulto com suspeita de DPAC. Em geral, os AEPs não fornecerão informações adicionais que informariam a intervenção e o acompanhamento nesses casos e, como tal, não seriam considerados necessários do ponto de vista médico ou educacional para a prestação de cuidados adequados ao paciente. Se os AEPs forem incluídos na bateria de testes do CAPD e os achados forem anormais, o teste de AEP de acompanhamento poderá fornecer evidências objetivas de mudanças na intervenção comportamental se os resultados forem inicialmente anormais.[2]

Uma abordagem razoável para determinar se uma avaliação abrangente do AEP é indicada é que ela deve ser considerada sempre que for necessária uma demonstração objetiva da disfunção do CANS, como a seguir: (1) quando houver suspeita ou conhecimento de uma lesão ou patologia neurológica franca (p. ex., indivíduos com traumatismo cranioencefálico [TBI], doença neurodegenerativa, possível lesão com efeito de massa , veteranos que sofreram exposição a explosões ou outros traumas); (2) quando os testes auditivos centrais comportamentais forem normais, apesar da suspeita de déficits perceptuais auditivos (p. ex., CAPD) e da presença de audição e aprendizado concomitantes, CAPD) e a presença de sequelas concomitantes de audição e aprendizado;[2-4] (3) quando o teste auditivo central comportamental não é viável ou são obtidos resultados não confiáveis/equívocos (p. ex., crianças pequenas, indivíduos com deficiências de desenvolvimento intelectual); e (4) para casos médico-legais.[5] Em todos esses casos, bem como em outras instâncias selecionadas, os AEPs fornecem um complemento valioso para a avaliação comportamental do CANS (quando possível), bem como para a avaliação comportamental e fisiológica do sistema auditivo periférico. O restante deste capítulo discutirá a realização e a interpretação dessas medidas e fornecerá estudos de casos ilustrativos para ajudar os leitores a aplicar as informações aqui apresentadas a pacientes do mundo real.

17.4 Potencial Evocado Auditivo de Tronco Encefálico

Normalmente, o ABR é observado nos primeiros 10 milissegundos após um estímulo sonoro. Essa resposta é gerada predominantemente pelas estruturas neurais da via auditiva localizada no nível do tronco encefálico. Alguns dos principais locais de geração incluem o nervo coclear (onda I), os núcleos cocleares (onda II), o complexo olivar superior (onda III), o lemnisco lateral (onda IV) e o colículo inferior (onda V). Ao estudar o ABR, os profissionais obtêm percepções essenciais sobre a integridade funcional do nervo auditivo e das vias do tronco encefálico, contribuindo significativamente para o diagnóstico e o gerenciamento de vários distúrbios auditivos.

O ABR padrão reflete a sincronia neural nos níveis do VIII nervo craniano, que continua muito bem até o nível do colículo inferior. Ao empregar o ABR para fins de neurodiagnóstico, o objetivo é avaliar a integridade do *timing* neural nessas estruturas e ajudar na identificação do local da lesão. Atualmente, o clique de 100 microssegundos e, ocasionalmente, o estímulo *chirp*, são usados com frequência para fins de neurodiagnóstico.

17.4.1 Montagem de Eletrodos e Parâmetros de Registro

Os efeitos de parâmetros específicos de registro no ABR foram abordados em outras partes deste livro (consulte os Capítulos 2 e 6). Embora não seja estritamente necessário, nem universal, para fins de neurodiagnóstico, recomendamos uma montagem de dois canais com o eletrodo não inversor colocado na linha média (Cz) e o eletrodo inversor colocado em cada lóbulo da orelha (A1, à esquerda, e A2, à direita). O eletrodo terra geralmente é colocado na fronte (p. ex., Fz ou Fpz). Com o registro de ambos os canais, a orelha de estimulação dará origem ao ABR ipsilateral, enquanto o outro canal dará origem ao ABR contralateral (nenhuma onda I será registrada no ABR contralateral). O uso de uma montagem de dois canais pode ser útil para elucidar a latência absoluta da onda V, pois o complexo IV/V costuma ser mais separado no registro contralateral em comparação com o registro ipsilateral. Isso pode ajudar o clínico a determinar o ponto em que deve medir a latência absoluta da onda V no registro ipsilateral quando ela se apresenta como parte de um complexo arredondado ou como um sutil "ombro" ou "joelho".

Com relação à taxa de estímulo, o ABR pode ser obtido tanto em taxas de estimulação "lentas" (p. ex., 11,1-37,1/s) para otimizar a morfologia da resposta quanto em taxas de estimulação "rápidas" (p. ex., 51,1-91,1/s) para avaliar as respostas quando o sistema está estressado. Uma taxa "lenta" mais alta (31,1/s) é útil para fins de eficiência de tempo; ela pode ser reduzida se os componentes da resposta forem difíceis de identificar nessa taxa. Deve-se observar que a taxa de apresentação do estímulo é frequentemente uma questão de preferência clínica. Os leitores são direcionados à ▶ Fig. 6.1 no Capítulo 6 para ver um exemplo dos ABRs de taxa lenta e rápida. O número total de apresentações de estímulos geralmente fica em torno de 2.000.

Como o objetivo de um ABR de neurodiagnóstico não é determinar o limiar, um nível de alta intensidade é usado (ou seja, 75-95 dB nHL) para otimizar a capacidade de obter a onda I. A capacidade de obter a onda I, que é fundamental para a análise das latências entre ondas, depende muito da sensibilidade auditiva do paciente na região de 2.000 a 4.000 Hz. Se a onda I não puder ser identificada mesmo com altas intensidades de estímulo, uma montagem horizontal (orelha ipsilateral referenciada à orelha contralateral) ou o uso de um eletrodo de meato acústico externo pode ser útil.

17.4.2 Análise de Respostas

Os índices mais comumente usados para distúrbios do VIII nervo craniano e do tronco encefálico baixo são a presença ou ausência de componentes de resposta, especialmente a onda V; latências absolutas das ondas I, III e V em milissegundos; e cálculos de intervalos entre ondas (I-III, III-V e I-V) em milissegundos. Embora as amplitudes absolutas em microvolts (μv) forneçam poucas informações críticas, a análise da relação de amplitude V/I (com uma relação > 1 sendo considerada dentro dos limites normais) tem se mostrado útil. Análises adicionais incluem a diferença de latência da onda V interaural (IT5; por exemplo, 0,2 a 0,4 ms) e a consideração da morfologia geral da resposta e da replicabilidade.

17.4.3 Usos Comuns da Função Auditiva Central do Potencial Evocado Auditivo de Tronco Encefálico

Como medida da integridade neural funcional do VIII nervo craniano e do tronco encefálico inferior, o ABR é sensível a uma variedade de distúrbios nessa região, desde lesões com efeito de massa até doenças desmielinizantes/neurodegenerativas e traumas. O efeito desses distúrbios no ABR neurodiagnóstico depende tanto da natureza do distúrbio quanto do local da lesão.

Quando registrado e interpretado adequadamente, o ABR é altamente sensível à detecção de lesões com efeito de massa no oitavo nervo craniano, no ângulo ponto-cerebelar (ou CPA) e em outras regiões das vias auditivas no tronco encefálico. O mais comum deles é o schwannoma vestibular (ou neuroma acústico); no entanto, outros tipos de tumores também podem ocorrer nessas áreas, inclusive meningiomas, gliomas, hemangioblastomas e outros que não necessariamente se originam do oitavo nervo craniano. Também é prudente lembrar que os tumores de tronco encefálico não se limitam à população adulta; os médicos devem estar atentos aos sinais de alerta de lesões que ocupam espaço também na população pediátrica.

Os tumores do VIII nervo craniano ou do tronco encefálico que envolvem as vias auditivas podem afetar o ABR de várias maneiras. Mais comumente, eles terão um impacto nas latências absolutas e entre ondas dos componentes de resposta do ABR, bem como em outras medições. Os efeitos dessas patologias retrococleares no ABR geralmente são unilaterais e podem incluir o seguinte:

- Aumento nas latências absolutas dos componentes de resposta centrais à lesão. Portanto, uma lesão do VIII nervo craniano ou uma que envolva o núcleo coclear aumentaria as latências absolutas das ondas III (e, normalmente, V), enquanto uma lesão acima do nível do núcleo coclear aumentaria a latência absoluta da onda V.
- Consequentemente, o intervalo entre ondas de I a III (e I-V) geralmente será prolongado em tumores do VIII nervo craniano e do tronco encefálico baixo. Os tumores de tronco encefálico alto resultarão em um prolongamento do intervalo III a V (e I-V). É importante observar que, embora a latência absoluta da onda II raramente seja medida, pois é difícil identificá-la com segurança, o intervalo I a II demonstrou ser o critério anatomicamente mais específico para diferenciar as lesões do VIII par craniano das lesões pontinas baixas.[6,7] Além disso, é possível encontrar um intervalo entre ondas I a V que esteja dentro dos limites normais, mesmo que o intervalo I a III ou III a V esteja prolongado, desde que o intervalo correspondente seja mais curto do que o típico. Portanto, o indicador mais sensível de patologia relacionado à latência é um intervalo I a III ou III a V prolongado, mesmo na presença de um intervalo I a V normal.[8]
- Os componentes de resposta esperados podem estar ausentes ou apresentar morfologia e replicabilidade muito ruins além do local da lesão (ou seja, além das ondas I ou II em lesões baixas do tronco encefálico e além da onda III em lesões altas do tronco encefálico).
- Em indivíduos neurotípicos acima de 18 meses de idade, a amplitude da onda V é maior do que a da onda I; no entanto, há uma variabilidade substancial entre os sujeitos na relação de amplitude V/I. Portanto, em tumores do VIII nervo craniano ou do tronco cerebral, a relação de amplitude V/I pode ser menor que 1.

Considerações Especiais

Há um interesse crescente em usar estímulos de *chirp* em vez do estímulo de clique de 100 microssegundos para registrar ABRs. Enquanto os cliques têm energia máxima entre 2.000 e 4.000 Hz, os *chirps* podem recrutar mais respostas do nervo auditivo de regiões de frequência muito mais amplas do que a faixa limitada do clique. Como resultado, os estímulos de *chirp* geralmente têm amplitudes de ABR maiores nos mesmos níveis de intensidade, mas produzem resultados de latência comparáveis. Para a detecção de tumores, os examinadores podem escolher estímulos de clique ou *chirp* como critérios de latência. Para os critérios de amplitude, talvez sejam necessárias mais pesquisas porque os *chirps* podem aumentar a amplitude, enquanto os tumores podem reduzir ou obliterar as amplitudes.

Considerações Especiais

Juntamente com um exame audiológico abrangente, os ABRs anormais com suspeita de tumores podem levar a um encaminhamento para a imagem de ressonância magnética (MRI). A MRI é considerada o procedimento diagnóstico padrão ouro para a detecção de tumores acústicos ou schwannomas vestibulares devido à sua capacidade incomparável de visualizar tecidos moles e estruturas nervosas em alta resolução.

Além disso, ele pode distinguir esses tumores benignos de outras condições de aparência semelhante devido às características exclusivas dos tumores, oferecendo assim um diagnóstico preciso e informando os planos de tratamento. Essa sensibilidade e especificidade superiores tornam a MRI indispensável na detecção e no gerenciamento dessas condições.

Pérola

Quando um profissional opta por solicitar o ABR em um caso de diagnóstico, a morfologia pode seguir padrões previsíveis com base no local da lesão. Outras vezes, a morfologia desafia as expectativas, produzindo um novo achado ou um resultado normal. Os profissionais são incentivados a tirar proveito de pesquisas clínicas e estudos de caso publicados (ou até mesmo a publicar um estudo próprio) na tentativa de esclarecer suas próprias observações clínicas.

17.4.4 Resposta Auditiva Complexa do Tronco Cerebral

O ABR de sons complexos (cABR) é um estímulo eletrofisiológico avançado e uma técnica desenvolvida por Skoe e Kraus[9] e Anderson e Kraus.[10] Esse método inovador vai além do tradicional ABR evocado por clique para avaliar o processamento neural e a codificação de estímulos auditivos complexos no tronco encefálico. O cABR mede as respostas do cérebro a estímulos semelhantes à fala que mudam rapidamente (ou seja, /da/sintético), capturando a capacidade do cérebro de codificar características temporais e espectrais do som. Ao analisar as respostas neurais a esses estímulos complexos, o cABR fornece informações valiosas sobre as habilidades de processamento auditivo do cérebro, especialmente em situações auditivas desafiadoras para pacientes com e sem perda auditiva. Ele tem sido usado para investigar déficits de processamento auditivo, desempenho em ruído de fundo e os efeitos de várias intervenções na função auditiva. Alguns profissionais empregam o cABR para avaliar indivíduos com dificuldades de linguagem e aprendizado, pois ele oferece uma medida de processamento auditivo ecologicamente mais válida do que o ABR tradicional.

17.5 Resposta de Média Latência

A MLR ocorre aproximadamente 10 a 50 milissegundos após um estímulo sonoro. Acredita-se que essa resposta específica seja gerada por uma rede complexa de estruturas neurais nas vias auditivas, e não em um único local. Os locais comuns de geração incluem o colículo inferior, as conexões talamocorticais e o córtex auditivo primário, com contribuições significativas das vias auditivas ipsilaterais e contralaterais. A MLR fornece informações valiosas sobre a integridade dessas estruturas subcorticais e corticais, desempenhando um papel crucial nas avaliações clínicas da função auditiva.

Normalmente, as MLRs são evocadas com o uso de estímulos de clique ou *tone burst* de 100 microssegundos. A MLR é menos dependente da sincronia neural em comparação com os AEPs precoces, mas ainda há dependência suficiente para que os estímulos *chirp* aumentem as amplitudes gerais do MLR. Em contraste com muitos outros AEPs, o MLR é especialmente sensível à intensidade do estímulo. Ou seja, altos níveis de intensidade podem levar ao registro do reflexo do músculo auricular posterior (PAMR), que contém energia de resposta na mesma região da MLR. É por esse motivo que a intensidade do estímulo deve ser ≤ 70 dB nHL. Devido à sua maior caracterização como resposta endógena, o registro da MLR geralmente é realizado com os olhos abertos (peça ao paciente para relaxar e olhar fixamente para um ponto na parede). As MLRs podem ser registrados em sono leve, mas isso é muito mais difícil de monitorar nos pacientes.

17.5.1 Parâmetros de Registro e Montagem de Eletrodos

Os efeitos de parâmetros específicos de registro na MLR foram abordados em outras partes deste livro (consulte os Capítulos 2 e 9). É altamente recomendável que as MLRs sejam registradas com uma abordagem de três canais com eletrodos não inversores colocados em C3 (sobre o lobo temporal esquerdo), Cz (vértice) e C4 (sobre o lobo temporal direito) para fins de neurodiagnóstico, mas muitos sistemas clínicos modernos de AEP são limitados a dois canais. Se esse for o caso, os dois canais não inversores devem ser colocados em C3 e C4, o que permitirá que o clínico avalie as medidas padrão de latência e amplitude e realize um estudo hemisférico. O eletrodo de inversão pode ser colocado na orelha de estimulação (p. ex., A2 ao apresentar estímulos na orelha direita e A1 ao apresentar estímulos na orelha esquerda). Não recomendamos conectar eletricamente as duas orelhas, pois isso pode causar simetria forçada de MLR entre os dois hemisférios, o que pode dar uma falsa sensação de normalidade quando pode haver diferenças de neurodiagnóstico. Para um posicionamento na linha média, o nariz ou a nuca são outras opções de eletrodos invertidos. Por fim, o eletrodo terra pode ser colocado na fronte. Os protocolos clínicos recomendados, incluindo parâmetros de estímulo e registro, para obtenção e avaliação de MLRs podem ser revisados na ▶ Tabela 9.1 no Capítulo 9.

17.5.2 Análise de Respostas

Os componentes de MLR mais comumente usados são Na e Pa, com latências de aproximadamente 15 a 20 e 25 a 35 milissegundos, respectivamente. Além de avaliar a morfologia geral da MLR, a amplitude de pico a pico Na-Pa pode ser usada como uma medida poderosa para examinar os efeitos relacionados às orelhas e aos eletrodos (consulte a próxima seção).

17.5.3 Usos Comuns da Função Auditiva Central da Resposta de Latência Média

Além da análise típica da forma de onda da MLR marcando Na e Pa com uma avaliação da morfologia geral, a amplitude Na-Pa pico a pico pode ser um indicador poderoso de anormalidades neurológicas ao examinar possíveis efeitos de orelha e eletrodo. Um efeito relacionado à orelha ocorre quando a amplitude Na-Pa é maior em uma orelha de estimulação em comparação com a outra orelha de estimulação, independentemente dos locais dos eletrodos, e não é atribuível à perda auditiva. Um efeito relacionado aos eletrodos ocorre quando a amplitude Na-Pa é maior em um hemisfério em comparação com o outro hemisfério, independentemente da orelha de estimulação. O eletrodo para o qual o Na-Pa é menor é o local da lesão presumida. Geralmente, uma diferença de ≥ 50% é considerada diagnosticamente significativa para ambos os efeitos de orelha e eletrodo usando cada hemisfério e a orelha contralateral correspondente como medidas (p. ex., Na-Pa para C3 e orelha direita em comparação com Na-Pa para C4 e orelha esquerda).

17.6 Resposta de Latência Tardia

A LLR geralmente constitui o segmento final dos AEPs, normalmente observável próximo a 50 a 200 milissegundos após um estímulo auditivo. Diferentemente das respostas precoces, a LLR é gerada, principalmente, por áreas corticais, principalmente o córtex auditivo, embora outras áreas auditivas não primárias também contribuam, inclusive o córtex frontal (ou seja, atencional). Os principais locais de geração incluem o giro temporal superior e o giro de Heschl, que compreendem o córtex auditivo primário, e áreas adjacentes do córtex auditivo secundário. A avaliação da LLR fornece aos médicos informações valiosas sobre o processamento auditivo de ordem superior e a função cortical, permitindo que eles entendam e gerenciem melhor várias condições auditivas e neurológicas. Deve-se observar que a LLR tem muitos outros nomes na literatura que podem ser usados de forma intercambiável, por exemplo, LLR, resposta auditiva tardia (ALR), potencial evocado auditivo tardio (LAEP) e potencial evocado auditivo cortical (CAEP).

As LLRs são consideradas respostas obrigatórias, o que significa que podem ser evocadas por uma ampla variedade de estímulos, inclusive cliques, *tone bursts* e estímulos de fala de curta duração (reais ou sintéticos). De forma exclusiva, a LLR também pode ser evocada em estímulos contínuos que tenham qualquer alteração acústica perceptual variável no tempo. Por exemplo, a LLR pode surgir em breves intervalos (interrupções) em ruídos contínuos de banda larga ou banda estreita, uma mudança abrupta na amplitude ou na frequência em um estímulo contínuo (p. ex., 1.000 Hz mudando rapidamente para 2.000 Hz) ou até mesmo uma mudança nos estímulos de fala, como consoante-vogal.

17.6.1 Parâmetros de Registro e Montagem de Eletrodos

Os efeitos de parâmetros específicos de registro na LLR foram abordados em outras partes deste livro (consulte os Capítulos 2 e 10). Assim como ocorre com a MLR, é altamente recomendável que as LLRs sejam registradas com uma abordagem de três canais com eletrodos não inversores colocados em C3 (sobre o lobo temporal esquerdo), Cz (vértice) e C4 (sobre o lobo temporal direito) para fins de neurodiagnóstico, mas muitos sistemas clínicos modernos de AEP são limitados a dois canais. Se esse for o caso, o clínico tem duas opções: (1) realizar um estudo hemisférico semelhante a MLR ou (2) colocar um eletrodo não inversor em Cz (o local de interesse) com o outro eletrodo não inversor colocado acima ou abaixo de um olho para monitorar e rejeitar épocas contaminadas com *eyeblinks*. O eletrodo de inversão pode ser colocado na orelha de estimulação (p. ex., A2 ao apresentar estímulos na orelha direita e A1 ao apresentar estímulos na orelha esquerda). Novamente, não recomendamos conectar eletricamente as duas orelhas, pois isso pode causar uma simetria LLR forçada entre os dois hemisférios, o que pode dar uma falsa sensação de normalidade quando pode haver diferenças de neurodiagnóstico. Para um posicionamento em linha média, o nariz e a nuca são outras opções de eletrodos invertidos. Por fim, o eletrodo terra pode ser colocado na fronte. Os protocolos clínicos recomendados, incluindo parâmetros de estímulo e registro, para a obtenção e avaliação das LLRs podem ser revisados na ▶ Tabela 10.1 no Capítulo 10.

17.6.2 Análise de Respostas

Em geral, os componentes P1, N1 e P2 são marcados para medidas absolutas de latência e amplitude, e a amplitude de pico a pico de N1-P2 é calculada. As latências esperadas são de cerca de 50 milissegundos para P1, 90 a 110 milissegundos para N1 e 180 a 220 milissegundos para P2.

17.6.3 Usos Comuns da Função Auditiva Central da Resposta de Latência Tardia

Conforme indicado anteriormente, a LLR pode fornecer informações sobre a integridade e a função do CANS. Os componentes da LLR são de grande interesse em doenças neurológicas, como Alzheimer, esquizofrenia e TBI, onde frequentemente apresentam alterações na latência e na amplitude. As LLRs podem detectar danos ou anormalidades neurais que outros testes auditivos podem ignorar, contribuindo assim para a identificação e o tratamento precoces de distúrbios neurológicos.

A maturação auditiva é outra área em que as LLRs desempenham papel importante. Ao examinar a LLR de bebês e crianças, os profissionais de saúde podem acompanhar o desenvolvimento das vias auditivas e do processamento auditivo cortical. A maturação dessas vias, refletida nas latências progressivamente mais curtas e nas amplitudes crescentes dos componentes da LLR, é uma parte essencial do desenvolvimento normal da audição. Desvios do padrão típico de maturação podem indicar CAPD ou atrasos no neurodesenvolvimento, e a detecção precoce pode levar a uma intervenção precoce e a melhores resultados.

As LLRs podem servir como uma medida objetiva da função auditiva em reivindicações de indenização por acidente de trabalho. Por exemplo, após a exposição ao ruído ocupacional, um indivíduo pode alegar ter dificuldades auditivas apesar de ter limiares audiométricos normais. As LLRs podem ser usadas para avaliar a integridade neural das vias auditivas nesses casos. Se os parâmetros da LLR se desviarem da norma, isso pode indicar uma forma de disfunção auditiva como a sinaptopatia coclear, também conhecida como "perda auditiva oculta". Portanto, o uso das LLRs pode ajudar a fundamentar essas reivindicações e a determinar a indenização adequada para danos auditivos relacionados ao trabalho.

O ANSD é outra condição em que as LLRs são particularmente úteis. O ANSD é caracterizado por uma interrupção na transmissão neural do som do ouvido interno para o cérebro, o que pode levar a dificuldades na percepção da fala e na discriminação auditiva. Os pacientes com ANSD geralmente apresentam emissões otoacústicas normais, mas ABRs anormais ou ausentes, o que dificulta o diagnóstico. As LLRs podem fornecer mais informações sobre o processamento cortical e a resolução temporal nesses pacientes.

No âmbito dos transtornos do espectro do autismo (ASD), há um interesse crescente no uso das LLRs como ferramenta de diagnóstico e pesquisa. O autismo é frequentemente associado a anormalidades no processamento auditivo. Portanto, as LLRs fornecem uma medida objetiva para investigar esses processos auditivos atípicos. Certos componentes da LLR, como o P300, podem ser examinados quanto a diferenças de latência e amplitude entre indivíduos com ASD e controles neurotípicos. Essas variações podem fornecer informações sobre os mecanismos neurais subjacentes ao processamento auditivo no autismo. Além disso, alguns pesquisadores propõem que as medições de LLR podem ajudar a identificar subtipos de autismo com base em perfis de processamento auditivo, o que poderia abrir caminho para intervenções terapêuticas mais personalizadas e eficazes.

17.7 Potencial Relacionado com Eventos P300

O P300, às vezes chamado de P3, geralmente ocorre entre 250 e 500 milissegundos pós-estímulo. Ele é gerado como resultado de uma avaliação cognitiva dos estímulos auditivos, o que o torna valioso para avaliar as capacidades de processamento cognitivo. Acredita-se que os locais de geração do P300 estejam principalmente nos lobos frontal e parietal, com outras regiões, inclusive o lobo temporal, também contribuindo. Essa resposta é amplamente utilizada em ambientes clínicos e de pesquisa para estudar processos cognitivos, como atenção e memória, o que a torna uma ferramenta importante para a compreensão de uma variedade de condições neurológicas e cognitivas.

Em geral, o P300 é evocado em resposta a um estímulo infrequente (novo) apresentado de forma quase aleatória em um fundo de estímulos frequentes, geralmente apresentados em um nível de intensidade confortável. Por exemplo, o paciente pode ouvir rajadas de tom de 1.000 Hz apresentadas repetidamente (frequentes) e, de vez em quando, ouvir uma rajada de tom de 2.000 Hz (infrequente). O AEP com média de sinal incluiria apenas as respostas epocediais ao surto de tom de 2.000 Hz pouco frequente com um grande componente positivo em torno de 300 milissegundos. O AEP com média de sinal para a frequência de *tone bursts* de 1.000 Hz deve ser muito semelhante a LLR com picos de componentes de P1, N1 e P2. Para obter um P300 saliente, é necessário que haja um elemento de surpresa para o paciente. Uma boa regra geral é que os estímulos infrequentes sejam cerca de 15 a 20% do total combinado de estímulos frequentes e infrequentes (p. ex., 50 estímulos infrequentes para 200 estímulos frequentes). Embora os estímulos tonais sejam comumente usados na audiologia clínica, outros estímulos também podem ser empregados, como os estímulos de fala que diferem em um ou mais parâmetros acústicos (p. ex., /da/ e /ba/). O uso de estímulos infrequentes e frequentes para evocar o P300 também é chamado de paradigma *oddball*.

17.7.1 Montagem de Eletrodos e Parâmetros de Registro

Com exceção de alguns parâmetros, o registro do P300 compartilha muitas das mesmas características de eletrodo e registro da LLR (consulte a seção "Parâmetros de registro e montagem de eletrodos", bem como os Capítulos 2 e 10). Em geral, o local de interesse é Cz ou Pz (verificou-se que a amplitude máxima está em Pz), já que um canal de registro não inversor e um canal de rejeição de piscar de olhos são altamente recomendados. Se o sistema de AEP tiver mais de dois canais, os locais dos eletrodos Fz, C3 e C4 também podem ser adicionados.

17.7.2 Análise de Respostas

Após o cálculo da média do sinal de todas as épocas para o estímulo infrequente (p. ex., 2.000 Hz), a resposta primária de interesse é o componente P300. Em cérebros com funcionamento normal, o P300 deve aparecer como uma grande onda positiva que segue a LLR. A latência absoluta será de maior interesse, embora a amplitude absoluta (quando medida em relação à linha de base de 0-µV) também possa ser bastante valiosa na avaliação ou no monitoramento de alterações. Se o registro da média do sinal estiver disponível para o estímulo frequente (p. ex., 1.000 Hz), as medidas típicas da LLR também poderão ser obtidas para comparação.

17.7.3 Usos Comuns da Função Auditiva Central do P300

O P300 pode ser uma ferramenta poderosa para avaliar a função auditiva central e a função e as alterações relacionadas à cognição. Os usos comuns do P300 para a função auditiva central incluem (1) avaliação do processamento cognitivo de estímulos auditivos para indivíduos com TBI,[11,12] (2) adição a uma bateria de testes CAPD para avaliação e monitoramento do tratamento,[13,14] e (3) avaliação da gravidade do ASD na presença de ruído,[15] para citar alguns. Há pesquisas em desenvolvimento sobre o uso do P300 em usuários de implantes auditivos e cocleares. Por exemplo, há uma forte prova de conceito do uso do P300 para avaliar os benefícios do uso de um aparelho auditivo contralateral em usuários de implante coclear.[16] Especificamente, as amplitudes do P300 foram maiores e as latências foram mais curtas durante a audição bimodal em comparação com a audição apenas com o implante coclear. Uma revisão da literatura demonstrará rapidamente que o P300 foi explorado em uma variedade de outros distúrbios ou condições relacionadas com a saúde, que podem ou não estar relacionados com o CANS e com a função auditiva central. Por exemplo, o diabetes melito tipo 1 pode afetar muitos sistemas do corpo, inclusive os sistemas nervoso e auditivo, e pode resultar em P300 s com latências prolongadas e amplitude reduzida.[17]

Armadilha

Assim, os clínicos devem interpretar os resultados do P300 com certa cautela, pois também pode haver inúmeras influências não auditivas (Picton 1992).[18]

17.8 Outras Influências na Função Auditiva Central

Todos os AEPs mencionados neste capítulo podem ser drasticamente influenciados por várias patologias, como insultos vasculares, lesão cerebral, esclerose múltipla, zumbido e CAPD. Os insultos vasculares, como derrames e compressões microvasculares, podem interromper o suprimento de sangue para a via auditiva, causando respostas inconsistentes ou ausentes, o que apresenta desafios no tempo e na sequência das informações auditivas transmitidas. Os TBIs podem levar a alterações na resposta devido a danos nas vias neurais, geralmente resultando em uma latência de picos atrasada ou prolongada, reduções na amplitude ou ausência completa. Na esclerose múltipla, uma doença que causa desmielinização das células nervosas, uma ou mais áreas do sistema auditivo podem ser afetadas de forma crítica, e a gravidade ou o padrão variam muito entre os indivíduos.[19,20] Como os componentes iniciais do AEP (ou seja, exógenos) dependem muito mais dos componentes do AEP do disparo sincronizado das células nervosas, a perda de mielina diminui a velocidade de condução nervosa, causando um atraso ou a ausência de respostas, mas os componentes posteriores do AEP (ou seja, endógenos) podem não ser afetados (ou ser afetados em menor grau). Em muitos pacientes, ABRs normais são comuns, apesar de apresentarem déficits auditivos significativos, mas, em alguns casos, pode ser uma lesão no nível do tronco encefálico que resulta em problemas perceptuais posteriores nas vias auditivas e relacionadas. Compreender essas patologias e seus possíveis impactos na função auditiva central em vários níveis do sistema auditivo é fundamental para o diagnóstico e o gerenciamento adequados do paciente e, por fim, para o planejamento da intervenção.

Além das patologias físicas (visíveis e não visíveis), os AEPs também podem ser influenciados por vários medicamentos e agentes farmacêuticos. Durante uma avaliação audiológica ambulatorial, uma revisão dos medicamentos e do histórico de uso crônico de drogas ou álcool é importante para a interpretação final dos resultados. Por exemplo, o uso crônico de álcool (mesmo após a desintoxicação) pode resultar em formas de onda atípicas e variáveis do ABR em comparação com controles não alcoólicos, como componentes ausentes e relações de amplitude I/V alteradas.[21] Pode-se, então, avaliar a possível complicação na interpretação de um paciente com tumor que também é alcoólatra crônico. Em outros casos, podem ser administrados ou prescritos agentes anestésicos, como hidrato de coral, propofol e cetamina, que alteram alguns componentes do AEP, como latências prolongadas e amplitudes de redução. Por exemplo, o hidrato de coral tem pouco ou nenhum efeito no ABR,[22] mas pode causar latência prolongada e redução da amplitude da MLR.[23] Assim, é importante que os clínicos reconheçam o possível impacto de medicamentos e outros agentes farmacêuticos nos AEPs.

Pérola

É fundamental que os médicos aproveitem a grande quantidade de literatura disponível sobre como vários medicamentos podem influenciar os AEPs. Os medicamentos mais comumente usados geralmente são bem relatados.
Faça uma pesquisa em uma biblioteca ou na internet, ou procure a opinião do médico que está prescrevendo o exame. A compreensão dos possíveis efeitos dessas substâncias nos AEPs pode ajudar a evitar interpretações errôneas dos resultados, evitar possíveis danos à audição e otimizar o atendimento ao paciente.

Considerações Especiais

Os bloqueadores neuromusculares, também conhecidos como relaxantes musculares, influenciam principalmente a função muscular ao interromper a transmissão de impulsos neurais na junção neuromuscular esquelética. Em geral, eles não interferem no registro dos AEPs e podem até resultar em registros de maior qualidade devido à suspensão temporária da atividade miogênica. Entretanto, como os potenciais miogênicos evocados vestibulares (VEMPs) são derivados da atividade muscular, eles serão ablacionados pelos bloqueadores neuromusculares. Há dois tipos de bloqueadores neuromusculares: os de início rápido e não despolarizantes (p. ex., rocurônio e pancurônio) e os de início lento e despolarizantes (p. ex., succinilcolina).

17.9 Estudos de Caso

17.9.1 Schwannoma Vestibular (Caso 1)

Ashley, uma professora do ensino médio de 48 anos, decidiu consultar um fonoaudiólogo devido a preocupações com a diminuição gradual da audição em seu ouvido esquerdo e sensações ocasionais de zumbido (*tinnitus*). Durante a anamnese, ela também relatou que os sons estavam abafados e que estava sentindo tontura e instabilidade.

Após a avaliação, o audiologista realizou um exame audiológico abrangente, incluindo audiometria tonal, audiometria vocal e teste de imitância. A audiometria tonal revelou perda auditiva neurossensorial assimétrica com deficiência auditiva significativa na orelha esquerda de Ashley. A audiometria de fala confirmou a dificuldade de compreensão da fala, especialmente na orelha esquerda. O audiologista decidiu realizar o teste ABR por suspeita de envolvimento neurológico (consulte a ▶ Tabela 17.1 para obter os parâmetros de estímulo e registro). O ABR revelou resultados normais para a orelha direita, mas a orelha esquerda mostrou prolongamento da latência absoluta para as ondas I, III e V, uma latência interonda prolongada para I a III e uma diferença de latência interaural da onda V maior do que um critério de 0,4 milissegundos (▶ Fig. 17.1). Dada a apresentação clínica de Ashley de perda auditiva neurossensorial assimétrica, tontura e sintomas vestibulares, o audiologista a encaminhou a um otorrinolaringologista para uma avaliação mais aprofundada. Suspeitou-se de um schwannoma vestibular (neuroma acústico) como possível causa de seus sintomas. O otorrinolaringologista realizou uma avaliação detalhada, incluindo um exame neurológico minucioso. Para confirmar a presença e a extensão do schwannoma vestibular, o otorrinolaringologista recomendou uma ressonância magnética com contraste de gadolínio. O exame de ressonância magnética revelou um tumor bem definido originado do nervo vestibulococlear do lado esquerdo, consistente com um schwannoma vestibular. O tamanho e a localização do tumor explicavam a perda auditiva progressiva e os distúrbios de equilíbrio de Ashley.

Após uma análise da equipe multidisciplinar, o neuro-otologista discutiu as opções de tratamento com Ashley. Devido à detecção precoce do tumor e à boa saúde geral de Ashley, foram apresentadas a ela várias opções, incluindo observação com acompanhamento regular por ressonância magnética, remoção cirúrgica ou radiocirurgia estereotáxica. Ashley optou pela observação atenta, com exames periódicos de ressonância magnética para monitorar o crescimento do tumor. O neuro-otologista prescreveu reabilitação vestibular para tratar de seus problemas de equilíbrio. O audiologista forneceu um teste de aparelho auditivo para melhorar sua audição no ouvido afetado e ofereceu aconselhamento para ajudar Ashley a lidar com seu diagnóstico. Nos meses seguintes, Ashley compareceu regularmente às

Tabela 17.1 Estímulo básico e parâmetros do potencial evocado auditivo de tronco encefálico (ABR)

Parâmetro	Descrição
Estímulo	Clique de 100 μs
Registro	80 dB de intensidade de estímulo nHL
	17,1/s taxa de repetição do estímulo
	2.000 apresentações de estímulo
	Gravação de dois canais (pressupondo um sistema clínico)
	Fpz: não inversor
	A1 e A2: inversão
	Fpz: terra
	Janela de tempo de 0 a 10 ms
	Filtro de banda passante de 100 a 3.000 Hz

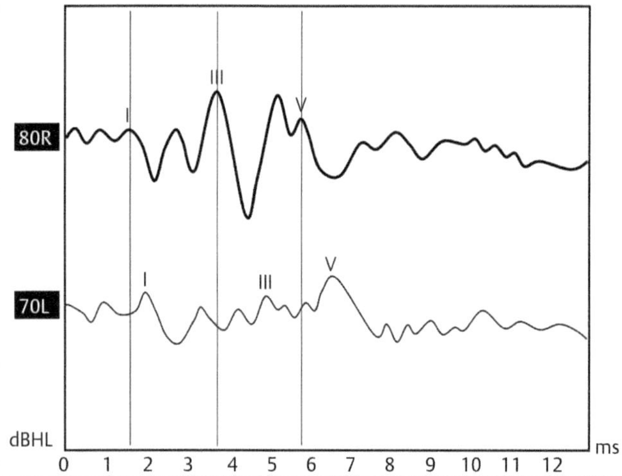

Fig. 17.1 Caso 1. Resultados do potencial evocado auditivo de tronco encefálico (ABR) de Ashley com um resultado normal para a orelha direita (parte superior) e latências prolongadas para a orelha esquerda (parte inferior), especialmente para as ondas III e V e com um aumento do intervalo interpico I-III, sugestivo de envolvimento do nervo auditivo e/ou do tronco encefálico inferior. As *três linhas verticais* indicam latências normais para as ondas I, III e V.

consultas de acompanhamento com o otorrinolaringologista e o audiologista. Seu aparelho auditivo oferece alguns benefícios para a comunicação, e a reabilitação vestibular melhorou seu equilíbrio e estabilidade.

17.9.2 Lesão Cerebral Traumática (Caso 2)

Emily, uma executiva de *marketing* de 32 anos, sofreu um TBI grave em um acidente de carro. Ao recuperar a consciência, sua condição neurológica melhorou, mas ela continuou a ter dificuldades auditivas, incluindo zumbido e dificuldades de compreensão da fala em ambientes ruidosos.

Foi realizada uma avaliação audiológica abrangente, que envolveu audiometria de tom puro, audiometria de fala, testes de imitância e avaliações de CAPD. Testes CAPD, como dígitos dicóticos, foram empregados para avaliar o processamento auditivo na presença de estímulos concorrentes. Os padrões de frequência foram usados para examinar o processamento auditivo temporal, enquanto o teste de *gap-in-noise* (GIN) foi usado para investigar a resolução temporal e o processamento auditivo temporal. Devido às queixas auditivas de Emily relacionadas ao TBI, foram administrados testes eletrofisiológicos, ou seja, ABR e MLR, para investigar a função auditiva central (consulte ▶ Tabela 17.1 e ▶ Tabela 17.2 para os parâmetros de estímulo e registro do ABR e MLR). A avaliação audiológica revelou sensibilidade auditiva dentro dos limites normais. As avaliações do CAPD revelaram dificuldades no processamento de informações auditivas concorrentes e na resolução auditiva temporal. Especificamente, os dígitos dicóticos mostraram que o desempenho da orelha esquerda estava significativamente reduzido (45% de acerto) e o desempenho da orelha direita estava dentro dos limites normais (95% de acerto); os padrões de frequência estavam reduzidos em ambas as orelhas (63% na orelha direita e 70% na orelha esquerda); e o GIN era pior na orelha esquerda (limiar de *gap* de 11 milissegundos) em relação à orelha direita (limiar de *gap* de 6 milissegundos). Embora as características do ABR estivessem dentro dos limites normais, os registros de MLR revelaram um efeito de eletrodo sugerindo

Tabela 17.2 Estímulo básico e parâmetros de registro para resposta de latência média (MLR)

Parâmetro	Descrição
Registro de estímulos	Tom de explosão de 1.000 Hz Intensidade do estímulo de 70 dB nHL Taxa de repetição de estímulo de 7,1/s 200 apresentações de estímulo Registro de dois canais (pressupondo um sistema clínico) C4 e C3: não inversor A1 ou A2 (somente no lóbulo da orelha da estimulação): inversão Fpz: terra Janela de tempo de -10 a 80 ms Filtro de banda passante de 10 a 1.500 Hz

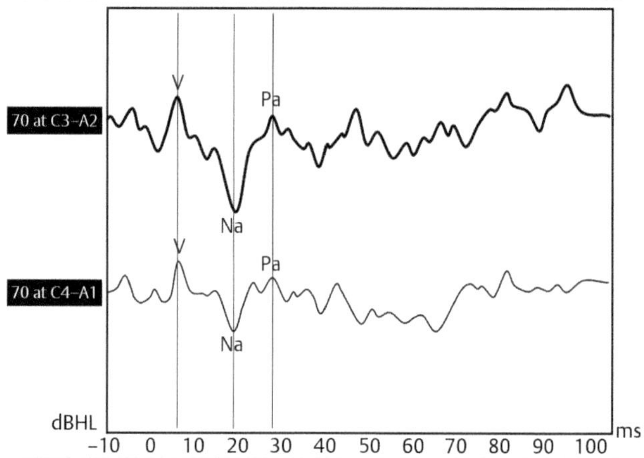

Fig. 17.2 Caso 2. Resultados da resposta de latência média (MLR) de Emily mostrando um efeito de eletrodo, em que a amplitude Na-Pa para C4-A1 (parte inferior) é significativamente menor do que para C3-A2 (parte superior). Esse achado, juntamente com os testes de processamento auditivo, apontam para uma lesão no hemisfério direito. As *três linhas verticais* indicam latências normais para as ondas V, Na e Pa.

comprometimento no hemisfério direito com amplitudes menores. Especificamente, a amplitude de Na-Pa para C4-A1 é mais de 50% menor do que a amplitude de Na-Pa para C3-A2 (▶ Fig. 17.2).

Este estudo de caso destaca a importância de reconhecer a possível relação entre o TBI e a disfunção auditiva. O déficit auditivo central, apesar da sensibilidade auditiva normal, ressalta a natureza multifacetada das deficiências auditivas pós-TBI. Um plano de tratamento personalizado foi elaborado para lidar com as dificuldades auditivas de Emily. A colaboração entre a audiologia e os profissionais médicos de Emily foi crucial para garantir um gerenciamento abrangente. Foram implementados exercícios de reabilitação auditiva para melhorar sua percepção auditiva em ambientes desafiadores. À medida que Emily se engajava no plano de tratamento, foram observadas melhorias graduais em sua função auditiva. Ela relatou maior compreensão da fala, redução da percepção do zumbido e maior confiança nas interações sociais.

17.9.3 Diabetes Melito Tipo 2 (Caso 3)

James, um engenheiro aposentado, procurou assistência audiológica devido a um histórico de 6 meses de dificuldades auditivas progressivas. Suas principais preocupações incluíam dificuldade para entender a fala em ambientes ruidosos, percepção de

Tabela 17.3 Estímulo básico e parâmetros de registro para P300

Parâmetro	Descrição
Registro de estímulos	*Tone burst* de 1.000 Hz (frequente) *Tone burst* de 2.000 Hz (infrequente) Taxa de probabilidade de 20% para a intensidade do estímulo de 70 dB nHL do *tone burst* infrequente 0,7/s taxa de repetição do estímulo ~50-100 apresentações de estímulos infrequentes (~250-500 estímulos totais) Registro de dois canais (pressupondo um sistema clínico) Cz (vértice) e maçã do rosto alta (rejeição de piscar de olhos): não inversor A1 ou A2 (somente no lóbulo da orelha da estimulação): inversão Fpz: terra Janela de tempo de -100 a 600 ms Filtro de banda passante de 0,1 a 100 Hz

murmúrios na fala e zumbido intermitente. Considerando o diagnóstico de longa data de diabetes melito tipo 2 de James e a possível conexão entre diabetes e disfunção auditiva, foi realizada uma avaliação audiológica abrangente.

A avaliação audiológica abrangeu audiometria tonal e audiometria vocal, revelando perda auditiva neurossensorial bilateral com comprometimento acentuado das altas frequências. Devido às queixas auditivas e ao histórico de diabetes de James, o teste de potencial evocado auditivo P300 foi empregado para explorar o processamento auditivo central (consulte os parâmetros de estímulo e registro na ▶ Tabela 17.3). Além do P300, os componentes da LLR geralmente podem ser vistos no registro. A ▶ Fig. 17.3 mostra os resultados da LLR e do P300 de James em comparação com outro paciente com perda auditiva sem diabetes melito tipo 2. A LLR apresentou latências atrasadas e amplitudes reduzidas, indicando processamento prejudicado no tronco encefálico e no córtex auditivo, enquanto o P300 revelou processamento cognitivo atrasado e diminuído das informações auditivas. Esses achados sugerem uma interação complexa entre as alterações metabólicas relacionadas ao diabetes e o processamento neural auditivo.

O estudo de caso enfatiza a necessidade de uma abordagem multifacetada para compreender a disfunção auditiva no diabetes. O envolvimento das vias auditivas periféricas e centrais ressalta a importância de considerar o diabetes como um possível fator de risco para a deficiência auditiva. Foi elaborado um plano de tratamento abrangente, visando ao controle auditivo e do diabetes. O médico da atenção primária e o endocrinologista de James colaboraram para otimizar o controle glicêmico. O fonoaudiólogo prescreveu aparelhos auditivos personalizados para lidar com sua perda auditiva, juntamente com exercícios de treinamento auditivo sob medida para aprimorar o processamento cognitivo dos estímulos auditivos. Como James se envolveu ativamente no plano de tratamento, foram observadas melhorias em sua função auditiva. Com o controle glicêmico aprimorado e o auxílio de aparelhos auditivos, ele relatou maior inteligibilidade da fala e redução da percepção do zumbido.

Este estudo de caso fornece informações valiosas sobre a complexa relação entre o diabetes melito tipo 2 e a disfunção auditiva. Ele ressalta a importância de uma avaliação audiológica abrangente, incluindo testes eletrofisiológicos, para identificar e gerenciar os desafios auditivos relacionados ao diabetes. Os resultados bem-sucedidos destacam a importância da colaboração interdisciplinar e a integração da reabilitação audiológica nas estratégias de controle do diabetes.

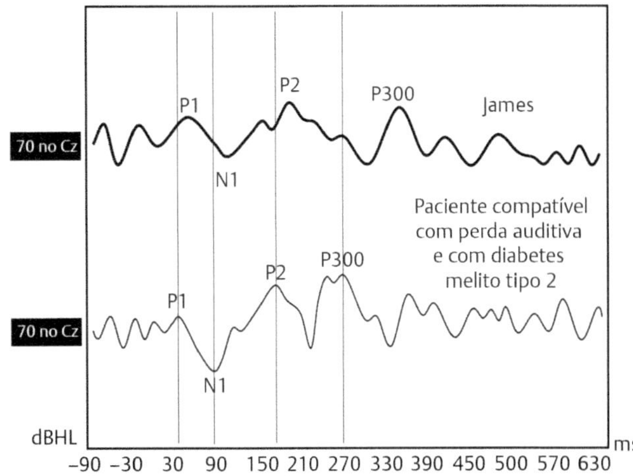

Fig. 17.3 Caso 3. Resultados da resposta auditiva P300 de James mostrando um P300 com amplitude menor e latência prolongada (parte superior) em relação a uma resposta compatível com a perda auditiva em um paciente sem diabetes melito tipo 2 (parte inferior). Além da resposta P300, o complexo P1-N1-P2 também pode ser visto e também é prolongado com alguma redução de amplitude em comparação com o paciente sem diabetes melito tipo 2. As *quatro linhas verticais* indicam latências normais para as ondas P1, N1, P2 e P300.

Referências

[1] Jerger J, Musiek F. Report of the consensus conference on the diagnosis of auditory processing disorders in school-aged children. J Am Acad Audiol. 2000; 11(9):467–474

[2] Richburg CM, Atcherson SR, Findlen UM, Wakefield S, Benafield NJ. (Central) auditory processing disorder grand rounds: multiple cases, multiple causes, multiple outcomes. Am J Audiol. 2017; 26(3):202–225

[3] Bramhall NF, Niemczak CE, Kampel SD, Billings CJ, McMillan GP. Evoked potentials reveal noise exposure-related central auditory changes despite normal audiograms. Am J Audiol. 2020; 29(2):152–164

[4] Billiet CR, Bellis TJ. The relationship between brainstem temporal processing and performance on tests of central auditory function in children with reading disorders. J Speech Lang Hear Res. 2011; 54(1):228–242

[5] Lightfoot G. Summary of the N1–P2 cortical auditory evoked potential to estimate the auditory threshold in adults. Semin Hear. 2016; 37(1):1–8

[6] Antonelli AR, Bellotto R, Grandori F. Audiologic diagnosis of central versus eighth nerve and cochlear auditory impairment. Audiology. 1987; 26(4): 209–226

[7] Møller MB, Møller AR. Brainstem auditory evoked potentials in patients with cerebellopontine angle tumors. Ann Otol Rhinol Laryngol. 1983; 92(6 Pt 1): 645–650

[8] Musiek FE, Josey AF, Glasscock ME, III. Auditory brain stem response–interwave measurements in acoustic neuromas. Ear Hear. 1986; 7(2):100–105

[9] Skoe E, Kraus N. Auditory brain stem response to complex sounds: a tutorial. Ear Hear. 2010; 31(3):302–324

[10] Anderson S, Kraus N. The potential role of the cABR in assessment and management of hearing impairment. Int J Otolaryngol. 2013; 2013:604729

[11] Davis TM, Hill BD, Evans KJ, et al. P300 event-related potentials differentiate better performing individuals with traumatic brain injury: a preliminary study of semantic processing. J Head Trauma Rehabil. 2017; 32(4):E27–E36

[12] Solbakk AK, Reinvang I, Nielsen CS. ERP indices of resource allocation difficulties in mild head injury. J Clin Exp Neuropsychol. 2000; 22(6):743–760

[13] Bellis TJ, Bellis JD. Central auditory processing disorders in children and adults. Handb Clin Neurol. 2015; 129:537–556

[14] Alonso R, Schochat E. The efficacy of formal auditory training in children with (central) auditory processing disorder: behavioral and electrophysiological evaluation. Rev Bras Otorrinolaringol (Engl Ed). 2009; 75(5):726–732

[15] Apeksha K, Kumar AU. Effect of quiet and noise on P300 response in individuals with auditory neuropathy spectrum disorder. Int Arch Otorhinolaryngol. 2020; 24(4):e462–e471

[16] Van Yper LN, Dhooge IJM, Vermeire K, De Vel EFJ, Beynon AJ. The P300 auditory event-related potential as a method to assess the benefit of contralateral hearing aid use in bimodal listeners: a proof-of-concept. Int J Audiol. 2020; 59(1):73–80

[17] Zein-Elabedein A, Abo El-Fotoh WMM, Al Shourah WM, Moaty AS. Assessment of cognitive function in young children with type 1 diabetes mellitus using electrophysiological tests. Pediatr Diabetes. 2022; 23(7):1080–1087

[18] Picton TW. The P300 wave of the human event-related potential. J Clin Neurophysiol. 1992;9(4):456–479

[19] Robinson K, Rudge P. Abnormalities of the auditory evoked potentials in patients with multiple sclerosis. Brain. 1977; 100(Pt 1):19–40

[20] Japaridze G, Shakarishvili R, Kevanishvili Z. Auditory brainstem, middlelatency, and slow cortical responses in multiple sclerosis. Acta Neurol Scand. 2002; 106(1):47–53

[21] Spitzer JB, Newman CW. Brainstem auditory evoked potentials in newly detoxified alcoholics. J Stud Alcohol. 1987; 48(1):9–13

[22] Valenzuela DG, Kumar DS, Atkins CL, Beers A, Kozak FK, Chadha NK. Chloral hydrate sedation for auditory brainstem response (ABR) testing in children: Safety and effectiveness. Int J Pediatr Otorhinolaryngol. 2016; 83:175–178

[23] Smith DI, Kraus N. Effects of chloral hydrate, pentobarbital, ketamine, and curare on the auditory middle latency response. Am J Otolaryngol. 1987; 8 (4):241–248

18 Aplicações Cirúrgicas dos Potenciais Evocados Auditivos

Gregory R. Mannarelli II

Resumo

Cerca de uma década após o primeiro relatório escrito sobre o potencial evocado auditivo de tronco encefálico, os equipamentos eletrofisiológicos tornaram-se mais presentes, e os profissionais e pesquisadores começaram a considerar o uso de potenciais evocados auditivos (AEPs) na sala de cirurgia. Desde então, o monitoramento do AEP tem sido utilizado durante uma variedade de procedimentos neuro-otológicos e neurocirúrgicos. Esses procedimentos incluem cirurgias envolvendo o osso temporal, abordagens neurocirúrgicas envolvendo as fossas média e posterior e operações cerebrovasculares envolvendo o sistema vertebrobasilar. O objetivo deste capítulo é descrever os AEPs sob a perspectiva do profissional de monitoramento neurofisiológico intraoperatório (IONM). Para ser bem-sucedido no uso dos AEPs em sala de cirurgia, é preciso ser um eletrofisiologista altamente qualificado e também conhecer o vocabulário dos cirurgiões, anestesistas, enfermeiros e outros membros da equipe da sala de cirurgia. Além disso, é fundamental que se tenha conhecimento da anatomia cirúrgica das estruturas envolvidas no procedimento operatório. Portanto, o leitor é incentivado a procurar fontes adicionais para revisar a anatomia neural e vascularização relevantes para a realização de AEPs intraoperatórias. O foco deste capítulo serão os resultados dos pacientes e os dados prognósticos relacionados à realização de AEPs intraoperatórios. Além disso, é fornecido um "passo a passo" de orientação prática sobre o registro de AEPs na sala operatória (OR). Por fim, serão analisadas outras modalidades de IONM usadas em conjunto com os AEPs.

O objetivo comum dos primeiros pesquisadores era melhorar os resultados dos pacientes cirúrgicos. Esses pioneiros trabalharam em uma época sem o processamento multicanal avançado, a análise de dados e a capacidade de memória/armazenamento disponíveis nos modernos sistemas de monitoramento intraoperatório. Os profissionais de hoje não devem perder a perspectiva de que os potenciais evocados auditivos (AEPs) podiam ser registrados em condições difíceis com ferramentas muito menos sofisticadas do que as disponíveis atualmente. Isso foi conseguido por meio de uma profunda compreensão dos princípios de registro eletrofisiológico, um forte domínio das técnicas usadas para melhorar as relações sinal-ruído, configurações de registro eficientes e precisas, uma compreensão abrangente da anatomia e da fisiologia das vias auditivas periféricas e centrais e uma ampla compreensão do procedimento ao que o paciente está sendo submetido.

Palavras-chave: monitoramento intraoperatório, potencial de ação do nervo coclear, anestesia, sala de cirurgia

18.1 Mecanismos de Mudança nos AEPs Intraoperatórios

Eletrofisiologistas e audiologistas vêm investigando o uso de potenciais evocados auditivos intraoperatórios desde o final da década de 1970 e início da década de 1980.[1-5] O objetivo desta seção é ajudar o leitor a entender por que os potenciais evocados auditivos (AEPs) podem ser sensíveis à manipulação cirúrgica. Uma discussão adicional é fornecida sobre como o monitoramento pode detectar essas alterações antes do início dos déficits permanentes. Essas informações ajudarão o provedor de monitoramento neurofisiológico intraoperatório (IONM) a estar ciente das partes críticas do procedimento e podem alertá-lo para passar de um estado típico de vigilância para um de hipervigilância.

18.1.1 Isquemia/Diminuição da Perfusão

As alterações no suprimento de sangue para o sistema auditivo são provavelmente a principal contribuição para as alterações intraoperatórias nos AEPs e nos déficits pós-operatórios. A isquemia é definida como o suprimento inadequado de sangue para um órgão. O termo "perfusão" é usado para descrever a taxa na qual o sangue é fornecido ao tecido por meio do sistema capilar. Em órgãos humanos, a perfusão é relatada em mililitros (ou mL) de sangue por minuto por 100 g de tecido (mL/min/100 g). A atividade elétrica no cérebro, com base em estudos de eletroencefalografia (EEG) e potenciais evocados somatossensoriais (SSEPs), é normal em uma taxa de perfusão de > 20 mL/min/100 g. Se a perfusão cerebral cair para cerca de 18 mL/min/100 g, a atividade elétrica do cérebro diminui e os SSEPs e o EEG começam a diminuir em amplitude. Quando a perfusão cai para 15 mL/min/100 g, a atividade elétrica do cérebro diminui até o ponto em que os potenciais evocados são perdidos. Quedas adicionais e prolongadas no fluxo sanguíneo resultam em danos irreversíveis.[6,7] Fuse[8] encontrou padrões relativamente semelhantes nos registros do potencial evocado auditivo de tronco encefálico (ABR) em um modelo de cobaia. Muitos outros pesquisadores também associaram o suprimento inadequado de oxigênio/perfusão cerebral a anormalidades ou alterações nos AEPs.[9-14] Está claro que os AEPs podem ser sensíveis à isquemia e à diminuição da perfusão cerebral. O ponto crítico a ser lembrado é que as alterações nos potenciais evocados podem ser detectadas antes do início do dano permanente. Isso dá à equipe cirúrgica uma janela para tomar medidas para reverter as alterações antes do início das alterações permanentes. Esse é o valor da IONM, ter uma chance de melhorar os resultados, em vez de apenas prever o resultado pós-operatório.

18.1.2 Alongamento do Nervo/Retração Cerebelar

Jannetta *et al.*[15] relataram que, em cirurgias retrossigmoides, até mesmo uma retração lateromedial mínima do cerebelo pode ser particularmente prejudicial à função dos nervos cranianos (CN) VIII e VII. Esse efeito pode ser reduzido com a dissecção da aracnoide dos nervos. Esse achado também foi apoiado por estudos experimentais de retração cerebelar em cães.[16] Em seu estudo experimental em macacos frequentemente citado, Sekiya e Møller[17] demonstraram que a retração do cerebelo pode causar lesões no nervo coclear. Após 30 minutos de retração, o exame histológico demonstrou um sangramento no meato acústico interno (IAC), a partir da artéria labiríntica. Em casos de perda súbita e completa da audição, eles relataram uma avulsão completa e hemorragia maciça da artéria labiríntica no interior do IAC. Isso reitera o conceito de que, mesmo com o estiramento direto do nervo, a causa da lesão geralmente é de natureza arterial. Há alguns relatos de diminuição da audição devido ao rompimento direto dos axônios do nervo auditivo. Jannetta *et al.*[15] observaram que os tumores frequentemente deslocam as fibras do CN VIII e que o rompimento adicional dessas fibras pode resultar em perda auditiva. A compressão direta do nervo coclear pode resultar em neuropraxia relacionada à interrupção do transporte axonal.[18]

18.1.3 Anestesia

O ABR intraoperatório é relativamente imune à anestesia. Ele pode ser monitorado sem qualquer alteração no plano de anestesia. No entanto, isso não significa que o efeito seja nulo. Foi relatado que muitos agentes inalatórios halogenados (desflurano, enflurano, isoflurano, sevoflurano e o agente intravenoso propofol) produzem algum grau de prolongamento de latências do ABR (máximo de 0,75 milissegundos) e pequenas alterações de amplitude.[19-23] É rotineiramente observado que as formas de onda intraoperatórias de linha de base são ligeiramente prolongadas em comparação com os estudos clínicos pré-operatórios; no entanto, o ABR não demonstrará alterações dramáticas relacionadas com a anestesia após a indução.

18.1.4 Hipotermia

As alterações nas ondas do ABR podem ocorrer assim que a temperatura central do paciente for reduzida para menos de 30°C. Pode haver um aumento inicial nas amplitudes da forma de onda, seguido pela perda de ondas do centro para a periferia à medida que a temperatura cai ainda mais. As formas de onda tornam-se ininterpretáveis entre 14 e 20°C.[5,19]

18.2 Modalidades de Monitoramento Auditivo

Há vários AEPs diferentes que podem ser monitorados durante os procedimentos cirúrgicos. Eles incluem potenciais auditivos de latência precoce registrados em campo distante do tronco encefálico (p. ex., ABR), eletrococleografia ou respostas registradas de um eletrodo de campo próximo colocado na membrana timpânica ou no promontório coclear (eletrococleografia [EcochG]) e respostas do nervo auditivo registradas de um eletrodo posicionado diretamente no CN VIII ou próximo a ele (potenciais de ação do nervo coclear [CNAPs]).

A prática clínica envolvendo AEPs normalmente se concentra em registros do couro cabeludo, pois não são altamente invasivos. O registro direto dos CNAPs por meio de um eletrodo foi descrito por Moller *et al.* no início da década de 1980.[2,24-26] Isso foi feito com um eletrodo de fio revestido de teflon posicionado diretamente no nervo. A resposta típica foi uma resposta trifásica no intervalo de 3 a 4 milissegundos. Isso teve a vantagem de gerar resultados quase instantâneos. As respostas do CNAP também têm uma melhor relação sinal-ruído em comparação com o ABR, o que significa que não é necessário calcular a média do sinal (ou é mínima). Um dos fatores limitantes dessa técnica é que o eletrodo pode se mover ou, às vezes, atrapalhar o cirurgião. Tumores maiores também podem limitar o acesso ao nervo auditivo. Mais adiante no capítulo, são revisados alguns dos dados que analisam a previsão de resultados para o CNAP e outros AEPs.

18.3 Aplicações do Monitoramento

O principal objetivo do monitoramento do AEP é melhorar os resultados, fornecendo *feedback* contínuo sobre a função do sistema auditivo. No entanto, há vários aspectos dos AEPs gerados intraoperatoriamente que devem ser considerados, dependendo da cirurgia que está sendo realizada e do plano cirúrgico geral. Para demonstrar o planejamento e a execução pré/perioperatórios da IONM, analisaremos os AEPs nas seguintes categorias operacionais:

- Tumores do ângulo cerebelopontino (CPA), em que as alterações provavelmente resultam da dissecção direta do tumor.
- Descompressão microvascular (MVD) do CN V, VII ou IX, onde é mais provável que as alterações resultem da retração cerebelar.
- Intervenção neurocirúrgica para tratar aneurisma intracraniano, malformações arteriovenosas etc., quando os AEPs fazem parte de uma bateria de testes usada para avaliar a função do tronco encefálico e/ou a circulação posterior.
- Reparo de deiscência do canal superior em que os AEPs são usados para registrar e documentar alterações na função coclear.

18.3.1 Preservação da Audição em Tumores do CPA

As principais abordagens cirúrgicas usadas para preservar a audição em tumores do CPA são a abordagem da fossa média (MF) e a abordagem suboccipital retrossigmoide (RS). A primeira abordagem se dá a partir da porção média crânio e vem "por cima" do IAC. A RS é uma abordagem pela fossa posterior e vem "por trás" do IAC. Devido ao acesso cirúrgico limitado à fossa posterior, as cirurgias MF são geralmente limitadas a tumores menores confinados ao IAC. A abordagem RS pode ser usada em tumores de praticamente qualquer tamanho. Quando a preservação da audição não for uma opção ou objetivo, será considerada uma abordagem translabiríntica (destrutiva para a audição). Nessas situações, o monitoramento do AEP seria inútil, exceto nos casos que incluem o monitoramento da orelha contralateral, útil para monitorar a função do tronco encefálico durante a excisão do tumor.

O leitor atento pode se perguntar: "Qual é a taxa de preservação da audição na cirurgia de tumores do CPA?" Infelizmente, em todas as especialidades cirúrgicas, não há uma maneira universalmente reconhecida de relatar os resultados referentes aos nervos trigêmeo, facial ou auditivo no pós-operatório. Em 1995, a Academia Americana de Otorrinolaringologia-Cirurgia de Cabeça e Pescoço (AAO-HNS) publicou diretrizes sobre o relato dos resultados.[27] Nesse sistema, os pacientes foram classificados com base nas alterações da média de tons puros (PTA) e do índice de reconhecimento da fala (WRS):

- Classe A: PTA ≤ 30 dB e WRS ≥ 70%.
- Classe B: PTA > 30 e ≤ 50 dB e WRS ≥ 50%.
- Classe C: PTA > 50 dB e WRS ≥ 50%.
- Classe D: PTA em qualquer nível e WRS < 50%.

Muitos autores consideram que os pacientes com classificações A e B têm "audição funcional".

Armadilha

Precisamos ser cautelosos ao descrever indivíduos com menos de 50% de WRS como tendo audição "inservível". Há uma questão de valor relativo. Um paciente com neuroma acústico com uma orelha sem tumor normal pode considerar que < 50% de WRS no lado do tumor não é útil. Por outro lado, muitos pacientes com 48% de WRS bilateral nem sequer se qualificariam para um implante coclear de acordo com as diretrizes atuais.

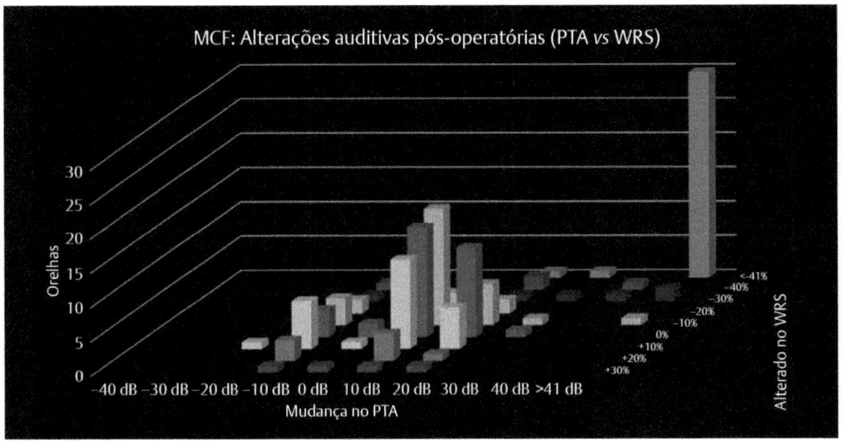

Fig. 18.1 Um diagrama de dispersão tridimensional da mudança pós-operatória na audição de 155 pacientes submetidos a uma ressecção de tumor na fossa craniana média (MCF). Os valores negativos para a média de tons puros (PTA; *eixo x*) e os números positivos para o índice de reconhecimento da fala (WRS; *eixo z*) representam melhorias pós-operatórias. A maioria dos pacientes está distribuída em torno de 0 (significando nenhuma alteração) em ambos os eixos. Há uma pequena quantidade de pacientes com escores melhorados na parte inferior esquerda. O maior agrupamento foi o superior direito, que representa os pacientes que tiveram uma perda auditiva significativa, geralmente total.

Gurgel *et al.*[28] propuseram um critério atualizado em que os dados individuais são relatados e representados graficamente em termos de alterações No WRS e na PTA. Ahmed *et al.*[29] resumiram várias publicações sobre as taxas de preservação da audição em MF. Os autores relataram que as taxas de preservação variam entre 70 e 94%. Cada estudo da revisão tinha critérios de inclusão/relatórios variáveis e definições variadas de "audição utilizável". Em sua própria prática, os autores relataram os resultados cirúrgicos com base nas diretrizes da AAO de 2012. Setenta por cento dos pacientes com audição classe A/B pré-operatória permaneceram nessa faixa no pós-operatório. Consulte a ▶ Fig. 18.1 para ver um gráfico de dispersão das alterações audiométricas pós-operatórias de Ahmed *et al.*[29] Esse gráfico de dispersão demonstra a maioria dos pacientes agrupados em torno do eixo de alteração zero ou com melhorias ou reduções relativamente pequenas na PTA/WRS. Há um grande agrupamento de pacientes que apresentam uma alteração significativa na audição, que frequentemente era uma perda completa da audição no ouvido operado. No acompanhamento a longo prazo, 83% mantiveram a preservação da audição no intervalo de 3 a 5 anos após a cirurgia.

A preservação planejada da audição também pode ser tentada por meio da abordagem de RS. Kemink *et al.*[30] relataram uma taxa de preservação da audição de 65% para cirurgias de RS; esse estudo foi realizado na mesma instituição que o estudo de Ahmed *et al.*[29] Seu critério para a preservação bem-sucedida da audição foi menos de 20 dB de mudança na PTA ou menos de 15% de mudança na WRS. Embora esse estudo tenha sido publicado antes do sistema de classificação de 1995, os resultados de cada indivíduo foram fornecidos, de modo que os resultados puderam ser reclassificados em termos de audição de classe A/B. A taxa de preservação da audição utilizável (A/B) foi de 56%. Para aqueles que começaram com audição de classe A, a taxa de preservação foi de 64%. De modo geral, as taxas de preservação da audição na literatura de RS são piores quando comparadas às taxas de MF; no entanto, a literatura de RS geralmente inclui grandes coortes de tumores e, portanto, é de se esperar que as taxas de preservação sejam menores. Uma meta-análise (16 estudos e 1.249 indivíduos) da preservação auditiva da RS relatou taxas gerais de preservação de 59, 37 e 11% para tumores intracanaliculares, pequenos e grandes (> 20 mm), respectivamente.[31] A maior preocupação com os dados da meta-análise é que os autores não incluíram quais critérios foram usados para definir a preservação auditiva bem-sucedida. Em uma série de 110 indivíduos, Zhu *et al.*[32] relataram os resultados da RS em termos do sistema de classificação AAO-HNS 1995. Todos os indivíduos do estudo tinham tumores IAC pequenos (≤ 15 mm). Eles relataram uma taxa de preservação útil (A ou B) de 59,3% (51/86); os pacientes que começaram com audição classe B tiveram uma taxa de preservação útil de 47,1% (33/70).[32]

18.3.2 Monitoramento da Retração Cerebelar/Descompressão Microvascular

A perda auditiva é uma complicação pouco frequente, mas infeliz, da cirurgia de MVD da RS. Os procedimentos de MVD geralmente exigem a retração do cerebelo para acessar uma artéria que está envolvendo um CN (geralmente CN V, VII ou IX). A alça geralmente aparece adjacente à zona de entrada da raiz no tronco encefálico. A alça vascular pode causar uma infinidade de sintomas agravantes, dependendo do nervo envolvido; o leitor interessado deve pesquisar "neuralgia do trigêmeo", "espasmo hemifacial" e/ou "neuralgia do hipoglosso". Vários estudos publicados situam a taxa de complicações auditivas em MVDs entre 2,3 e 6%, bem como um pequeno risco de lesão do nervo facial.[33-36] A retração cerebelar pode impedir o suprimento vascular para a artéria labiríntica próximo ao *fundus*.[17] O fato de o segmento glial central do CN VIII se estender até o IAC provavelmente contribui para sua maior sensibilidade à manipulação cirúrgica quando comparado a outros CNs.[37-40] Dada a sensibilidade do sistema auditivo à retração, ele também pode ser visto como uma forma indireta de evitar lesões por retração em outros nervos da região; no entanto, isso não impede o monitoramento direto de qualquer outro CN em risco. A ▶ Fig. 18.2 apresenta um resumo dos atrasos de latência e das alterações de amplitude resultantes da retração cerebelar durante uma MVD do nervo trigêmeo.[41] apresentaram um estudo prospectivo que modificou a abordagem padrão da RS usando uma mastoidectomia parcial. Eles relataram que a mastoidectomia maximizou a extensão lateral da craniectomia e a exposição adicional permitiu uma melhor visualização do tronco encefálico sem necessidade da retração cerebelar.

18.3.3 Monitoramento da Perfusão Vertebrobasilar e/ou da Função do Tronco Encefálico

O monitoramento por AEPs pode ser adicionado ao plano de monitoramento de qualquer caso em que haja preocupação com isquemia relacionada ao sistema vertebrobasilar ou quando forem necessárias informações adicionais sobre o status do tronco encefálico. Exemplos disso podem incluir aneurisma vertebrobasilar, aneurisma da artéria cerebelar anteroinferior (AICA),

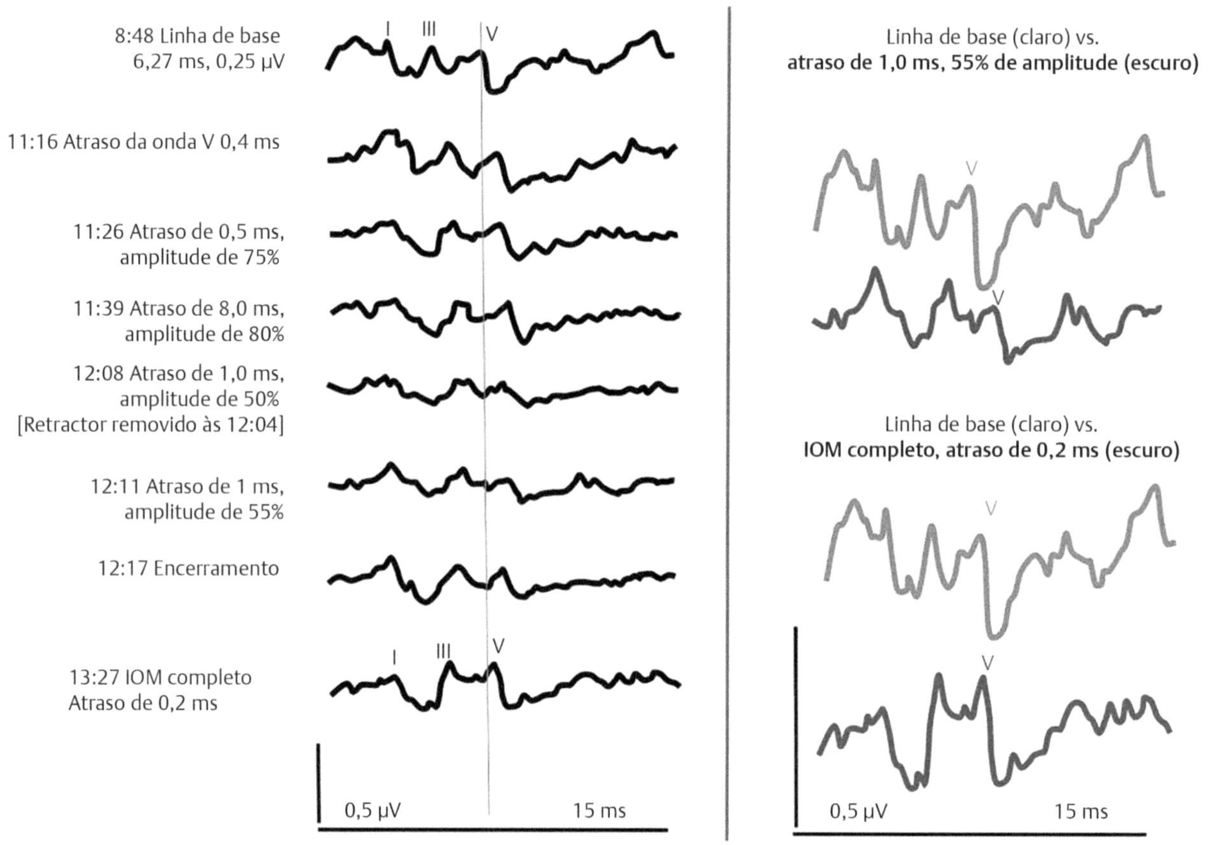

Fig. 18.2 Traçados selecionados de potencial evocado auditivo do tronco encefálico (ABR) de uma descompressão microvascular do nervo trigêmeo direito de uma mulher de 33 anos com audição pré-operatória normal e formas de onda ABR pré-operatórias normais. Essa paciente estava sentindo uma dor facial significativa devido a uma alça vascular ao redor do nervo trigêmeo. Os traçados à esquerda demonstram um atraso de latência progressivo e uma diminuição da amplitude da onda V. Depois que a retração foi removida, as respostas voltaram quase completamente à linha de base. O traçado da direita compara o atraso máximo de latência com a resposta da linha de base e o registro final com a linha de base. A escala de amplitude foi aumentada nos traçados da direita para facilitar a comparação.

malformações cerebrovasculares, malformações arteriovenosas posteriores, cavernoma do tronco encefálico ou tumores intrínsecos do tronco encefálico (ou seja, tumores contidos no tronco encefálico). Nesses cenários, os AEPs geralmente são combinados com o monitoramento de SSEP, EEG e/ou potencial evocado motor (MEP) (consulte as descrições no final deste capítulo). A literatura sobre o ABR para monitoramento nesse contexto é um tanto escassa. Little *et al.*[42] descreveram alterações no ABR em vários pacientes com aneurisma basilar; no entanto, houve vários indivíduos (4/16) que acordaram com déficits pós-operatórios, mas não apresentaram nenhuma alteração intraoperatória no ABR ou no SSEP(falsos negativos). Os autores ressaltaram que as vias auditivas têm localização lateral no tronco encefálico e que alguns dos indivíduos apresentavam sintomas localizados em estruturas centrais (núcleo do nervo oculomotor ou formação reticular) ou em tratos corticoespinais/corticais bulbares. Friedman *et al.*[43] também relataram vários falsos negativos usando o ABR durante cirurgias de aneurisma. Eles relataram vários pacientes que apresentavam déficits pós-operatórios, mas com ondas de ABR intactas no final do caso. Eles observaram que, embora o ABR mudasse transitoriamente durante a clipagem ou com hipotensão, ele invariavelmente retornava à linha de base antes do final da operação. Manninen *et al.*[44] descreveram a incidência de resultados falso-positivos no monitoramento de ABR e SSEP na cirurgia de aneurisma da fossa posterior. Um falso-positivo era quando um potencial evocado mudava no intraoperatório, mas nenhum déficit era encontrado; isso ocorreu em 13% das cirurgias (SSEP 11%; ABR 7%). Eles descobriram que, quando ocorria uma perda permanente no ABR ou SSEP, sempre havia algum grau de déficit pós-operatório. As chances de achados falso-negativos (formas de onda estáveis em um paciente com alterações neurológicas pós-operatórias) eram maiores (SSEP 47%; ABR 60%). Quando o ABR e o SSEP foram combinados, a taxa de falsos negativos caiu para 20%. Todos esses estudos sugerem que o ABR isoladamente não é adequado para avaliar a circulação posterior/função do tronco encefálico e que a monitoração multimodal combinada é indicada nesses casos.

18.3.4 Monitoramento da Função Coclear

Arts *et al.*[45] relataram pela primeira vez que a relação SP/AP (potencial de somação/potencial de ação) está elevada na ECochG em pacientes com distúrbios de "terceira janela", como deiscência do canal semicircular superior (SSCD) ou fístula perilinfática. Esse tipo de sensibilidade da ECochG também foi demonstrado em modelos animais.[46-49] Vários estudos também estudaram o uso

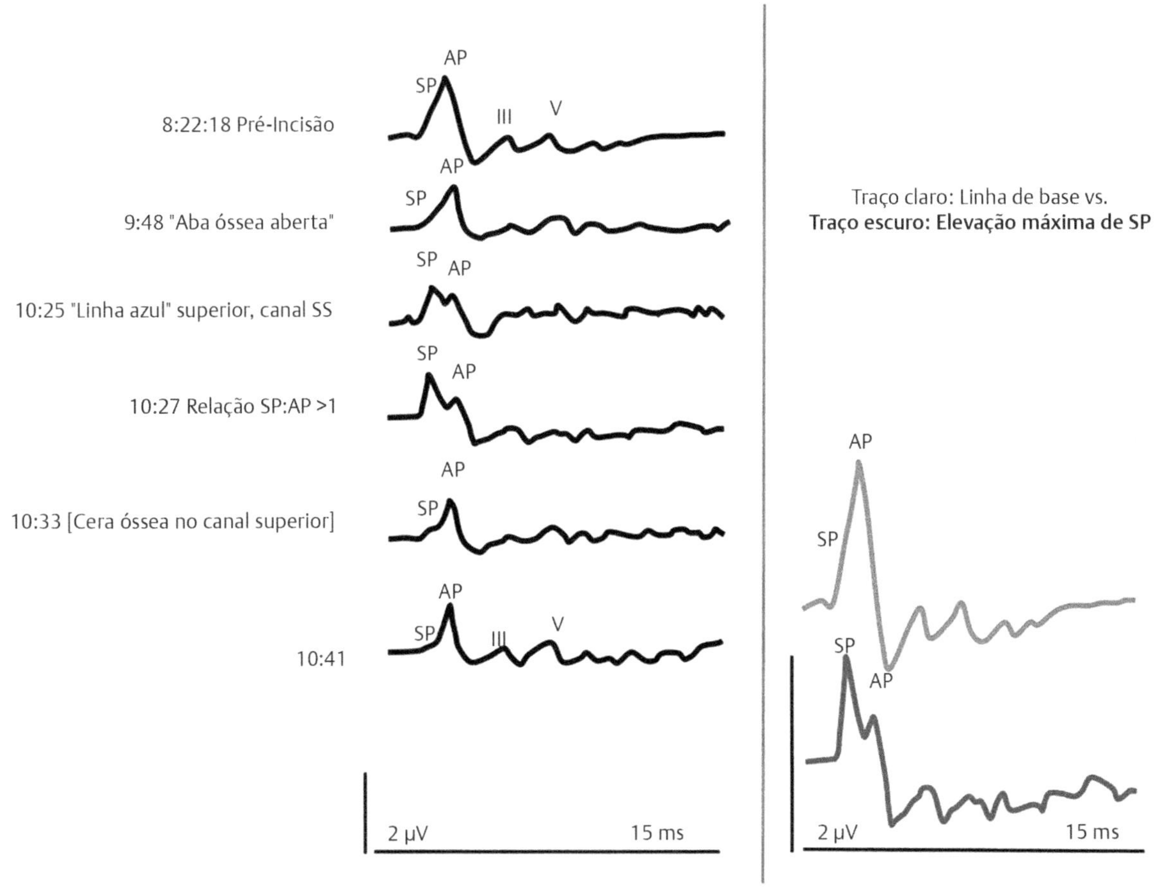

Fig. 18.3 Traçados selecionados de eletrococleografia (ECochG) de uma ressecção via fossa craniana média direita (MCF) de um schwannoma vestibular. As formas de onda à esquerda demonstram a elevação da relação potencial de somação (SP)/potencial de ação (AP) quando uma deiscência (ou quase deiscência) foi criada durante o afinamento do osso sobre o canal semicircular superior (Sup. SS). A relação se normalizou quando a área desbastada foi coberta. Os traçados à direita sobrepõem a forma de onda com a maior relação SP/AP sobre a resposta da linha de base.

do ECochG intraoperatório para monitorar alterações nos potenciais cocleares em tempo real durante o reparo da SSCD.[50,51] Aqui é apresentado um exemplo para demonstrar como o monitoramento da relação SP/AP pode ser útil na detecção de uma SSCD iatrogênica (ou quase SSCD) causada pelo adelgaçamento do osso sobre o canal superior durante a abordagem do IAC em uma ressecção de tumor via MF. A ▶ Fig. 18.3 ilustra uma relação SP/AP normal (≤ 0,4) na linha de base, passando para uma relação SP/AP muito elevada (> 1,0) quando o canal superior foi adelgaçado o suficiente para permitir a visualização da vasculatura azul sob microscopia (ou seja, "revestimento azul"). Nesse exemplo, uma amplitude SP aumentada, juntamente com uma amplitude AP diminuída, resultou em uma relação SP/AP significativamente alterada. Quando a área adelgaçada foi coberta com cera de osso, a relação se normalizou e a cirurgia continuou.

18.4 A Utilidade dos AEPs na IONM

Esta seção examina as evidências sobre se o uso de AEPs na sala de cirurgia (OR) realmente melhora os resultados. Ela também examinará a capacidade dos AEPs de prever os resultados pós-operatórios.

18.4.1 Melhoria dos Resultados

A avaliação das mudanças nos resultados pós-operatórios é um desafio difícil. Um estudo prospectivo de controle randomizado com e sem AEPs intraoperatórios seria difícil de ser feito, especialmente durante os casos com maior risco de perda auditiva. Quem se ofereceria como voluntário para um estudo em que você poderia acabar no braço do estudo em que não se planeja monitorar seus nervos? A declaração de posicionamento da American Society for Neurophysiological Monitoring (ASNM) de 2008 sobre o monitoramento intraoperatório de ABR avaliou a literatura sobre esse tópico.[52] Como era de se esperar, havia uma falta de estudos prospectivos de controle randomizado sobre o uso de AEPs intraoperatórios. A declaração de posicionamento continuou afirmando que o monitoramento de ABR era uma "recomendação de diretriz" em vez de declarar que o monitoramento de ABR é "o padrão de atendimento". A maior parte da pesquisa foi baseada em evidências fornecidas por opiniões de especialistas, controles históricos não randomizados ou relatos de casos. Na revisão da literatura da ASNM, 10 dos 12 estudos avaliados indicaram que o monitoramento provavelmente melhorou a preservação da audição. Dadas as dificuldades de realizar estudos de controle randomizados, é útil revisar os artigos que comparam os resultados históricos de cirurgias realizadas antes da disponibilidade do monitoramento com pacientes posteriores que receberam monitoramento. Tonn *et al.*[53] relataram taxas de preservação da audição de 26,8 *versus* 8,8% para grupos de pacientes monitorados *versus* não monitorados. Houve também uma incidência maior de perda profunda no grupo não monitorado. Esse estudo analisou apenas os escores de PTA e não forneceu uma análise estatística das diferenças. Nedzelski *et al.*[54] compararam um grupo histórico de pacientes não monitorados a um grupo de pacientes monitorados com ECochG transtimpânico. Seus critérios para audição preservada foram SRT ≤ 50 dB; WRS ≥ 60%. A taxa de preservação da audição para o grupo monitorado foi de 31 contra 15% para o grupo não monitorado; essa diferença foi estatisticamente significativa ($p = 0,02$). Fischer *et al.*[55] relataram uma taxa de preservação monitorada de 38,5% (22/57) *versus* 16,6% (7/42) para o grupo não monitorado ($p < 0,05$); seu critério para preservação da audição foi "qualquer audição mensurável". Slavit *et al.*[56] relataram 60 pacientes pareados com 36% de taxa de preservação da audição com monitoramento e 9% para o grupo não monitorado ($0,05 < p < 0,10$). Para tumores muito pequenos (< 1 mm), a audição foi preservada em 82% dos pacientes monitorados (11/9) contra 36% para indivíduos não monitorados (11/4); nenhuma análise estatística foi fornecida para a coorte de tumores pequenos. No entanto, no ano seguinte, esse mesmo grupo relatou esses dados com uma coorte maior de indivíduos.[57] No estudo posterior, eles combinaram 90 cirurgias realizadas pela via retrossigmoides monitoradas para audição pré-operatória, tamanho do tumor e idade com controles históricos não monitorados. Seus resultados demonstraram que, para pacientes com tumores menores (< 1,1 cm de diâmetro), os pacientes monitorados tiveram a audição "útil" (WRS > 40%) preservada em 79 contra 42% dos controles não monitorados ($p < 0,05$). Não foram observadas diferenças em tumores maiores. Essa série foi um dos poucos estudos históricos disponíveis que utilizaram controles pareados. Radtke *et al.*[58] compararam os resultados de 152 pacientes submetidos a MVD não monitorada ou rizotomia seletiva com 70 pacientes que receberam ABR intraoperatório para as mesmas operações. Essas operações têm uma baixa incidência de perda auditiva e, portanto, o início da perda auditiva profunda foi a variável independente. Os autores relataram uma taxa de perda auditiva profunda de 6,2% no grupo não monitorado, em comparação com nenhum indivíduo com uma taxa de perda profunda no grupo ABR ($p = 0,02$). Vários estudos se aproximaram da significância estatística, mas não a alcançaram. Piccirillo *et al.*[59] relataram um grupo misto de pacientes operados pelas vias retrossigmoide e MF. As cirurgias pela via da MF demonstraram taxas de preservação auditiva de 34,3 *versus* 7,7% para grupos monitorados *versus* não monitorados ($p = 0,08$). Suas taxas de preservação geral e de RS não estavam próximas da significância. Esses autores usaram uma definição muito rigorosa para audição preservada (PTA ≤ 30 dB e WRS ≥ 70%). Um estudo digno de nota que avalia a utilidade do monitoramento do CNAP é o de Colletti e Fiorino.[60] Trinta e seis pacientes foram operados com o auxílio de ABR e 63 foram operados com CNAP direto no nervo e ABR. Os dois grupos tinham PTA pré-operatório semelhante (35 e 33,5 dB, respectivamente). O grupo de nervo direto teve um PTA pós-operatório significativamente ($p < 0,001$) melhor (menor) (55,1 dB) em comparação com o grupo que fez somente ABR (82,5 dB). Todas as cirurgias foram realizadas por meio de uma abordagem retrossigmoide e incluíram uma combinação de tumores do CPA, neurectomia vestibular e MVDs. Este estudo fornece evidências de que a adição do CNAP pode levar a melhores resultados.

Conforme declarado anteriormente, a maioria (mas não todas) das comparações históricas analisadas aqui demonstram melhoria nos resultados após a adição da ABR. Vários estudos forneceram apenas dados de PTA, em oposição aos resultados de PTA e WRS. Nenhuma das pesquisas utilizou um projeto de estudo de controle prospectivo e randomizado e a maioria não usou controles combinados. Nenhum dos dois estudos usou a mesma definição de quanto de audição residual se qualifica como "preservação auditiva bem-sucedida". Todos os estudos analisados apresentaram uma porcentagem geral de preservação mais alta no grupo monitorado em comparação com o grupo não monitorado.

18.4.2 Previsões de Resultados

Uma pergunta fundamental a ser feita é: "Se os AEPs forem preservados durante todo o procedimento cirúrgico, quais são as chances de preservação da audição no pós-operatório?" Uma segunda pergunta intimamente relacionada é: "Se os AEPs forem perdidos em algum momento durante a cirurgia, quais são as chances de um déficit auditivo pós-operatório?" Piccirillo *et al.*[59] relataram que a presença de uma onda V do ABR e/ou CNAP no final da cirurgia era compatível com uma chance estatisticamente maior de apresentar audição funcional no pós-operatório ($p < 0,01$). Nadol *et al.*[61] compararam as alterações da onda V com sua categoria de preservação auditiva "útil" (SRT ≤ 70 dB e WRS ≥ 15%). Se a onda V estivesse completamente estável, a taxa de preservação da audição era de 100%. Se o único achado foi uma alteração na latência da onda V, a taxa de preservação foi de 67%. Quando foram relatadas alterações na amplitude da onda V, a taxa de preservação caiu para 50%. Se houvesse uma perda total da onda V, a taxa de preservação da audição era de 15%. Esses dados sugerem uma correlação entre o grau de alteração do ABR e a audição pós-operatória. A perda total de um sinal de AEP é mais significativa do que simplesmente as alterações na forma de onda. Zappia *et al.*[62] analisaram as taxas de preservação durante a ECochG e o monitoramento direto do nervo em uma amostra de várias cirurgias por via MF, retrossigmoide e translabirínticas modificadas. A perda de sinal foi altamente correlacionada com a ausência de audição no pós-operatório. Nenhum paciente que perdeu o PA durante a ECochG teve audição utilizável após a cirurgia; isso foi comparado a uma taxa de preservação da audição de 50% em pacientes com ondas ABR mensuráveis no momento do fechamento ($p < 0,04$). O padrão foi semelhante para o CNAP direto (0% para CNAP perdido *vs.* 79% de preservação com um CNAP retido; $p < 0,005$). Matthies e Samii[63] reavaliaram os resultados em termos de perda de ondas ABR individuais (I, III e V). A perda permanente da onda V acarretava o maior risco de surdez (90%); se a perda da onda V fosse temporária, havia um risco de 14% de surdez. Em seu estudo, havia 25 pacientes com perdas permanentes das ondas I a V e 24/25 ficaram surdos (96%). Os autores também observaram que quanto mais tempo os sinais foram perdidos, maior foi a probabilidade de uma alteração pós-operatória. Tucker *et al.*[64] demonstraram que os registros de ABR e CNAP eram congruentes com os resultados auditivos pós-operatórios em cerca de 76% das vezes. A associação entre a obtenção de um ABR ou um CNAP pós-dissecção e a preservação da audição pós-operatória foi significativa ($p < 0,03$). Por outro lado, a perda intraoperatória do ABR foi associada à audição classe C da AAO-HNS em 14% das vezes (1/7) ou à audição classe D em 85,7% (6/7) das cirurgias. A perda do CNAP foi associada à audição de classe D em 100% (3/3) das vezes. Sun *et al.*[65] demonstraram que o ABR combinado com um eletrodo CNAP obteve a maior precisão diagnóstica para alterações intraoperatórias do ABR que previam o declínio da audição no pós-operatório. Isso foi particularmente verdadeiro quando a mudança no WRS foi a medida de resultado (sensibilidade de 83,3% e especificidade de 100%).

Os dados mostram que a perda dos AEPs tem uma correlação boa, mas imperfeita, com a alteração auditiva pós-operatória. Também há evidências de que a preservação das formas de onda do AEP melhora estatisticamente as chances de preservação da audição, mas não garante uma audição útil no pós-operatório. A perda permanente das formas de onda do ABR está altamente correlacionada com os déficits pós-operatórios. A perda temporária de formas de onda é menos preocupante para os déficits pós-operatórios, mas não é totalmente benigna.

18.5 Considerações Pré, Peri e Pós-Operatórias para o Monitoramento por AEP

18.5.1 Planejamento Pré-Operatório

Antes de entrar na sala de cirurgia, é importante revisar o histórico do paciente e todos os testes diagnósticos relevantes. Na instituição do autor, todos os pacientes submetidos ao monitoramento por ABR realizam um audiograma e um ABR pré-operatórios. Os testes pré-operatórios são particularmente úteis no contexto de um tumor do CPA, pois é possível haver formas de onda anormais na linha de base. O mesmo se aplica a pacientes com acuidade auditiva pré-operatória ruim. O teste pré-operatório também pode ser útil no desenvolvimento do plano de monitoramento. Se houver previsão de respostas não confiáveis, serão feitas alterações no plano de monitoramento. Além disso, o provedor de IOM não perde tempo tentando descartar problemas técnicos na sala de cirurgia em um paciente que tenha um ABR de baixa qualidade na linha de base. Possíveis alterações no monitoramento podem ser feitas com a adição de ECochG, CNAP, ABR contralateral ou outras modalidades de monitoramento. Nem todo provedor de monitoramento intraoperatório tem o luxo de acessar o paciente no pré-operatório. Nesse cenário é possível realizar uma revisão completa do prontuário e do histórico do caso. Normalmente é possível encontrar o paciente na área de espera pré-operatória antes de ir para a sala de cirurgia, e um histórico do caso pode ser realizado para se ter uma noção geral da audição do paciente. Antes do início da anestesia, é importante revisar o plano de monitoramento com o(s) cirurgião(ões), o anestesiologista e as equipes de enfermagem. Normalmente, os cirurgiões reservam um caso com solicitações específicas de neuromonitoramento; no entanto, os planos cirúrgicos evoluem e o plano da IONM também deve evoluir. Também é importante estar ciente do plano de anestesia. A monitoração por ABR não limita a escolha do anestésico usado; no entanto, a monitoração do ABR é quase sempre combinada com outras modalidades de monitoração, o que imporá limitações anestésicas. Limitações específicas serão discutidas brevemente mais adiante neste capítulo. O plano de monitoramento é revisado com a equipe de enfermagem/tecnólogos de *scrubs* cirúrgicos. A enfermeira ou o tecnólogo cirúrgico é informado sobre o equipamento de monitoramento necessário a ser colocado no campo cirúrgico (sondas de estimulação, eletrodos de nervo direto etc.). A equipe de enfermagem verifica se todas as agulhas foram contabilizadas no final da cirurgia. Como a enfermeira circulante é responsável pela segurança do paciente durante o posicionamento cirúrgico, ela deve estar ciente de que partes do corpo precisam ser expostas para a configuração da IONM. (Exemplos incluem o meato acústico externo para monitoramento de ABR, ou os braços e pernas para monitoramento de SSEP etc.). Por fim, em muitas salas de cirurgia, a enfermeira circulante realizará a preparação estéril do paciente enquanto os cirurgiões estiverem se escovando. É fundamental que a orelha não seja inundada com materiais de preparação estéril líquidos; isso entupirá um fone de inserção ou criará um bloqueio de condução no meato acústico externo. Antes de preparar o paciente, é realizada uma verificação de audição no transdutor acústico. O equipamento de monitoramento intraoperatório está sujeito a mais desgaste do que um sistema clínico típico. Não é ideal atrasar a cirurgia ou anular um campo cirúrgico preparado de forma estéril para consertar problemas no equipamento que poderiam ter sido resolvidos antes.

18.5.2 Configuração do Paciente

O monitoramento neurofisiológico intraoperatório é um trabalho do tipo "apresse-se e espere". Ele se caracteriza por longos períodos de rotina intercalados com explosões de atividade intensa. A configuração se enquadra na categoria "agitação de atividade". A preparação varia de acordo com a cirurgia. Geralmente o a anestesia é induzida e o paciente é colocado em sua posição cirúrgica ideal. Normalmente, o monitoramento do ABR é configurado quando o paciente está na posição cirúrgica final. A configuração típica varia de acordo com as necessidades do caso. Em geral, um eletrodo de agulha não inversor (+) é colocado em Fpz com referência a um eletrodo inversor (-) ao redor ou no pavilhão auricular. A mastoide da orelha operatória geralmente não está disponível devido ao local da incisão cirúrgica. Dependendo do caso, o ABR pode ser executado na orelha não operada por vários motivos (ausência de audição na orelha operada, como medida da função mais geral do tronco encefálico ou como medida de controle para comparar os registros da orelha operada). Em alguns procedimentos, é difícil acessar a orelha não operada na posição cirúrgica final. Nesse caso, os eletrodos e o transdutor são colocados antes do posicionamento do paciente. Se o ABR bilateral não for monitorado, um eletrodo contralateral ainda será colocado próximo à mastoide não operada. Como nos ABRs clínicos, o rastreamento contralateral facilita a identificação das formas de onda. Se uma ECochG estiver sendo monitorada, um eletrodo de membrana timpânica é colocado sobre a membrana timpânica com o auxílio do microscópio cirúrgico. Se for usado um eletrodo transtimpânico, ele é inserido através da membrana timpânica no promontório da cóclea.

Um fone de inserção encurtado é colocado no meato acústico externo; isso ajudará a fixar quaisquer eletrodos de ECochG. O encurtamento do fone de inserção (ou seja, o corte de parte da espuma e/ou da haste) permite que a parte "rígida" da conexão seja totalmente inserida no meato. Isso reduz a probabilidade de o inserto se desconectar ou ficar preso. O restante do meato acústico externo auditivo é preenchido com algodão e vedado com fita adesiva ou outros adesivos. Trançar ou torcer os fios condutores do eletrodo maximizará a rejeição do modo comum para ajudar a combater ruídos elétricos espúrios. Os eletrodos pré-torcidos também podem ser adquiridos. Quaisquer outros eletrodos de monitoramento ou estimuladores adicionais são então posicionados (p. ex., monitoramento do nervo facial). Os eletrodos são então inseridos na caixa de entrada do amplificador. É importante verificar as impedâncias de todos os eletrodos. É comum observar níveis de impedância mais altos com eletrodos de agulha subdérmicos em comparação com eletrodos de superfície.[66] Isso está predominantemente relacionado com a menor área de superfície dos eletrodos de agulha. Quando as impedâncias estiverem dentro das tolerâncias (< 10 kΩ), os potenciais evocados de linha de base serão estabelecidos. É ideal obter as linhas de base antes de colocar os campos cirúrgicos no paciente e devem ser estabelecidas antes da incisão. Se for identificado um problema técnico, é imperativo informar imediatamente os cirurgiões e resolver o problema o mais rápido possível. As formas de onda iniciais são avaliadas imediatamente quanto à repetibilidade. Dado o ambiente dinâmico e eletricamente hostil, prevê-se alguma variabilidade entre as replicações. Várias execuções são realizadas para se ter uma noção da qualidade e da replicabilidade das respostas médias. Se a linha de base for definida para uma resposta de amplitude atipicamente alta, podem ocorrer alertas falso-positivos. Para reduzir a variabilidade, é útil ajustar os parâmetros de estimulação e/ou registro para otimizar as respostas do AEP; mais detalhes sobre isso serão abordados mais adiante neste capítulo.

18.5.3 Execução do AEP no Intraoperatório

Durante a parte inicial de um caso, não é prático registrar continuamente os AEPs. O eletrocautério máscara completamente os AEPs. A maioria das cirurgias que utilizam o monitoramento do ABR envolverá uma craniotomia ou mastoidectomia. A broca cirúrgica emite ruídos acústicos e elétricos que impedem o teste de ABR confiável. As formas de onda AEP são obtidas nos intervalos em que o cirurgião interrompe o uso do motor. Posteriormente, o intervalo ideal para obter respostas é a cada 2 a 5 minutos. No entanto, isso pode variar de uma média quase constante até a execução do ABR somente quando houver silêncio elétrico suficiente para isso.

Alguns eventos acionam automaticamente a execução do ABR. Entre eles estão os seguintes:

- Mudança na posição dos retratores cerebrais.
- Qualquer manipulação ou alongamento direto no CN VIII.
- Remoção de tumor no CN VIII ou próximo a ele.
- Eletrocautério próximo ao nervo.
- O cirurgião pede uma atualização.
- Qualquer alteração nas formas de onda exige uma observação mais frequente.

Após a conclusão de cada média de ABR, as formas de onda precisam ser avaliadas. É importante determinar se a forma de onda está estável, alterada (melhorou ou piorou), ausente ou não é confiável.

A capacidade de identificar respostas não confiáveis é uma habilidade essencial da IONM. A interferência pode vir de ruídos elétricos externos, ruídos galvânicos de instrumentos (quando instrumentos de metal friccionam contra outros objetos de metal no campo) ou ruídos miogênicos do paciente. O nervo facial (CN VII) corre próximo ao nervo auditivo no CPA. A irritação do CN VII pode criar um espasmo dos músculos faciais forte o suficiente para interferir nos traçados do ABR. O provedor de IONM deve estar preparado para comunicar o *status* do monitoramento, mesmo quando o *status* não for "confiável". A melhor forma de agir é informar à equipe cirúrgica o motivo pelo qual os dados não são confiáveis e quais medidas podem ser tomadas para melhorar os sinais.

18.5.4 Quando Alertar o Cirurgião

Os padrões de alerta para casos cirúrgicos de preservação da audição são relativamente arbitrários; eles se originam da literatura da IONM sobre a realização de SSEP. Ou seja, alterações na amplitude da onda V de 50% ou um atraso de latência de 0,5 a 1,0 milissegundos devem ser informados à equipe cirúrgica. Em termos de alterações de latência, este autor normalmente informa aos cirurgiões que o ABR está se deslocando com um atraso de 0,5 milissegundo; as intervenções corretivas são tentadas quando o atraso se aproxima de 1 milissegundo.

Uma diminuição de 50% na amplitude é um critério de alerta definitivo. A necessidade de alertar o cirurgião sobre as alterações pode ser muito situacional. Há situações em que o cirurgião pode querer ser atualizado sobre qualquer alteração no ABR. Por exemplo, quando o cirurgião está removendo um tumor no *fundus* IAC, é necessário um alerta sobre qualquer alteração no *status* do AEP. Conforme demonstrado na ▶ Fig. 18.4, a janela de tempo entre o início das alterações do ABR e a perda de audição pode ser muito curta. Atualizações frequentes permitem que os cirurgiões entendam melhor quais manipulações cirúrgicas desencadeiam as alterações. Os critérios de alerta predefinidos não devem substituir a comunicação regular, clara e concisa entre os membros da equipe da sala de cirurgia. O alerta clínico e situacional bem desenvolvido por parte do provedor da IONM é importante para facilitar a comunicação de qualidade e em tempo hábil.

18.5.5 Intervenções Intraoperatórias para uma Mudança nos Sinais

A intervenção para uma mudança preocupante na função do ABR varia de acordo com o que a equipe acredita ter causado a mudança nas formas de onda. Se houver suspeita de retração cerebelar, a retração pode ser reduzida ou removida. Se o cirurgião estiver operando próximo ao CN VIII ou em uma área crítica, como o *fundus* do IAC, as manipulações cirúrgicas devem ser interrompidas. Muitas vezes o cirurgião pode trabalhar em outra parte do tumor ou vir de um ângulo diferente sem causar mais alterações no ABR. Se houver suspeita de vasospasmo, pode-se colocar Gelfoam embebido em um vasodilatador (como a papaverina) na área em questão.[62] Além disso, o anestesiologista pode tentar melhorar a perfusão do órgão auditivo aumentando a pressão arterial do paciente. Foi demonstrado que o aumento da pressão arterial média (MAP) em até 85 mmHg melhora as respostas dos SSEPs.[67] Além disso, Lam *et al.*[68] relataram um estudo de caso envolvendo a clipagem de um aneurisma vertebrobasilar, durante o qual se observou que o ABR do paciente respondia a alterações na MAP. Durante a exposição inicial do cérebro, o cirurgião pode pedir ao anestesista para hiperventilar o paciente para diminuir a pressão intracraniana (ICP). A perfusão cerebral pode ser avaliada indiretamente pela medição dos gases sanguíneos arteriais. A hiperventilação causa diminuição da $PaCO_2$ (uma medida da pressão de dióxido de carbono no sangue), o que subsequentemente leva à vasoconstrição arterial. A vasoconstrição resulta na redução do fluxo sanguíneo cerebral (CBF), do volume sanguíneo cerebral e da ICP. Esse efeito é mediado por alterações de pH no fluido extracelular que causam vasoconstrição cerebral.[69] O CBF também depende em grande parte da $PaCO_2$. Yamaguchi *et al.*[70] estabeleceram uma correlação positiva entre a $PaCO_2$ e a CBF (ou seja, o aumento da $PaCO_2$ leva ao aumento da perfusão). A hiperventilação resulta em diminuição da pressão no crânio e acesso mais fácil ao tumor. No entanto, se o tumor tiver sido removido, a ICP pode ser menos problemática. Se os sinais do AEP estiverem mudando, retornar o paciente à ventilação normal aumentará a $PaCO_2$, aumentando assim a perfusão cerebral. A intervenção mais simples é simplesmente fazer uma pausa cirúrgica. O cirurgião pode parar de realizar a manobra cirúrgica que precedeu a mudança no sinal. A equipe pode fazer uma pausa enquanto os AEPs se recuperam. Muitas vezes o cirurgião pode abordar a lesão por meio de uma trajetória diferente que tenha menos impacto sobre os geradores do nervo auditivo.

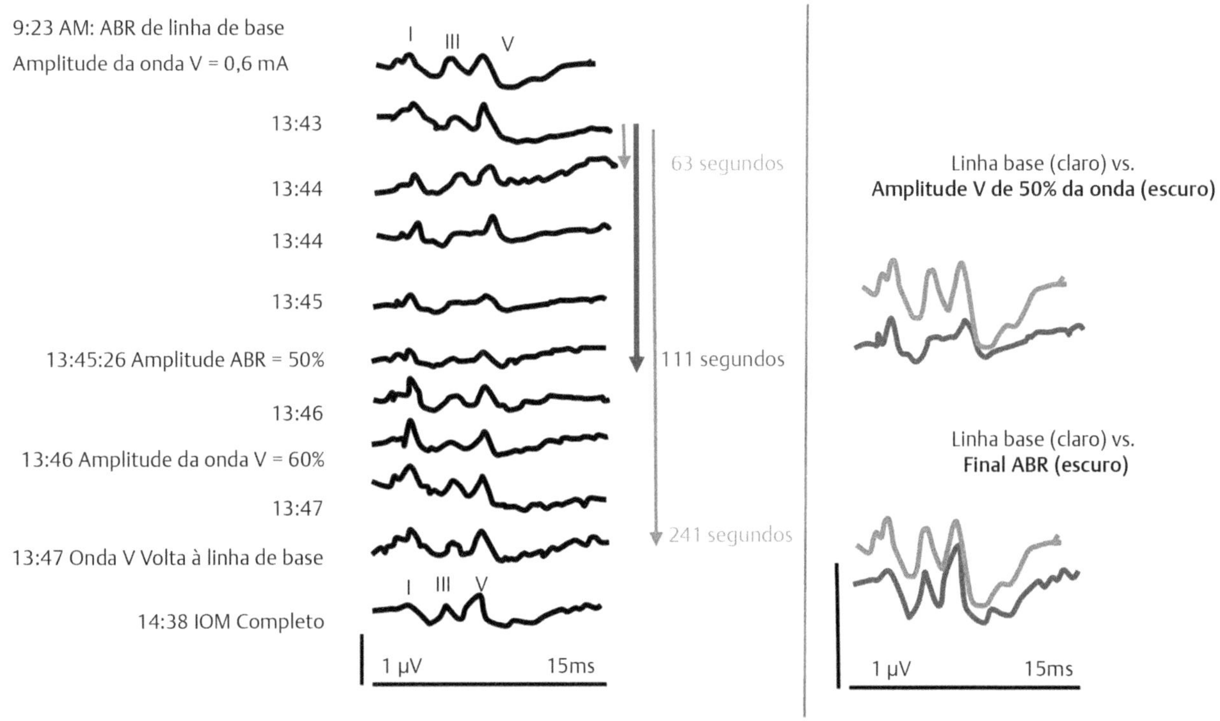

Fig. 18.4 Traçados selecionados de potencial evocado auditivo do tronco encefálico (ABR) de uma ressecção via fossa craniana média direita (MCF) de um schwannoma vestibular em um paciente com neurofibromatose tipo 2 (NF2). As formas de onda à esquerda demonstram boas respostas de linha de base que são estáveis por várias horas. A série demonstra que as alterações podem ocorrer rapidamente. A queda inicial da amplitude ocorreu em um intervalo de 63 segundos entre as execuções. Após 111 segundos, a amplitude da onda V era de 50%. A pressão arterial (BP) do paciente foi aumentada e o cirurgião operou em uma área diferente. Após 241 segundos, a onda V retornou à linha de base. Os traçados à direita sobrepõem a onda V de menor amplitude e a forma de onda final ao registro da linha de base.

18.5.6 Registro de Casos Intraoperatórios

O registro do caso é um registro anotado com carimbo de data e hora de todos os principais eventos que ocorrem durante o caso. Isso inclui todas as alterações significativas na atividade monitorada e eventos relacionados. Todas as comunicações que ocorrem com as equipes cirúrgicas ou de anestesia são registradas. Isso é útil, especialmente se vários provedores estiverem monitorando um caso longo. Também é útil para reconstruir o caso se surgirem questões médico-legais.

18.5.7 Otimização de Sinais na Sala de Cirurgia

Dada a amplitude relativamente pequena das formas de onda do ABR, o gerenciamento da interferência elétrica (ruído de 60 Hz nos Estados Unidos; 50 Hz em outros lugares) é fundamental. Várias dicas para atenuar o impacto do ruído elétrico são fornecidas na seção a seguir.

Colocação de Equipamentos

Mover equipamentos eletricamente ruidosos, reposicionar os fios condutores ou fazer uma pausa com um instrumento específico de indução de ruído são boas estratégias. Os equipamentos ruidosos na sala de cirurgia incluem aquecedores de pacientes, a bomba que opera as meias de compressão (dispositivos de compressão sequencial [SCDs]), aquecedores de fluidos, bombas de infusão, microscópios, fios de eletrocardiografia (ECG) e fios de eletrocautério. É importante certificar-se de que os fios de monitoramento que conectam a caixa de entrada do amplificador tenham um caminho livre de outros fios elétricos. Se necessário, os fios de monitoramento devem cruzar outros fios perpendicularmente (ângulo de 90 graus), em vez de correrem em paralelo.

Rejeição de Modo Comum

A trança/torção/agregação de eletrodos já foi discutida anteriormente. A verdadeira atividade fisiológica da via auditiva não deve ser a mesma nos locais com inversão (-) e sem inversão (+). Qualquer sinal que seja idêntico em ambos os locais de registro é proveniente de uma fonte externa. Em um amplificador diferencial, o sinal comum é rejeitado pela subtração dos dados dos dois locais de eletrodos. O sinal-alvo restante é amplificado e filtrado no processo de cálculo da média. Se necessário, aproximar os eletrodos de registro permitirá que eles captem mais atividade semelhante, o que aumentará a rejeição do modo comum. Por outro lado, quanto mais próximos estiverem os eletrodos, maiores serão as chances de cancelar mais da atividade de ondas cerebrais desejada.

Taxa de Estimulação

Ajustar a taxa do estímulo evocador (ou seja, a taxa de cliques) pode ajudar a calcular a média do ruído elétrico cíclico. Quanto mais rápida for a taxa de estimulação, mais curto será o intervalo entre as épocas de registro. O intervalo entre cada estímulo evocador afeta onde cada época de registro começará em relação à fase do ruído elétrico. Se cada época de registro começar em sincronia com a mesma fase de um ruído elétrico, a interferência elétrica será idêntica em todas as médias. Os sinais que são os mesmos em cada registro serão ampliados pelo processo de cálculo da média. Por outro lado, se todas as outras épocas de registro começarem fora de fase com o ciclo de ruído, o ruído terá a fase cancelada quando a média for calculada. Para encontrar uma taxa fora de fase, divida o ciclo de energia pela taxa de estimulação. Encontre uma taxa de estimulação em que o quociente não esteja próximo de um número inteiro. Por exemplo, 60/11,1 Hz = 5,4 é melhor do que 60/20,1 Hz = 2,98. Na sala de cirurgia é comum haver várias fontes de ruído elétrico sobrepostas. Tentativa e erro com taxas diferentes é o melhor curso de ação para encontrar o que otimiza os registros. Encontre a taxa mais rápida possível que não tenha interferência elétrica significativa.

Filtros

Lembre-se de que não é apenas o som que tem uma frequência. As ondas cerebrais AEP também aparecem em determinadas frequências. As configurações do filtro podem ser alteradas para ver mais ou menos dessa energia repetitiva. Há três frequências principais de componentes do ABR centradas em cerca de 100, 500 e 1.000 Hz.[71-73] Essas frequências centrais são mais estreitas do que as configurações de filtro de 30 a 3.000 normalmente usadas para os AEPs. Nos ABRs clínicos, não é aconselhável alterar drasticamente as configurações do filtro porque os resultados do paciente são comparados aos dados normativos. Na sala de cirurgia, cada paciente serve como seu próprio controle. Se necessário, é razoável filtrar de forma mais agressiva para obter dados sem ruído, mas é importante não alterar as configurações depois que as linhas de base forem estabelecidas.

18.5.8 Interpretação de Mudanças de Sinal

É relativamente fácil detectar alterações quando os AEPs são limpos, robustos e replicáveis. Alguns sistemas IONM podem calcular automaticamente as alterações da linha de base para a forma de onda atual, enquanto outros exigem que o provedor verifique manualmente as alterações de latência e amplitude. Para determinar as alterações de latência, um cursor é colocado na forma de onda da linha de base e um segundo cursor é colocado no registro mais recente; isso calcula a diferença de tempo entre as formas de onda. Da mesma forma, os marcadores de amplitude fornecem a amplitude de pico a vale para cada traçado. O cálculo das alterações de amplitude em comparação com a linha de base antes do tempo facilita a comunicação rápida das alterações à equipe cirúrgica. Por exemplo, se a amplitude da linha de base de uma onda V for de 0,22 µV, o critério de alerta de 50% será de 0,11 µV. Se a amplitude de uma onda V for de 0,15 µV, ela estará em 70% de sua linha de base. Também é importante estar ciente das alterações do sinal morfológico. Raramente, um aumento na amplitude da onda I acompanha a deterioração dos componentes mais tardios do ABR. Isso provavelmente representa a desinibição da função das células ciliadas externas na cóclea devido à interrupção da via olivococlear motora descendente.[74,75] Também é importante observar os padrões de perda auditiva condutiva (ou seja, todas as ondas demonstram um atraso de latência absoluta). Isso pode ocorrer devido à infiltração de fluido de irrigação no espaço da orelha média.

Pode ser desafiador determinar de forma rápida e definitiva que uma forma de onda passou de diminuída para completamente perdida. Nessa situação, recorrer às habilidades obtidas com o teste ABR de limiar pode ser útil. Se for necessário fazer uma chamada sobre uma alteração ou perda total de uma forma de onda, tenha em mente as seguintes estratégias:

- *Função de latência-intensidade.* Aumente ou diminua a intensidade da apresentação. Os picos neurais ainda devem seguir uma função normal de latência-intensidade.
- Uma onda V de ABR de clique deve cruzar a linha média/linha zero. O componente de pico a vale de uma onda V evocada por clique começa como um sinal positivo que cruza a linha de base e termina em um vale negativo. Esse vale negativo é chamado de SN10, que significa escalpo negativo (couro cabeludo negativo) em 10 milissegundos. O estudo original que descreveu o vale usou um *tone pip* de baixa frequência e, portanto, a latência de 10 milissegundos. A SN10 também foi descrita como o potencial de campo distante 7 (FFP7) ou a resposta de onda lenta.[76] Geralmente é mais fácil procurar a presença ou ausência do espaço negativo acima e abaixo da onda V.
- Dê uma segunda olhada na onda V (ou em outra onda em questão). É útil ter gravações multicanais da mesma forma de onda. Isso é particularmente útil quando as formas de onda começam a se dessincronizar, prolongar e diminuir a amplitude. Um segundo ou terceiro canal pode ajudar a identificar padrões. Ao se deparar com uma forma de onda que demonstre dois picos que possam ser a onda V, compare o sinal com as formas de onda contralaterais. Uma onda V contralateral deve ser ligeiramente mais tardia em latência do que a resposta ipsilateral; a onda III contralateral deve ser mais precoce. Um eletrodo de ECochG pode ajudar a identificar e posicionar a onda I.
- Faça mais média... mas não exagere na média. Com exceção do uso de registros diretos do nervo, todos os outros potenciais evocados exigirão alguma média de sinal. O cálculo da média do sinal é útil porque remove a aleatoriedade dos dados; no entanto, na sala de cirurgia, o tempo é fundamental. A execução de mais médias do que o necessário atrasará o fornecimento de informações oportunas à equipe cirúrgica. Use a taxa mais rápida possível que permita formas de onda confiáveis.
- Replique suas ondas... mas não replique demais. Uma única explosão de ruído pode causar um impacto negativo dramático nos traçados de AEP. É razoável confirmar rapidamente uma alteração para evitar falsos positivos. Entretanto, se os sinais estiverem estáveis e uma alteração significativa for observada, é razoável relatar a alteração observada e, ao mesmo tempo, replicar a descoberta. Se uma alteração for confirmada, ela também deverá ser relatada.
- As ondas ABR geralmente são óbvias. Normalmente as formas de onda ABR são óbvias e saltam da tela e "dão um soco na sua cara". Tenha em mente estas palavras sábias: "Se você estiver gastando muito tempo tentando decidir se a pequena protuberância na tela é uma onda, provavelmente é apenas uma protuberância."

18.6 Outras Modalidades de Monitoramento Intraoperatório

Como dito anteriormente, os AEPs quase nunca são usados isoladamente. Embora esteja fora do escopo deste capítulo cobrir toda a amplitude do monitoramento intraoperatório, abordaremos brevemente alguns dos tipos de monitoramento frequentemente empregados em conjunto com a ABR.

18.6.1 Eletromiografia *Free Running* e Estimulada

Dada a proximidade do nervo facial com o nervo cocleovestibular e a orelha interna, o monitoramento do ABR é, invariavelmente, realizado em conjunto com o monitoramento do nervo facial. O impacto psicossocial da desfiguração facial foi bem documentado.[77] Ryzenman *et al.*[78] demonstraram que as pessoas que sofrem uma lesão do nervo facial continuam a enfrentar problemas de qualidade de vida, mesmo após a conclusão do regime de tratamento. O monitoramento dos CNs não se limita apenas ao nervo facial. A maioria dos nervos cranianos com um componente motor pode ser monitorada por EMG. Para obter mais informações, consulte Kileny e Edwards.[79] Para dissecções de tumores, os CNs monitorados são determinados pelo tamanho e pelo formato do tumor e pelo curso da ressecção planejada do tumor. Para as MVDs, os CNs nas proximidades da alça vascular são monitorados.

A EMG é composta de picos de atividade elétrica gerados por unidades motoras. As unidades motoras são unidades funcionais do nervo e dos músculos que trabalham juntas para desencadear as contrações musculares. Os registros da atividade da unidade motora são chamados de potenciais de ação da unidade motora (MUAPs) e aparecem como uma série de picos positivos e negativos. Os MUAPs são grandes e não exigem o cálculo da média do sinal. Os picos de MUAP têm contribuições do neurônio motor inferior (LMN), do axônio adjacente, dos terminais do axônio, da transferência de acetilcolina pela junção mioneural e das próprias fibras motoras. Os traçados contínuos de EMG de execução livre são observados para qualquer explosão de atividade EMG resultante do contato direto ou indireto com o nervo. A morfologia da atividade "mecânica" tem um padrão distinto de início e término. A ativação mecânica pode funcionar como um sistema de alerta precoce se o cirurgião não souber que está trabalhando em um nervo ou próximo a ele. O sinal de *free run* também é observado para trens (*trains*) de espasmo, que são definidos como atividade de pico contínua que dura mais do que alguns segundos.[80] O espasmo pode ser causado por contato direto ou indireto com o nervo, mudança abrupta de temperatura (geralmente por irrigação fria) ou por tentativa de movimento voluntário do paciente se a anestesia estiver superficializando. Na maioria dos casos, a provocação de atividade mecânica ou de espasmo não é um sinal direto de lesão neural. Em vez disso, o *feedback* da ativação do nervo está relacionado ao cirurgião, fornecendo informações sobre a localização e a função do nervo. Um achado de EMG monitorado que deve ser motivo de preocupação para um resultado pós-operatório abaixo do ideal é conhecido como trem A.[81] Os trens A são picos de unidades motoras de alta frequência (> 60 Hz) que não demonstram um padrão de interferência significativo (ou seja, picos isolados em vez de picos sobrepostos). Eles também iniciam, param e reiniciam abruptamente. Os sinais de um trem têm uma assinatura acústica distinta que é frequentemente descrita como um som de "bombardeiro de mergulho". Para o monitoramento EMG *free run*, um nervo não responsivo é altamente preocupante para um déficit pós-operatório. Quando um cirurgião toca, intencionalmente ou não, em um nervo e nenhuma atividade é gerada, existe a preocupação de uma lesão iatrogênica.

A EMG estimulada também é usada para monitorar os nervos motores. Quando o nervo motor é estimulado eletricamente, a corrente elétrica muda as posições relativas dos íons carregados o suficiente para elevar o potencial de repouso interno de um axônio além do limiar necessário para desencadear uma reação em cadeia de potencial de ação. O estímulo elétrico causa um disparo quase simultâneo de todos os axônios, resultando em uma contração composta do músculo-alvo do nervo. Essa resposta é chamada de potencial de ação muscular composto (CMAP). Com a EMG simulada, o cirurgião sonda o campo cirúrgico com um estimulador portátil. O estimulador é usado para três finalidades principais. Primeiro, o estimulador pode ser usado para mapear o curso de um nervo. Essa técnica é particularmente útil em casos de tumores ou em casos otológicos em que os cirurgiões estão procurando o nervo embutido no osso temporal. Em segundo lugar, os cirurgiões podem estimular os tecidos que desejam dissecar; isso confirma que o tecido ligado à dissecção não está próximo ao nervo. Por fim, o estimulador pode ser usado para confirmar a função do nervo. O teste de limiar pode ser usado para confirmar que a sensibilidade de estimulação do nervo não foi alterada. Ao monitorar a EMG do CN, é necessário evitar o uso de agentes bloqueadores neuromusculares. Sempre que as respostas de EMG se deteriorarem, deve-se confirmar que nenhum relaxante muscular foi adicionado ao regime anestésico do paciente.

18.6.2 Potenciais Evocados Somatossensoriais

Os SSEPs são frequentemente combinados com o monitoramento dos AEP. Assim como o ABR, o SSEP é um potencial evocado de média de um sistema sensorial. Em vez de estímulos auditivos, são usados pulsos elétricos para o sistema somatossensorial com o objetivo de evocar respostas. Muitos dos principais conceitos de potencial evocado podem ser transferidos dos AEPs para os SSEPs. A via neurológica para informações somatossensoriais é conhecida como sistema lemniscal medial-coluna dorsal (DCML). Os eletrodos são posicionados sobre o nervo mediano ou ulnar no punho e/ou o nervo tibial posterior próximo ao osso medial do tornozelo. Normalmente é feito um registro dos nervos periféricos antes que eles penetrem na medula espinal. Isso é feito atrás do joelho (fossa poplítea) para os membros inferiores e acima da clavícula para os braços (ponto de Erb). Essas respostas dos nervos periféricos são semelhantes à onda I no ABR. Um potencial ascendente do tronco encefálico também é registrado com eletrodos próximos ao pescoço ou à coluna cervical. Esse potencial subcortical do tronco encefálico é semelhante à onda V do ABR. Diferentemente do ABR, os potenciais corticais são registrados no intraoperatório. Os potenciais corticais são registrados a partir de eletrodos colocados sobre a faixa somatossensorial na cabeça. Os potenciais corticais no SSEP seriam semelhantes a uma resposta de latência média nos AEPs. A via do potencial evocado cortical envolve uma sinapse adicional no nível do tálamo. Essa sinapse extra torna as formas de onda corticais particularmente sensíveis aos gases anestésicos halogenados. Se o monitoramento dos SSEPs for usado, a anestesia precisará ser limitada a baixas doses de gases anestésicos e complementada com outros agentes intravenosos. Os SSEPs são úteis porque fornecem sinais de uma parte diferente do tronco cerebral com um suprimento vascular diferente. Além disso, os SSEPs têm suas sinapses na medula e podem ser mais sensíveis a manobras cirúrgicas nessa região.

18.6.3 Potenciais Evocados Motores Transcranianos

Os MEPs transcranianos (TCMEPs) são comumente usados em cirurgias de coluna para monitorar a via motora primária. A via do neurônio motor superior (UMN) para os CNs é chamada de trato corticobulbar. A via através da coluna vertebral é chamada de sistema anterolateral (ou trato corticoespinal). O monitoramento EMG, conforme descrito no parágrafo anterior, normalmente avalia as respostas de um LMN ou nervo periférico. Em geral, os MEPs são provocados pela estimulação do couro cabeludo sobre a faixa motora, mas a faixa motora pode ser estimulada diretamente em alguns procedimentos. O UMN começa na faixa motora, passa pela cápsula interna e entra no tronco encefálico. A via do UMN cruza (principalmente) para o lado contralateral enquanto ainda está no tronco encefálico. A via, então, faz sinapse com o LMN ao longo do aspecto ventral/anterior do tronco encefálico ou da medula espinal. Por fim, a via chega à junção neuromuscular, onde seu objetivo é causar uma contração muscular em um músculo periférico. No córtex, quando a faixa motora dispara, há um sinal direto inicial que viaja até o LMN. Há também uma rede de interneurônios na qual os impulsos nervosos fazem conexões laterais interconectadas. Esses impulsos indiretos acabam chegando ao LMN. É a soma dos impulsos diretos e indiretos ao longo do tempo (soma temporal) que aciona um potencial de ação no LMN. Os anestésicos halogenados são particularmente prejudiciais aos impulsos nervosos indiretos. Para registrar com sucesso os TCMEPs na sala de cirurgia (OR), os anestésicos gasosos devem ser evitados. Além disso, são necessários trens complexos de pulsos elétricos para simular o tempo dos impulsos nervosos interneuronais indiretos. Os trens rápidos de estímulos elétricos podem recriar a soma temporal necessária para evocar potenciais de ação do LMN. Vários autores publicaram sobre a utilidade dos TCMEPs na cirurgia do tronco cerebral. Isso inclui tumores intratronco encefálico e grandes tumores CPA.[82-85] O principal benefício é que os CNs motores podem ser avaliados antes da localização do nervo ou da zona de entrada da raiz. Uma vez localizado o nervo, ele pode ser estimulado por meio dos métodos convencionais de EMG descritos anteriormente. A principal desvantagem da resposta MEP é o potencial de movimentação do paciente. É necessária uma excelente comunicação antes de estimular a TCMEP. Em termos de cirurgia vascular, os TCMEPs fornecem informações sobre mais uma região do tronco cerebral.

18.6.4 Monitoramento de Eletroencefalograma

O monitoramento de EEG avalia a atividade elétrica predominantemente do córtex cerebral. Isso é relativamente distante dos geradores neurais do ABR. O tipo mais comum de cirurgia que poderia combinar ABR e EEG seria um caso cerebrovascular. Esse tipo de caso geralmente inclui também o monitoramento de SSEP.[86,87] Vários eletrodos serão colocados no couro cabeludo de acordo com o sistema internacional 10/20. A execução livre bruta de cada eletrodo de EEG pode ser monitorada, bem como o EEG quantificado espectralmente. O EEG é avaliado quanto a reduções na frequência da forma de onda do EEG (ou seja, "desaceleração") ou perda ou supressão do sinal de EEG em uma região localizada. As alterações no EEG podem representar uma perda de suprimento de sangue para a área em que a alteração foi observada. O aumento da anestesia também pode causar uma diminuição na atividade do EEG. Uma diminuição do EEG em uma região específica do cérebro será mais indicativa de um problema de fluxo sanguíneo do que de uma alteração global, que, provavelmente, estaria relacionada com a anestesia.

Referências

[1] Levine RA, Montgomery WW, Ojemann RG, Springer MFB. Evoked-potential detection of hearing-loss during acoustic neuroma surgery. Neurology. 1978; 28(4):339

[2] Møller AR, Jannetta PJ. Compound action potentials recorded intracranially from the auditory nerve in man. Exp Neurol. 1981; 74(3):862–874

[3] Grundy BL, Lina A, Procopio PT, Jannetta PJ. Reversible evoked potential changes with retraction of the eighth cranial nerve. Anesth Analg. 1981; 60 (11):835–838

[4] Raudzens PA, Shetter AG. Intraoperative monitoring of brain-stem auditory evoked potentials. J Neurosurg. 1982; 57(3):341–348

[5] Kileny P, Dobson D, Gelfand ET. Middle-latency auditory evoked responses during open-heart surgery with hypothermia. Electroencephalogr Clin Neurophysiol. 1983; 55(3):268–276

[6] Prior PF. EEG monitoring and evoked potentials in brain ischaemia. Br J Anaesth. 1985; 57(1):63–81

[7] Astrup J, Symon L, Branston NM, Lassen NA. Cortical evoked potential and extracellular K + and H+ at critical levels of brain ischemia. Stroke. 1977; 8(1): 51–57

[8] Fuse T. ABR findings in vertebrobasilar ischemia. Acta Otolaryngol. 1991; 111 (3):485–490

[9] Sohmer H, Freeman S, Schmuel M. ABR threshold is a function of blood oxygen level. Hear Res. 1989; 40(1–2):87–91

[10] Davis SM, Ackerman RH, Correia JA, et al. Cerebral blood flow and cerebrovascular CO2 reactivity in stroke-age normal controls. Neurology. 1983; 33(4): 391–399

[11] Urbani L, Lucertini M. Effects of hypobaric hypoxia on the human auditory brainstem responses. Hear Res. 1994; 76(1–2):73–77

[12] Galambos R, Despland PA. The auditory brainstem response (ABR) evaluates risk factors for hearing loss in the newborn. Pediatr Res. 1980; 14(2):159–163

[13] Jiang ZD, Brosi DM, Shao XM, Wilkinson AR. Maximum length sequence brainstem auditory evoked responses in term neonates who have perinatal hypoxia-ischemia. Pediatr Res. 2000; 48(5):639–645

[14] Cycowicz Y, Schmuel M, Freeman S, Wanszelbaum A, Sohmer H. Perinatal hypoxia and auditory brainstem response thresholds: no evidence of permanent hearing loss. Hear Res. 1988; 33(3):239–244

[15] Jannetta PJ, Møller MB, Møller AR. Disabling positional vertigo. N Engl J Med. 1984; 310(26):1700–1705

[16] Sekiya T, Iwabuchi T. Changes of the auditory system after cerebellopontine angle manipulations. Surg Neurol. 1988; 30(4):327

[17] Sekiya T, Møller AR. Effects of cerebellar retractions on the cochlear nerve: an experimental study on rhesus monkeys. Acta Neurochir (Wien). 1988; 90 (1–2):45–52

[18] Newman A, Honrubia V, Bell T. Regeneration of the eighth cranial nerve. II. Physiologic verification in the bullfrog. Laryngoscope. 1987; 97(10): 1219–1232

[19] Legatt AD. Mechanisms of intraoperative brainstem auditory evoked potential changes. J Clin Neurophysiol. 2002; 19(5):396–408

[20] Lloyd-Thomas AR, Cole PV, Prior PF. Quantitative EEG and brainstem auditory evoked potentials: comparison of isoflurane with halothane using the cerebral function analysing monitor. Br J Anaesth. 1990; 65(3):306–312

[21] Purdie JA, Cullen PM. Brainstem auditory evoked response during propofol anaesthesia in children. Anaesthesia. 1993; 48(3):192–195

[22] Schwender D, Klasing S, Conzen P, Finsterer U, Pöppel E, Peter K. Midlatency auditory evoked potentials during anaesthesia with increasing endexpiratory concentrations of desflurane. Acta Anaesthesiol Scand. 1996; 40(2):171–176

[23] Sloan TB. Anesthetic effects on electrophysiologic recordings. J Clin Neurophysiol. 1998; 15(3):217–226

[24] Møller AR, Jannetta P, Bennett M, Møller MB. Intracranially recorded responses from the human auditory nerve: new insights into the origin of brain stem evoked potentials (BSEPs). Electroencephalogr Clin Neurophysiol. 1981; 52(1):18–27

[25] Møller AR, Jannetta P, Møller MB. Intracranially recorded auditory nerve response in man. New interpretations of BSER. Arch Otolaryngol. 1982; 108(2): 77–82

[26] Møller AR, Jannetta PJ. Monitoring auditory functions during cranial nerve microvascular decompression operations by direct recording from the eighth nerve. J Neurosurg. 1983; 59(3):493–499

[27] Committee on Hearing and Equilibrium guidelines for the evaluation of hearing preservation in acoustic neuroma (vestibular schwannoma). American Academy of Otolaryngology-Head and Neck Surgery Foundation, INC. Otolaryngol Head Neck Surg. 1995; 113(3):179–180

[28] Gurgel RK, Jackler RK, Dobie RA, Popelka GR. A new standardized format for reporting hearing outcome in clinical trials. Otolaryngol Head Neck Surg. 2012; 147(5):803–807

[29] Ahmed S, Arts HA, El-Kashlan H, Basura GJ, Thompson BG, Telian SA. Immediate and long-term hearing outcomes with the middle cranial fossa approach for vestibular schwannoma resection. Otol Neurotol. 2018; 39 (1):92–98

[30] Kemink JL, LaRouere MJ, Kileny PR, Telian SA, Hoff JT. Hearing preservation following suboccipital removal of acoustic neuromas. Laryngoscope. 1990; 100(6):597–602

[31] Ong V, Kwan I. Postoperative hearing preservation in patients undergoing retrosigmoid craniotomy for resection of vestibular schwannomas: a metaanalysis of 1,249 patients. UCLA: Library; 2018. Accessed October 28, 2023 at: https://escholarship.org/uc/item/68j6p2jc

[32] Zhu W, Chen H, Jia H, et al. Long-term hearing preservation outcomes for small vestibular schwannomas: retrosigmoid removal versus observation. Otol Neurotol. 2018; 39(2):e158–e165

[33] Møller MB, Møller AR. Loss of auditory function in microvascular decompression for hemifacial spasm. Results in 143 consecutive cases. J Neurosurg. 1985; 63(1):17–20

[34] Sarsam Z, Garcia-Fiñana M, Nurmikko TJ, Varma TRK, Eldridge P. The longterm outcome of microvascular decompression for trigeminal neuralgia. Br J Neurosurg. 2010; 24(1):18–25

[35] Chung SS, Chang JH, Choi JY, Chang JW, Park YG. Microvascular decompression for hemifacial spasm: a long-term follow-up of 1,169 consecutive cases. Stereotact Funct Neurosurg. 2001; 77(1–4):190–193

[36] Han J-S, Lee J-A, Kong D-S, Park K. Delayed cranial nerve palsy after microvascular decompression for hemifacial spasm. J Korean Neurosurg Soc. 2012; 52 (4):288–292

[37] Bridger MW, Farkashidy J. The distribution of neuroglia and schwann cells in the 8th nerve of man. J Laryngol Otol. 1980; 94(12):1353–1362

[38] Tarlov IM. Structure of the nerve root. I. Nature of the junction between the central and the peripheral nervous system. Arch NeurPsych. 1937; 37(3): 555–583

[39] Lang J. Anatomy of the brainstem and the lower cranial nerves, vessels, and surrounding structures. Am J Otol. 1985; 6 Suppl:1–19

[40] Colletti V, Fiorino FG. Vulnerability of hearing function during acoustic neuroma surgery. Acta Otolaryngol. 1994; 114(3):264–270

[41] Rizvi SS, Goyal RN, Calder HB. Hearing preservation in microvascular decompression for trigeminal neuralgia. Laryngoscope. 1999; 109(4):591–594

[42] Little JR, Lesser RP, Luders H. Electrophysiological monitoring during basilar aneurysm operation. Neurosurgery. 1987; 20(3):421–427

[43] Friedman WA, Kaplan BL, Day AL, Sypert GW, Curran MT. Evoked potential monitoring during aneurysm operation: observations after fifty cases. Neurosurgery. 1987; 20(5):678–687

[44] Manninen PH, Patterson S, Lam AM, Gelb AW, Nantau WE. Evoked potential monitoring during posterior fossa aneurysm surgery: a comparison of two modalities. Can J Anaesth. 1994; 41(2):92–97

[45] Arts HA, Adams ME, Telian SA, El-Kashlan H, Kileny PR. Reversible electrocochleographic abnormalities in superior canal dehiscence. Otol Neurotol. 2009; 30(1):79–86

[46] Butler RA, Honrubia V. Responses of cochlear potentials to changes in hydrostatic pressure. J Acoust Soc Am. 1963; 35(8):1188–1192

[47] Fridberger A, van Maarseveen JT, Scarfone E, Ulfendahl M, Flock B, Flock A. Pressure-induced basilar membrane position shifts and the stimulus-evoked potentials in the low-frequency region of the guinea pig cochlea. Acta Physiol Scand. 1997; 161(2):239–252

[48] Jin XM, Guo YQ, Huangfu MS. Electrocochleography in an experimental animal model of acute endolymphatic hydrops. Acta Otolaryngol. 1990; 110 (5–6):334–341

[49] Davis H, Deatherage BH, Eldredge DH, Smith CA. Summating potentials of the cochlea. Am J Physiol. 1958; 195(2):251–261

[50] Wenzel A, Ward BK, Ritzl EK, et al. Intraoperative neuromonitoring for superior semicircular canal dehiscence and hearing outcomes. Otol Neurotol. 2015; 36(1):139–145

[51] Adams ME, Kileny PR, Telian SA, et al. Electrocochleography as a diagnostic and intraoperative adjunct in superior semicircular canal dehiscence syndrome. Otol Neurotol. 2011; 32(9):1506–1512

[52] Martin WH, Stecker MM. ASNM position statement: intraoperative monitoring of auditory evoked potentials. J Clin Monit Comput. 2008; 22(1):75–85

[53] Tonn JC, Schlake HP, Goldbrunner R, Milewski C, Helms J, Roosen K. Acoustic neuroma surgery as an interdisciplinary approach: a neurosurgical series of 508 patients. J Neurol Neurosurg Psychiatry. 2000; 69(2):161–166

[54] Nedzelski JM, Chiong CM, Cashman MZ, Stanton SG, Rowed DW. Hearing preservation in acoustic neuroma surgery: value of monitoring cochlear nerve action potentials. Otolaryngol Head Neck Surg. 1994; 111(6):703–709

[55] Fischer G, Fischer C, Rémond J. Hearing preservation in acoustic neurinoma surgery. J Neurosurg. 1992; 76(6):910–917

[56] Slavit DH, Harner SG, Harper CM, Jr, Beatty CW. Auditory monitoring during acoustic neuroma removal. Arch Otolaryngol Head Neck Surg. 1991; 117(10): 1153–1157

[57] Harper CM, Harner SG, Slavit DH, et al. Effect of BAEP monitoring on hearing preservation during acoustic neuroma resection. Neurology. 1992; 42(8): 1551–1553

[58] Radtke RA, Erwin CW, Wilkins RH. Intraoperative brainstem auditory evoked potentials: significant decrease in postoperative morbidity. Neurology. 1989; 39(2 Pt 1):187–191

[59] Piccirillo E, Hiraumi H, Hamada M, Russo A, De Stefano A, Sanna M. Intraoperative cochlear nerve monitoring in vestibular schwannoma surgery–does it really affect hearing outcome? Audiol Neurotol. 2008; 13(1):58–64

[60] Colletti V, Fiorino FG. Advances in monitoring of seventh and eighth cranial nerve function during posterior fossa surgery. Am J Otol. 1998; 19(4):503–512

[61] Nadol JB, Jr, Chiong CM, Ojemann RG, et al. Preservation of hearing and facial nerve function in resection of acoustic neuroma. Laryngoscope. 1992; 102 (10):1153–1158

[62] ZappiaJJWiet RJ, O'Connor CA, Martone L. Intraoperative auditory monitoring in acoustic neuroma surgery. Otolaryngol Head Neck Surg. 1996; 115 (1):98–106

[63] Matthies C, Samii M. Management of vestibular schwannomas (acoustic neuromas): the value of neurophysiology for intraoperative monitoring of auditory function in 200 cases. Neurosurgery. 1997; 40(3):459–466, discussion 466–468

[64] Tucker A, Slattery WH, III, Solcyk L, Brackmann DE. Intraoperative auditory assessments as predictors of hearing preservation after vestibular schwannoma surgery. J Am Acad Audiol. 2001; 12(9):471–477

[65] Sun DQ, Sullivan CB, Kung RW, Asklof M, Hansen MR, Gantz BJ. How well does intraoperative audiologic monitoring predict hearing outcome during middle fossa vestibular schwannoma resection? Otol Neurotol. 2018; 39(7):908–915

[66] Zablow L, Goldensohn ES. A comparison between scalp and needle electrodes for the EEG. Electroencephalogr Clin Neurophysiol. 1969; 26(5):530–533

[67] Yang J, Skaggs DL, Chan P, et al. Raising mean arterial pressure alone restores 20% of intraoperative neuromonitoring losses. Spine. 2018; 43(13):890–894

[68] Lam AM, Keane JF, Manninen PH. Monitoring of brainstem auditory evoked potentials during basilar artery occlusion in man. Br J Anaesth. 1985; 57(9): 924–928
[69] Gelb AW, Craen RA, Rao GSU, et al. Does hyperventilation improve operating condition during supratentorial craniotomy? A multicenter randomized crossover trial. Anesth Analg. 2008; 106(2):585–594
[70] Yamaguchi T, Regli F, Waltz AG. Effect of PaCO2 on hyperemia and ischemia in experimental cerebral infarction. Stroke. 1971; 2(2):139–147
[71] Suzuki T, Aoyagi M, Koike Y. ABR topographic mapping with digital filtering using fast Fourier transform. Acta Otolaryngol Suppl. 1994; 511:61–70
[72] Yokoyama J. A study on three components of auditory evoked brainstem response. Nippon Jibiinkoka Gakkai Kaiho. 1989; 92(11):1911–1924
[73] Boston JR. Spectra of auditory brainstem responses and spontaneous EEG. IEEE Trans Biomed Eng. 1981; 28(4):334–341
[74] Legatt AD. Brainstem auditory evoked potentials: methodology, interpretation, and clinical application. In: Aminoff MJ, ed. Electrodiagnosis in Clinical Neurology. 4th ed. New York, NY: Churchill Livingstone; 1999:451–484
[75] Kveton JF, Tarlov EC, Drumheller G, Katcher P, Abbott C. Cochlear nerve conduction block: an explanation for spontaneous hearing return after acoustic tumor surgery. Otolaryngol Head Neck Surg. 1989; 100(6):594–601
[76] Tawfik S, Musiek FE. SN10 auditory evoked potential revisited. Am J Otol. 1991; 12(3):179–183
[77] Macgregor FC. Facial disfigurement: problems and management of social interaction and implications for mental health. Aesthetic Plast Surg. 1990; 14 (4):249–257
[78] Ryzenman JM, Pensak ML, Tew JM, Jr. Facial paralysis and surgical rehabilitation: a quality of life analysis in a cohort of 1,595 patients after acoustic neuroma surgery. Otol Neurotol. 2005; 26(3):516–521, discussion 521
[79] Kileny PR, Edwards BM. Intraoperative cranial nerve monitoring. Semin Anesth Perioper Med Pain. 1997; 16(1):36–45
[80] Prass RL, Lüders H. Acoustic (loudspeaker) facial electromyographic monitoring: Part 1. Evoked electromyographic activity during acoustic neuroma resection. Neurosurgery. 1986; 19(3):392–400
[81] Romstöck J, Strauss C, Fahlbusch R. Continuous electromyography monitoring of motor cranial nerves during cerebellopontine angle surgery. J Neurosurg. 2000; 93(4):586–593
[82] Dong CCJ, Macdonald DB, Akagami R, et al. Intraoperative facial motor evoked potential monitoring with transcranial electrical stimulation during skull base surgery. Clin Neurophysiol. 2005; 116(3):588–596
[83] Matthies C, Raslan F, Schweitzer T, Hagen R, Roosen K, Reiners K. Facial motor evoked potentials in cerebellopontine angle surgery: technique, pitfalls and predictive value. Clin Neurol Neurosurg. 2011; 113(10):872–879
[84] Cosetti MK, Xu M, Rivera A, et al. Intraoperative transcranial motor-evoked potential monitoring of the facial nerve during cerebellopontine angle tumor resection. J Neurol Surg B Skull Base. 2012; 73(5):308–315
[85] Deletis V, Fernandez-Conejero I, Ulkatan S, Costantino P. Methodology for intraoperatively eliciting motor evoked potentials in the vocal muscles by electrical stimulation of the corticobulbar tract. Clin Neurophysiol. 2009; 120 (2):336–341
[86] Young WL, Solomon RA, Pedley TA, et al. Direct cortical EEG monitoring during temporary vascular occlusion for cerebral aneurysm surgery. Anesthesiology. 1989; 71(5):794–799
[87] Parenti G, Marconi F, Fiori L. Electrophysiological (EEG-SSEP) monitoring during middle cerebral aneurysm surgery. J Neurosurg Sci. 1996; 40(3–4): 195–205

19 Aplicativos de Audiologia Animal

Kristine E. Sonstrom Malowski ▪ Kathryn Bright ▪ Tina M. Stoody ▪ Jennifer E. Weber ▪ Peter M. Skip Scheifele

Resumo

Os potenciais evocados auditivos podem ser obtidos em animais da mesma forma que são medidos em pacientes humanos pediátricos e adultos. Os fonoaudiólogos têm conhecimento sobre a instrumentação e os procedimentos para obter e interpretar os potenciais evocados auditivos e são membros valiosos das equipes, juntamente com os veterinários, que avaliam os sistemas auditivos dos animais. Enquanto "potencial evocado auditivo de tronco encefálico" (ABR) é o termo usado na literatura ao medir uma resposta auditiva evocada de humanos, os pesquisadores de animais usam o termo "resposta auditiva evocada de tronco encefálico" (BAER). Tanto o ABR quanto o BAER estão medindo a mesma atividade eletrofisiológica; no entanto, como o BAER é o termo usado com frequência na literatura animal, é o termo que usaremos neste capítulo. O BAER é o padrão-ouro para testar caninos e equinos e é usado para verificar se os filhotes não apresentam perda auditiva hereditária congênita; o BAER também pode ser usado para estimar os limiares auditivos em caninos e outros animais. Outros potenciais evocados, como a resposta auditiva de média latência (AMLR) e o *mismatch negativity* (MMN), também são promissores para testar animais. Entretanto, antes que os audiologistas tentem testar os animais, é imperativo que eles desenvolvam conhecimento e habilidades para trabalhar com animais, especificamente em métodos de contenção de animais, considerações de saúde e segurança, protocolos de teste apropriados e interpretação dos resultados. Um programa de certificação de pós-graduação em audiologia animal foi desenvolvido pela FETCHLAB USA para fornecer o treinamento adequado e a conscientização sobre as questões exclusivas que envolvem o diagnóstico e o tratamento de distúrbios auditivos em animais.

Palavras-chave: audiologia animal, FETCHLAB USA, surdez congênita, resposta evocada auditiva de tronco encefálico canino, resposta evocada auditiva de tronco encefálico equino, resposta auditiva de média latência, *mismatch negativity*

19.1 Introdução

A audiologia animal é um ramo relativamente novo da audiologia, que está se desenvolvendo em todo o mundo em um esforço para auxiliar os proprietários de animais de estimação e os profissionais da área animal na identificação e prevenção da perda auditiva. A maioria dos animais que provavelmente serão avaliados clinicamente quanto ao estado da audição são mamíferos domesticados, principalmente animais de estimação, embora também seja possível avaliar répteis, anfíbios, aves e animais de zoológico e aquário com instrumentação e treinamento adequados. Este capítulo se concentrará na avaliação de mamíferos, especificamente caninos e equinos. Embora muitos dos princípios e métodos discutidos aqui possam ser aplicados a outras espécies e categorias taxonômicas, a discussão de tais métodos de teste está além do escopo deste capítulo.

Como no caso dos seres humanos, a perda auditiva em animais pode ser congênita ou adquirida. As estruturas auditivas básicas das orelhas dos outros mamíferos são as mesmas dos seres humanos, e os distúrbios que afetam os sistemas auditivos dos outros mamíferos também são semelhantes aos conhecidos por causar perda auditiva em seres humanos. Embora haja variabilidade entre as espécies em relação a (1) tamanho e formato do pavilhão auricular e do meato acústico externo, (2) tamanho da cavidade da orelha média, (3) número de espirais da cóclea e comprimento da membrana basilar[1] e (4) disposição das estruturas do tronco encefálico, os métodos para a obtenção de potenciais evocados são semelhantes aos da avaliação do sistema auditivo humano. Em geral, as estruturas corticais e do tronco encefálico (e, portanto, os locais geradores de potenciais evocados) são semelhantes em todas as espécies de mamíferos, embora as comunidades médica e veterinária rotulem as estruturas de forma diferente.

Embora possa parecer que, com algumas modificações na instrumentação e nos protocolos de teste usados rotineiramente para a avaliação de pacientes humanos, a experiência dos audiologistas possa ser facilmente expandida para incluir a avaliação de animais, os audiologistas que pretendem testar animais devem adquirir uma variedade de novas habilidades e devem ter conhecimento de como modificar os métodos de teste para serem bem-sucedidos na avaliação da audição animal. A clientela do audiologista de animais é composta por veterinários, criadores, donos de animais de estimação, treinadores e tratadores de cães de trabalho e de serviço e, portanto, as razões para avaliar animais são inerentemente diferentes daquelas encontradas ao testar pacientes humanos.

19.2 História da Audiologia Animal e do FETCHLAB

O FETCHLAB USA foi fundado pelo Dr. Peter "Skip" Scheifele, em 2006, na Universidade de Cincinnati. O objetivo original do FETCHLAB USA (doravante denominado FETCHLAB) era promover a pesquisa auditiva translacional usando modelos animais. Considerando que a surdez congênita foi identificada em mais de 80 raças de cães[2] e dada a necessidade de testes de resposta evocada auditiva de tronco encefálico (BAER), conforme declarado pela Orthopedic Foundation for Animals (OFA), a base do trabalho passou a ser a triagem de filhotes. A OFA estipulou que o teste BAER é o único teste aceitável para surdez congênita em cães (https://www.ofa.org/). Além disso, o OFA afirma que o teste BAER só pode ser realizado por neurologistas veterinários, veterinários ou audiologistas. O FETCHLAB foi fundado com base no princípio de que os audiologistas são os profissionais mais adequados para a triagem e o teste diagnóstico de BAER, pois recebem treinamento mais extenso em testes eletrofisiológicos/audiológicos do que os veterinários e médicos.

Sendo assim, foi tomada a iniciativa de iniciar o treinamento formal de "audiologistas de animais" como uma credencial adicional ao doutoramento clínico em audiologia (AuD), de modo que os audiologistas de animais pudessem trabalhar com veterinários da mesma forma que os audiologistas trabalham com otorrinolaringologistas. Uma certificação de pós-graduação em audiologia animal foi desenvolvida por meio dos programas FETCHLAB da Universidade de Cincinnati e da Universidade do Norte do Colorado. (Um terceiro FETCHLAB existe na Universidade de Akron, com outros programas universitários em desenvolvimento; no entanto, a certificação está atualmente disponível apenas na Universidade de Cincinnati). A certificação em audiologia animal permite que os audiologistas auxiliem os veterinários na identificação da perda auditiva, na prevenção da perda auditiva, no monitoramento etc., de forma muito parecida com a relação audiologista/veterinário na medicina humana. Assim, o FETCHLAB está desenvolvendo o treinamento formalizado de audiologistas em audiologia animal como uma nova especialidade em audiologia. No momento em que este capítulo foi escrito, o certificado de pós-graduação consistia em 12 horas de crédito que incluíam cursos e experiências práticas e estava aberto tanto a alunos de AuD quanto a audiologistas em exercício.

19.3 Quem Deve Avaliar a Audição dos Animais?

O treinamento formal adicional para a realização de gerenciamento audiológico, triagem e testes de diagnóstico com populações animais deve ser um requisito para qualquer audiologista que deseje trabalhar com animais. Os testes de potencial evocado em animais não são tão claros quanto em pacientes humanos. Embora a mecânica do teste e do equipamento seja semelhante, a morfologia da forma de onda esperada não é a mesma dos seres humanos e, em muitos casos, dependendo da espécie, é amplamente desconhecida. Mesmo em testes caninos, que vêm sendo realizados desde 1950, ainda não há normas veterinárias universalmente aceitas para os resultados e análises do BAER.

Há uma clara demarcação entre a prática da audiologia e a medicina veterinária. Não é legal nem apropriado que um audiologista pratique medicina veterinária. Para esse fim, a posição do FETCHLAB é que os audiologistas de animais só podem praticar ou se envolver na avaliação audiológica de animais e não devem tentar diagnosticar ou tratar distúrbios médicos. Recomenda-se que o audiologista de animais trabalhe em conjunto com um veterinário ou grupo de veterinários.

Por fim, há precauções e estipulações muito específicas necessárias para a prática da audiologia animal. Essas precauções vão desde as de segurança (para o animal e para o profissional) até as relativas à proteção e conservação dos pacientes animais. Em ambientes universitários, que são os principais ambientes para os programas FETCHLAB, aplicam-se os regulamentos do Comitê Institucional de Cuidados e Uso de Animais (IACUC). Essas normas também se aplicam a animais sob cuidados profissionais em abrigos, zoológicos e aquários e a animais militares e policiais. Além disso, os profissionais que trabalham com animais devem estar cientes dos estatutos federais e estaduais que tratam do cuidado e do tratamento de animais (consulte, por exemplo, a Lei de Bem-Estar Animal e suas emendas e requisitos estaduais específicos). O treinamento para audiologistas que buscam a certificação de pós-graduação em audiologia animal inclui instruções sobre essas regulamentações e os aspectos legais da prática.

19.4 Potenciais Evocados Caninos

A cóclea canina tem 3¼ espiras, em contraste com 2¾ espiras da cóclea humana.[1,2] Estima-se que a faixa de audição canina esteja entre 64 e 44.000 Hz, com base em testes comportamentais obtidos com condicionamento operante.[3] O BAER é, atualmente, o padrão ouro para avaliar a audição de cães, embora outros testes, como emissões otoacústicas e respostas auditivas de média latência (AMLRs) também forneçam informações sobre o *status* do sistema auditivo canino. O estímulo para obter o BAER é um clique de 100 microssegundos, o mesmo usado em pacientes humanos para obter o potencial evocado auditivo do tronco encefálico. No entanto, devido às diferenças na fisiologia coclear e na extensão da audição, não está claro se o clique é o estímulo mais adequado para determinar o *status* da audição canina.

Há dois protocolos de avaliação: (1) avaliação de triagem, usada principalmente para avaliação de ninhadas de filhotes com 12 semanas ou menos para determinar a presença ou ausência de perda auditiva hereditária e (2) avaliação diagnóstica/limiar, normalmente usada para avaliação abrangente de cães de trabalho ou cães em risco de perda auditiva.

19.4.1 Triagem de BAER Canina

De acordo com o American Kennel Club (AKC), aproximadamente 5 a 10% dos cães nos Estados Unidos têm perda auditiva congênita.[4] A perda auditiva hereditária em caninos está ligada à falta de pigmentação na cor da pelagem e dos olhos. Especificamente, os cães que são predominantemente brancos ou merle com um ou ambos os olhos azuis correm o risco de ter perda auditiva. O AKC recomenda que as ninhadas de raças caninas suscetíveis à perda auditiva hereditária sejam examinadas antes que os filhotes sejam vendidos.

O OFA mantém um banco de dados nacional de resultados de exames BAER caninos.[5] Fundado em 1966, o objetivo principal do OFA é reduzir a incidência de distúrbios ortopédicos e genéticos hereditários em animais, rastreando e divulgando informações sobre defeitos específicos, como displasia de quadril, distúrbios cardíacos e renais e anormalidades na dentição, em animais destinados à reprodução.[6] O objetivo do banco de dados é fornecer informações que ajudem os criadores a fazer escolhas informadas de reprodução. A surdez congênita, uni ou bilateral, é um dos distúrbios monitorados pelo OFA, e o BAER é o único teste aceito pelo OFA para determinar a surdez. Um animal é definido como "surdo" pela OFA se houver uma resposta anormal a um estímulo de clique de alto nível em um dos ouvidos, de acordo com o julgamento do examinador. As pessoas qualificadas para realizar os testes da OFA são veterinários certificados, de preferência neurologistas veterinários, embora os resultados de audiologistas e profissionais de neurociência sejam aceitos.

Entre os parâmetros especificados pela OFA para a triagem de ninhadas estão os seguintes:

- Os filhotes devem ter pelo menos 35 dias de idade.
- Um estímulo de clique é apresentado por meio de fones de ouvido de inserção.
- O teste de condução óssea é realizado se houver suspeita de perda auditiva condutiva.
- Um sinal equivalente a entre 70 e 105 dB nHL[a] é usado como estímulo.
- O número de varreduras é de pelo menos 200.
- A contenção química opcional é permitida.

Nas clínicas FETCHLAB, seguimos parâmetros um pouco mais rigorosos, que incluem filhotes com pelo menos 6 semanas de idade, sem restrições químicas e com pelo menos 500 varreduras para calcular a média do sinal, com uma taxa de 35,1 cliques por segundo. Cada resposta deve ser repetida para ser considerada presente. As respostas normais dos filhotes são bem definidas e de amplitude razoavelmente grande, portanto, normalmente não são necessárias mais de 500 a 1.000 varreduras para obter respostas repetíveis, permitindo que o teste de ambas as orelhas seja concluído em poucos minutos.

[a] Alguns profissionais usam dB nHL em vez de dB peSPL (nível de pressão sonora equivalente ao pico) para especificar os níveis de clique; no entanto, essa escala tem como referência a audição humana e não se aplica à avaliação da audição canina.

Embora não seja típico da maioria dos protocolos de teste, uma taxa de estímulo de até 91 cliques por segundo foi recomendada para reduzir ainda mais o tempo do teste de triagem.[7]

Como já observado, os filhotes não precisam ser sedados durante o teste. Em vez disso, o protocolo do FETCHLAB consiste em equipar o filhote com uma ThunderShirt durante o teste. A ThunderShirt é um colete feito de tecido elástico que é puxado firmemente ao redor da seção média do cão e preso com velcro. Para a maioria dos cães e filhotes, a camisa provoca uma sensação de calma. As camisas também são úteis para conter os cabos dos eletrodos (sob as abas) e prender os clipes de inserção dos fones de ouvido, para evitar o cruzamento dos cabos que pode resultar em interferência elétrica durante o teste.

De acordo com a OFA, uma orelha é considerada normal se as ondas I e V forem consideradas presentes em latências apropriadas, embora nenhuma orientação seja fornecida sobre quais latências são apropriadas. Os resultados do teste são categorizados como normal, duvidoso, surdo unilateral ou surdo bilateral. A categorização de surdo unilateral é considerada uma falha de teste.

19.4.2 Estimativa de Limiares Auditivos para Caninos

Assim como acontece com os seres humanos, os cães podem desenvolver perda auditiva secundária ao envelhecimento, ototoxicidade, exposição a ruídos, traumas ou doenças. Uma avaliação diagnóstica abrangente consiste, no mínimo, na identificação do limiar para cliques. Os parâmetros de teste específicos são mostrados na ▶ Tabela 19.1.

Durante o teste BAER, em vez de eletrodos de superfície, eletrodos de agulha subdérmica de 13 mm (aproximadamente o diâmetro de agulhas de acupuntura) são inseridos logo abaixo da pele do cão em cada um dos três locais de eletrodos: topo da cabeça (vértice) e logo abaixo do tragus de cada orelha. As impedâncias dos eletrodos geralmente são muito boas (< 3.000 Ω) com a inserção subdérmica. Antes da inserção dos eletrodos, um creme analgésico contendo prilocaína e lidocaína (prescrito por um veterinário) é esfregado na pele em cada local do eletrodo.

Tabela 19.1 Parâmetros de teste recomendados para a resposta evocada auditiva de tronco encefálico (BAER) canina

Montagem de eletrodos subdérmicos	Canal: vértice (não invertido), trago ipsilateral (invertido), trago contralateral (comum) canal: vértice (não invertido), trago direito e esquerdo (invertido), nuca (comum)
Fones de ouvido	Fone de inserção ER2
Estímulo	Clique de banda larga de 100 µs, polaridade alternada ou de rarefação
Taxa de estímulo	33,3 a 35,1 cliques por segundo
Intensidade do estímulo	90-116 dB peSPL (re: 20 µPa) diminuindo em etapas de 10 dB
Filtros	Passa-alta: 100 Hz Passa-baixa: 1.500 Hz
Filtro de linha	Desligado
Ganho	100.000
Rejeição de artefato	35%
Número de varreduras	500-1.000
Janela de tempo	12 ms

Conforme descrito para filhotes na seção anterior, os cães adultos usam uma ThunderShirt durante o teste.

O procedimento de teste é o mesmo que o utilizado em humanos. Um fone de ouvido de inserção é inserido no meato acústico externo e o teste começa com um clique de alta intensidade. O nível do estímulo do clique é sistematicamente reduzido até que a onda V não seja mais aparente. Cada orelha é testada individualmente e o limiar é considerado o nível mais baixo em que a onda V pode ser repetida e identificada. Uma função de latência-intensidade pode ser traçada para identificar a inclinação da resposta da onda V, embora não haja dados normativos sobre como isso deve se parecer. Conseguimos obter respostas repetíveis do tronco encefálico tão baixas quanto 42 dB peSPL (equivalente a 10 dB nHL com referência à audição humana) em cães (▶ Fig. 19.1).

Um desafio interessante ao revisar a literatura sobre o teste de BAER canino é a rotulagem dos níveis de amplitude do sinal. A literatura veterinária relata de forma inconsistente os níveis de sinal como dB SPL, dB peSPL (raramente), dB HL, dB nHL e, às vezes, simplesmente dB (consulte, por exemplo, Wilson *et al.*,[7] Ter Haar *et al.*,[8] e Palumbo *et al.*[9]). Isso torna praticamente impossível comparar os resultados de estudo para estudo, especialmente porque não está claro como o dB HL e o dB nHL são determinados para caninos. É provável que eles sejam calibrados com base nas respostas humanas e não se apliquem necessariamente aos níveis de audição canina.

Uma diferença significativa na resposta do BAER para cães é que, em vez de cinco picos na resposta de vértice positivo, normalmente há apenas quatro. A literatura sobre o teste BAER canino não é consistente na rotulagem dessas ondas. Ou seja, alguns clínicos as rotulam como I, II, III e V, enquanto outros as rotulam como I, II, III e IV/V ou I, III, IV e V, respectivamente. Em muitos casos as ondas II e V parecem ser as mais proeminentes em uma resposta normal, com a onda V ocorrendo normalmente entre 4 e 5 milissegundos, independentemente da raça ou do tamanho da cabeça.[10] Veja ▶ Fig. 19.1, ▶ Fig. 19.2 e ▶ Fig. 19.3 para exemplos de respostas normais e anormais.

BAER Conduzido por Osso

Quando as latências são aumentadas para o teste de BAER evocado por clique ou quando há suspeita de um distúrbio da orelha média, pode-se obter uma resposta de clique por condução óssea.[11] O desafio ao avaliar as respostas de condução óssea é determinar onde posicionar o vibrador ósseo no crânio do cão e como garantir a pressão adequada do vibrador contra o osso. Nem a faixa de metal usada para fixar o vibrador no crânio humano nem a faixa para colocação na fronte são apropriadas para aplicar o vibrador no crânio canino. Uma solução tem sido segurar manualmente a faixa de metal e aplicar o vibrador com o máximo de pressão possível. Isso pode ser um desafio em uma pele coberta de pelos. O local de posicionamento do vibrador pode variar de acordo com o tamanho e o formato da cabeça do cão. Ele pode ser colocado na mastoide, no arco zigomático ou na linha média acima do nariz.

Respostas a Estímulos Específicos de Frequência

Se o cão permanecer cooperativo durante o teste, poderão ser obtidas respostas específicas de frequência aos estímulos de *tone burst*.[12] Infelizmente não há dados normativos para auxiliar na interpretação das respostas de *tone burst*. As unidades do Intelligent Hearing Systems (IHS) usadas pelo FETCHLAB, juntamente com os transdutores ER-2A, permitem a avaliação do *tone burst* em 16.000 ou 32.000 Hz. O sistema também permite um estímulo

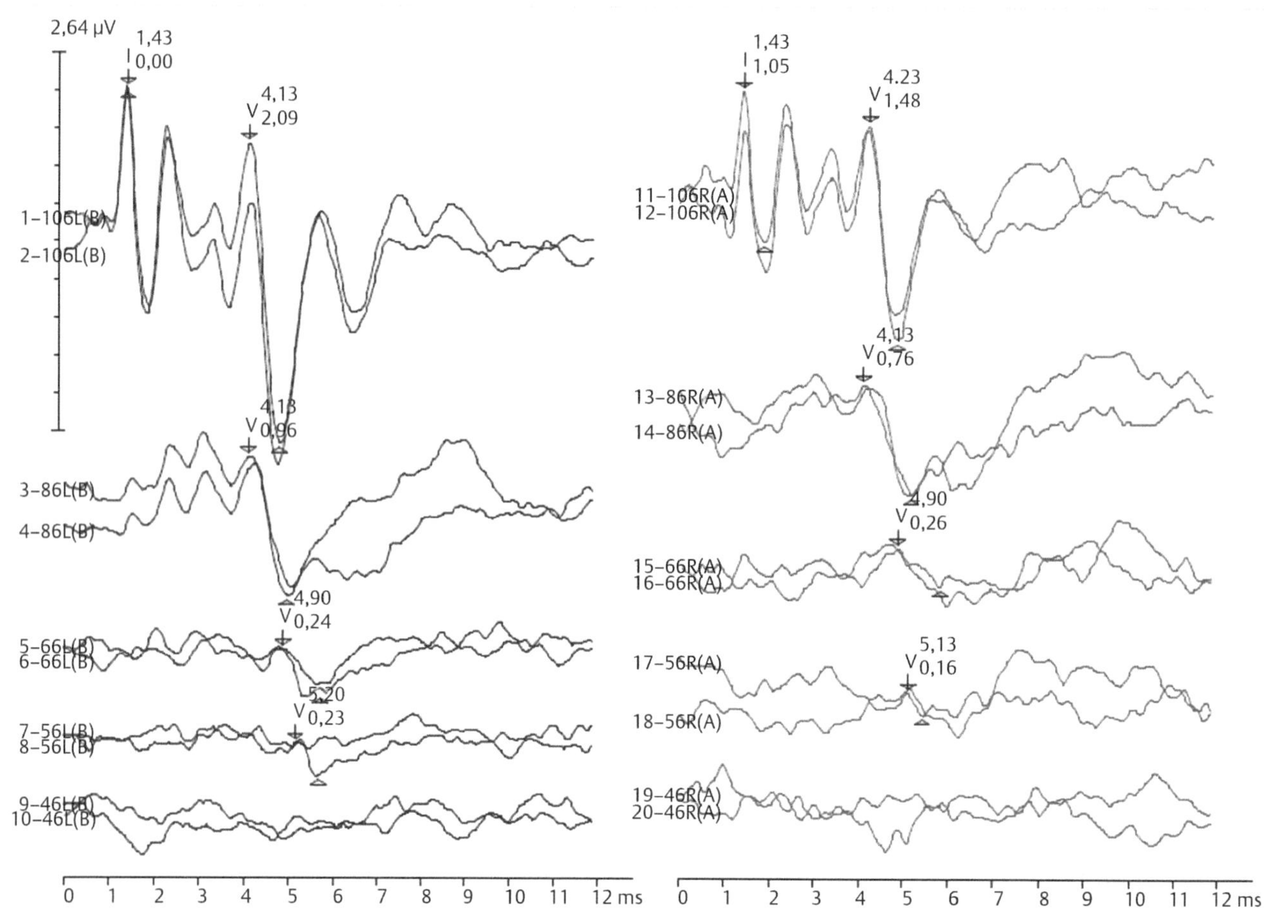

Fig. 19.1 Avaliação auditiva diagnóstica para estimar o limiar em um filhote de dálmata de 7 semanas de idade. A intensidade começou em 106 dB peSPL e caiu para 46 dB peSPL (sem resposta). A resposta do limiar foi determinada como 56 dB peSPL. Os parâmetros adicionais incluíram o seguinte: estímulo de clique, taxa de estímulo de 21,1 cliques por segundo, 500 varreduras, polaridade de rarefação e filtros definidos de 100 a 1.500 Hz.

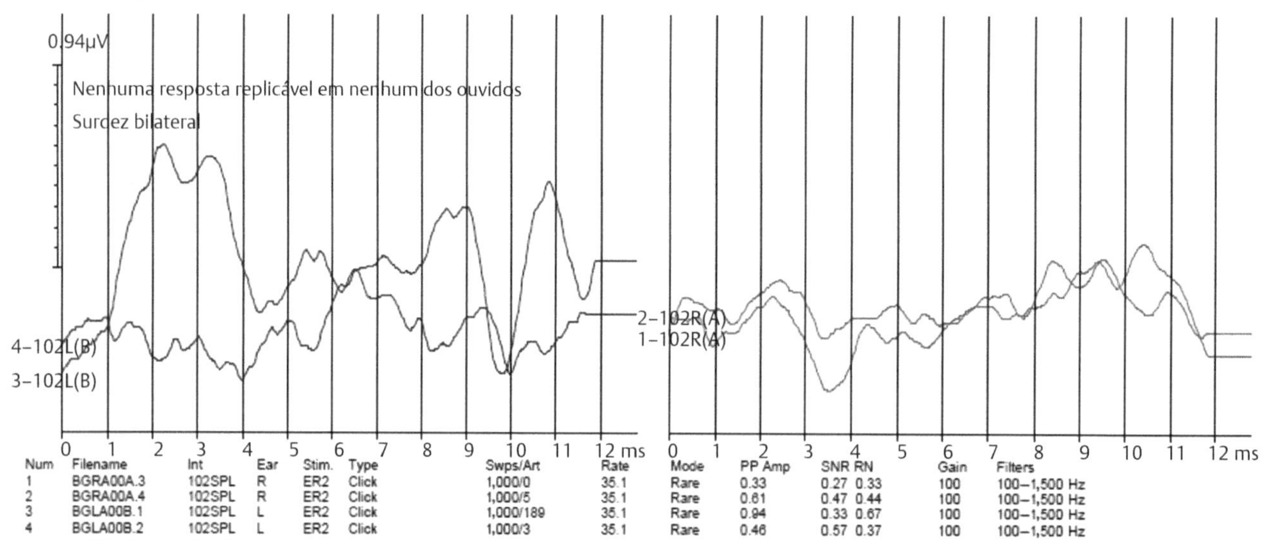

Num	Filename	Int	Ear	Stim.	Type	Swps/Art	Rate	Mode	PP Amp	SNR	RN	Gain	Filters
1	BGRA00A.3	102SPL	R	ER2	Click	1,000/0	35.1	Rare	0.33	0.27	0.33	100	100–1,500 Hz
2	BGRA00A.4	102SPL	R	ER2	Click	1,000/5	35.1	Rare	0.61	0.47	0.44	100	100–1,500 Hz
3	BGLA00B.1	102SPL	L	ER2	Click	1,000/189	35.1	Rare	0.94	0.33	0.67	100	100–1,500 Hz
4	BGLA00B.2	102SPL	L	ER2	Click	1,000/3	35.1	Rare	0.46	0.57	0.37	100	100–1,500 Hz

Fig. 19.2 Resposta evocada auditiva canina de tronco encefálico (BAER) anormal. Surdez bilateral em um Blue Heeler de 4,7 meses de idade. Nenhuma onda I ou V clara e repetível está presente em nenhuma das orelhas a 102 dB peSPL.

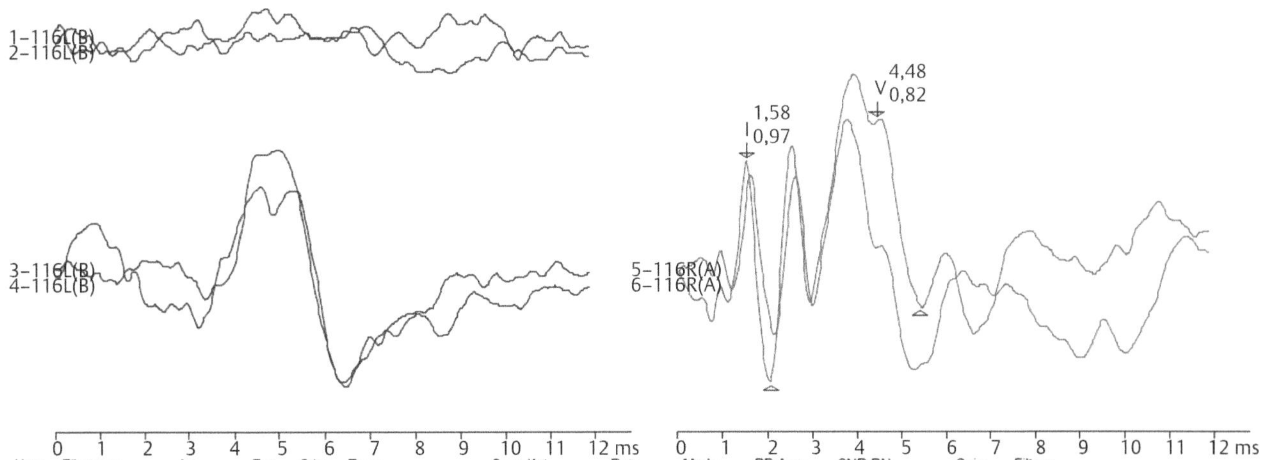

Num	Filename	Int	Ear	Stim.	Type	Swps/Art	Rate	Mode	PP Amp	SNR	RN	Gain	Filters
1	SELA00B.19	116SPL	L	Inst	Click	500/1	21.1	Rare	0.23	0.44	0.27	100	100–1,500 Hz
2	SELA00B.20	116SPL	L	Inst	Click	500/0	21.1	Rare	0.24	0.54	0.22	100	100–1,500 Hz
3	SELA00B.10	116SPL	L	Inst	Click	500/0	21.1	Rare	1.03	1.53	0.31	100	100–1,500 Hz
4	SELA00B.14	116SPL	L	Inst	Click	500/0	21.1	Rare	0.88	1.59	0.27	100	100–1,500 Hz
5	SERA00A.2	116SPL	R	Inst	Click	500/22	21.1	Rare	1.36	0.66	0.86	100	100–1,500 Hz
6	SERA00A.1	116SPL	R	Inst	Click	500/0	21.1	Rare	1.11	0.89	0.58	100	100–1,500 Hz

Fig. 19.3 Mascaramento para surdez unilateral (orelha esquerda) em um dálmata de 6,3 semanas de idade. A forma de onda na parte superior esquerda é com mascaramento na orelha direita; as formas de onda na parte inferior esquerda não estão mascaradas. Observe o grande pico na resposta não mascarada da orelha esquerda que é eliminado com a apresentação do ruído de mascaramento na orelha contralateral. Portanto, o pico provavelmente representa contribuições da orelha contralateral. O conceito de mascaramento para telas BAER caninas está sendo investigado.

de *chirp*; no entanto, não há estudos publicados até o momento sobre o BAER canino para um estímulo de *chirp*.

19.4.3 Resposta Auditiva de Média Latência

A avaliação da cognição canina por meio de medidas audiológicas tornou-se recentemente de interesse, especificamente a medição do processamento auditivo de nível superior além das estruturas periféricas, desde o tronco encefálico até os córtices auditivos primário e secundário. Tarefas específicas frequentemente exigidas por cães de serviço, policiais e militares incluem a decodificação e a codificação de sinais acústicos (ou seja, comandos verbais) de forma eficaz. Esse processo envolve processamento temporal e espectral de informações, integração e separação binaural e processamento de sinais complexos em ambientes desafiadores. Ter conhecimento prévio é importante e pode ser fundamental para sintetizar e compreender as solicitações do operador. A cognição, a atenção e a memória permitem que esses processos ocorram; cada uma dessas funções envolve contribuições de estruturas corticais, incluindo os lobos temporal, parietal e frontal.

Além disso, esses processos podem ser afetados negativamente em cães que apresentam reações aversivas a determinados estímulos auditivos, incluindo fogos de artifício, tempestades ou armamentos.[13-16] Foi sugerido que cães em situações de alto risco demonstram comportamentos sintomáticos que espelham os sintomas do transtorno de estresse pós-traumático em humanos.[17] Por exemplo, respostas comportamentais negativas podem ocorrer devido à exposição a dispositivos explosivos improvisados (IEDs) se previamente expostos, afetados e/ou feridos por uma exposição inicial; os comportamentos podem incluir hiperacusia ou hiperexcitação. Essas exposições podem ter consequências de longo prazo, prejudicando as habilidades funcionais do cão e, potencialmente, colocando o cão, o treinador e/ou aqueles que estão protegendo em perigo. Consequentemente, a identificação de meios objetivos para avaliar esses processos no tronco cerebral e nos níveis corticais usando potenciais evocados auditivos tornou-se de interesse recente. Nos últimos anos surgiram pesquisas nessa área;[16,18,19] no entanto, a praticidade e o estabelecimento de dados normativos e procedimentos de teste para essas medidas ainda não estão claros.

O AMLR é uma medida dos tratos talamocorticais do mesencéfalo e do córtex em humanos, e presume-se que as mesmas áreas gerem o AMLR em cães. Essa resposta ocorre a partir de interações entre o córtex auditivo, o tálamo e o córtex frontal. Essas áreas se conectam e interagem com regiões responsáveis pela função cognitiva, incluindo o hipotálamo, o hipocampo e a amígdala. O uso combinado do BAER e do AMLR pode, portanto, fornecer uma medida objetiva dessas vias e, portanto, da função auditivo-cognitiva em cães. O AMLR foi medido com sucesso em cães em estudos anteriores[20,21] e pelos autores deste capítulo. A ▶ Fig. 19.4 é um exemplo de um AMLR registrado em um cão consciente e não sedado. Os parâmetros recomendados para a realização do AMLR em cães estão identificados na ▶ Tabela 19.2.

Os componentes de médialatência média em cães foram identificados anteriormente por Sims e Moore.[20] A morfologia da forma de onda dos registros caninos foi semelhante à identificada em registros humanos. Os picos e vales das ondas apareceram de forma semelhante, com os componentes dentro das seguintes faixas de intensidade: No-7,43 a 7,77 milissegundos; Po-11,07 a 11,57 milissegundos; Na-13,62 a 14,20 milissegundos; Pa-20,04 a 20,68 milissegundos; Nb-39,08 a 39,37 milissegundos; e Pb-54,25 a 55,21 milissegundos. A variação da intensidade do estímulo não afetou a amplitude ou a latência da onda. Murrell *et al.*[21] também mediram o AMLR em cães e descobriram que a sedação com acepromazina resultou em alterações do AMLR. As latências absolutas dos componentes Pa, Nb e Pb foram significativamente mais curtas em cães acordados em comparação a cães sedados. Em geral foi demonstrado que a sedação afeta os potenciais evocados de nível mais alto tanto em cães quanto em humanos.[21,22]

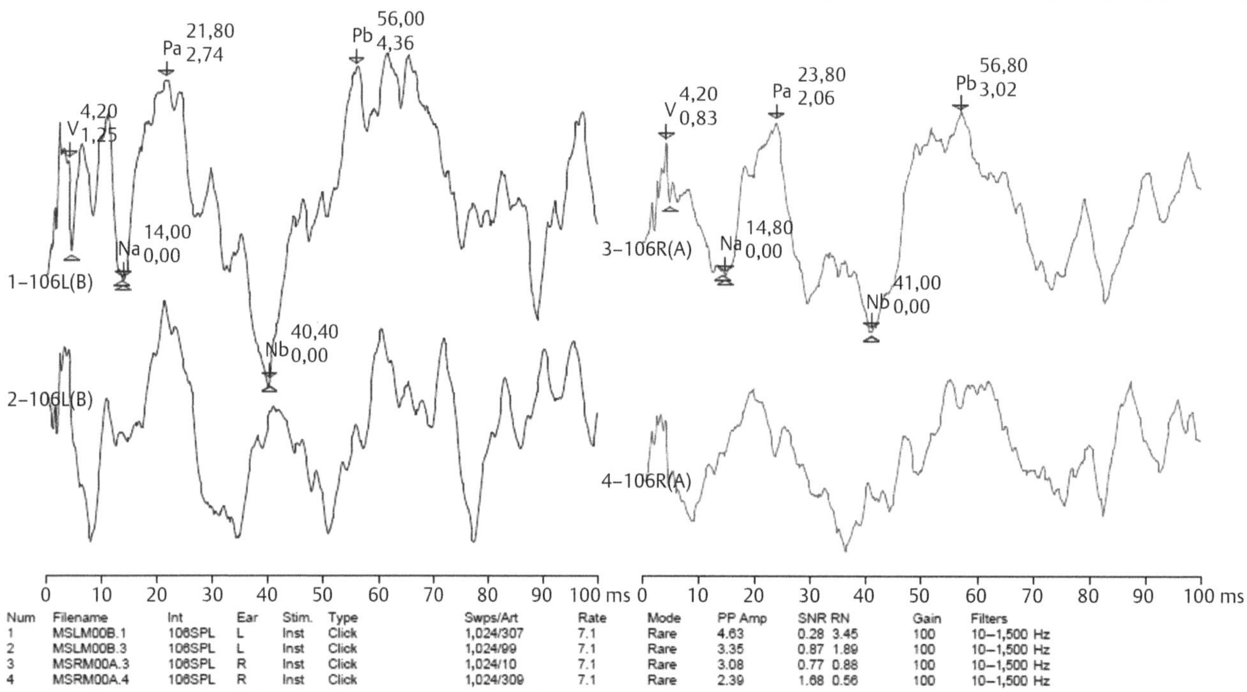

Fig. 19.4 Resposta auditiva canina de média latência, registrada em um pastor alemão de 2 anos de idade, sem sedação.

Tabela 19.2 Parâmetros de teste recomendados para resposta auditiva de média latência canina (AMLR)

Montagem de eletrodos subdérmicos	Canal: vértice (não invertido/+), trágus da orelha de teste (invertido/-), trágus da orelha de não teste (comum) Canal: vértice (não invertido/+), trágus das orelhas direita e esquerda (invertido/-), nuca (comum)
Fones de ouvido	Inserções ER3
Estímulo	Clique de banda larga de 100 µs, polaridade de rarefação
Taxa de estímulo	7,1 cliques por segundo
Intensidade do estímulo	90-116 dB peSPL
Filtros	Passa-alta: 10 Hz Passa-baixa: 1.500 Hz
Filtro de linha	Desligado
Ganho	100.000
Rejeição de artefatos	35%
Número de varreduras	500-1.000
Janela de tempo	100 ms

Por fim, um estudo recente investigou o uso de potenciais evocados auditivos em cães com fobia a ruídos (uma condição relacionada à ansiedade).[16] Os cães com fobia a ruídos não conseguiram se submeter ao teste de AMLR; esses cães não foram sedados. As metas de longo prazo seriam estabelecer os valores normativos atuais de latência e amplitude para o AMLR, investigar mais a fundo sua praticidade em cães que não são sedados e determinar o possível benefício dessa medida para populações caninas específicas, conforme descrito anteriormente. Descobrir a praticidade das respostas auditivas de latência tardia (ALLRs) também pode ser benéfico para medir a cognição auditiva. A ALLR ocorre entre 100 e 400 milissegundos após o início do estímulo e é gerada a partir dos córtices auditivos primário e secundário, do sistema ativador reticular mesencefálico e do plano temporal.[23] Fisiologicamente, tanto a AMLR quanto a ALLR refletem a função cognitiva auditiva de ordem superior. A literatura referente ao uso geral e ao benefício potencial do ALLR em cães é limitada.

19.4.4 *Mismatch Negativity*

O *Mismatch negativity* (MMN) é um potencial relacionado a eventos provocado por uma combinação de estímulos padrão e frequentes e estímulos desviantes ou "*oddball*" infrequentes.[24] A resposta ocorre dentro de 100 a 300 milissegundos após o início do estímulo acústico. Acredita-se que o MMN se origine dos córtices auditivos primário e secundário no lobo temporal, com contribuições do lobo frontal. Além disso, o MMN reflete, fisiologicamente, vários processos cerebrais sequenciais e fundamentais, inclusive uma análise pré-atentiva das características do som, processos cognitivos, memória sensorial e comparação e percepção contínuas dos dois tipos de estímulos apresentados.[25]

Howell e seus colegas identificaram a resposta do MMN em um grupo de cães e relataram que a técnica pode fornecer informações valiosas sobre tarefas relacionadas à cognição.[18,19] Além disso, o uso do MMN e de outros potenciais evocados auditivos e relacionados a eventos (BAER, AMLR e ALLR) foi investigado em um grupo de cães com e sem fobia a ruídos.[16] Os cães com fobia a ruídos (conforme definido acima) não cooperaram comportamentalmente e não conseguiram realizar o teste. Esses cães não foram sedados. No entanto, as medidas do MMN foram obtidas com sucesso em cães que não tinham fobia a ruídos. Certamente, esse teste, juntamente com outros potenciais relacionados a eventos, pode ser uma medida promissora da função cognitiva auditiva em cães; no entanto, são necessárias mais pesquisas.

19.5 Potenciais Evocados de Tronco Encefálico em Equinos

Embora existam vários artigos sobre a percepção visual dos equinos, a literatura é escassa com relação à função auditiva dos cavalos. A faixa de frequência da audição dos equinos foi avaliada comportamentalmente na década de 1980 e relatada como sendo de 64 a 33.500 Hz, com melhor sensibilidade entre 1.000 e 16.000 Hz.[26,27] Desde então, pouco foi escrito sobre os limiares e a faixa de frequência dos equinos. Da mesma maneira que nos cães, há uma ligação genética entre a pigmentação da pelagem e dos olhos e a perda auditiva. Cavalos brancos e cavalos com coloração variegada correm o risco de ter tipos hereditários de perda auditiva.

A instrumentação e os parâmetros de teste para o teste BAER em cavalos são semelhantes aos dos cães. Consulte a ▶ Tabela 19.3 para obter um resumo dos parâmetros de teste. Como o teste é feito em celeiros ou em áreas onde o aterramento elétrico pode ser questionável, recomenda-se que o filtro de linha esteja ligado durante o teste. Também é possível utilizar o dispositivo de cabeça simulada discutido no Capítulo 2 (▶ Fig. 2.12) para explorar melhor as fontes de ruído na área de teste. Outra consideração é a montagem do eletrodo. As orelhas de um cavalo têm um formato exclusivo para localizar, afunilar e amplificar os sons. Devido aos 10 músculos que circundam o pavilhão auricular, os cavalos podem girar cada orelha independentemente, em até 180 graus, para focalizar um som sem virar a cabeça. Essa capacidade de girar as orelhas causa problemas ao registrar as respostas de tronco encefálico. O artefato criado por vários músculos ao redor de cada pavilhão auricular dos equinos é significativo. Para reduzir o artefato miogênico, a montagem do eletrodo para cavalos pode ser alterada para permitir a gravação entre o eletrodo não inversor na fronte e o eletrodo inversor acima de C2 (vértebra cervical 2). Aleman *et al.* determinaram que essa montagem produz formas de onda com latências semelhantes e melhor morfologia em comparação com o registro entre a testa e a mastoide ipsilateral.[28] Consulte a ▶ Fig. 19.5 para ver um exemplo de resposta equina normal.

O registro da fronte ao C2 tem o benefício adicional de evitar o posicionamento de eletrodos subdérmicos na área sensível próxima ao pavilhão auricular; muitos cavalos se opõem a qualquer tipo de manipulação das orelhas ou da pele próxima a elas. Apesar dessa sensibilidade, é possível dessensibilizar a maioria dos cavalos com a introdução de um plugue de espuma no meato acústico externo para fornecer o estímulo por condução aérea. É bom fornecer aos proprietários de cavalos tampões de espuma duas semanas antes da data do teste e instruí-los a inserir e remover os tampões periodicamente quando o cavalo estiver relaxado, recompensando-o com um petisco comestível. A maioria dos cavalos aceitará o plugue de espuma após algumas tentativas.

19.6 Outros Animais

O teste de outros animais (p. ex., exóticos) também é possível, mas está fora do escopo deste capítulo. O corpo docente do FETCHLAB prestou consultoria a zoológicos, aquários e santuários de animais que exigem testes realizados por indivíduos com experiência e conhecimento avançado em audição e bioacústica animal. Esse tipo de teste requer equipamento especializado adicional e assistência de comportamentalistas/treinadores de animais de zoológico.

Tabela 19.3 Parâmetros de testes recomendados para a resposta evocada auditiva de tronco encefálico (BAER) em equinos

Montagem de eletrodos subdérmicos	Fronte (não inversa), C2 (inversa) e pescoço (comum)
Fones de ouvido	ER2 alojado em um protetor auricular Cashel modificado
Estímulo	Clique de banda larga de 100 µs, polaridade alternada
Taxa de estímulo	21,1 cliques por segundo
Intensidade do estímulo	90-100 dB peSPL (re: 20 µPa) diminuindo em etapas de 10 dB
Filtros	Passa-alta: 100 Hz Passa-baixa:1.500 Hz
Filtro de linha	Ligado
Ganho	100.000
Rejeição de artefatos	35%
Número de varreduras	500-1.000
Janela de tempo	12 ms

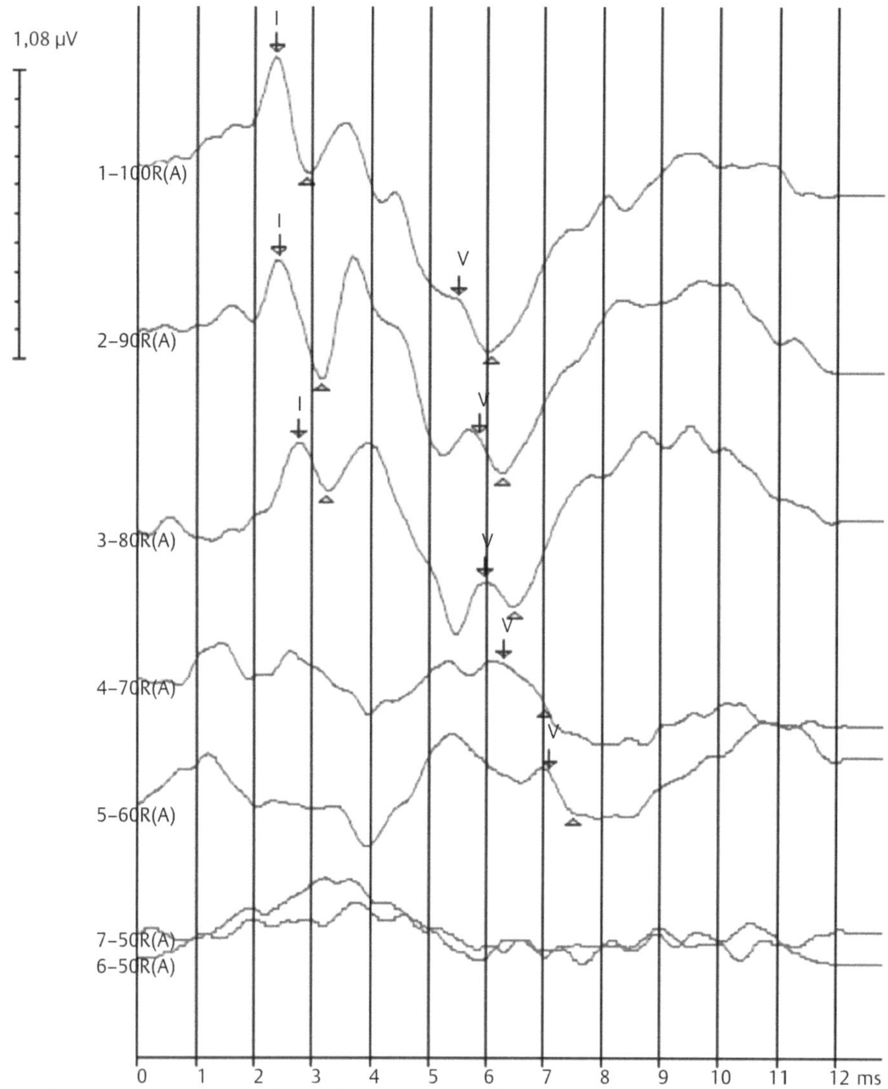

Num	Filename	Int	Ear	Stim.	Type	Swps/Art	Rate	Mode	PP Amp	SNR	RN	Gain	Filters
1	SBRA00A.3	100SPL	R	ER2	Click	863/1	21.1	Rare	1.08	0.99	0.41	100	100–3,000 Hz
2	SBRA90A.4	90SPL	R	ER2	Click	827/1	21.1	Rare	0.79	1.47	0.30	100	100–3,000 Hz
3	SBRA80A.3	80SPL	R	ER2	Click	784/0	21.1	Rare	0.76	3.25	0.14	100	100–3,000 Hz
4	SBRA70A.4	70SPL	R	ER2	Click	883/0	21.1	Rare	0.37	0.48	0.48	100	100–3,000 Hz
5	SBRA60A.4	60SPL	R	ER2	Click	1,000/6	21.1	Rare	0.46	0.74	0.29	100	100–3,000 Hz
6	SBRA50A.3	50SPL	R	ER2	Click	1,000/6	21.1	Rare	0.31	0.67	0.19	100	100–3,000 Hz
7	SBRA50A.4	50SPL	R	ER2	Click	1,000/0	21.1	Rare	0.21	0.55	0.17	100	100–3,000 Hz

Fig. 19.5 Resposta evocada auditiva de tronco encefálico (BAER; somente orelha direita) de equinos com diagnóstico normal. Observe que as formas de onda foram coletadas com sedação e as réplicas foram obtidas em cada intensidade, mas foram removidas para ajudar a melhorar a clareza da figura.

Referências

[1] West CD. The relationship of the spiral turns of the cochlea and the length of the basilar membrane to the range of audible frequencies in ground dwelling mammals. J Acoust Soc Am. 1985; 77(3):1091–1101

[2] Strain GM. Dog breeds with reported congenital deafness. https://www.lsu.edu/ deafness/breeds.htm. Published 2018. Accessed May 3, 2019

[3] Heffner H. Hearing in large and small dogs: absolute thresholds and size of the tympanic membrane. Behav Neurosci. 1983; 97:310–318

[4] Rakosky E. What You Should Know About Canine Deafness. American Kennel Club. https://www.akc.org/expert-advice/ health/what-you-should-knowabout- canine-deafness/. Published 2017. Accessed January 8, 2019

[5] Orthopedic Foundation for Animals, Application for Congenital Deafness Database. Accessed April 12, 2019 at: https://www.vetheart.com/wp-content/ uploads/2019/10/BAER-Form-Breeder-Neuro.pdf

[6] Keller GG, Dziuk E, Bell JS. How the Orthopedic Foundation for Animals (OFA) is tackling inherited disorders in the USA: using hip and elbow dysplasia as examples. Vet J. 2011; 189(2):197–202

[7] Wilson WJ, Mills PC, Bradley AP, Petoe MA, Smith AWB, Dzulkarnain AA. Fast assessment of canine hearing using high click-rate BAER. Vet J. 2011; 187(1): 136–138

[8] Ter Haar G, Venker-van Haagen AJ, de Groot HNM, van den Brom WE. Click and low-, middle-, and high-frequency toneburst

stimulation of the canine cochlea. J Vet Intern Med. 2002; 16(3):274–280

[9] Palumbo MIP, Resende LAL, Mayhew IGJ, Borges AS. Brainstem auditory evoked potential testing in Dalmatian dogs in Brazil. Arq Bras Med Vet Zootec. 2014; 66(2):433–438

[10] Kemper DL, Scheifele PM, Clark JG. Canine brainstem auditory evoked responses are not clinically impacted by head size or breed. Physiol Behav. 2013; 110–111:190–197

[11] Strain GM, Green KD, Twedt AC, Tedford BL. Brain stem auditory evoked potentials from bone stimulation in dogs. Am J Vet Res. 1993; 54(11):1817–1821

[12] Ter Haar G, Mulder JJ, Venker-van Haagen AJ, van Sluijs FJ, Snik AF, Smoorenburg GF. Treatment of age-related hearing loss in dogs with the vibrant soundbridge middle ear implant: short-term results in 3 dogs. J Vet Intern Med. 2010; 24(3): 557–564

[13] Dreschel NA, Granger DA. Physiological and behavioral reactivity to stress in thunderstorm-phobic dogs and their caregivers. Appl Anim Behav Sci. 2005; 95(3):153–168

[14] Dale AR,Walker JK, Farnworth MJ, Morrissey SV,Waran NK. A survey of owners' perceptions of fear of fireworks in a sample of dogs and cats in New Zealand. N Z Vet J. 2010; 58(6):286–291

[15] Blackwell EJ, Bradshaw JWS, Casey RA. Fear responses to noises in domestic dogs: prevalence, risk factors and co-occurrence with other fear related behaviour. Appl Anim Behav Sci. 2013; 145:15–25

[16] Scheifele PM, Sonstrom KE, Dunham AE, Overall KL. Is noise reactivity reflected in auditory response variables, including those that measure cognition, in dogs? Initial findings. J Vet Behav. 2016; 16:65–75

[17] Pet Talk. Texas A&M University Veterinary Medicine & Biomedical Sciences. http://vetmed.tamu.edu/news/pet-talk/ptsd-in-dogs. Published 2010. Accessed May 3, 2019

[18] Howell T, Conduit R, Toukhsati S, Bennett P. Development of a minimallyinvasive protocol for recording mismatch negativity (MMN) in the dog (Canis familiaris) using electroencephalography (EEG). J Neurosci Methods. 2011; 201(2):377–380

[19] Howell TJ, Conduit R, Toukhsati S, Bennett P. Auditory stimulus discrimination recorded in dogs, as indicated by mismatch negativity (MMN). Behav Processes. 2012; 89(1):8–13

[20] Sims MH, Moore RE. Auditory-evoked response in the clinically normal dog: middle latency components. Am J Vet Res. 1984; 45(10):2028–2033

[21] Murrell JC, de Groot HNM, Venker-van Haagen AJ, van den Brom WE, Hellebrekers LJ. Middle-latency auditory-evoked potential in acepromazinesedated dogs. J Vet InternMed. 2004; 18(2):196–200

[22] Hall JW III. New Handbook of Auditory Evoked Responses. New York, NY: Allyn & Bacon; 2007

[23] Folmer RL, Billings CJ, Diedesch-Rouse AC, Gallun FJ, Lew HL. Electrophysiological assessments of cognition and sensory processing in TBI: applications for diagnosis, prognosis and rehabilitation. Int J Psychophysiol. 2011; 82(1): 4–15

[24] Näätänen R, Gaillard AW, Mäntysalo S. Early selective-attention effect on evoked potential reinterpreted. Acta Psychol (Amst). 1978; 42(4):313–329

[25] Näätänen R, Paavilainen P, Rinne T, Alho K. The mismatch negativity (MMN) in basic research of central auditory processing: a review. Clin Neurophysiol. 2007; 118(12):2544–2590

[26] Heffner RS, Heffner HE. Hearing in large mammals: horses (Equus caballus) and cattle (Bos taurus). Behav Neurosci. 1983; 97:299–309

[27] Heffner HE, Heffner RS. Auditory perception. In: Phillips C, Piggins D, eds. Farm Animals and the Environment. Wallingford, UK: C.A.B. International; 1992:159–184

[28] Aleman M, Puchalski SM, Williams DC, Kass PH, Holliday TA. Brainstem auditory-evoked responses in horses with temporohyoid osteoarthropathy. J Vet Intern Med. 2008; 22(5):1196–1202

Seção IV
Prática Clínica e Gerenciamento

IV

20 Preparação do Paciente, Interpretação de Dados e Documentação

Tina M. Stoody

Resumo

Este capítulo contém informações para ajudar o profissional iniciante a se preparar para uma sessão de teste eletrofisiológico bem-sucedida, noções básicas para a interpretação da forma de onda e como documentar os resultados. Estar preparado é metade da batalha; o clínico precisa levar em conta os problemas que podem surgir durante um ambiente de teste inferior ao ideal para ter a sessão de teste mais bem-sucedida possível. Fornecer informações aos pacientes, fazer uma extensa revisão do prontuário, preparar suprimentos e protocolos com antecedência e orientar os pacientes sobre os procedimentos ajudará a facilitar o sucesso. É importante ter um entendimento completo do que está sendo feito, como isso pode afetar o paciente física e emocionalmente e como lidar melhor com as preocupações do paciente. Igualmente importante é a forma de documentar as informações obtidas durante uma sessão de teste. Não existe uma única maneira correta de relatar os resultados e, em alguns casos, os consultórios podem já ter modelos eletrônicos preenchíveis para a elaboração de relatórios. No entanto, há certas diretrizes que todos os relatórios eletrofisiológicos devem seguir, incluindo um resumo do protocolo, organização de dados importantes, uso de terminologia/abreviações apropriadas e uma declaração de diagnóstico (interpretação) com recomendações relevantes. A competência e a confiança nas habilidades associadas à aplicação dos eletrodos e aos procedimentos de coleta de dados, à interpretação da forma de onda e à documentação dos resultados aumentarão com a prática e a experiência.

Palavras-chave: preparação do paciente, instruções ao paciente, coleta de dados, interpretação, documentação

20.1 Introdução

A competência na coleta de potenciais evocados auditivos (AEPs) começa com a preparação adequada e a capacidade de se adaptar rapidamente a situações imprevistas durante a coleta de dados. Antes do teste, é importante preparar o paciente e a si mesmo para a sessão. O conhecimento dos procedimentos associados à preparação do paciente é um conjunto de habilidades especificado nas diretrizes para competências na medição de AEP.[1] Os itens relacionados com a preparação do paciente que serão discutidos neste capítulo incluem considerações sobre sedação e anestesia, instruções e explicações sobre os procedimentos de teste e preparação da pele para a aplicação do eletrodo. Depois que o paciente estiver devidamente preparado, a coleta de dados eficiente e adequada é essencial para uma sessão de teste bem-sucedida. A capacidade de solucionar problemas rapidamente e de se adaptar aos problemas que possam surgir é uma habilidade que é adquirida com a experiência. Este capítulo fornece uma visão geral do que fazer antes, durante e depois de uma sessão de teste eletrofisiológico, com foco na preparação do paciente e na coleta de dados.

20.2 Preparação do Examinador

20.2.1 Revisão da Anamnese

A preparação para uma sessão de teste eletrofisiológico começa com uma anamnese completa. Um examinador experiente entrará em uma sessão de teste bem equipado com os principais detalhes sobre o paciente agendado, como idade, fonte de encaminhamento, motivo do encaminhamento e outras informações pertinentes relacionadas à saúde. Os dados normativos dependem da idade do paciente, portanto, saber a idade é importante para a interpretação adequada dos resultados do teste. A fonte do encaminhamento é necessária para que os relatórios clínicos sejam enviados prontamente ao indivíduo/local adequado. Se o motivo da avaliação for o acompanhamento de um encaminhamento de triagem auditiva neonatal, é provável que haja documentação que precise ser registrada no órgão apropriado. Por exemplo, no estado do Colorado, o médico é obrigado a relatar os resultados ao Departamento de Saúde Pública e Meio Ambiente do Colorado. O conhecimento de medicamentos ou outras condições de saúde que possam afetar o teste também é importante. Se o paciente geralmente não está alerta ou está tomando medicamentos que afetam o sistema nervoso central de alguma forma, isso pode afetar os resultados do teste ou possivelmente ser uma contraindicação para o teste. Certos dispositivos médicos, como estimuladores neurais, também podem contraindicar o teste, devido à estimulação que resulta em artefato excessivo. Se o examinador estiver trabalhando em um local onde são realizados testes com sedação, é importante revisar o prontuário para determinar a necessidade de sedação, de modo que a equipe médica apropriada esteja presente para administrar o sedativo e monitorar o paciente.

20.2.2 Instruções para o Paciente antes do Teste

Ocasionalmente, o teste eletrofisiológico é realizado sem agendamento prévio. Nesses casos não há oportunidade de instruir os pacientes com antecedência sobre o teste. No entanto, é mais comum que uma sessão de teste eletrofisiológico seja agendada com antecedência, pois o paciente geralmente é encaminhado por um(a) profissional/clínica externa, o que dá ao examinador a oportunidade de preparar o paciente para a próxima sessão. O centro de testes pode ter uma folha de instruções preparada ou um e-mail instrutivo, que pode ser compartilhado com o paciente pelo audiologista ou pela equipe do consultório, explicando o teste que está sendo agendado e fornecendo informações instrutivas importantes. Da mesma forma, as informações para os pacientes sobre o que esperar podem ser fornecidas no site da clínica. As instruções ou expectativas específicas dependerão do teste que está sendo solicitado e da idade do paciente (p. ex., recém-nascido *versus* adulto). As instruções para um teste pediátrico com sedação serão diferentes daquelas para um teste sem sedação. Consulte a ▶ Fig. 20.1 e a ▶ Fig. 20.2 para ver exemplos de instruções para o paciente.

20.2.3 Suprimentos e Equipamentos

O teste eletrofisiológico pode ser um pouco assustador para os pacientes, mesmo com folhas de instruções ou folhetos fornecidos com antecedência. É útil ter todos os suprimentos necessários prontos, bem como o equipamento funcionando, antes do início

XYZ AUDIOLOGY CLINIC

ABR TEST INSTUCTIONS

You have been scheduled for an auditory brainstem response (ABR) test. This test will evaluate the function of the pathway from the ear to the brainstem by measuring brain waves produced when the ear hears sounds. The ABR is a painless procedure and does not require the use of any needles.

In order to achieve the best test results please follow these simple instructions:

- Dress comfortably.
- Do not apply makeup, lotions, or creams to your face on the day of the test.
- Do not wear any earrings.
- Try to avoid caffeine, nicotine, or other stimulants on the day of the test.
- Continue to take your medications as prescribed.

If you have any questions regarding the test procedure or these instructions please contact our office at XXX-XXXX.

Fig. 20.1 Modelo de folha de instruções para pacientes adultos.

da consulta. Isso inclui a criação de um arquivo do paciente no *software* de teste com informações pertinentes e a programação e seleção dos parâmetros adequados do protocolo de teste. Às vezes, pode ser um desafio obter todas as informações desejadas durante uma sessão de teste, especialmente em um paciente pediátrico, que pode ficar muito agitado para o teste. Os fonoaudiólogos precisam ser eficientes com seu tempo e ficar se atrapalhando com aplicativos de computador para inserir dados do paciente ou alterar protocolos de teste pode tirar um tempo valioso do teste. Além disso, é útil ter os suprimentos bem-organizados e prontos para uso. O examinador deve garantir que uma quantidade adequada de suprimentos esteja disponível antes da chegada do paciente, incluindo lenços umedecidos com álcool, aplicadores com ponta de algodão, compressas de gaze e gel abrasivo para preparação da pele, além de pasta/gel condutor e fita adesiva se estiver usando eletrodos em disco ou em concha. Mais detalhes sobre o uso desses suprimentos são encontrados mais adiante neste capítulo. Ter tudo pronto com antecedência aumentará a eficiência na hora da consulta.

20.3 Preparação do Paciente

20.3.1 Orientação ao Paciente

Você deve orientar o paciente (ou os pais, se estiver testando um bebê) e explicar o procedimento do teste que está por vir depois de levá-lo para a área de teste. Os melhores dados geralmente são obtidos de um paciente calmo, portanto, passar algum tempo explicando o que esperar geralmente diminui a ansiedade do paciente e aumenta a probabilidade de coletar formas limpas de onda. As crianças geralmente seguem o exemplo dos pais. Se os pais estiverem calmos, é provável que a criança fique calma, ao passo que se os pais estiverem nervosos, a criança perceberá esses sinais. Lembre-se de que, embora você possa realizar esses testes com bastante regularidade, eles podem parecer muito técnicos e estranhos para o paciente. A ideia de ter eletrodos conectados pode ser assustadora para alguns pacientes. É por esse motivo que você pode se referir aos eletrodos como "sensores" ou "fios" ao explicar o procedimento e/ou dar instruções de teste para evitar o medo de choque elétrico associado ao termo eletrodos. Dependendo do motivo do exame, alguns pacientes podem ficar muito preocupados com os resultados do exame, incluindo a possibilidade de um tumor ou até mesmo a possibilidade de um diagnóstico de perda auditiva em um bebê. Discutindo o procedimento com o paciente em termos leigos e respondendo às perguntas antecipadamente, você pode acabar com muitas preocupações sobre o teste. É especialmente importante deixar claro para o paciente que o teste que você realizará é rotineiro para todas as idades (de bebês a adultos), que não há risco ou ameaça relacionados aos eletrodos ou ao estímulo acústico e que, no caso de testes não sedados, não há efeitos colaterais (exceto por uma pequena irritação na pele causada por materiais de aplicação de eletrodos ou fita adesiva). Embora alguns aspectos das instruções variem ligeiramente para procedimentos diferentes, as instruções principais são relativamente semelhantes para todos os testes eletrofisiológicos (▶ Fig. 20.3).

XYZ AUDIOLOGY CLINIC

Instructions For Parents Preparing for an ABR

Your baby has been scheduled for a specialized hearing test. The test is called an auditory brainstem response test (ABR). It is a safe and painless test for your baby. In order to collect the information we need, your baby will need to sleep during the test. We will need your cooperation to help make the test session a success. To prepare for the test it will help if you do the following:

WHEN SCHEDULING THE TEST:

Note when your baby normally naps during the day and try to schedule the test for that time.

AT HOME THE DAY OF THE APPOINTMENT

- Please wake your baby earlier than normal and don't let him/her go back to sleep.
- Feed your baby a light meal. **Please do NOT feed your child until right before the appointment time.** A full stomach will help your child sleep during the test.

BRING THE FOLLOWING TO THE APPOINTMENT

- Enough formula or milk to feed your baby a larger meal.
- Extra formula milk, or juice just in case more is needed.
- Extra diapers, pacifier, and comfortable blanket
- If your baby likes to sleep in a carrier, car seat, or stroller, bring it along.

AT THE CLINIC

- Please arrive for the appointment at least 15 minutes early to allow time to settle in and get your baby comfortable.
- When settled into the test room, you will be asked to feed the baby and let him/her fall asleep.
- Testing will begin when the baby is quiet and sleeping.

We realize that it is difficult to deprive your child of sleep and food; however, this will lead to a successful procedure and allows the audiologist to obtain the most reliable results. If you have any questions regarding the test or these instructions please call the clinic at XXX-XXXX.

Fig. 20.2 Modelo de folha de instruções para pacientes pediátricos, sem sedação.

Audiologist:"To prepare you for the testing first I am going to clean three areas of skin with alcohol, one spot on your forehead and your earlobes (or mastoids). Next I will be using a liquid to clean off any remaining oils or skin cells. The liquid is gritty so it may scratch a little or feel like sandpaper when I use it, but it won't be painful. Any excess liquid will be wiped off with a guaze pad. Once the skin has been cleaned I will be placing sensors on each of these areas. The sensors will have some cream (or gel) in them to help with the connection to your skin. A piece of paper tape will be used to keep the sensors in place. Once the sensors are in place, small foam plug earphones will be placed in your ears. You will hear clicking sounds that sound similar to a jackhammer. The sounds are supposed to be loud but many people actually fall asleep during testing. You don't need to respond to the sounds at all, your job is simply to close your eyes and relax. When the testing is completed I will remove the sensors and help you clean any remaining cream/gel. Do you have any questions?"

Fig. 20.3 Exemplo de roteiro de instruções verbais para testes de potenciais evocados.

Para a população de pacientes que não consegue manter um estado calmo e relaxado, sessões de teste bem-sucedidas podem ser realizadas com sedação para acalmar o paciente e otimizar a aquisição de dados. A medicação de pacientes para procedimentos de testes eletrofisiológicos exige a colaboração entre o audiologista e o médico. Os examinadores que realizam testes em pacientes sedados/anestesiados precisarão trabalhar com os médicos no desenvolvimento de protocolos para garantir o conforto e a segurança do paciente. Existem fatores complexos que podem expor os pacientes a riscos ou danos com relação à sedação ou à anestesia tópica, que precisam ser apreciados pelo médico. Lembre-se de que a administração de qualquer medicamento para atingir o estado desejado do paciente (ou seja, acalmar/acalmar um paciente para o registro do potencial evocado auditivo a de tronco encefálico [ABR]) é um procedimento médico que não faz parte do escopo de prática dos audiologistas. Portanto, essas situações de teste exigirão uma prescrição médica, bem como a administração, o monitoramento e a disponibilidade do médico em caso de situações de emergência que possam surgir.[2] No caso de um teste sedado, a equipe médica que realiza e monitora a anestesia pode fornecer informações adicionais aos pacientes sobre os possíveis riscos associados à sedação.

20.3.2 Posicionamento dos Eletrodos

O posicionamento adequado dos eletrodos requer um pouco de prática, mas, uma vez dominada a habilidade, ela economizará tempo e reduzirá ao mínimo a ansiedade do paciente. O examinador experiente deve ser capaz de fixar os eletrodos com o mínimo de desconforto para o paciente e, ao mesmo tempo, obter baixas impedâncias de eletrodo (< 5.000 Ω para eletrodos individuais e uma diferença de < 2.000 Ω entre eletrodos) na aplicação inicial. O posicionamento preciso dos eletrodos também é importante para que o examinador proceda com consistência no posicionamento dos eletrodos em diferentes pacientes (p. ex., agindo de acordo com o sistema 10-20). Lembre-se de que há muitas "técnicas" diferentes que os examinadores desenvolvem à medida que essa habilidade é dominada. Este capítulo inclui algumas dicas que foram úteis para o autor, bem como preferências pessoais, mas elas não são a única maneira de se posicionar os eletrodos.

Existem diferentes tipos de eletrodos disponíveis, que podem ser amplamente classificados como descartáveis ou reutilizáveis. Os eletrodos descartáveis têm o benefício adicional de serem pré-tratados com gel e adesivo para eletrodos, mas esse benefício tem um custo financeiro. No passado, muitas clínicas em que o autor trabalhou preferiam usar eletrodos reutilizáveis por causa do custo adicional dos descartáveis, com exceção de determinados procedimentos, como o potencial miogênico evocado vestibular (VEMP). No entanto, muitas clínicas passaram a usar eletrodos descartáveis, incorrendo em uma despesa adicional em troca da facilidade de uso. Além disso, à luz das mudanças de procedimento que foram significativamente alteradas durante e após a pandemia global de COVID-19, os eletrodos descartáveis de uso único são mais higiênicos e mais propensos a serem usados em ambientes hospitalares com protocolos de controle de infecção mais rigorosos. Os eletrodos descartáveis vêm conectados a um cabo ou possuem uma conexão de encaixe para um cabo separado. Os eletrodos reutilizáveis incluem eletrodos em disco, eletrodos em copo, eletrodos em clipe de orelha e TIPtrodes, que exigem um conector especial para serem acoplados a transdutores de inserção de folha de ouro. Esses diferentes tipos de eletrodos estão representados na ▶ Fig. 20.4.

Os suprimentos necessários para o posicionamento dos eletrodos e suas finalidades individuais estão listados na ▶ Tabela 20.1. Há seis etapas básicas envolvidas no posicionamento dos eletrodos: (1) limpar a pele; (2) escarificar a pele; (3) aplicar gel ou pasta condutiva no eletrodo (exceto no caso de eletrodos descartáveis já pré-tratados com gel); (4) posicionar o eletrodo no local apropriado; (5) fixar o eletrodo, se necessário (isso pode envolver a aplicação de fita adesiva no eletrodo, se não houver adesivo ou se o adesivo não for forte o suficiente); e (6) coletar e fixar todos os cabos do eletrodo e conectá-los à caixa de cabeça. Obviamente, os locais onde os eletrodos são posicionados e os eletrodos específicos usados variam um pouco de um procedimento de teste para outro. A ▶ Fig. 20.5 apresenta uma visão do posicionamento dos eletrodos para um teste ABR de canal único.

Alguns examinadores preferem seguir cada uma das etapas para um local de eletrodo antes de passar para o próximo, enquanto outros concluem cada etapa para todos os locais de eletro-

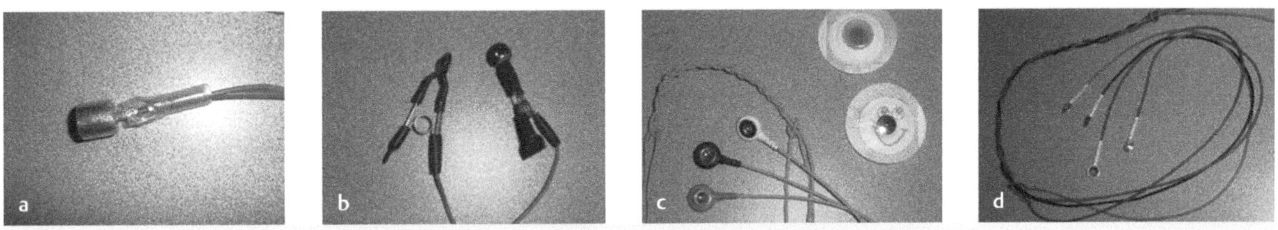

Fig. 20.4 Amostra de diferentes tipos de eletrodos para testes eletrofisiológicos, incluindo (**a**) TIPtrode com conector de inserção de fone de ouvido, (**b**) eletrodos de lóbulo da orelha, (**c**) eletrodos descartáveis com "conector de encaixe" e (**d**) eletrodos em disco reutilizáveis.

Tabela 20.1 Suprimentos para posicionamento de eletrodos

Suprimentos	Finalidade
Álcool e/ou compressas de álcool	Remover sujeira, óleo, maquiagem e outras substâncias cosméticas da pele
Líquido abrasivo (p. ex., NuPrep)	Abrasar a pele para remover a oleosidade e as células mortas da pele
Pasta ou gel condutor	Melhorar a conexão entre a pele e o eletrodo
Compressas de gaze quadradas	Aplicação de líquido abrasivo e limpeza do excesso de líquido do paciente Aplicação de álcool se as compressas de álcool não forem usadas
Aplicadores com ponta de algodão	Aplicação de líquido abrasivo
Fita adesiva (grau cirúrgico ou médico)	Fixe os eletrodos na pele
Bolas de algodão	Ajuda a fixar eletrodos em locais "peludos", como Cz Pode ser usado para aplicar álcool em vez de gaze

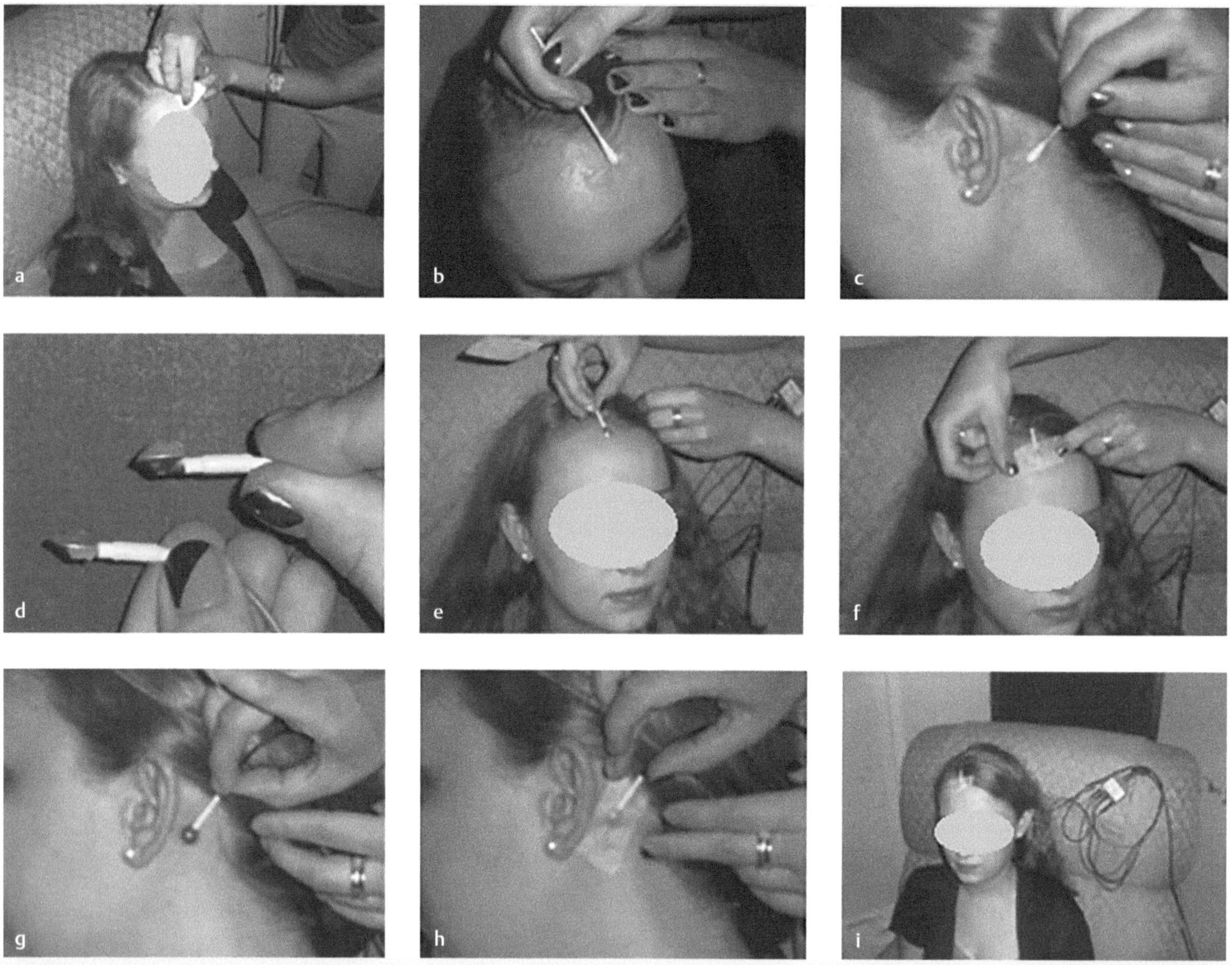

Fig. 20.5 Processo de seis etapas na aplicação de eletrodos para um teste de potencial evocado auditivo de tronco encefálico (ABR) de canal único. (**a**) Limpe as áreas com álcool. (**b**, **c**) Escarificar essas áreas. (**d**) Aplique gel ou pasta condutiva nos eletrodos (o eletrodo superior tem uma quantidade adequada de pasta; o eletrodo inferior pode não ter o suficiente para uma conexão ideal). (**e**, **g**) Posicione o eletrodo no local apropriado. (**f**, **h**) Prenda o eletrodo com fita adesiva. (**i**) Colete e prenda todos os cabos do eletrodo atrás da orelha e conecte-os à caixa de cabeça.

dos antes de passar para a próxima etapa. Cada método é perfeitamente aceitável; o autor prefere passar por cada etapa em todos os locais dos eletrodos (ou seja, limpar todos os locais e depois posicionar os eletrodos em cada local, em vez de posicionar o primeiro eletrodo e depois preparar o local para o segundo). Um exemplo de quando pode ser útil preparar um local de cada vez é quando os locais dos eletrodos estão cobertos por pelos/cabelos. Manter um dedo no local em que o couro cabeludo foi raspado pode ajudar a garantir que os eletrodos sejam colocados corretamente (pois pode ser difícil localizar visualmente a área que foi raspada). Ao se posicionar um eletrodo reutilizável em um local coberto por pelos, uma bola de algodão pode ser colocada sobre o eletrodo e pressionada com firmeza para ajudar a criar uma conexão sólida, em vez de usar fita adesiva para fixar o eletrodo.

Outra pergunta frequente é: qual material é melhor para aumentar a condutividade: gel ou pasta? Normalmente, os eletrodos descartáveis são pré-tratados com gel. Embora a pasta seja frequentemente usada com eletrodos em disco ou em concha, o gel funciona bem com eletrodos de membrana timpânica, eletrodos em esfera e TIPtrodes.

Considerações Especiais

Uma simples pesquisa na Internet revela que algumas marcas de gel são especialmente formuladas para peles sensíveis, portanto, talvez você queira experimente diferentes tipos de gel de eletrodo se a sensibilidade da pele for uma preocupação. A pasta condutora pode causar uma reação cutânea maior do que a esperada. Uma marca comumente usada de pasta condutora adverte os usuários em relação a pacientes com histórico de alergia à pele ou sensibilidade a cosméticos e loções.

Ao usar pasta condutora com eletrodos em disco ou em concha, a experiência do autor mostra que é particularmente útil usar pasta suficiente para manter o eletrodo no lugar durante toda a sessão de gravação (▶ Fig. 20.5). Houve casos em que foi usada pouca pasta, e o resultado foi um eletrodo que escorregou bastante, mesmo quando a fita foi aplicada. Isso pode ser muito frustrante, especialmente quando o reposicionamento dos eletrodos agita um paciente pediátrico que, de outra forma, estaria calmo. Algumas outras dicas relacionadas com o posicionamento de eletrodos incluem certificar-se de que todos os fios/condutores dos eletrodos estejam voltados para o topo da cabeça do paciente, longe dos olhos. Isso pode ajudar a separar os fios dos eletrodos do fio do transdutor, que pode correr para baixo.

Pérola

Se os valores iniciais de impedância dos eletrodos reutilizáveis forem muito altos, tente primeiro pressionar o eletrodo com firmeza por alguns segundos. Isso fortalecerá a vedação entre o eletrodo e a pele por meio da pasta condutora e geralmente é suficiente para reduzir as impedâncias para a faixa aceitável. No entanto, se estiver usando eletrodos descartáveis já pré-gelificados, alguns têm bolhas condutoras que, quando estouradas, melhoram as impedâncias. Outros, no entanto, têm o risco potencial de vazamento do gel condutor se você pressionar o meio do eletrodo, arruinando o adesivo. O resultado serão impedâncias altas se não for mantida uma vedação firme.

Um dos erros mais comuns que os examinadores inexperientes encontrarão durante o posicionamento dos eletrodos são as impedâncias ruins do eletrodo. A primeira coisa que o examinador pode tentar para diminuir os valores de impedância é aplicar alguma pressão nos locais dos eletrodos. Se esse método não for bem-sucedido, o examinador não preparou adequadamente a pele, o que o leva a ter de repetir todo o procedimento de posicionamento do eletrodo. O tempo de teste pode ser maximizado e a frustração do paciente minimizada se a pele for escarificada adequadamente na primeira vez; não há problema em escarificar a pele o suficiente para deixá-la rosa/vermelha. A pele corada também ajudará no posicionamento do eletrodo; se você não conseguir ver onde escarificou ao posicionar o eletrodo, é provável que não tenha escarificado com força suficiente. O objetivo é limpar completamente a pele, portanto, é necessário escarificar vigorosamente, desde que o paciente não sangre. A maioria dos adultos tolera isso, desde que os detalhes sobre o procedimento tenham sido fornecidos com antecedência. Infelizmente, muitos bebês se agitam independentemente da delicadeza do médico. Portanto, é muito mais fácil para todos os envolvidos evitar ser "muito gentil" ao aplicar eletrodos para que o procedimento não precise ser repetido. De acordo com a experiência do autor, procedimentos repetitivos de aplicação de eletrodos podem causar mais desconforto, especialmente em áreas em que a pele tende a ser um pouco mais fina ou mais sensível, como a região da mastoide. Outro aspecto a ser observado é que a mistura de álcool e NuPrep pode causar uma sensação de ardência, portanto, se você precisar reposicionar um eletrodo em qualquer local da pele, certifique-se de que o NuPrep tenha sido removido do local antes de usar qualquer álcool para limpar a pele.

Pérola

A pele da cabeça de um indivíduo calvo costuma ser um pouco mais espessa do que a média e exige que o examinador seja um pouco mais vigoroso ao preparar o posicionamento dos eletrodos do couro cabeludo.

Embora não haja efeitos colaterais para o teste de potencial evocado em si, podem ocorrer reações dermatológicas em resposta aos materiais de aplicação do eletrodo, especialmente a pasta/gel e a fita do eletrodo. Ocasionalmente, alguns pacientes relatam leve prurido , ardência ou queimação em resposta às medidas para posicionamento dos eletrodos. É importante estar ciente dos ingredientes das substâncias que entrarão em contato com seus pacientes. Uma preocupação especial são as substâncias condutoras de eletrodos que incluem cálcio como ingrediente. Existe uma condição chamada calcinose cutânea (calcificação da pele) que pode ocorrer quando a pele é exposta a substâncias que contêm cálcio. Há vários casos documentados de ocorrência de calcinose cutânea após testes eletroencefalográficos, inclusive ABR.[3-8] Para minimizar o risco da ocorrência rara de calcinose cutânea, é importante limpar bem a pele após o teste, evitar abrasões na pele durante a preparação para posicionamento dos eletrodos, tentar minimizar o tempo de teste e usar materiais de preparação de eletrodos sem cálcio.[5]

2.4 Coleta de Dados

O treinamento inicial em coleta de dados eletrofisiológicos geralmente ocorre com os alunos testando uns aos outros. Nunca é demais enfatizar que a coleta de dados em pacientes adultos jovens com audição normal em um laboratório ou sala de aula é muito diferente (e muito menos desafiadora) do que a realização desses testes na clínica em populações de pacientes com respostas muito mais variadas. Portanto, é útil que os profissionais iniciantes desenvolvam uma estratégia de teste para a coleta de dados. Essa estratégia dependerá do motivo do teste. Por exemplo, o paciente está sendo encaminhado para uma avaliação neurodiagnóstica ou para estimativa de limiar? A ▶ Tabela 20.2 apresenta um resumo geral dos motivos de encaminhamento e dos testes de AEP apropriados para cada um deles. Em um ambiente de teste ideal, o examinador terá a capacidade de coletar todos os dados desejados. Entretanto, as condições raramente são ideais; às vezes, surgem desafios relacionados ao equipamento, ao ambiente ou ao estado do paciente que limitam a coleta de dados. Saber o motivo do encaminhamento pode ajudar o examinador a determinar e priorizar a coleta das informações mais importantes. Por exemplo, no caso de uma avaliação auditiva de um bebê, uma avaliação ideal seria uma pesquisa completa do limiar de ABR onda V para banda larga, bem como um teste de limiar específico de frequência que inclua pelo menos um estímulo de baixa e um de alta frequência, em ambas as orelhas. Quando o teste não prossegue como planejado, o audiologista precisa priorizar e decidir quais informações devem ser coletadas e quais podem ser sacrificadas. Para fazer essa determinação, as seguintes perguntas precisam ser respondidas:

- Há mais de um teste necessário para esta sessão?
- Em que ordem ou sequência os testes serão realizados?
- Qual orelha será testada primeiro?
- Devo fazer todos os testes em uma orelha primeiro ou alternar entre as orelhas?
- Que tamanho de passo para a intensidade deve ser usado durante a pesquisa de limite?

Ter um plano antes da sessão de teste aumentará a eficiência do teste na presença de desafios inesperados. O ruído é geralmente o maior desafio a ser superado. As impedâncias baixas dos eletrodos reduzirão o ruído biológico, mas há outras fontes de ruído elétrico que devem ser minimizadas durante a sessão de teste. O examinador deve se certificar de que os únicos equipamentos ligados na sala de teste sejam os necessários para o teste. Se houver outros equipamentos, como computadores ou ventiladores, desligue-os. Os telefones celulares também devem ser desligados e guardados durante o teste. Muitas vezes as luzes podem interferir na gravação e é melhor deixá-las desliga-

Tabela 20.2 Seleção de testes de potencial evocado auditivo com base em referências comuns

Motivo do encaminhamento	Teste de potencial evocado auditivo
Estimativa do limiar após a incapacidade de obter informações sobre o limiar comportamental Acompanhamento da triagem auditiva de recém-nascidos	ABR, ASSR
Descartar patologia retrococlear	ABR
Exame da doença de Ménière	ECochG
Diagnóstico diferencial de ANSD	ABR e ECochG
Avaliação de APD	MLR, LLR, P300
Avaliação vestibular para suspeita de distúrbio de equilíbrio ou deiscência do canal superior; candidatura ao implante coclear	VEMP

Abreviações: ABR, potencial evocado auditivo de tronco encefálico; ANSD, transtorno do espectro da neuropatia auditiva; APD, transtorno do processamento auditivo; ASSR, resposta auditiva de estado estável; ECochG, eletrococleografia; MLR, resposta de média latência; LLR, resposta auditiva tardia; VEMP, potencial miogênico evocado vestibular.

Tabela 20.3 Considerações sobre a coleta de dados

- Exceto no caso de uma forma de onda muito bem definida em uma intensidade de estímulo relativamente alta, sempre replique as formas de onda ao executar uma função de latência-intensidade (pesquisa de limiar). Para bebês, às vezes é necessário registrar três formas de onda para ver a repetição adequada
- Desenvolva um plano antes da sessão de teste para minimizar o tempo de inatividade entre o final de um registro de forma de onda e o início do próximo
- Marque os componentes da forma de onda durante a sessão de teste, quando possível
- Durante sessões de teste prolongadas, verifique novamente as impedâncias periodicamente. Faça ajustes e reaplique os eletrodos se as impedâncias aumentarem
- Se a forma de onda se tornar ruidosa devido ao movimento do paciente, a gravação poderá ser pausada até que o paciente se acalme, em vez de ter que parar e reiniciar novamente

das, se possível. (Isso também ajudará a relaxar o paciente para potenciais evocados que não são afetados pelo sono.) Se as luzes estiverem conectadas a um interruptor com dimmer, evite colocar o interruptor na posição intermediária. Além de manter os transdutores separados dos fios dos eletrodos, acredita-se que trançar os fios reduza o fluxo magnético dentro deles.[9] Observe que os fios dos eletrodos descartáveis e reutilizáveis da ▶ Fig. 20.4 foram trançados juntos. A atividade muscular também pode ser um problema para potenciais evocados mais longos (p. ex., o artefato do músculo auricular postrior obscurece a resposta de média latência), portanto, é importante certificar-se de que o paciente não esteja tensionando nenhum músculo e esteja em uma posição que promova o relaxamento. Não se esqueça de que as piscadas de olhos podem ser confundidas ou obscurecer os componentes da forma de onda dos potenciais relacionados com eventos corticais (consulte os Capítulos 10 e 17 para obter mais informações sobre o artefato de piscadas de olhos). Se todos os itens acima tiverem sido considerados e a gravação ainda parecer muito ruidosa, os níveis de ganho e/ou de rejeição de artefatos poderão ser ajustados.

Pérola

Um paciente confortável otimizará a aquisição de dados, portanto, camas e cadeiras reclináveis são frequentemente usadas para garantir que o paciente esteja em uma posição relaxada. Na maioria dos casos, a postura sentada deve ser evitada, pois isso pode causar tensão e contração dos músculos da cabeça e do pescoço. As exceções são o registro do VEMP cervical (cVEMP) e do VEMP ocular (oVEMP), em que determinadas posições da cabeça, do pescoço e dos olhos são necessárias para obter a resposta desejada.

Quando o paciente estiver devidamente preparado e relaxado, e todas as fontes de ruído biológico e eletrônico tiverem sido suficientemente reduzidas, a coleta de dados começa. Algumas dicas para o examinador iniciante com relação à coleta de dados estão resumidas na ▶ Tabela 20.3. É de extrema importância garantir a segurança do paciente seguindo algumas regras simples com relação à segurança elétrica. O senso comum determina que alimentos e bebidas não devem ficar perto do equipamento de teste. Certifique-se de que o equipamento esteja devidamente aterrado; a maioria dos sistemas clínicos tem seu próprio transformador de isolamento. Se, por algum motivo, o equipamento/*software* apresentar mau funcionamento durante o teste e for necessário reiniciar o sistema, o examinador deve desconectar os eletrodos e desconectar o paciente antes de ligar e desligar o sistema.[10]

20.5 Após a Sessão de Teste

Quando todos os dados necessários tiverem sido obtidos, ou quando o paciente não conseguir mais manter o estado desejado e o teste tiver terminado, o examinador deverá remover os transdutores e eletrodos do paciente e limpar a pasta/gel do eletrodo restante da pele do paciente. Lembre-se de que a chance de irritação da pele causada pela pasta/gel condutor aumenta com o aumento do tempo em que a pele permanece em contato com a substância. Alguns médicos usam compressas com álcool para remover o gel/pasta restante; no entanto, o álcool tem um efeito de ressecamento na pele e pode arder se houver pequenas abrasões como resultado da preparação da pele. Em vez disso, uma compressa de gaze úmida costuma ser suficiente. Outro agente de remoção útil é um pano de limpeza pré-umedecido (p. ex., lenços umedecidos para bebês), que é muito menos irritante para a pele do que uma compressa com álcool. Os clientes adultos provavelmente apreciarão um espelho de mão para garantir a remoção completa do material condutor antes de deixar a sala de testes.

A documentação e a redação do relatório de uma sessão de teste eletrofisiológico geralmente são muito mais complexas do que as de uma avaliação auditiva típica. O examinador não deve se sentir obrigado a ter uma análise completa de todos os dados coletados para a divulgação dos resultados após a conclusão do teste. Devido à natureza delicada e à responsabilidade clínica de aconselhar os pacientes com base nos resultados dos testes, você deverá ter uma análise completa antes de fornecer os resultados. Isso é particularmente preocupante quando uma perda auditiva é inicialmente identificada. É aceitável e, muitas vezes, preferível informar ao paciente que é preciso dar tempo para analisar as formas de onda coletadas e que um relatório será redigido e enviado à fonte de referência para explicar e resumir os resultados. Verifique com o paciente se o consentimento foi dado e se foram fornecidas informações no prontuário para quaisquer outras pessoas a quem ele gostaria que o relatório fosse enviado, inclusive o paciente. Obviamente, se os resultados forem simples e estiverem inquestionavelmente dentro dos limites normais, é aconselhável compartilhar essa informação com o paciente e/ou com os pais para tranquilizá-los.

A última tarefa restante é o cuidado e a limpeza de tudo o que entrou em contato com o paciente, inclusive a cadeira/cama, os transdutores (fones de ouvido) e os eletrodos. Se uma poltrona reclinável foi usada, dependendo do material do estofamento, a cadeira pode ser borrifada diretamente e limpa com desinfetante após cada uso. Se a cadeira/cama for estofada de forma que o *spray* não possa ser usado, uma cortina descartável sobre o encosto da cadeira ou uma fronha pode ser usada e trocada entre os pacientes. Os insertos de espuma dos fones de ouvido de inserção devem ser jogados fora e os fones de ouvido supra-aurais devem ser limpos com panos desinfetantes. Os eletrodos descartáveis podem ser jogados fora, mas o cuidado com os eletrodos reutilizáveis é especialmente importante para ajudar a prolongar a vida útil e o uso. Os eletrodos reutilizáveis devem ser limpos o mais rápido possível após a sessão de teste; caso contrário, a pasta do eletrodo começará a endurecer e a aderir aos eletrodos. Para limpar os eletrodos, basta usar água e sabão antibacteriano. Uma escova de dentes é uma boa ferramenta para esfregar qualquer resíduo de pasta/gel restante. Se a pasta endurecer antes que a limpeza possa ocorrer, a escova de dentes pode não conseguir remover a pasta do orifício no centro de alguns eletrodos de disco. Descobri que a extremidade romba de madeira dos aplicadores com ponta de algodão tem o tamanho certo para retirar qualquer pasta endurecida nessa área. Depois que os eletrodos estiverem limpos, seque-os com papel toalha e pendure-os em um local seguro. Para desinfetar os eletrodos entre os usos, deixe-os de molho em um líquido desinfetante suave, mas tome cuidado para não deixar os eletrodos de molho por períodos prolongados (p. ex., durante a noite) para maximizar o uso do eletrodo.

Considerações Especiais

Ao remover a ponta auricular de inserção de espuma, tome cuidado para não remover a peça plástica do conector que liga a ponta ao tubo do fone auricular de inserção. Como esse conector é muito pequeno e geralmente se encaixa perfeitamente na ponta de espuma, os clínicos estudantes são especialmente propensos a cometer esse erro. Se o conector for inadvertidamente jogado fora, o clínico não conseguirá conectar a ponta de espuma ao tubo para o próximo paciente.

20.6 Documentação e Resultados

A documentação dos resultados dos testes eletrofisiológicos é importante para pacientes, familiares e outros profissionais de saúde. Ao compartilhar os resultados de uma sessão de teste eletrofisiológico, é importante que o examinador transmita o seguinte:

- Informações de protocolo (informações de estímulo e registro, montagem de eletrodos etc.) para que o leitor entenda como as informações foram coletadas e como o protocolo pode ter afetado os resultados. As informações do protocolo também são úteis para fins de teste-reteste.
- Quaisquer problemas que possam ter surgido durante o teste e que possam ter afetado os resultados, incluindo o estado do sujeito.
- Todas as informações relevantes de latência, amplitude e morfologia da forma de onda necessárias para a interpretação dos dados, incluindo critérios diagnósticos bem estabelecidos.
- Uma declaração diagnóstica sobre os resultados do teste e a interpretação dos achados.
- Recomendações profissionais após o teste.

Alguns *softwares* de testes eletrofisiológicos fornecerão diferentes opções de modelos de relatórios para incluir informações pertinentes de coleta de protocolo, bem como valores de latência e amplitude. Segundo a experiência do autor, a criação de uma tabela para organizar os dados também pode ser útil, pois o clínico pode formatar os dados de várias maneiras. Por exemplo, o software pode fornecer informações de latência, mas uma tabela desenvolvida pelo clínico também pode incluir informações de limiar comportamental estimado que correspondam ao limiar da onda V ou o cálculo de latências interpicos e/ou diferenças interaurais, além dos valores absolutos de latência de pico.

Considerações Especiais

Ao escrever relatórios para pacientes e familiares, é altamente recomendável que você considere escrever com linguagem simples e princípios de alfabetização em saúde em mente. Da melhor forma possível, escreva com a maior clareza possível e defina termos importantes ou novos, quando aplicável. Isso é especialmente verdadeiro para seus resultados e interpretação quando houver uma recomendação ou encaminhamento. A redação clara melhora a comunicação entre os profissionais de saúde e minimiza os erros. Os leitores interessados devem consultar o seguinte site para saber mais: https://www.cdc.gov/healthliteracy/developmaterials/plainlanguage.html.

Referências

[1] American Speech-Language-Hearing Association. Guidelines for competencies in auditory evoked potential measurement and clinical applications [knowledge and skills]. 2003. Accessed September 8, 2023 at: www.asha.org/policy

[2] American Speech-Language-Hearing Association. Sedation and topical anesthetics in audiology and speech-language pathology [technical report]. 1992. Accessed September 8, 2023 at: www.asha.org/policy

[3] Guillod JF, Hauser C, Ruffieux P, Masouyé I, Harms M. Skin injury after electroencephalography. Arch Dermatol. 2002; 138(3):405–410

[4] Mancuso G, Tosti A, Fanti PA, Berdondini RM, Mongiorgi R, Morandi A. Cutaneous necrosis and calcinosis following electroencephalography. Dermatologica. 1990; 181(4):324–326

[5] Puig L, Rocamora V, Romaní J, Saavedra M, Alomar A. Calcinosis cutis following calcium chloride electrode paste application

for auditory-brainstem evoked potentials recording. Pediatr Dermatol. 1998; 15(1):27–30

[6] Schoenfeld RJ, Grekin JN, Mehregan A. Calcium deposition in the skin: a report of four cases following electroencephalography. Neurology. 1965; 15: 477–480

[7] Wiley HE, III, Eaglstein WE. Calcinosis cutis in children following electroencephalography. JAMA. 1979; 242(5):455–456

[8] Zurbuchen P, LeCoultre C, Calza AM, Halpérin D. Cutaneous necrosis after contact with calcium chloride: a mistaken diagnosis of child abuse. Pediatrics. 1996; 97(2):257–258

[9] Stecker MM, Patterson T. Strategies for minimizing 60 Hz pickup during evoked potential recording. Electroencephalogr Clin Neurophysiol. 1996; 100 (4):370–373

[10] Netherton BL, Stecker MM, Patterson T.Mechanisms of electrode induced injury. Part 3: practical concepts and avoidance. Am J Electroneurodiagn Technol. 2007; 47(4):257–263

21 Calibração e Geração de Estímulos

Samuel R. Atcherson • Naveen K. Nagaraj

Resumo

Este capítulo se concentra nos princípios básicos de calibração e geração de estímulos. Os estímulos usados em testes de potencial evocado auditivo geralmente têm duração muito curta. Os transientes acústicos, como cliques e *tone bursts*, são particularmente problemáticos porque a ponderação de tempo mais curta disponível nos medidores de nível sonoro (SLMs) excede a duração de um estímulo breve, como um clique ou um *tone burst*. Assim, o SLM subestimará os níveis de pressão sonora dos transientes acústicos. Os métodos de calibração comportamental e física podem ser usados, mas a calibração física é preferível. A calibração física dos estímulos acústicos geralmente se baseia em medidas de osciloscópio e deve se relacionar de forma significativa com o nível de intensidade na tela do computador do sistema de potencial evocado. Nunca se deve presumir que 0 dB nHL ou 0 dB HL seja o limiar comportamental, a menos que ele seja calibrado comportamental ou fisicamente. Os estímulos acústicos de longa duração, sejam eles senoidais ou complexos, podem simplesmente ser medidos em dB SPL. Se o estímulo de longa duração for um senoide ou tiver uma banda estreita de energia espectral, ele poderá ser facilmente convertido em dB HL com o valor apropriado do nível de pressão sonora de limiar equivalente do transdutor (RETSPL). Ao gerar estímulos personalizados, os examinadores precisarão gerar estímulos razoavelmente limpos que atendam aos requisitos de seu sistema de potencial evocado. Depois de importar os estímulos personalizados, os examinadores devem calibrar da maneira esperada para todos os outros estímulos disponíveis. Reservar um tempo para verificar o equipamento de potencial evocado ajudará muito a obter dados clínicos confiáveis e válidos.

Palavras-chave: acústica, calibração, *software*, medidor de nível sonoro, padrões, estímulos

21.1 Introdução

O objetivo deste capítulo é apresentar algumas informações básicas sobre como calibrar estímulos acústicos e como gerá-los, se necessário, acima e além dos recursos de um sistema de potencial evocado comercial. Independentemente de você estar gerando e calibrando estímulos personalizados ou simplesmente calibrando estímulos existentes, um conceito importante que deve estar na mente de todos os audiologistas (e pesquisadores em Audiologia) é o seguinte: precisamos ter um ceticismo saudável sobre a qualidade de qualquer estímulo e devemos ter confiança nos níveis de intensidade que pretendemos usar com os pacientes. O leitor deve estar ciente de que os tópicos deste capítulo se concentram principalmente nos sistemas de potenciais evocados clínicos disponíveis comercialmente.

21.2 Estímulos para Potenciais Evocados Auditivos

É de se esperar que os sistemas de potencial evocado de diferentes fabricantes variem um pouco em termos de quais estímulos estão disponíveis em seu software de registro. Praticamente todos os sistemas de potencial evocado geram internamente estímulos de clique e *tone burst*. No entanto, os examinadores podem ter a opção de modificar vários parâmetros de estímulo, como duração, tempos de subida/descida, tempo de platô e frequência de estímulo, como normalmente acontece com os *tone bursts*. Para sistemas de potencial evocado com recursos de resposta auditiva de estado estável (ASSR), os examinadores podem ter a opção de modificar determinados parâmetros dos sinais modulados. Alguns sistemas de potencial evocado fornecem aos médicos acesso a arquivos de estímulo proprietários ou especiais cujos parâmetros de estímulo já foram predeterminados (p. ex., CE-*chirps* e NB CE-*chirps*). Por exemplo, uma variedade de estímulos sintéticos de fala consoante-vogal (CV), como /da/, /ba/ e /ga/, pode estar disponível para registros de potencial subcortical, cortical e cognitivo. Para fins de apreciação, ▶ Fig. 21.1 e ▶ Fig. 21.2 ilustram as formas de onda no domínio do tempo e os espectros correspondentes para alguns dos estímulos acústicos comuns usados em testes de potencial evocado clínico.

Alguns sistemas de potencial evocado permitem que os clínicos gerem seus próprios estímulos personalizados dentro do *software*, como trens de cliques, complexos de dois tons e *noise bursts*, para citar alguns. Alguns fabricantes oferecem módulos proprietários usando parâmetros de estímulo e registro que foram otimizados por pesquisadores colaboradores e equipes de desenvolvimento. Por fim, sistemas de potencial evocado relativamente mais novos oferecem a capacidade de importar estímulos personalizados, desde que o arquivo importado atenda aos requisitos de formatação desse sistema. A calibração é uma questão importante, independentemente de como os estímulos são gerados.

21.3 Calibração de Estímulos Acústicos

Garantir que o equipamento de teste clínico esteja funcionando adequadamente deve ser a maior prioridade dos audiologistas para evitar resultados de testes que levem a diagnósticos imprecisos, recomendações mal geradas e encaminhamentos desnecessários. A calibração do equipamento geralmente se refere à avaliação abrangente na qual os sinais de teste são medidos em relação a valores de referência conhecidos ou a algum padrão. Essa calibração geralmente é realizada por um técnico de um distribuidor local de equipamentos de audiologia, mas alguns audiologistas podem se sentir à vontade para realizar a calibração por conta própria, desde que tenham o equipamento e os recursos adequados para isso. Os audiologistas estão bastante familiarizados com o tipo de calibração quando os sinais de teste gerados pelos audiômetros são verificados por meio de vários transdutores. Os sinais de teste não são verificados apenas quanto à pureza de seus tons puros (p. ex., pouca ou nenhuma distorção), mas também são verificados em diversas outras variáveis, como linearidade (os níveis de atenuação são verificados com cada tamanho de passo de dB) e tempo de subida/queda dos sinais de teste, bem como por meio de uma verificação biológica (ou seja, verificação com os próprios olhos e ouvidos), para qualquer evidência de problemas de conexão de *hardware*, cabos desgastados ou quebrados, mostradores ou botões soltos e cliques audíveis e intermitência nos sinais de teste. Os sinais de teste usados para o teste de potencial evocado auditivo (AEP) também exigem calibração, especialmente para garantir que os valores de intensidade sejam significativos, intencionais, válidos e confiáveis. Por exemplo, se uma onda V de um potencial evocado auditivo de tronco encefálico (ABR) for registrada em um limiar de 40 dB,

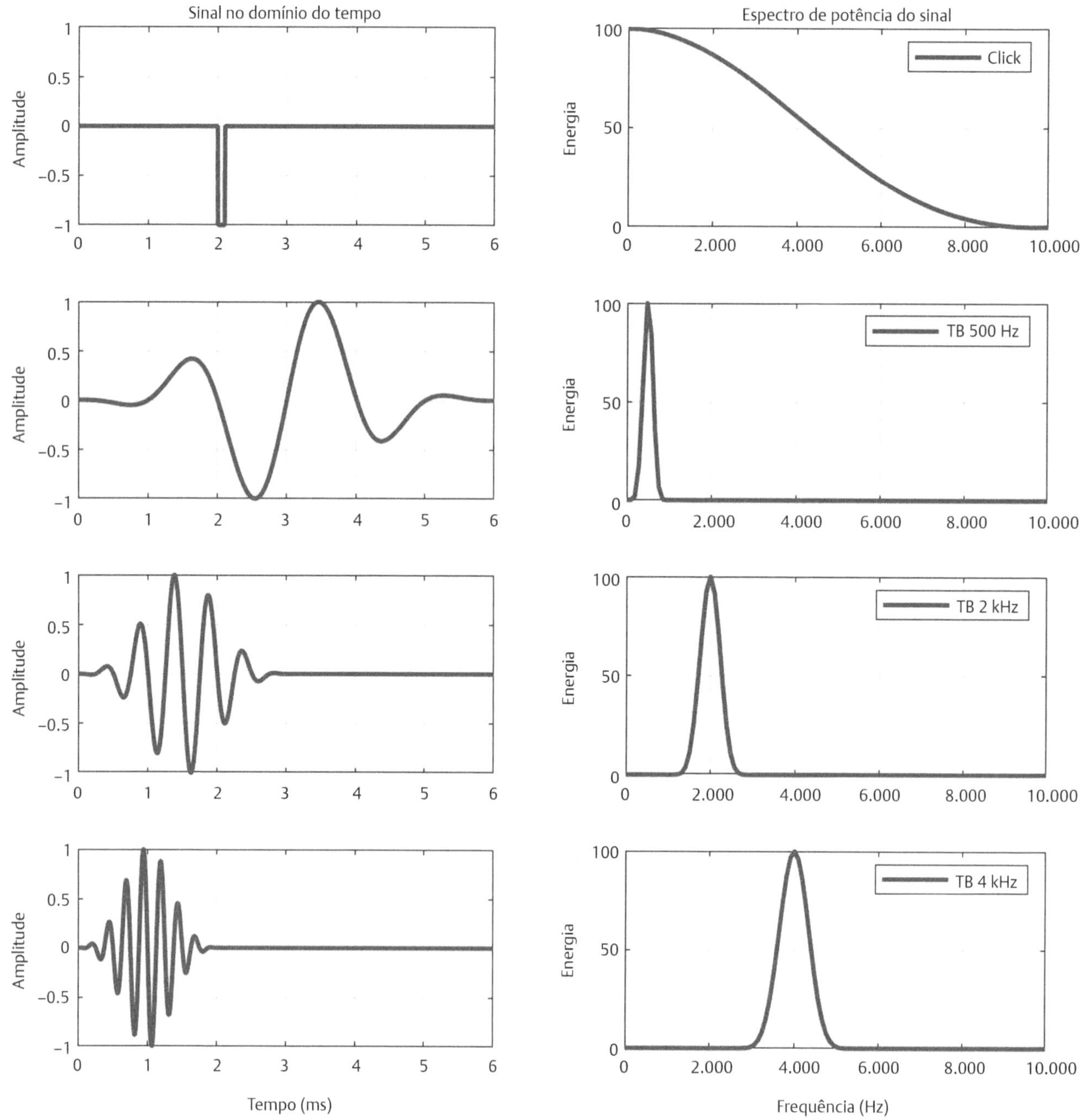

Fig. 21.1 Representação do domínio de tempo e frequência de um clique de rarefação e três frequências de *tone burst* de 500, 2.000 e 4.000 Hz.

geralmente é útil saber que um nível de intensidade de 40 dB na tela do monitor é 40 dB SL (nível de sensação) em relação ao limiar médio de detecção comportamental alcançado por ouvintes com audição normal para esse estímulo específico. No entanto, como o limiar de detecção comportamental pode estar em 0 dB em ouvintes jovens com audição normal, isso não significa, necessariamente, que um potencial evocado (p. ex., ABR por *tone-burst*) também será registrado em 0 dB.[1] De qualquer forma, a calibração pode ajudar um audiologista pediátrico a estimar os limiares no audiograma (com fatores de correção) com o objetivo de gerar níveis de próteses auditivas seguros e audíveis para um bebê usando uma prescrição de adaptação desejada. Em outro exemplo, a calibração ajuda a garantir que os estímulos tonais ou de fala usados para um registro de potencial cortical sejam adequadamente intensos para obter uma grande resposta, mas que, ao mesmo tempo, não danifiquem o transdutor e sejam seguros para o paciente. O padrão S3.6:2018 Specification for Audiometers,[2] do American National Standards Institute (ANSI), é um dos padrões mais visíveis que temos em nosso campo para a calibração dos sinais do audiômetro. Cada frequência de tom de teste geralmente é apresentada durante vários segundos e tem um nível de pressão sonora de limiar equivalente de referência especificado (RETSPL) que possibilita a verificação dos níveis de saída usando um medidor de nível sonoro (SLM). Por exemplo, o RETSPL para um tom de 500 Hz usando o fone de ouvido de inserção ER-3A no acoplador HA-1 de 2 mL é de 6 dB SPL.

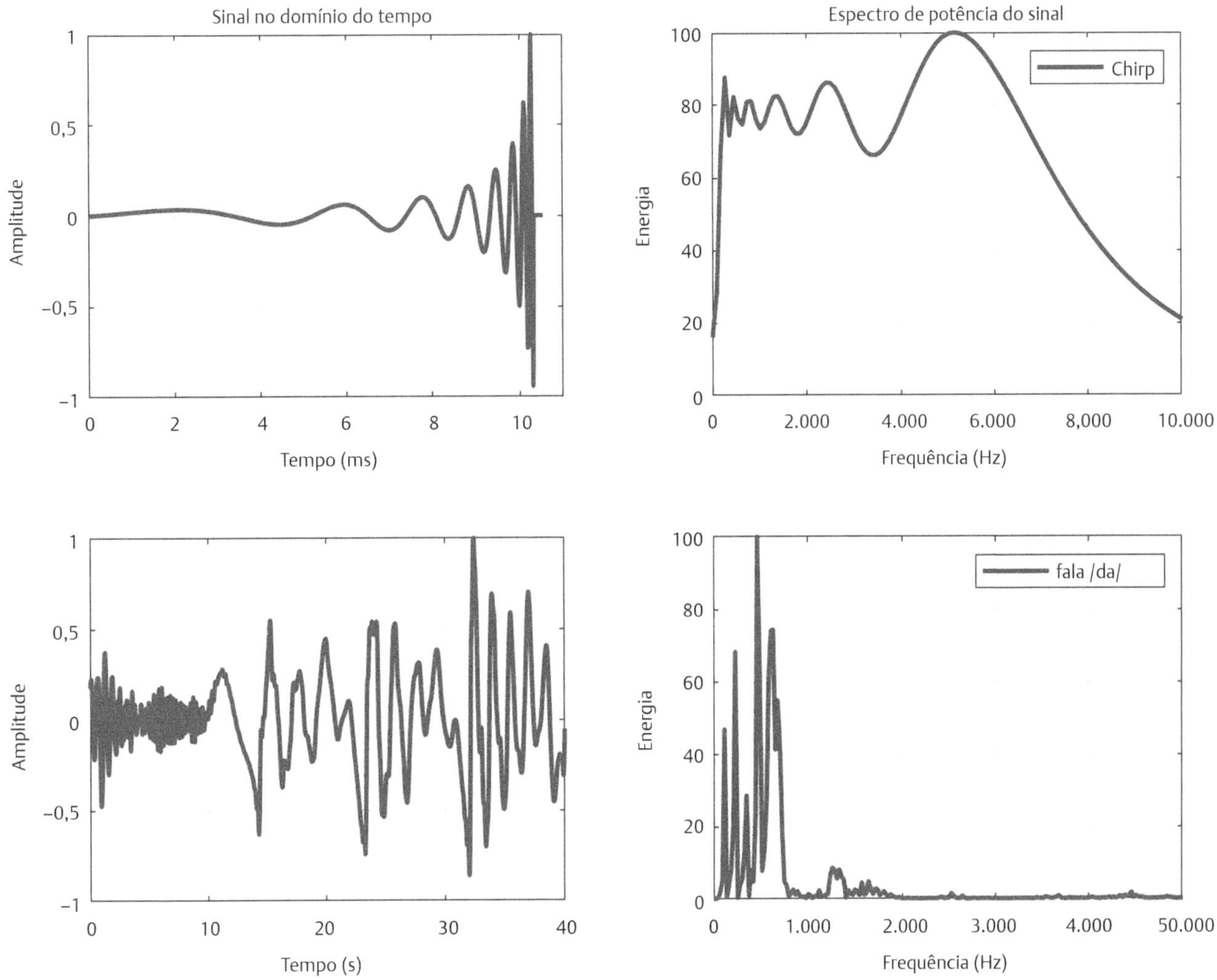

Fig. 21.2 Representação do domínio do tempo e da frequência de um estímulo CE-*chirp* e de um estímulo de fala (40 ms/da/).

Ao calibrar o tom de 500 Hz em um audiômetro, o seletor do atenuador geralmente é ajustado em um nível muito mais alto, como 70 dB HL, para superar o ruído de fundo do ambiente. Se o SLM ler 76 dB SPL, o tom não precisará de ajustes ou de um fator de correção, pois a saída do SLM de 76 dB menos o nível do dial do atenuador de 70 dB é igual a 6 dB, que é o RETSPL. Infelizmente, a ANSI S3.6:2018 não fornece fatores de correção para a calibração de estímulos acústicos transitórios, como cliques (durações de 100 microssegundos ou 0,1 milissegundos) e rajadas de tons (durações inferiores a 8 milissegundos).

A maioria dos SLMs oferece uma das três escalas diferentes de ponderação de tempo: impulso (I), rápido (F) ou lento (S). A configuração de impulso integrará um sinal acima de 35 milissegundos, a configuração rápida integrará um sinal superior a 125 milissegundos e a configuração lenta integrará um sinal acima de 1.000 milissegundos.[3] Nenhuma dessas escalas de ponderação de tempo integrará adequadamente o SPL de um estímulo de clique ou *tone burst* e, em última análise, subestimará suas intensidades. Não existem padrões com RETSPLs para diferentes transientes acústicos. Portanto, é difícil fazer comparações diretas dos dados de SPL para estímulos breves de uma clínica ou laboratório para outro. Na ausência de um padrão ANSI, há dois padrões internacionais (ver adiante) que podemos usar como guia. Sejam os estímulos acústicos longos ou curtos, há várias referências diferentes de intensidade de estímulo que os médicos podem encontrar. A ▶ Tabela 21.1 mostra as referências de intensidade de estímulo comumente relatadas nos registros de AEP.

21.3.1 Métodos de Calibração de Estímulos

Há dois métodos comumente usados de calibração de estímulo que um examinador pode realizar com estímulos de AEP. O primeiro método é chamado de calibração comportamental, que é frequentemente usado para transientes acústicos.[4] Nesse método, o limiar comportamental é determinado para cada estímulo desejado usando o sistema de potencial evocado e os transdutores relevantes em um grupo de indivíduos com audição audiometricamente normal. Isso significa que o sistema de potencial evocado é usado como um audiômetro em apenas 5 ou até 20 indivíduos. É certo que quanto mais indivíduos forem testados, maior será a precisão. Sempre que possível, a calibração comportamental deve ocorrer em uma cabine de som com proteção acústica. Os limiares devem ser obtidos por meio de um procedimento de *bracketing*.

O limiar médio para um determinado estímulo se tornará a referência de nível auditivo normalizado (nHL) de 0 dB, independentemente do nível de intensidade que estiver na tela do

Tabela 21.1 Referências de estímulo comumente vistas e usadas em registros de potencial evocado auditivo

Referência de dB	O que ela representa	O que é e quando é usado
dB SPL	Nível de pressão sonora	Referenciado a 20 μPa para estímulos longos, conforme medido com um medidor de nível sonoro; baseia-se em uma medida RMS ao longo da escala de ponderação de tempo
dB pSPL	Nível de pressão sonora de pico	Normalmente, o dB SPL mais alto medido em uma janela de gravação de 1 s; o dB pSPL para um tom puro normalmente é 3 dB mais alto que o dB SPL
dB peSPL	Nível de pressão sonora equivalente da linha de base ao pico	Referência da tensão pico a pico de um estímulo transitório à tensão pico a pico de um tom de referência senoidal usando um osciloscópio por meio de um medidor de nível sonoro
dB ppeSPL	Nível de pressão sonora equivalente de pico a pico	Referência da tensão pico a pico de um estímulo transitório à tensão pico a pico de um tom de referência senoidal usando um osciloscópio por meio de um medidor de nível de som
dB HL	Nível de audição	A referência é a mesma que dB SPL para estímulos senoidais longos; entretanto, os fatores de correção são aplicados com base nos valores RETSPL comportamentais (p. ex., 0 dB HL *vs.* 6 dB SPL para 500 Hz usando o ER-3A com acoplador HA-1 de 2 mL)
dB nHL	Nível de audição normal	Referenciado ao limiar comportamental médio do grupo de audição normal (ou seja, 0 dB nHL) usando o estímulo transitório desejado apresentado por meio do sistema de potencial evocado
dB SL	Nível sensacional	Referenciado a 0 dB HL ou 0 dB nHL, mas apresentado em um nível supraliminar especificado (p. ex., 40 dB SL)

Abreviações: RETSPL, nível de pressão sonora de limiar equivalente de referência; RMS, raiz quadrada média.

computador ou no controle do seletor de intensidade. Ou seja, 0 dB nHL pode nem sempre ser 0 dB no sistema de potencial evocado. Assim, se o nível de intensidade de 10 dB na tela do monitor for igual a 0 dB nHL, os examinadores deverão subtrair 10 dB em cada nível de apresentação. Como alternativa, o examinador pode ter a capacidade ou a opção de fazer a correção internamente no software, de modo que 0 dB no sistema de potencial evocado seja realmente igual a 0 dB nHL. No entanto, a confiança apenas na calibração comportamental é considerada menos que ideal por muitos examinadores especializados.[5,6]

Pérola

Os examinadores devem verificar se 0 dB nHL na tela do computador ou no mostrador é, de fato, 0 dB nHL por meio de calibração comportamental ou física, dando preferência à última.

O segundo método, chamado de calibração física, envolve o uso de equipamento de calibração para verificar os níveis de saída de vários estímulos apresentados por meio de vários transdutores.[7,8] Minimamente, o equipamento necessário inclui o sistema de potencial evocado e seus transdutores, um gerador de sinal (para produzir tons de referência), um SLM, acopladores de orelha apropriados (2 mL para fones de ouvido de inserção ou 6 mL para fones de ouvido supra-aurais) e um osciloscópio. Um audiômetro calibrado pode ser usado como gerador de som. Com uma placa de som de alta qualidade em um computador de mesa ou *lap-top*, um programa de *software* de osciloscópio pode ser uma alternativa mais econômica e viável para obter resultados comparáveis aos de um osciloscópio de mesa. Para estímulos de longa duração (> 200 milissegundos), uma simples medida de SPL geralmente será suficiente. Burkard[9] indica que, se for possível prolongar temporariamente a duração do *tone burst* para vários segundos, o tom de estado estável deve se aproximar bastante do SPL verdadeiro. Os estímulos modulados para a ASSR também têm duração suficiente para usar a referência SPL e, posteriormente, converter para HL (nível de audição) para aplicação direta em audiogramas. Para estímulos transitórios (< 200 milissegundos), há dois padrões internacionais que podem ajudar a orientar a calibração de transientes acústicos: o padrão IEC 60645-3[10] da International Electrotechnical Commission (IEC) de 2007 e o padrão ISO 389-6:2007 da International Organization for Standardization (ISO).[11] No entanto, alguns acham que até mesmo esses padrões são insuficientes.[6]

Os dois padrões internacionais quantificam os níveis de transientes usando uma abordagem SPL equivalente de pico a pico. Ou seja, a forma de onda de pico a pico de um estímulo transitório (p. ex., clique de 100 microssegundos ou explosão de tom) por meio de um transdutor é comparada à forma de onda de pico a pico de um sinal de referência conhecido (p. ex., onda senoidal de 1.000 Hz ou frequência correspondente) por meio do mesmo transdutor. A medição é realizada por meio de um SLM calibrado cuja saída analógica é enviada a um osciloscópio. Infelizmente, o trabalho com transientes acústicos é um pouco mais complexo do que os padrões internacionais podem considerar. Por exemplo, a forma de onda temporal de estímulos transitórios de diferentes fones de ouvido geralmente não é uniforme em relação à linha de base zero em um osciloscópio. Por isso, o RETSPL baseado na abordagem SPL equivalente pico a pico pode ser insuficiente. A mensagem a ser levada em conta aqui é que, dependendo da abordagem usada, pode haver uma diferença de nível de até 6 dB.[12-14] A ▶ Fig. 21.3 ilustra como duas abordagens de medição diferentes (nível de pressão sonora equivalente ao pico [peSPL] e nível de pressão sonora equivalente pico a pico [ppeSPL]) com várias morfologias de estímulo de clique podem afetar as leituras de SLM usando um tom de referência de 1.000 Hz. O problema de confiar apenas na medição do ppeSPL pode ser visto quando se compara B e C com D e E. Os estímulos B e C são idênticos, mas não têm voltagens simétricas em relação à linha de base. Os estímulos D e E são idênticos, mas, diferentemente dos estímulos B e C, eles têm voltagens que são simétricas em relação à linha de base. Assim, os estímulos B e C terão valores diferentes de peSPL e ppeSPL, enquanto os estímulos D e E não terão.

Outra questão relacionada com os transientes tem a ver com a taxa de estimulação para PEAAEPs precoces , como o ABR. Em geral, sabe-se que, à medida que a taxa de estimulação aumenta, o estímulo transiente pode soar perceptualmente mais alto para a orelha como resultado da integração temporal de estímulos apresentados rapidamente. Embora o aumento da taxa de estimulação (e do nível de intensidade) melhore o limiar de detecção comportamental para esse estímulo, o ABR não integra

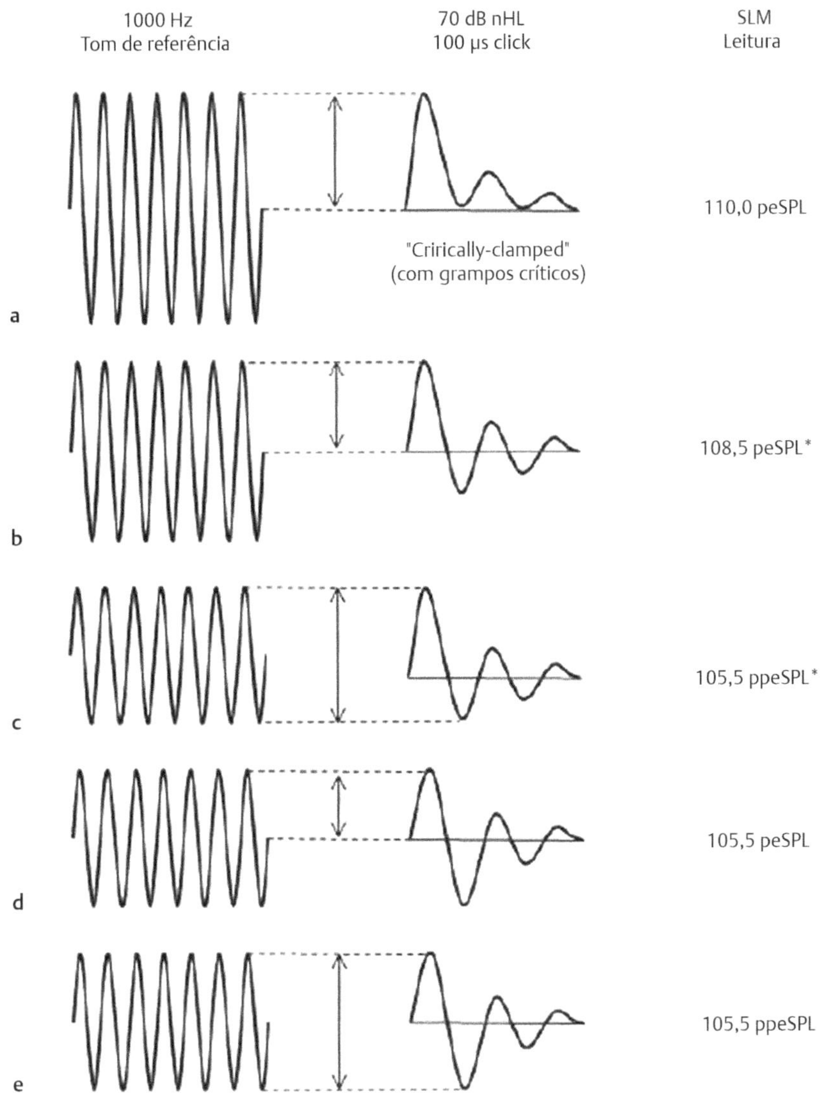

Fig. 21.3 Diferentes morfologias de forma de onda de um estímulo de clique por meio de fones de inserção e fones de ouvido supra-aurais (marca/modelo igual ou diferente). (**a**) Clique com amortecimento crítico sem tensão na polaridade oposta. (**b, c**) O mesmo clique com tensões assimétricas usando as abordagens de medição base-para-pico (peSPL) e pico-para-pico (ppeSPL), produzindo diferentes valores de dB e diferentes unidades de medida. (**d, e**) O mesmo clique com tensões iguais usando as abordagens de medição de base para pico (peSPL) e de pico para pico (ppeSPL), produzindo saída idêntica, mas unidades de medida diferentes. *As linhas tracejadas horizontais* indicam as partes do estímulo e o tom de referência que estão sendo comparados ou medidos. *O asterisco* indica a configuração de voltagem mais comum observada com cliques. (nHL, nível de audição normal; SLM, medidor de nível sonoro.)

essa energia da mesma maneira. De fato, à medida que a taxa de estimulação aumenta para o ABR, a morfologia da forma de onda começa a se degradar. Portanto, algumas diretrizes para a conversão do limiar em diferentes taxas de estimulação também seriam úteis em um padrão. A abordagem que alguns fabricantes podem adotar, ajustando automaticamente o nível de intensidade às mudanças na taxa de estimulação, é fortemente contestada por Lightfoot *et al.*[6]

O resultado final é que a falta inerente de um padrão aceitável afeta negativamente os esforços de triagem, estimativa de limiar e habilitação de crianças pequenas. Portanto, os autores concordam que um padrão que leve em conta cada uma das variáveis descritas acima é desesperada e urgentemente necessário.

Armadilha

Alguns sistemas de potencial evocado fazem ajustes no nível de intensidade com aumentos ou reduções na taxa de estimulação. Esse recurso não é aconselhável porque a morfologia da forma de onda do ABR geralmente fica pior com o aumento da taxa de estimulação. Isso, por sua vez, resulta em limiares piores, e não melhores.

21.4 Outros Parâmetros de Estímulo a Serem Considerados

Os sistemas de potencial evocado atuais que operam em computadores digitais oferecem um grau de precisão que talvez não fosse possível em um formato analógico. Entretanto, pode haver uma falsa sensação de segurança ao presumir que o sistema de potencial evocado e seus transdutores estão livres de erros de calibração. Portanto, em geral, é aconselhável verificar não apenas os níveis de saída dos estímulos, mas também a qualidade e a confiabilidade de outros parâmetros de estímulo, como polaridade, linearidade das etapas de intensidade, tempo de subida/descida dos *tone bursts*, funções de envelope dos *tone bursts* e espectros de amplitude. Os leitores devem consultar Gorga e Neely[5] para obter mais informações sobre esses outros parâmetros de estímulo.

21.4.1 Etapas para a Realização da Calibração Comportamental de Transientes Acústicos

Use o método de calibração comportamental caso você não tenha acesso ao equipamento de calibração necessário discutido anteriormente. Se tiver equipamento de calibração, é altamente recomendável realizar a calibração física, que é descrita na próxima seção.

- Recrute alguns participantes com audição audiometricamente normal. Eles podem ser seus colegas e/ou funcionários do escritório.
- Determine o limiar de detecção comportamental para o clique ou o *tone burst* usando de 20 a 30 participantes com audição normal (o mais homogêneo possível). Embora Richter e Fedtke[7] sugiram o uso de polaridade de estímulo alternada para a calibração comportamental, Stapells *et al.*[4] não encontraram diferenças entre cliques de rarefação e condensação usando o transdutor TDH-49. Taxas de estimulação de 10 ou 20/s são comumente usadas, embora outras taxas possam ser usadas com base no protocolo da clínica. Use os recursos de intensidade do sistema de potencial evocado para procurar o limiar usando o estímulo de interesse. Você pode usar o método de *bracketing* como se estivesse fazendo isso em um audiômetro. Gorga e Neely[5] recomendam que as calibrações comportamentais sejam realizadas em uma cabine de som com proteção acústica.
- Para cada participante, o limiar será o nível de intensidade mais suave indicado pelo que se vê na tela do computador ou no mostrador de intensidade do sistema de potencial evocado.
- Calcule o limite médio de todos os participantes.
- Se o limiar médio for igual ou próximo a 0 dB na tela do computador ou no mostrador de intensidade, sua referência será 0 dB nHL. Se o limiar médio não estiver em 0 dB na tela do computador ou no seletor de intensidade, será necessário aplicar um fator de correção (subtrair ou adicionar a quantidade apropriada) a cada nível de apresentação usado.

21.4.2 Etapas para Calibrar Transientes Acústicos com Equipamento de Calibração

Quando o equipamento de calibração está disponível, a norma ISO 389-6:2007 é um ponto de partida razoável na ausência de uma norma ANSI S3 para transientes acústicos.[6,14] Neste exemplo, as etapas do procedimento são descritas para calibrar um estímulo de clique com fones de ouvido de inserção. O leitor é direcionado à norma ISO 389-6:2007 para obter os valores RETSPL para cliques e *tone bursts* usando uma variedade de transdutores diferentes (incluindo osciladores ósseos e alto-falantes). Há vários métodos diferentes sugeridos para calibrar transientes acústicos; no entanto, o descrito neste exemplo será o ppeSPL, pois ele funciona bem para cliques, *tone bursts* e até mesmo estímulos de fala CV de curta duração. O exemplo a seguir para calibrar cliques é descrito abaixo e ilustrado na ▶ Fig. 21.4.

- Prepare o sistema de calibração conectando primeiro um acoplador de ouvido artificial de 2 mL ao SLM com a saída de corrente alternada (AC) em um osciloscópio. Em seguida, conecte o fone de inserção desejado ao acoplador de 2 mL (somente um fone de inserção será testado por vez). Prepare também seu gerador de sinais para a etapa 3.
- Apresente o clique a uma taxa de 20/s usando uma polaridade de estímulo único e um nível de intensidade moderadamente alto (70 ou 80 dB geralmente é suficiente). Enquanto o transiente é exibido na tela, as configurações de amplitude (geralmente em µV) e de tempo (geralmente em milissegundos) devem ser ajustadas de modo que o clique seja exibido claramente e uma tensão pico a pico aproximada possa ser obtida. Por exemplo, o clique pode se encaixar em uma linha de quadrados na grade com uma saída de tensão de 0,1 V (ou 100 µV).
- Em seguida, apresente um tom puro de 1.000 Hz ao SLM. Você pode usar o sistema de potencial evocado para produzir esse tom (se disponível) ou pode usar qualquer número de geradores de sinais diferentes. Usamos um audiômetro calibrado e encaminhamos outro fone de ouvido de inserção diretamente para o acoplador de 2 mL. O tom de 1.000 Hz é então igualado, em tensão pico a pico, conforme medido com o clique (▶ Fig. 21.3). Durante esse tempo, você ignorará momentaneamente a leitura do SLM até que o tom de 1.000 Hz tenha sido combinado com a tensão de pico a pico do clique.
- Depois que o tom tiver sido combinado, a leitura do SLM será obtida. É fundamental que a escala do SLM não seja alterada durante esse procedimento.[13]
- Se o nível de apresentação que você usou na etapa 2 foi de 70 dB, será necessário subtrair 70 dB da leitura do SLM para encontrar o nível ppeSPL para o limiar comportamental (ou 0 dB nHL). Richter e Fedtke[7] relataram uma referência de 35,5 dB ppeSPL. Stapells *et al.*[4] relataram um ppeSPL de 36,4 dB para fones de ouvido TDH-49, que é muito próximo da referência de Richter e Fedtke. Se os valores não corresponderem ao padrão, será necessário aplicar um fator de correção a todas as gravações ou fazer o ajuste internamente no *software* do sistema de potencial evocado.

Pérola

Ao realizar a calibração física, certifique-se de usar um estímulo de nível moderadamente alto e simplesmente subtraia o valor de intensidade usado da leitura no SLM. O uso do estímulo de nível moderadamente alto garante que o ruído ambiente na sala não afetará as leituras do SLM.

21.5 Geração de Estímulos Personalizados

Do ponto de vista do médico, há várias maneiras diferentes de gerar estímulos. Alguns sistemas comerciais de potencial evocado podem permitir que o clínico tenha flexibilidade para alterar vários parâmetros de estímulo, como tempos de subida/descida, tempo de platô e envelope, como seria o caso da criação de rajadas de tons. Alguns sistemas de potencial evocado podem até permitir que o médico gere trens de cliques (uma série rápida de cliques), pares de cliques e pares de *tone burst* para avaliar a fusão auditiva, *noise bursts* com funções de envelope específicas e até mesmo combinar sinusoides para formar complexos de dois tons ou tons de batida. Se esses estímulos forem gerados dentro do *software* do sistema de potencial evocado, o processo de gerar, salvar, importar e calibrar o estímulo para uso pode ser um processo muito simples. Entretanto, pode haver ocasiões em que a geração de estímulos externos ao sistema de potencial evocado seja necessária. Com o recente interesse na *frequency-following response* (FFR) e nos potenciais evocados corticais para a fala, vários sinais complexos (p. ex., sílabas da fala, notas musicais, tons complexos etc.) foram usados para avaliar com sucesso a fidelidade da codificação do som na via auditiva ascendente.[15] O restante desta seção discute a geração externa de um estímulo personalizado com a intenção de importá-lo para o sistema de potencial evocado.

Como os sistemas de potencial evocado atuais são controlados por computadores de mesa ou *laptops*, o arquivo de estímulo gerado estará em formato digital, geralmente na forma de um arquivo "wave" (.wav). Um arquivo .wav é um formato de áudio

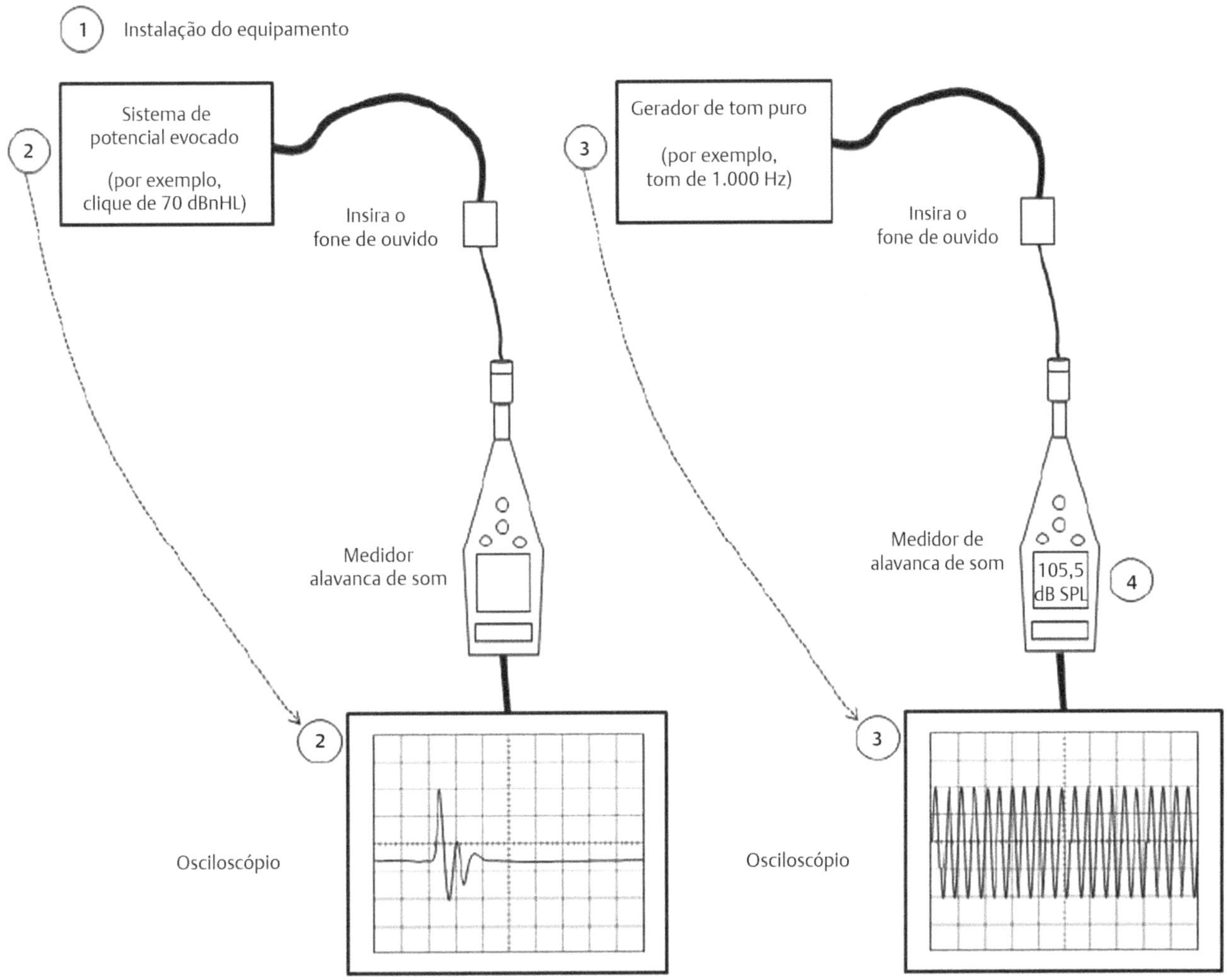

Fig. 21.4 Calibração de transientes acústicos com equipamento de calibração. Consulte o texto para ver as descrições de cada etapa. Todo o equipamento é o mesmo, exceto quando se troca o sistema de potencial evocado e seu transdutor pelo gerador de tom puro e seu transdutor. Na etapa 3 o medidor de nível sonoro (SLM) não deve ser ajustado.

padrão comumente usado para diferentes sistemas operacionais, como Windows, MacIntosh (Apple) e Linux. Existem vários outros formatos de áudio, mas os arquivos .wav são comumente usados em sistemas de potencial evocado. Se um estímulo for gravado ou gerado em um formato diferente (p. ex., Audio Interchange File Format [AIFF]), pode ser possível converter esse formato de arquivo em arquivos .wav usando um *software* de edição de som ou um *software* conversor de arquivos de áudio disponível para *download* ou compra. O Audacity SourceForge.net e o Praat[16] são editores de som digital que podem ser baixados da Internet gratuitamente, enquanto outros, como o MIXCRAFT Recording Studio (Oakhurst, CA), o WavePad (Greenwood Village, CO) e o Gold-Wave (St. John's, NL, Canadá), também estão disponíveis na Internet a preços acessíveis. O Adobe Audition (Adobe Systems Inc., San Jose, CA) é outro software popular de edição de som com vários recursos úteis de edição e análise, mas esse *software* tem uma cobrança mensal. Se você conhece um fonoaudiólogo ou pesquisador universitário que tenha uma estação de trabalho Computerized Speech Laboratory (CSL; por exemplo, KayPENTAX, Montvale, NJ), o CSL também é útil para gerar estímulos de fala personalizados, devido ao microfone de alta qualidade e aos controles do usuário. Como a maioria dos computadores atuais tem placas de som integradas, com a adição de um microfone de qualidade relativamente boa, uma pessoa pode gravar estímulos diretamente no software editor de áudio digital.

Independentemente do *software* usado, o estímulo deve ser preparado de modo que tenha os parâmetros corretos necessários para ser lido e/ou processado pelo sistema de potencial evocado para o qual o estímulo será importado. Por exemplo, os estímulos importados para o Interacoustics Eclipse (Middelfart, Dinamarca) devem ser salvos como um arquivo.wav de 16 bits com uma taxa de amostragem de 30.000 Hz. O sistema SmartEP (Intelligent Hearing Systems Corp., Miami, FL) deve ser digitalizado com uma taxa de amostragem de 44.100 Hz. Uma diferença entre os dois sistemas, no entanto, é que o Navigator Pro usará arquivos .wav, enquanto o SmartEP exige etapas adicionais para converter o arquivo .wav em seu formato proprietário Scream Tracker Module (STM). O leitor deve consultar o manual de operação do sistema para determinar os requisitos de importação de estímulos personalizados.

21.6 Gravação e Edição de um Estímulo de Fala

Para este exemplo, o *software* Audacity, disponível gratuitamente, é usado para ilustrar como gravar e preparar um estímulo de fala que pode ser usado para acompanhamento de frequência subcortical e registro de potencial cortical. Como a maioria dos computadores tem uma placa de som com entrada para microfone, podemos usar um microfone de qualidade relativamente boa ou alta para gravar a palavra/ʃi/("ela"). A primeira etapa em qualquer *software* de edição de som é garantir que (1) os sons gravados possam ser reproduzidos por meio de fones de ouvido ou alto-falantes; (2) os níveis do microfone estejam ajustados de modo que o som seja gravado e seu ganho não produza cortes; e (3) o *software* esteja configurado com os parâmetros de gravação corretos (p. ex., taxa de amostragem e taxa de *bits*). Novamente, este seria um bom momento para verificar o manual de operação do sistema de potencial evocado que você está usando. Para os fins deste exemplo, assumiremos que a taxa de amostragem deve ser de 44.100 Hz e que a taxa de *bits* deve ser definida como 16 *bits* (consulte o Capítulo 2 para revisar os conceitos básicos de processamento de sinal digital). A ▶ Tabela 21.2 mostra as preferências mínimas recomendadas no Audacity, clicando em Edit (Editar) e depois em Preferences (Preferências) (ou clicando em Ctrl + P). Depois de fazer essas alterações, clique em OK. Agora seria um bom momento para verificar se o alto-falante/fones de ouvido e o microfone estão configurados corretamente. Em computadores mais novos, as linhas de entrada e saída da placa de som geralmente podem ser encontradas na parte traseira ou frontal do computador, mas às vezes pode haver um segundo conjunto na parte frontal do computador. Em ambos os casos, a porta de saída de som é normalmente indicada pela cor verde-limão, e a porta de entrada do microfone é normalmente indicada pela cor rosa. No entanto, é possível que algumas placas de som tenham uma única porta de entrada/saída para uso com um conjunto de fones de ouvido com microfone embutido. Conectar os alto-falantes ou os fones de ouvido deve ser relativamente simples, e você pode ajustar o volume usando os controles padrão dos seus computadores ou por meio do Audacity usando a barra deslizante do medidor de nível de saída. Depois que o microfone tiver sido conectado e posicionado corretamente (microfone de lapela ou autônomo), é possível realizar uma gravação prática para garantir que a voz do locutor esteja suficientemente alta sem causar cortes. Uma barra deslizante também está associada ao microfone no Audacity. Se você perceber que nada está sendo gravado enquanto o microfone estiver conectado, talvez seja necessário acessar as configurações de áudio do Windows para verificar se o microfone foi desativado.

Tabela 21.2 Preferências de formato de som mínimo recomendado no Audacity

Guia de preferências	Configurações
Entrada/saída de áudio (E/S)	Dispositivo de reprodução: Microsoft Sound Mapper Dispositivo de gravação de saída: Microsoft Sound Mapper Canais de entrada: 1 (mono)
Qualidade	Taxa de amostragem-padrão: 44.100 Hz Formato de amostra-padrão: 16 bits
Formatos de arquivo	Formato de exportação sem compressão: .wav (Microsoft 16-bit PCM)

Abreviação: PCM, modulação por código de pulso.

A familiaridade com os botões e controles do Audacity e qualquer solução de problemas de *hardware* está além do escopo deste capítulo; portanto, pode ser necessário consultar referências externas.

O Audacity tem documentação e tutoriais disponíveis em seu *site* (https://www.audacityteam.org/download/).

Supondo que a configuração, as definições e as preferências anteriores tenham sido atendidas, podemos começar a gravar algumas amostras. Certifique-se de que o ruído de fundo seja mínimo, fechando a porta ou gravando dentro da cabine de som. Quanto mais próximo o microfone estiver de sua boca, maiores serão as chances de obter gravações melhores com menos ruído de fundo. Aperte o botão de gravação e diga /ʃi/ cerca de 5 vezes de forma normal, mas clara. Ter várias gravações (e possivelmente vários alto-falantes) ajudará a garantir que um *token* viável possa ser extraído.[17] Após o término da gravação, pare a gravação e avalie a forma de onda registrada. Não deve haver recorte, como seria evidenciado pelos picos máximos "atingindo" a parte superior (1,0) e inferior (-1,0) da janela de gravação. Se esse não for o caso, ajuste o nível de entrada do microfone e grave novamente os estímulos. Nesse ponto, no lado esquerdo da janela de gravação, você também deve notar que a trilha de áudio está exatamente como você a configurou inicialmente, com as configurações de canal mono, taxa de amostragem de 44.100 Hz e taxa de bits de 16. Quando estiver satisfeito com a amostra de gravação, a próxima etapa é remover qualquer conjunto de corrente contínua (DC), normalizando toda a forma de onda de volta a uma linha de base zero. A correção de CC ajuda a equilibrar a amplitude em ambos os lados da linha de base zero. Os *offsets* de CC podem ser causados por problemas de *hardware* e/ou problemas de conversão analógico-digital do *software*. De qualquer forma, os DC *offsets* geralmente não são um grande problema, mas os DC *offsets* graves podem produzir cliques e estalos audíveis indesejados. Para corrigir qualquer conjunto de DC, o Audacity tem uma função de normalização. Após a correção de DC, pode ser necessário remover o ruído ambiente existente na gravação. Geralmente, há duas abordagens se a remoção de ruído for necessária: (1) a simples redução da amplitude geral pode reduzir ou eliminar o ruído ambiente sem alterar visivelmente o estímulo desejado ou (2) o Audacity tem uma função de remoção de ruído que é um processo útil de três etapas. Primeiro, selecione 1 ou 2 segundos de ruído ambiente, que pode ser encontrado nas áreas entre as palavras que você gravou. Em seguida, vá para a função de remoção de ruído no menu Effect e clique em "Get Noise Profile" (Obter perfil de ruído). Por fim, selecione toda a gravação (Ctrl + A), volte à função de remoção de ruído e clique em "Remove Noise" (remover ruído). Na sua gravação, você poderá ver imediatamente que a maior parte do ruído ambiente foi removida e substituída por uma linha plana em torno da linha de base zero. Desfaça a remoção de ruído e refaça-a usando a função *Preview* (Visualização) e a barra deslizante para determinar se é necessário remover mais ou menos ruído. Após a remoção do ruído, a próxima etapa é reproduzir os cinco estímulos gravados e julgar qual deles soa melhor. Talvez você queira chamar colegas para obter o julgamento deles também. Depois de selecionar o melhor estímulo, você precisará cortar os estímulos gravados restantes, deixando apenas o estímulo escolhido. No Audacity, há várias maneiras diferentes de cortar partes indesejadas da forma de onda. Você precisará experimentar diferentes técnicas usando os diferentes botões ou funções do menu Editar. Para melhorar a precisão do corte, talvez seja necessário usar os botões de *zoom*. Após o corte, talvez você queira amplificar ou atenuar o nível geral em alguns decibéis, clicando no menu Effect e selecionando "Amplify" (amplificar). Por fim, salve o arquivo de estímulo. Consulte a ▶ Fig. 21.5 para ver um exemplo do *token* de estímulo

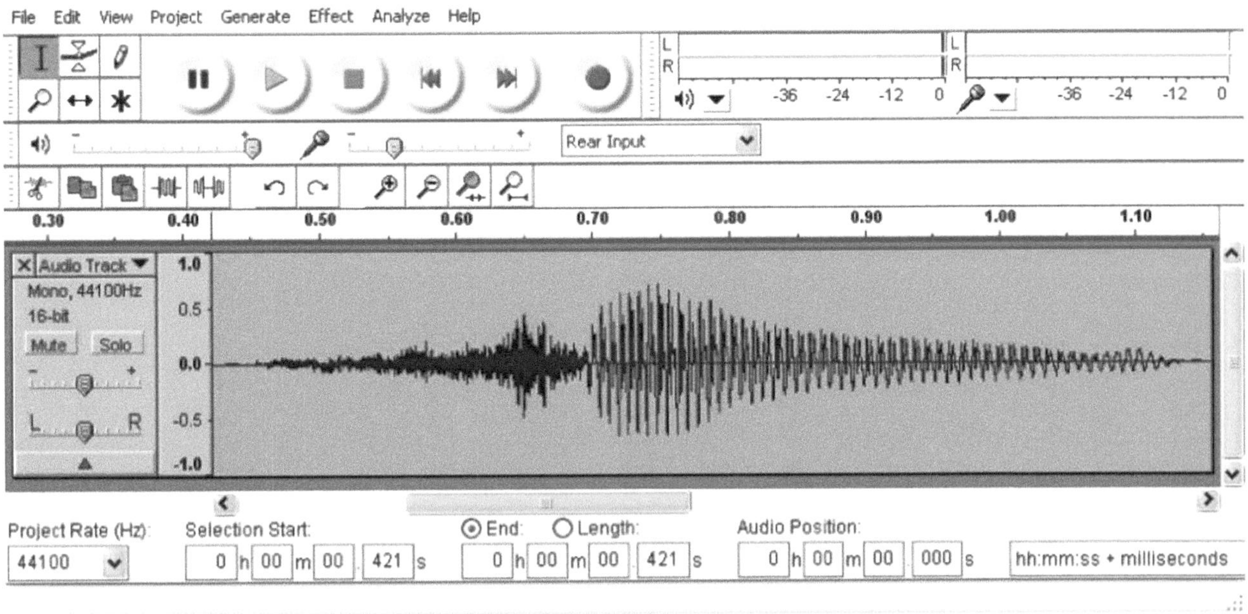

Fig. 21.5 Exemplo de estímulo gravado e editado com o Audacity. (Consulte o texto para obter uma descrição detalhada.)

/ʃi/ final. No Audacity, todas as gravações são salvas inicialmente como projetos. Para criar um arquivo.wav usando o projeto, você precisará clicar no menu *File* (Arquivo) e selecionar "Export as. wav...." Supondo que você tenha feito as alterações mostradas na ▶ Tabela 21.2, seu estímulo deve estar pronto para ser importado para o seu sistema de potencial evocado. Se, após o fato, você descobrir que precisa de uma taxa de amostragem diferente, abra o arquivo de estímulo no Audacity e vá para o canto inferior esquerdo da janela do Audacity para alterar a taxa do projeto (p. ex., 22.050, 10.000 ou 48.000 Hz). Quando você salvar ou exportar o estímulo alterando a taxa do projeto, as informações temporais do estímulo serão preservadas. Em outras palavras, o estímulo terá sido reamostrado para a nova taxa de projeto. Se, no entanto, você não alterar a taxa do projeto e simplesmente alterar a taxa, as informações temporais do estímulo serão alteradas.

Quando o estímulo é importado para o sistema de potencial evocado, é provável que, por padrão, o acionamento do estímulo coincida com o início do estímulo. Como acontece com qualquer estímulo, a calibração é necessária para garantir que o estímulo seja audível, esteja em um nível de intensidade desejado e seja seguro para o paciente. Como a duração desse estímulo é de 421 milissegundos, a intensidade em dB SPL pode ser avaliada com um SLM usando a escala de ponderação de tempo rápida (125 milissegundos).

Referências

[1] Sininger YS, Hyde ML. Auditory brainstem response in audiometric prediction. In: Katz J, Medwetsky L, Burkard R, Hood L, eds. Handbook of Clinical Audiology. 6th ed. Philadelphia, PA: Lippincott Williams & Wilkins; 2009:222–241

[2] American National Standards Institute. Specifications for Audiometers. ANSI S3.6–2018. New York, NY: ANSI. 2018

[3] Yeager DM, Marsh AH. Sound levels and their measurement. In: Harris CM, ed. Handbook of Acoustical Measurements and Noise Control. Melville, NY: McGraw-Hill; 1998

[4] Stapells DR, Picton TW, Smith AD. Normal hearing thresholds for clicks. J Acoust Soc Am. 1982; 72(1):74–79

[5] Gorga MP, Neely ST. Stimulus calibration in auditory evoked potential measurements. In: Jacobson JT, ed. Principles and Applications in Auditory Evoked Potentials. Boston, MA: Allyn & Bacon; 1994:85–97

[6] Lightfoot G, Sininger Y, Burkard R, Lodwig A. Stimulus repetition rate and the reference levels for clicks and short tone bursts: a warning to audiologists, researchers, calibration laboratories, and equipment manufacturers. Am J Audiol. 2007; 16(2):94–95

[7] Richter U, Fedtke T. Reference zero for the calibration of audiometric equipment using 'clicks' as test signals. Int J Audiol. 2005; 44(8):478–487

[8] Fedtke T, Richter U. Reference zero for the calibration of air-conduction audiometric equipment using "tone bursts" as test signals. Int J Audiol. 2007; 46(1):1–10

[9] Burkard R. Sound pressure level measurement and spectral analysis of brief acoustic transients. Electroencephalogr Clin Neurophysiol. 1984; 57 (1):83–91

[10] International Electrotechnical Commission. Electroacoustics—Audiometric Equipment–Part 3: Test Signals of Short Duration (IEC 60645–3). Geneva: IEC; 2007

[11] International Organization for Standardization. Acoustics–Reference Zero for the Calibration of Audiometric Equipment–Part 6: Reference Threshold of Hearing for Test Signals of Short Duration (ISO 389–6). Geneva: ISO; 2007

[12] Burkard R, Secor C. Overview of auditory evoked potentials. In: Katz J, ed. Handbook of Clinical Audiology. 5th ed. Baltimore, MD: Lippincott Williams & Wilkins; 2002:233–248

[13] Burkard R, McNerney K. Introduction to auditory evoked potentials. In: Katz J, Medwetsky L, Burkard R, Hood L, eds. Handbook of Clinical Audiology. 6th ed. Philadelphia, PA: Lippincott Williams & Wilkins; 2009:222–241

[14] Burkard R. Progress on the ANSI AEP Standard. American Speech-Language- Hearing Association. https://www.asha.org/Articles/Progress-on-the-ANSIAEP- Standard/. Published 2012. Accessed December 10, 2021

[15] Kraus N, Anderson S, White-Schwoch T, Fay RR, Popper AN. The Frequency Following Response: A Window in Human Communication. New York, NY: Springer; 2017:294

[16] Boersma P, Weenink D. Praat: doing phonetics by computer (Version 5.1.05) [Computer program]. http://www.fon.hum.uva.nl/praat/. Published 2009. Accessed March 7, 2020

[17] Skoe E, Kraus N. Auditory brain stem response to complex sounds: a tutorial. Ear Hear. 2010; 31(3):302–324

Índice Remissivo

Observação: os números de página em negrito ou itálico indicam títulos ou figuras, respectivamente.

A

B

C

D

E

F

N

O

P

Q

R

S